"十四五"职业教育国家规划教材

全国中医药行业高等职业教育"十四五"规划教材

全国高等医药职业院校规划教材（第六版）

中药鉴定技术

（第三版）

（供中药学、中药材生产与开发、中药制药等专业用）

主　编　沈　力　李　明

全国百佳图书出版单位

中国中医药出版社

·北 京·

图书在版编目（CIP）数据

中药鉴定技术 / 沈力，李明主编 . -- 3 版 . -- 北京：中国中医药出版社，2024.12. --（全国中医药行业高等职业教育"十四五"规划教材）.

ISBN 978-7-5132-6654-3

Ⅰ . R282.5

中国国家版本馆 CIP 数据核字第 2024L5Z658 号

融合教材服务说明

全国中医药行业职业教育"十四五"规划教材为新形态融合教材，各教材配套数字教材和相关数字化教学资源（PPT 课件、视频、复习思考题答案等）仅在全国中医药行业教育云平台"医开讲"发布。

资源访问说明

到"医开讲"网站（jh.e-lesson.cn）或扫描教材内任意二维码注册登录后，输入封底"激活码"进行账号绑定后即可访问相关数字化资源（注意：激活码只可绑定一个账号，为避免不必要的损失，请您刮开序列号立即进行账号绑定激活）。

联系我们

如您在使用数字资源的过程中遇到问题，请扫描右侧二维码联系我们。

中国中医药出版社出版

北京经济技术开发区科创十三街 31 号院二区 8 号楼

邮政编码　100176

传真　010-64405721

廊坊市祥丰印刷有限公司印刷

各地新华书店经销

开本 850×1168　1/16　印张 24.25　字数 629 千字

2024 年 12 月第 3 版　2024 年 12 月第 1 次印刷

书号　ISBN 978 - 7 - 5132 - 6654 - 3

定价　98.00 元

网址　www.cptcm.com

服 务 热 线　010-64405510

购 书 热 线　010-89535836

维 权 打 假　010-64405753

微信服务号　zgzyycbs

微商城网址　https://kdt.im/LIdUGr

官 方 微 博　http://e.weibo.com/cptcm

天猫旗舰店网址　https://zgzyycbs.tmall.com

如有印装质量问题请与本社出版部联系（010-64405510）

"十四五"职业教育国家规划教材

全国中医药行业高等职业教育"十四五"规划教材

全国高等医药职业院校规划教材（第六版）

《中药鉴定技术》编委会

"十四五"职业教育国家规划教材

全国中医药行业高等职业教育"十四五"规划教材

全国高等医药职业院校规划教材（第六版）

《中药鉴定技术》
融合出版数字化资源编创委员会

主　编

沈　力（重庆三峡医药高等专科学校）　　　　李　明（济南护理职业学院）

副主编

喻良文（广东云浮中医药职业学院）　　　　王李俊（江西中医药高等专科学校）

邵明辉（山东药品食品职业学院）　　　　　丁　平（江苏医药职业学院）

马　羚（重庆三峡医药高等专科学校）　　　丁凤伟（济南护理职业学院）

向　蓉（重庆泰尔森制药有限公司）

编　委（按姓氏笔画排序）

卜训生（北京卫生职业学院）　　　　　　　马雯芳（广西中医药大学）

付苏凝（泰山护理职业学院）　　　　　　　李　晶（甘肃卫生职业学院）

李希珍（沧州医学高等专科学校）　　　　　陈玉宝（遵义医药高等专科学校）

欧阳霄妮（广东江门中医药职业学院）　　　周　敏（赣南卫生健康职业学院）

赵兴蕊（保山中医药高等专科学校）　　　　钟湘云（湖南中医药高等专科学校）

贾　佳（大庆医学高等专科学校）　　　　　顾正位（山东中医药大学）

曹　音（广西中医药大学高等职业技术学院）　韩　旭（南阳医学高等专科学校）

前　言

"全国中医药行业高等职业教育'十四五'规划教材"是为贯彻党的二十大精神和习近平总书记关于职业教育工作和教材工作的重要指示批示精神，落实《中医药发展战略规划纲要（2016—2030年）》等文件精神，在国家中医药管理局领导和全国中医药职业教育教学指导委员会指导下统一规划建设的，旨在提升中医药职业教育对全民健康和地方经济的贡献度，提高职业技术院校学生的实践操作能力，实现职业教育与产业需求、岗位胜任能力严密对接，突出新时代中医药职业教育的特色。鉴于由中医药行业主管部门主持编写的"全国高等医药职业院校规划教材"（三版以前称"统编教材"）在2006年后已陆续出版第三版、第四版、第五版，故本套"十四五"行业规划教材为第六版。

中国中医药出版社是全国中医药行业规划教材唯一出版基地，为国家中医、中西医结合执业（助理）医师资格考试大纲和细则、实践技能指导用书，全国中医药专业技术资格考试大纲和细则唯一授权出版单位，与国家中医药管理局中医师资格认证中心建立了良好的战略伙伴关系。

本套教材由50余所开展中医药高等职业教育的院校及相关医院、医药企业等单位，按照教育部公布的《高等职业学校专业教学标准》内容，并结合全国中医药行业高等职业教育"十三五"规划教材建设实际联合组织编写。本套教材供中医学、中药学、针灸推拿、中医骨伤、中医康复技术、中医养生保健、护理、康复治疗技术8个专业使用。

本套教材具有以下特点：

1.坚持立德树人，融入课程思政内容和党的二十大精神。把立德树人贯穿教材建设全过程、各方面，体现课程思政建设新要求，发挥中医药文化的育人优势，推进课程思政与中医药人文的融合，大力培育和践行社会主义核心价值观，健全德技并修、工学结合的育人机制，努力培养德智体美劳全面发展的社会主义建设者和接班人。

2.加强教材编写顶层设计，科学构建教材的主体框架，打造职业行动能力导向明确的金教材。教材编写落实"三个面向"，始终围绕中医药职业教育技术技能型、应用型中医药人才培养目标，以学生为中心，以岗位胜任力、产业需求为导向，内容设计符合职业院校学生认知特点和职业教育教学实际，体现了先进的职业教育理念，贴近学生、贴近岗位、贴近社会，注重科学性、先进性、针对性、适用性、实用性。

3.突出理论与实践相结合，强调动手能力、实践能力的培养。鼓励专业课程教材融入中医药特色产业发展的新技术、新工艺、新规范、新标准，满足学生适应项目学习、案例学习、模块化学习等不同学习方式的要求，注重以典型工作任务、案例等为载体组织教学单元，有效地激发学生的学习兴趣和创新潜能。同时，编写队伍积极吸纳了职业教育"双师型"教师。

4.强调质量意识，打造精品示范教材。将质量意识、精品意识贯穿教材编写全过程。教材围绕"十三五"行业规划教材评价调查报告中指出的问题，以问题为导向，有针对性地对上一版教材内容进行修订完善，力求打造适应中医药职业教育人才培养需求的精品示范教材。

5.加强教材数字化建设。适应新形态教材建设需求，打造精品融合教材，探索新型数字教材。将新技术融入教材建设，丰富数字化教学资源，满足中医药职业教育教学需求。

6.与考试接轨。编写内容科学、规范，突出职业教育技术技能人才培养目标，与执业助理医师、药师、护士等执业资格考试大纲一致，与考试接轨，提高学生的执业考试通过率。

本套教材的建设，得到国家中医药管理局领导的指导与大力支持，凝聚了全国中医药行业职业教育工作者的集体智慧，体现了全国中医药行业齐心协力、求真务实的工作作风，代表了全国中医药行业为"十四五"期间中医药事业发展和人才培养所做的共同努力，谨此向有关单位和个人致以衷心的感谢。希望本套教材的出版，能够对全国中医药行业职业教育教学发展和中医药人才培养产生积极的推动作用。需要说明的是，尽管所有组织者与编写者竭尽心智，精益求精，本套教材仍有一定的提升空间，敬请各教学单位、教学人员及广大学生多提宝贵意见和建议，以便修订时进一步提高。

国家中医药管理局教材办公室

全国中医药职业教育教学指导委员会

2024 年 12 月

编写说明

　　《中药鉴定技术》是全国中医药行业高等职业教育"十四五"规划教材之一。本教材依据习近平总书记关于加快发展现代职业教育、传承创新发展中医药的重要指示和《中共中央 国务院关于促进中医药传承创新发展的意见》《中华人民共和国中医药法》，以及全国职业教育大会精神，为充分发挥中医药高等职业教育的引领作用，满足中医药事业发展对于高素质技术技能人才的需求，由全国中医药职业教育教学指导委员会、国家中医药管理局教材办公室统一规划、宏观指导，中国中医药出版社组织实施，全国中医药各高等职业院校联合编写，供中医药高等职业教育教学使用。

　　教材注重职业素养培养和价值观塑造，培养"质量关乎生命，安全重于泰山"的责任意识和"依法鉴定、严谨负责、实事求是、精益求精、团队协作"的职业素养，达成"服务人民，护佑生命"的价值观，使职业教育专业设置与产业需求、课程内容与职业标准、教学过程与生产过程"三对接"，"崇尚一技之长"，传承优秀中医药传统文化，提升人才培养质量，做到学以致用。教材编写强化质量意识、精品意识，以学生为中心，以"三对接"为宗旨，突出思想性、科学性、实用性、启发性、教学适用性，在教材内容结构、知识点、规范化、标准化、编写技巧、语言文字等方面加以改革，从整体上提高教材质量，力求编写出"精品教材"。

　　本教材依据教育部《全国高等职业学校专业教学标准》及《中药鉴定技术课程教学大纲》，结合现行版《中华人民共和国药典》《中国药品检验标准操作规范》及中药相关职业岗位标准、中药技能大赛规程，在岗位调研和职业分析基础上，根据高职学生特点和中药鉴定工作的实际需要，立足"授人以渔"，打破传统以知识为主线的课程结构和按中药自然属性分类的模式，改课堂教学为工作情境教学，以职业活动为主线，优化教材内容体系。

　　教材采取"项目导向、任务驱动"模式编写。共分中药鉴定的认知与取样、常用中药性状鉴定、中药显微鉴定、中药理化鉴定、易混中药综合鉴定5个项目30个典型工作任务，理论与实践融为一体，立德树人的课程思政内容与党的二十大精神融入其中，具有较鲜明的医药高等职业教育教材特色。在设计任务时，既贯彻先进的高职教育理念，又注重教材的理论性和完整性，使学生在中药鉴定业务方面具备一定的可持续发展能力。在学习任务编排上，遵循学生能力发展规律，将工作任务按市场需求分为初级（常用中药性状鉴定）、中级（中药显微鉴定、理化鉴定）、高级（易混中药的综合鉴定）三个层次，中药鉴定由简单到复杂，由"单项鉴别能力训练"到"综合鉴别能力训练"。

本教材主要供高等职业院校中药学、中药材生产与加工、中药制药等专业教学使用，也可供中药流通领域的中药质量管理从业人员参考。

本教材编写分工如下：项目1由沈力、向蓉编写；任务2-1由李明、马羚、卜训生、赵兴蕊、李晶、陈玉宝、沈力编写，任务2-2由贾佳、付苏凝编写，任务2-3由喻良文编写，任务2-4由王李俊、周敏、丁凤伟编写，任务2-5由曹音、韩旭编写，任务2-6由邵明辉编写，任务2-7由丁平、欧阳霄妮编写，任务2-8由李希珍编写；项目3由马雯芳编写；项目4由向蓉编写；项目5由钟湘云编写；附录1～4由沈力编写，附录5由钟湘云编写，附录6由顾正位编写。

本教材在纸质版基础上，附有融合出版数字化资源，用于纸质版教材内容的补充和延伸，向使用者提供更为丰富的教学资源。本书融合出版数字化工作由教材编委会全体成员共同参与完成。

本教材在编写过程中，得到了中国中医药出版社、各参编院校的大力帮助，参考了中药鉴定最新研究文献。在此，一并表示感谢。由于编写时间仓促，如有不足之处，恳望广大师生提出宝贵意见，以利再版时修订提高。

《中药鉴定技术》编委会

2024年7月

目 录

项目1 中药鉴定的认知与取样

扫一扫，查阅本项目 PPT、视频等数字资源

> 【学习目标】
>
> 1. 掌握 中药鉴定的主要任务、依据、方法、内容，中药取样操作步骤及基本要求。
> 2. 熟悉 中药鉴定技术发展史上代表性本草专著及其历史地位，影响药材质量的因素。
> 3. 了解 中药生物活性测定法、中药指纹图谱。

任务 1-1 中药鉴定的认知

【任务背景】

中药材种类繁多，名称复杂，容易混淆，各地药材品种使用习惯不尽相同，同名异药、同药异名的混乱现象较为常见。由于利益驱使，管理环节上的缺陷，中药材市场上以假乱真，以次充好，从而导致药材中经常出现伪品、误用品和代用品。中药鉴定技术缺失日益突出，导致假药、劣药时有出现，严重影响着广大人民群众的身体健康和生命安全，也给国家相关监管部门的形象造成不良影响。

【任务介绍】

明确学习本门课程的必要性和重要性，理解影响药材质量的因素和中药鉴定的内容，认知中药鉴定相关代表性本草专著及其历史地位、采收加工、来源鉴定、显微鉴定、理化鉴定，把握中药鉴定的主要任务、依据和性状鉴定方法。

【任务解析】

中药鉴定能力乃中药行业岗位群的行业通用能力要求，培养学生树立正确的中药质量观、"依法鉴定"意识和团队协作精神，对养成严谨负责、实事求是的工作态度等职业素养起着重要的促进作用。

【相关知识】

一、中药鉴定的任务

中药品种的真伪和质量的优劣直接关系到人民身体健康与生命安危，关系到中药临床的有效性、安全性、稳定性和中药的标准化、国际化等大问题。中药鉴定主要任务是鉴定中药的真伪优劣，确保中药质量。"真"，即正品，凡是符合国家药品标准的中药均为正品；"伪"，即伪品，

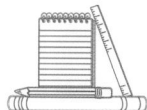

凡是不符合国家药品标准规定的品种以及以非中药冒充中药或以他种中药冒充正品的均为伪品；"优"，即质量优良，是指符合国家药品标准各项指标要求的中药；"劣"，即劣药，是指虽品种正确，但质量不符合国家药品标准规定的中药。

当前药材与饮片假冒表现形式有：①以相对价廉的他种药材伪充此种药材；②有意造假，以假充真；③掺伪；④药材提取部分成分后再流入市场；⑤染色；⑥一些名称相近或外形相似或基原相近的品种之间产生混乱；⑦误种、误采、误收、误售、误用。

中药质量的优劣主要表现为有效成分或有效物质群的含量的高低、有效成分之间的比例关系，有害物质存在情况以及中药的纯净度等。对中药质量的科学评价，除临床疗效、性状鉴别外，目前常以其有效成分的含量、有害物质的限量指标和涉及中药纯净度检查的各项指标等作为主要评价指标体系评价其有效性、安全性。

二、历代重要本草著作简介

《神农本草经》为我国已知最早的药物学专著。著者不详，成书于公元前一世纪左右，即秦汉时期，它总结了汉代以前的药物知识。载药365种，分上、中、下三品。

《本草经集注》是梁代陶弘景以《神农本草经》和《名医别录》为基础编撰而成，载药730种。全书以药物的自然属性分类，为后世依药物性质分类的导源。

《新修本草》（又称《唐本草》）是唐代苏敬、李勣等22人集体编撰，由官府颁行，是我国最早的一部，也是世界上最早的由国家颁布的药典。载药850种，新增药物114种，应用图文鉴定方法，为后世编撰图文兼备的本草著作打下了基础。

《海药本草》收载外国输入的药物。

《嘉祐本草》和《图经本草》。《嘉祐本草》成书于北宋嘉祐年间，由掌禹锡等编修。《图经本草》，共21卷，对药物的产地、形态、用途等均有说明，成为后世本草图说的范本。该书首创版印墨线药图，绝大多数药图为实地写生图，图名大多冠以州县名，说明当时已十分重视药材的道地性。

《证类本草》，宋代唐慎微撰，为我国现存最早的完整本草，也是研究古代药物最重要的典籍之一。

《本草纲目》是对药学贡献最大的本草著作，作者为明代李时珍，共52卷，约200万字，载药1892种。本书以药物自然属性作为分类基础，为自然分类的先驱。《本草纲目》的出版，对中外医药学和生物学科都有巨大影响。17世纪初传到国外，曾译成多国文字，畅销世界各地，成为世界性的重要药学文献之一。

《本草纲目拾遗》由清代赵学敏编撰，此书是为了拾遗补正李时珍的《本草纲目》而作，载药921种，其中新增药物716种，如冬虫夏草、西洋参、浙贝母、鸦胆子、银柴胡等均系初次记载。

《晶珠本草》为清代德玛尔·旦增彭措编撰，是历代收集藏药最多的典籍。

《植物名实图考》和《植物名实图考长编》，由清代吴其濬编撰，在植物学方面有较高科学价值，也是考证药用植物的重要典籍。

三、影响药材质量的因素

影响药材质量的因素很多，包括品种、种质、产地、生态环境（经度、纬度、海拔、土壤、水质、空气、气候等）、栽培技术、生长年龄、药用部位、采收、产地加工、包装、运输与储藏

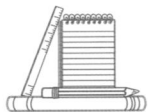

等。这些因素的变化可以引起药材外观性状及药效成分的变化，使药材质量受到影响。

（一） 药材的品种

品种是影响中药质量的重要因素之一。由于历史原因，许多中药存在"一药多源"现象，使药材质量有较大差异。《中国药典》收载的中药中，一药多基原情况普遍存在。同一药材，即便是同属植（动）物，品种不同其质量甚至有很大差异，如厚朴与凹叶厚朴，其厚朴酚与和厚朴酚的含量可相差 5 倍以上；如果是属（如水蛭）甚至科（如小通草）都不同，其有效成分的类别、含量均有很大差别。

（二） 药材的种质

种质是指决定生物遗传性状，并将丰富的遗传信息从亲代传递给后代的遗传物质总体。遗传物质是决定生物能否产生活性物质的前提，是决定药材品质的内在因素，种质的优劣对药材的产量和质量有决定性影响。在遗传育种领域，把一切具有一定种质或基因，可以用于育种、栽培及其他生物学研究的各种生物类型总称为种质资源。

药材生产是中药药品研制、开发、生产和应用整个产业链的源头，只有首先抓住源头，逐步改变分散的、落后的种植模式，形成规范化、规模化、集约化生产，才能得到质量优良、稳定、均一、有害物质不超标的药材，为形成中药安全、有效、稳定、可控的质量体系打下基础，从根本上解决中药的质量问题和使中药走向标准化、现代化、国际化。当前药材的生产主要有两种途径，即野生和栽培（养殖）。我国有近 200 种常用大宗药材为栽培品。国家大力提倡规范化种植中药材，由国家药品监督管理局、农业农村部、国家林业和草原局、国家中医药管理局共同研究制定的《中药材生产质量管理规范》于 2022 年 3 月 1 日发布实施，提出了中药材种植"六统一"（统一规划生产基地，统一供应种子种苗或其他繁殖材料，统一化肥、农药等投入品管理，统一种植或者养殖技术规程，统一采购与产地加工技术规程，统一包装与贮存技术规程）。

（三） 药材的产地

1. 产地与药材质量的关系 药材质量的优劣除与药材的品种、种质、栽培密切相关外，其有效成分在药用动、植物体内的形成和积累与其产地关系也很密切，药材的产地对药材质量优劣影响很大。

2. 道地药材 道地药材（又称"地道药材"）是指那些历史悠久，品种优良，产量大，疗效显著，具有明显地域特色的中药材。道地药材具有明显的地域性和品种、质量的优良性。我国现在比较公认的道地药材有 200 多种。按照我国地形地貌的自然特点和民族医药体系中心划分道地药材产区，将我国划分为 15 个药材区。

（1）川药 现指产于四川、重庆的道地药材。如川贝母、川芎、黄连、附子、川乌、川牛膝、麦冬、丹参、干姜、姜黄、郁金、白芷、半夏、天麻、黄柏、厚朴、川楝皮、川楝子、花椒、乌梅、金钱草、青蒿、五倍子、冬虫夏草、银耳、麝香等。

（2）广药 又称"南药"，指广东、广西和海南所产的道地药材。如广藿香、广金钱草、穿心莲、粉防己、肉桂、苏木、巴戟天、高良姜、砂仁、槟榔、益智、八角茴香、胡椒、荜茇、胖大海、马钱子、罗汉果、陈皮、石斛、钩藤、蛤蚧、金钱白花蛇、海龙、海马、地龙等。

（3）云药 主要指产于云南的道地药材。如三七、木香、重楼、茯苓、萝芙木、诃子、草果、儿茶等。

（4）贵药 主要指产于贵州的道地药材。如天冬、天麻、黄精、白及、杜仲、吴茱萸、五倍子、朱砂等。

（5）怀药 取义源自"四大怀药"，现引申为河南省所产的道地药材。如怀地黄、怀牛膝、

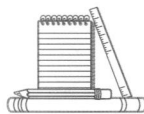

怀山药、怀菊花、天花粉、瓜蒌、白芷、辛夷、红花、金银花、山茱萸、全蝎等。

（6）浙药　取义源自"浙八味"，现引申为浙江省所产的道地药材，如浙贝母、白术、延胡索、山茱萸、玄参、杭白芍、杭菊花、麦冬、温郁金、莪术、栀子、乌梅、乌梢蛇、蜈蚣等。

（7）关药　是指山海关以北、东北三省及内蒙古自治区东北部地区所产的道地药材。如人参、细辛、防风、龙胆、五味子、平贝母、升麻、灵芝、鹿茸、鹿角、哈蟆油等。其中，人参、鹿茸、五味子习称"东北三宝"。

（8）秦药　取义源自古秦国，现指陕西及其周围地区所产的道地药材。地理范围为秦岭以北、西安以西至"丝绸之路"中段毗邻地区，以及黄河上游的部分地区。如大黄、当归、党参、秦艽、羌活、银柴胡、枸杞子、南五味子、槐米、槐角、茵陈、秦皮、猪苓等。

（9）淮药　指淮河流域及长江中下游地区（鄂、皖、苏三省）所产的道地药材，如半夏、葛根、南沙参、太子参、明党参、苍术、射干、续断、天南星、牡丹皮、木瓜、银杏、艾叶、薄荷、龟甲、鳖甲、蜈蚣、蕲蛇、蟾酥、斑蝥、石膏等。

（10）北药　是指河北、山东、山西及陕西北部所产的道地药材。如党参、柴胡、白芷、黄芩、香附、知母、香加皮、北沙参、板蓝根、大青叶、青黛、山楂、连翘、酸枣仁、桃仁、薏苡仁、小茴香、大枣、阿胶、全蝎、土鳖虫、滑石、赭石等。

（11）南药　指长江以南、南岭以北地区所产的道地药材。如槟榔、益智、砂仁、巴戟天、枳壳、泽泻、八角茴香、百部、白前、徐长卿、蛇床子、莲子、香薷、雄黄等。

（12）蒙药　是指内蒙古自治区中西部地区所产的道地药材，也包括蒙古族聚居地区蒙医所使用的药物。如黄芪、甘草、锁阳、麻黄、赤芍、肉苁蓉、淫羊藿、金莲花、郁李仁、苦杏仁、刺蒺藜等。

（13）藏药　是指青藏高原所产的药材，也包括藏族聚居区藏医使用的药材。如甘松、胡黄连、藏木香、藏菖蒲、藏茴香、雪莲花、余甘子、毛诃子、木棉花、冬虫夏草、麝香、熊胆、硼砂等。

（14）维药　指新疆维吾尔自治区所产的道地药材，也包括维吾尔族聚居地区维医所使用的药材。如雪莲花、伊贝母、紫草、甘草、锁阳、肉苁蓉、阿魏、孜然、罗布麻等。

（15）海药　主要指沿海大陆架、中国海岛及河湖水网所产的道地药材。如珍珠、珍珠母、石决明、海螵蛸、牡蛎、海龙、海马等。

（四）药材的采收

1. 采收与药材质量、产量的关系　药材质量的好坏与其所含有效成分的多少密切相关。有效物质含量的高低除取决于药用植物种类、种质、药用部位、产地、栽培外，药材的采收年限、季节、时间、方法等直接影响药材的质量、产量和收获率。中药材的适时采收是生产优质药材的重要环节。

2. 药材的适宜采收期　确定药材的适宜采收期应建立在对该药材充分研究的基础上，需要考虑多种因素，其中主要是要把有效成分的积累动态与药用部分的单位面积产量变化结合起来考虑，以药材质量的最优化和产量的最大化为原则，确定其最适宜的采收期。适宜采收期的确定，一般有下列情况：①有效成分含量高峰期与产量高峰期基本一致时，共同的高峰期是其最适宜采收期；②有效成分含量高峰期与产量高峰期不一致时，单位面积有效成分总含量最高时期即为适宜采收期；③有效成分含量有显著高峰期，而此高峰期前后药用部分产量变化不显著者，有效成分含量高峰期是其最适宜采收期；④有效成分含量无显著变化，药材产量的高峰期应是其最适宜采收期；⑤有多种因素影响质量的中药材，其适宜采收期的确定是一项比较复杂的研

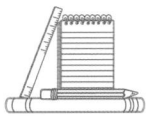

究工作，计算机技术的应用使之有可能得到更确切的判定；⑥含有毒成分的药材，应以药效成分总含量最高，毒性成分含量最低时采收为宜。

3. 各类药材的一般采收原则　药用植物的根、茎、叶、花、果实和种子等不同部位在不同生长期所含有效成分的种类和含量是不同的，故采收时间应根据中药的品种和入药部位而有所不同。

（1）植物药类　药用植物依药用部位不同采收时间各不相同。①根及根茎类：一般在秋、冬季节植物地上部分将枯萎时及春初发芽前或刚露苗时采收，此时根或根茎中贮藏的营养物质最为丰富，通常含有效成分和产量均比较高。有些药用植物枯萎期较早，如半夏、太子参、延胡索等，则应提前在其植株枯萎前采收。②茎木类：一般在秋、冬两季采收，此时通常有效物质积累较多。③皮类：一般在春末夏初采收，此时树皮养分及液汁增多，形成层细胞分裂较快，皮部和木部容易剥离，伤口较易愈合。少数皮类药材在秋冬两季采收，如苦楝皮此时有效成分含量较高。肉桂则在春季和秋季各采一次。④叶类：多在植物光合作用旺盛期、叶片繁茂、颜色青绿、开花前或果实未成熟前采收，此时往往有效成分含量和产量均高。⑤花类：多在含苞待放时采收，如金银花、辛夷、丁香、槐米等；在花初开时采收的，如红花、洋金花等；在花盛开时采收的，如菊花、番红花等。对花期较长、花朵陆续开放的植物，应分批采摘，以保证质量。一般不宜在花完全盛开后采收，开放过久几近衰败的花朵，不仅影响药材的颜色、气味，而且有效成分的含量也会显著减少。⑥果实种子类：多在自然成熟或将近成熟时采收。少数采收幼果，如枳实、青皮等。种子类药材需在果实成熟时采收。⑦全草类：多在植株充分生长、茎叶茂盛时采割，如穿心莲、淡竹叶等；有的在花盛开时采收，如青蒿、荆芥、香薷等。而茵陈有两个采收期，春季采收的药材习称"绵茵陈"，秋季采收的药材习称"花茵陈"。⑧藻、菌、地衣类：药用部位不同，采收时间不一。如茯苓多于7~9月采挖，冬虫夏草在夏初子座出土孢子未发散时采收。

（2）动物药类　应根据药用动物的种类、生长习性、活动规律和药用部位的不同，选择适宜的采收季节和方法。①贝壳类药材：多在夏、秋二季采集，这时是动物发育最旺盛的时节，贝壳钙质足，品质好，如石决明等。②蜕化皮壳类药材：多在春末夏初动物蜕化皮壳时拾取，过期则遭风袭雨淋，降低或丧失疗效，如蝉蜕等。③昆虫类药材：入药部分含虫卵的，应在虫卵孵化前采收，如桑螵蛸应在深秋至次年3月中旬前采收，过时卵已孵化，质量降低。以成虫入药的，均应在活动期捕捉，如土鳖虫等。有翅昆虫，宜在清晨露水未干时捕捉，因此时不易起飞，如斑蝥等。④生理产物和病理产物类药材：捕捉后或在屠宰厂采收，如麝香、牛黄、马宝等。有的可在合适的时间采集并进行精制加工，如虫白蜡、蜂蜜等。⑤哺乳类药材、两栖类药材：常因品种及药用部位不同而异。如鹿茸宜在每年5月下旬至7月下旬分1~2次锯取，过时则骨化为角；哈蟆油应在白露至霜降间捕捉，此时林蛙体壮肉肥，雌性输卵管油性足，品质好。

（3）矿物药类　全年均可采收，大多结合开矿采掘。

4. 采收中的注意事项　为了保证中药资源的可持续利用，保护野生药材资源，要坚持：①按需采药：防止过量采挖造成资源的浪费和生态的破坏。采收时采大留小，采密留稀，分期采集，合理轮采，只用地上部分的要注意留根，以利资源的再生。②轮采、野生抚育和封育：为保护中药的生物多样性，保持生态平衡，在中药材资源的天然生长地，因地制宜地实行野生抚育、轮采、采育结合、封山育药，以利生物的繁衍，保持物种种源与资源更新。

（五）药材的产地加工

1. 产地加工的目的　中药材采收后，除少数要求鲜用外，如鲜石斛、鲜地黄、生姜等，绝

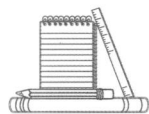

大多数要经过产地加工。药材产地加工的目的是：

（1）除去杂质及非药用部位，保证药材的纯净度。

（2）按《中华人民共和国药典》（简称《中国药典》）规定进行加工或修制，干燥，保证药材质量。对需要鲜用的药材进行保鲜处理，防止霉烂、变质。

（3）降低或消除药材的毒性或刺激性，保证用药安全。有的药材毒性很大，通过浸、漂、蒸、煮等加工方法可以降低毒性，如附子等。有的药材表面有大量毛状物，如不清除，服用时可能刺激口腔和咽喉黏膜，引起发炎或咳嗽，如狗脊、枇杷叶等。

（4）有利于药材商品规格标准化。按药材等级规格标准，通过加工分等，使商品规格标准化，有利于药材的国内外交流与贸易。

（5）有利于包装、运输与贮存。

2. 常用的产地加工方法

（1）拣、洗　将采收的新鲜药材除去泥沙杂质和非药用部分，但含多量黏液质或具芳香气味的药材一般不用水洗，如车前子、葶苈子、薄荷、细辛、木香等。

（2）切片　较大的根及根茎类、坚硬的藤木类和肉质的果实类药材需趁鲜切成块、片，以利于干燥。但对具挥发性成分和有效成分易氧化的则不宜切成薄片干燥，如当归、川芎等。

（3）蒸、煮、烫　含浆汁、淀粉或糖分多的药材，用一般方法不易干燥，须先经蒸、煮或烫处理，同时使一些药材中的酶失去活力，不致分解药材的有效成分。但加热时间的长短，视药材性质而定，如白芍煮至透心，天麻、红参蒸至透心，太子参置沸水中略烫，桑螵蛸、五倍子蒸至杀死虫卵或蚜虫。

（4）发汗　有些药材在加工过程中为了促使变色，增强气味或减小刺激性，有利于干燥，常将药材堆积放置，使其发热、"回潮"，内部水分向外挥散，这种方法称为"发汗"，如玄参、续断、厚朴、杜仲、茯苓等。

（5）揉搓　有些药材在干燥过程中皮、肉易分离而使药材质地松泡，在干燥过程中要时时揉搓，使皮、肉紧贴，达到油润、饱满、柔软或半透明等质量要求，如党参、玉竹等。

（6）干燥　干燥的目的是除去新鲜药材中的大量水分，避免发霉、变色、虫蛀，以及有效成分的分解和破坏，保证药材质量，利于贮藏。传统的干燥方法有晒干、阴干或晾干、烘干等。①晒干：是最常用、最简便和经济的一种干燥方法。多数药材可用此法，但下列药材不宜使用，如含挥发油的药材，如当归、薄荷、金银花等；日光直晒后易变色、变质的药材，如某些花类、叶类及全草类药材等；在烈日下晒后易爆裂的药材，如郁金、白芍、厚朴等。②阴干或晾干：本法适用于上述几类不宜久晒或曝晒的药材。③烘干：用加温的方法使药材及时干燥。由于温度可控，加工的药材洁净，加工效率高，适用于大多数药材的干燥。一般温度控制在 50～60℃ 为好。④其他干燥法：某些药材可在装有石灰的容器下干燥，如麝香。

《中国药典》对药材干燥的表述有：①烘干、晒干、阴干均可的，用"干燥"表示。②不宜用较高温度烘干的，则用"晒干"或"低温干燥"（一般不超过 60℃）表示。③烘干、晒干均不适宜的，用"阴干"或"晾干"表示。④少数药材需要短时间干燥，则用"曝晒"或"及时干燥"表示。

四、中药鉴定的依据

中药鉴定的依据是中药质量标准。中药质量标准包括药材、饮片和中成药的质量标准，具体包括《中国药典》及增补本、经国家药品监督管理局（NMPA）批准的注册标准和颁布的药品

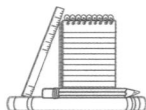

标准，以及与药品质量指标、生产工艺和检验方法相关的技术指导原则和规范，是国家对中药质量及其检验方法所作的技术规定，是药品监督管理的技术依据，是中药生产、经营、使用、检验和监督管理部门共同遵循的法定依据。凡正式批准生产的中药（包括药材、饮片及中成药）都要制定质量标准。制定中药规范化质量标准对保证临床用药安全、有效、稳定、均一、可控，促进中药标准化、现代化和国际化具有重要意义。制定中药质量标准应充分体现"安全有效、技术先进、经济合理"的原则。

《中国药典》和局颁药品标准是我国法定的药品标准。新中国成立至今，《中国药典》共颁布发行 11 版，即 1955 年版、1963 年版、1977 年版、1985 年版、1990 年版、1995 年版、2000 年版、2005 年版、2010 年版、2015 年版、2020 年版。在《中国药典》2020 年版一部中，药材及饮片质量标准规定的项目有：名称、来源、性状、鉴别、检查、浸出物测定、含量测定、炮制、性味与归经、功能与主治、用法与用量、贮藏等。

1. 性状　系指药材和饮片的形状、大小、表面（色泽与特征）、质地、断面（折断面或切断面）及气味等特征。性状的观察方法主要用感官进行，如眼看（较细小的可借助于放大镜）、手摸、鼻闻、口尝等方法。具体方法见"中药鉴定的方法"之"性状鉴定"。

2. 鉴别　系指检验药材和饮片真实性的方法，包括经验鉴别、显微鉴别、理化鉴别、聚合酶链式反应等。选用方法要求专属、灵敏、快速、简便。

3. 检查　"检查"项下规定的各项是指对药材和饮片在加工、生产和贮藏过程中可能含有的需要控制的物质或物理参数，包括安全性、有效性、均一性与纯度要求四个方面，如水分、灰分、杂质、毒性成分、重金属及有害元素、二氧化硫残留、农药残留、黄曲霉毒素等。除另有规定外，饮片水分不得超过 13%；饮片的药屑和杂质不得超过 3%。

4. 浸出物测定　系指用水或其他适宜的溶剂对药材和饮片中可溶性物质进行的测定。

5. 含量测定　系指用化学、物理或生物的方法，对药材和饮片中含有的有关成分进行检测。

五、中药鉴定的方法

常用的中药鉴定方法有来源（原植物、动物和矿物）鉴定、性状鉴定、显微鉴定、理化鉴定，以及近年发展起来的生物鉴定和指纹图谱鉴定等。

（一）来源鉴定

来源鉴定又称基原鉴定，是应用植（动、矿）物分类学知识，对中药的来源进行鉴定，确定其正确学名，以保证中药品种准确无误。来源鉴定的内容包括植（动）物药的原植（动）物科名、植（动）物名、拉丁学名、药用部位，矿物药的类、族、矿石名或岩石名。

（二）性状鉴定

性状鉴定就是用眼观、手摸、鼻闻、口尝、水试、火试等简便方法鉴别药材的外观性状，历代医药学家积累了丰富的传统鉴别经验，具有简单、易行、迅速的特点。性状鉴定与来源鉴定一样，除仔细观察样品外，有时亦需与标本和文献核对，有的药材还要注意栽培品与野生品的差异。性状鉴定的内容包括形状、大小、色泽、表面特征、质地、断面特征、气、味、水试、火试等。

1. 药材

（1）形状　是指药材的形态。药材的形状与药用部位有关。每种药材的形状一般比较固定。有的经验鉴别术语形象生动，好懂易记，如党参根头部分称为"狮子头"，款冬花形如"火炬头"，海马外形为"马头蛇尾瓦楞身"等。

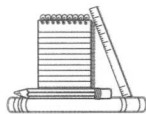

（2）大小　是指药材的长短、粗细（直径）和厚度。

（3）色泽　是指在自然光下观察药材的颜色及光泽度。药材的颜色与其成分有关，每种药材常有自己特定的颜色，如丹参色红、黄连色黄、紫草色紫、熟地黄色黑等。颜色是否符合要求，是衡量药材质量好坏的重要标准之一。通常大部分药材的颜色不是单一而是复合的，如用两种色调复合描述色泽时，以后一种色调为主色，例如黄棕色，即以棕色为主色，而棕黄色，则以黄色为主色。

（4）表面特征　指药材表面是光滑还是粗糙，有无皱纹、皮孔、鳞片、毛茸或其他附属物及有无节等。如白芥子表面光滑，紫苏子表面有网状纹理，海桐皮表面有钉刺，合欢皮的皮孔为棕红色、椭圆形，辛夷（望春花）苞片外表面密被灰白色或灰绿色有光泽的长茸毛，均为其重要鉴别特征。叶类药材包括上表面和下表面，皮类药材的表面特征包括外表面特征和内表面特征。

（5）质地　指药材的轻重、软硬、坚韧、疏松（或松泡）、致密、黏性、粉性、油润、角质、绵性、柴性等特征。有的药材因加工方法不同，质地也不一样，经蒸、煮加工的药材，常质地坚实，半透明，呈角质样；富含淀粉者，晒干后质地常显粉性。

（6）断面特征　包括自然折断面和横切面。折断面特征指药材折断时的现象，如是否容易折断，有无声响，有无粉尘散落及折断时断面上的特征；断面是否平坦，或显纤维性、颗粒性、裂片状，有无胶丝，是否可以层层剥离，有无放射状纹理等。对不易折断或折断面不平坦的药材，可削平后观察维管束排列情况、射线的分布等。横切面的经验鉴别术语很多，如"菊花心"，是指药材横切面上维管束与不甚直的射线排列成细密的放射状纹理，且在皮部沿射线常有裂隙，形如开放的菊花，如黄芪、甘草等；"车轮纹"是指药材横切面上维管束与较宽而直的射线排列成稀疏整齐的放射状纹理，形如木质车辐，如防己等；茅苍术有"朱砂点"等；还有一些属于异常构造的，如大黄的"星点"，何首乌的"云锦状花纹"，商陆的"罗盘纹"等。横切面特征在鉴别药材及饮片时特别有意义。

（7）气　有些药材有特殊的香气或臭气，如阿魏具强烈的蒜样臭气，檀香、麝香有特异芳香气，白鲜皮有羊膻气等，这是由于这些药材含有挥发性物质的缘故，也是药材的重要鉴别特征之一。药材的气不强烈时，可将其破碎、折断或揉搓后再闻，或置于有盖的杯子用热水润湿或浸泡后再闻。

（8）味　药材的味感是由其所含的化学成分决定的，每种药材的味感是比较固定的，对鉴别某些药材的真伪甚至质量有特殊价值，如乌梅、木瓜均以味酸为好；黄连、黄柏以味越苦越好；甘草、党参以味甜为好等。检查味感时，可取少量药材在口里咀嚼约1分钟，使舌面各部位都接触药液，或用开水浸泡后尝浸出液。有毒的药材如川乌、草乌、半夏、白附子等尝味时，取样要少，尝后应立即吐出漱口、洗手，以免中毒。

（9）水试　利用某些药材在水中产生的各种特殊变化鉴别药材，如沉浮、溶解情况、颜色、透明度、有无黏性、膨胀度、旋转与否及有无荧光等。如红花加水浸泡后，水液染成金黄色，药材不变色；秦皮水浸，浸出液在日光下显碧蓝色荧光；苏木投入热水中，水显鲜艳的桃红色；来源于旌节花属植物的小通草遇水表面显黏性；熊胆粉末投入清水杯中，即在水面旋转并呈黄色线状下沉而短时间内不扩散；哈蟆油用温水浸泡，膨胀系数不低于55等，这些现象常与药材中所含有的化学成分或组织构造密切相关。

（10）火试　有的药材用火烧之，能产生特殊的香气或臭气，会有颜色、烟雾、闪光或响声等现象出现，可据此鉴别其真伪甚至优劣。如麝香少许用火烧时有轻微的爆鸣声，起油点似珠，浓香

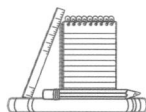

四溢，灰烬白色；海金沙撒于火上，即产生爆鸣声及闪光，而松花粉及蒲黄无此现象，可资鉴别。

2. 饮片　饮片系指药材经炮制后，可直接用于中医临床或制剂生产使用的处方药品，又称"咀片"。中药饮片的性状鉴定内容与药材性状鉴定内容一致，但中药饮片与完整药材相比，改变了形状、大小、颜色甚至气味。表面、断面、气味是饮片最具鉴别特征的地方。①切片的饮片可分为外表面和切面。②折断面常有平坦、纤维性、颗粒性、分层、刺状、粉尘飞扬、海绵状、胶丝等，同样与细胞组织的结构、细胞中的后含物有密切关系。以薄壁组织、淀粉为主的饮片折断面一般较平坦，如牡丹皮饮片；含纤维多的饮片具纤维性，如厚朴饮片；含石细胞多的饮片呈颗粒性，如木瓜饮片；纤维束或石细胞群与薄壁组织相间排列，即有硬韧部与软韧部之分，饮片常现层状裂隙，可层层剥离，如苦楝皮、黄柏的饮片；木类中药主要由木纤维组成，质硬，饮片折断面常呈刺状，如沉香、苏木的饮片；含淀粉多的饮片折断时粉尘飞扬，如山药、川贝母的饮片；含硬橡胶的饮片折断时有白色胶丝，如杜仲饮片。③饮片的气和味常因其含不同的化学成分而有所不同。木兰科、伞形科、唇形科、姜科等的中药饮片常因含挥发油，有明显而特殊的香气，如辛夷、厚朴、白芷、川芎、当归、薄荷、广藿香、紫苏、干姜的饮片等。五加科植物组织中具树脂道，如五加皮、人参的饮片。花类中药常具蜜腺，含挥发油，香气宜人，如月季花、玫瑰花、金银花、菊花的饮片等。木类饮片大多有树脂及挥发油而有特殊香气，如沉香、檀香、降香的饮片等。有的饮片中含有的成分具香气，如牡丹皮、徐长卿的饮片所含的牡丹酚有特殊香气，香加皮饮片中的甲氧基水杨醛也具有特殊香气。气还与饮片的炮制方法、制用的辅料有关，如酒制的饮片有酒气；炒炭的饮片有焦香气等。味与饮片所含的成分有关，如木瓜、乌梅饮片含有机酸而味极酸；枸杞子含糖、甘草含甘草甜素而味甜；穿心莲含穿心莲内酯而味极苦；干姜含姜辣素而味辣；海藻饮片含钠盐而味咸；地榆、五倍子、槟榔的饮片含鞣质而味涩；五味子果肉味酸，种子破碎后味辛而微苦。味与饮片的炮制方法有关，如盐制的饮片，常有咸味；蜜制的饮片常有甜味；醋制的饮片常有醋酸味等。

（三）　显微鉴定

显微鉴定是利用显微技术对中药进行显微分析，以确定其品种和质量的一种鉴定方法。显微鉴定主要包括组织鉴定和粉末鉴定，通过显微镜观察药材的组织构造、细胞形状及内含物的特征、矿物的光学特性和用显微化学方法确定细胞壁及细胞内含物的性质或某些品种有效成分在组织中的分布等，用以鉴别药材的真伪与纯度甚至品质，以及对中成药是否按处方规定投料进行鉴定。

1. 显微制片方法　显微制片方法包括横切面或纵切面制片、表面制片、粉末制片、解离组织片、花粉粒与孢子制片、磨片制片、含饮片粉末的中成药显微制片。

对一些富含纤维、石细胞、导管、管胞，细胞彼此不易分离的组织，常需使用化学试剂溶解细胞之间的胞间层，使细胞离散，以便观察细胞的完整形态。如供试品中薄壁组织占大部分，木化组织少或分散存在，可用氢氧化钾法；如果供试品质地坚硬，木化组织较多或集成较大群束，可用硝铬酸法或氯酸钾法。坚硬的矿物药、动物药，可采用磨片法制片，如珍珠。

2. 植物细胞壁和细胞后含物性质的鉴别

（1）细胞壁性质的鉴别

1）木质化细胞壁　加间苯三酚试液 1~2 滴，稍放置，加盐酸 1 滴，因木化程度不同，显红色或紫红色。

2）木栓化或角质化细胞壁　加苏丹Ⅲ试液，稍放置或微热，显橘红色至红色。

3）纤维素细胞壁　加氯化锌碘试液，或先加碘试液湿润后，稍放置，再加硫酸溶液（33→

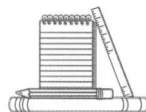

50)，显蓝色或紫色。

4）硅质化细胞壁　加硫酸无变化。

（2）细胞后含物性质的鉴别

1）淀粉粒　①加碘试液，显蓝色或紫色。②用甘油醋酸试液装片，置偏光显微镜下观察，未糊化的淀粉粒显偏光现象；已糊化的无偏光现象。

2）糊粉粒　①加碘试液，显棕色或黄棕色。②加硝酸汞试液，显砖红色。材料中如含有多量脂肪油，宜先用乙醚或石油醚脱脂后进行试验。

3）脂肪油、挥发油或树脂　①加苏丹Ⅲ试液，显橘红色、红色或紫红色。②加90%乙醇，脂肪油和树脂不溶解（蓖麻油及巴豆油例外），挥发油则溶解。

4）菊糖　加10%α-萘酚乙醇溶液，再加硫酸，显紫红色并很快溶解。

5）黏液　加钌红试液，显红色。

6）草酸钙结晶　①加稀醋酸不溶解，加稀盐酸溶解而无气泡发生。②加硫酸溶液（1→2），逐渐溶解，片刻后析出针状硫酸钙结晶。

7）碳酸钙结晶（钟乳体）　加稀盐酸溶解，同时有气泡发生。

8）硅质　加硫酸不溶解。

3. 显微测量　测量时，以目镜测微尺测量目的物的小格数，乘以每小格代表的长度（μm）即得。

4. 显微临时制片常用封藏试液

（1）蒸馏水、稀甘油　适用于观察淀粉粒、油滴、树脂等细胞后含物及细胞壁的颜色。经水合氯醛透化的切片或粉末，加稀甘油1滴，可防止水合氯醛析出结晶，并使切片透明。

（2）甘油醋酸试液　为常用封藏剂，使淀粉粒不膨胀变性，特别适宜淀粉粒的观察与显微测量。

（3）水合氯醛试液　为最常用的透化剂。切片或中药粉末加水合氯醛液并适当加热处理，可使皱缩的细胞膨胀，并可溶解多种色素，如叶绿素等，以及树脂、淀粉粒、蛋白质、菊糖、挥发油，而各种晶体不溶解。有清洁、透明作用，使细胞、组织透明、清晰，便于观察细胞形状、组织构造及细胞内含的各种结晶体。

5. 扫描电子显微镜和偏光显微镜的应用

（1）电子显微镜（简称电镜）　扫描电镜已广泛应用于生物样品表面及其断面立体形貌的观察。

（2）偏光显微镜　主要用于观察和分析矿物类中药的光学性质，用于鉴定矿物类中药。

（四）理化鉴定

理化鉴定就是利用某些物理的、化学的或仪器分析方法，鉴定中药的真实性、安全性和品质优劣程度的方法。常用的理化鉴定方法如下。

1. 物理常数的测定　包括相对密度、旋光度、折光率、硬度、黏稠度、沸点、凝固点、熔点等的测定。这对挥发油类、油脂类、树脂类、液体类药（如蜂蜜等）和加工品类（如阿胶等）药材的真实性和纯度鉴定具有特别重要的意义。药材中如掺有其他物质时，物理常数就会随之改变，如《中国药典》规定蜂蜜的相对密度在1.349以上，蜂蜜中掺水就会影响黏稠度，使相对密度降低。

2. 一般理化鉴别

（1）化学定性分析　利用药材中所含化学成分能与某些特定试剂作用产生不同颜色或沉淀

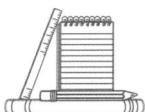

等反应，对药材实施鉴别。

（2）中药的膨胀度　膨胀度是药材膨胀性质的指标，系指按干燥品计算，每 1g 药材在水或者其他规定的溶剂中，在一定时间与温度条件下膨胀所占有的体积（mL）。主要用于含黏液质、胶质和半纤维素类中药的真伪和质量控制。南葶苈子和北葶苈子外形不易区分，北葶苈子膨胀度不低于 12，南葶苈子膨胀度不低于 3，两者的膨胀度差别较大，通过测定比较可以区别二者。又如哈蟆油膨胀度不得低于 55，伪品的膨胀度远低于此，可资区别。膨胀度同时也是对中药质量优良度的一种评判方法，如哈蟆油和车前子正品一般膨胀度越大，其质量越好。

（3）微量升华　利用中药中所含的某些化学成分，在一定温度下能升华的性质，获得升华物，在显微镜下观察其结晶形状、色泽，或取升华物加某种试液观察其反应来进行鉴别。如大黄粉末升华物为菱状针晶或羽状结晶，在结晶上加碱试液显红色，确证其为蒽醌类化合物。操作方法如下：取金属片或载玻片，置石棉网上，金属片或载玻片上放一高约 8mm 的金属圈，圈里放置适量供试品粉末，圈上覆盖载玻片，在石棉网下用酒精灯缓缓加热，至粉末开始变焦，去火待冷，载玻片上有升华物凝集。将载玻片反转后，置显微镜下观察结晶形状、色泽，或取升华物加试液观察反应。

（4）荧光分析　利用中药中所含的某些化学成分，在紫外光或常光下能产生一定颜色的荧光的性质进行鉴别。秦皮的热水浸出液在自然光下显碧蓝色荧光。有些中药本身不产生荧光，但用酸、碱或其他化学方法处理后，可使某些成分在紫外光灯下产生可见荧光，例如芦荟水溶液与硼砂共热，反应液显绿色荧光。将供试品（包括断面、浸出物等）或经酸、碱处理后，置紫外光灯下约 10cm 处观察所产生的荧光。除另有规定外，紫外光灯的波长为 365nm。如用短波（254～265nm）时，应加以说明。

（5）显微化学分析　利用显微和化学方法，确定中药有效成分在中药组织构造中的部位，称显微化学定位试验。

（6）泡沫指数和溶血指数的测定　利用皂苷的水溶液振摇后能产生持久性的泡沫和溶解红细胞的性质，可测定含皂苷类成分药材的泡沫指数或溶血指数作为质量指标。如《中国药典》用泡沫反应鉴别猪牙皂。

3. 色谱法　色谱法根据分离方法分为纸色谱法、薄层色谱法、柱色谱法、气相色谱法、高效液相色谱法、电泳色谱法等。

（1）薄层色谱法　《中国药典》规定除设化学对照品外，同时还设对照药材作对照，如黄连、黄柏、人参等。薄层色谱法因其快速、简便和灵敏，是目前中药定性鉴定中使用最多的色谱法之一。

（2）高效液相色谱法　高效液相色谱法具有分离效能高、分离速度快、灵敏度和准确度高、重现性好、专属性强等特点，因该法不受样品挥发性的约束，对低挥发性、热稳定性差、高分子化合物和离子型化合物均较适合，高效液相色谱既可用于定性鉴别又可用于定量分析，现已成为中药含量测定方法的首选和主流。

（3）气相色谱法　气相色谱法适用于含挥发油及其他挥发性成分的药材及中成药的分析，多用于药品的鉴别、杂质检查、水分测定、农药残留量测定和含量测定。

（4）电泳色谱法　动物类、果实种子类及根茎类等含蛋白质及氨基酸类成分的药材，已用该法成功地进行真伪鉴别。

4. 分光光度法　分光光度法包括紫外-可见分光光度法、红外分光光度法和原子吸收分光光度法。

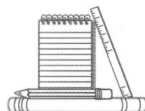

（1）紫外-可见分光光度法　具有灵敏、简便、准确，既可作定性分析又可作含量测定等优点，适用于大类成分的含量测定，如总黄酮、总生物碱、总蒽醌等。

（2）红外分光光度法　特征性强，气体、固体、液体样品均可测定，并具有用量少、分析速度快、不破坏样品的特点。因此，该法不仅能进行定性和定量分析，而且是鉴定化合物和测定分子结构最有用的方法之一。

（3）原子吸收分光光度法　本法的特点为专属性强，检测灵敏度和精度均高，测定速度快，是目前用于测定中药中重金属及有害元素、微量元素最常用的方法。《中国药典》采用本法进行重金属及有害元素限量检查。

（五）其他鉴定方法简介

1. 聚合酶链式反应法　聚合酶链式反应法是指通过比较药材及饮片间 DNA 分子遗传多样性差异来鉴别药材的方法。主要用于动植物源性中药材和饮片、原材料、中间体、原料药与辅料等的种属鉴定，也可用于其他药品质量控制中特征 DNA 片断的检定。

2. 中药指纹图谱法　建立中药指纹图谱的目的是为了全面反映中药所含内在化学成分的种类和相对含量，进而反映中药的整体质量。中药指纹图谱能客观地揭示和反映中药内在质量的整体性和特征性，可用以评价中药的真实性、有效性、稳定性和一致性。狭义的中药指纹图谱是指中药化学（成分）指纹图谱，广义的中药指纹图谱则可按应用对象、测定手段不同进行分类。

（1）按应用对象分类　可分为中药材指纹图谱、中药原料药（包括饮片、配方颗粒）指纹图谱、中药制剂工艺生产过程中的中间产物指纹图谱及中药制剂指纹图谱等。

（2）按测定手段分类　可分为中药化学（成分）指纹图谱和中药生物指纹图谱。目前在中药质量控制方面以中药化学（成分）指纹图谱中的色谱指纹图谱为首选方法，如高效液相色谱指纹图谱、气相色谱指纹图谱、薄层扫描指纹图谱和高效毛细管电泳指纹图谱等。

3. 中药生物活性测定法　生物活性测定法是以药物的生物效应为基础，以生物统计为工具，运用特定的实验设计，测定药物有效性的一种方法，从而达到控制药物质量的作用。其测定方法包括生物效价测定法和生物活性限制测定法等。

4. DNA 分子遗传标记技术　又称 DNA 分子遗传诊断技术，是利用任何生物种或个体都具有 DNA 多态性特征，通过直接分析 DNA 的多态性，避开遗传特性表现过程中的环境因素、数量性状遗传或部分与完全显性干扰，快速准确地测定 DNA 的差异性。

六、中药鉴定的内容

中药的鉴定就是根据被鉴定中药的不同情况和检验目的，选用适宜的鉴定依据和鉴定方法，对其进行真实性鉴定、安全性检测和质量评价（检验）。

（一）中药的真实性鉴定

中药的真实性鉴定是指根据中药原植物（动物、矿物）的形态、药材性状、显微和理化等特征，鉴定其正确的学名和药用部位，研究其是否符合药品标准的相关规定。品种和药用部位的正确是保证中药安全和质量的前提，这是中药鉴定的根本，它直接关系到中药临床疗效的好坏和患者的生命安全，正所谓"一物有谬，便性命及之"。同时也是中药生产及资源保护、利用研究工作的基础，是中药鉴定中需要解决的首要问题。中药真实性鉴定的方法主要有来源鉴定法、性状鉴定法、显微鉴定法和理化鉴定法等。

（二）中药的安全性检测

中药的安全性检测常采用毒理学、化学分析或仪器分析等方法对中药有害物质进行检测，

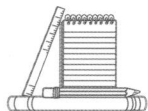

并对其制定限量标准，以确保临床用药的安全。中药的有害物质包括内源性有害物质和外源性有害物质两大类。

1. 中药中主要的内源性有毒、有害物质及其检测

（1）中药中主要的内源性有毒、有害物质　中药中主要的内源性有害物质是指中药本身所含的具有毒副作用的化学成分。这些化学成分大多为生物的次生代谢产物，如生物碱、苷类等中的某些成分或矿物类中药的某些成分，如汞类、砷类、铅类、铜类等化合物。目前公认的肝肾毒性和胚胎毒性成分吡咯里西啶生物碱，如千里光碱、野百合碱，其在体内的代谢产物吡咯具有很强的肝毒性作用。

除此之外，近年来在国际上引起强烈反响的肾毒性成分马兜铃酸，主要存在于马兜铃属植物。在我国已取消了含马兜铃酸成分的关木通、广防己、青木香的药品标准；而细辛也由以全草入药，恢复到以根及根茎入药，以保障临床用药的安全。

国务院 1988 年公布了 28 种毒性中药材：植物药类有生马钱子、生川乌、生草乌、生白附子、生附子、生半夏、生南星、生甘遂、生狼毒、生藤黄、雪上一枝蒿、生巴豆、生千金子、生天仙子、闹羊花、洋金花；动物药类有斑蝥、蟾酥、青娘虫、红娘虫；矿物药类有砒石（红砒、白砒）、砒霜、雄黄、水银、红粉、轻粉、红升丹、白降丹等。

（2）中药中主要的内源性有毒、有害物质的检测　目前对中药中肝毒性成分吡咯里西啶生物碱、肾毒性成分马兜铃酸等，常用的检测方法是高效液相色谱法、高效毛细管电泳法及其与质谱联用的方法。

2. 中药中外源性有害物质及其检测　中药中的外源性有害物质主要包括重金属及有害元素、残留的农药、黄曲霉毒素、二氧化硫等。中药中的外源性有害物质的检测方法如下。

（1）重金属和有害元素的检测　《中国药典》规定，重金属总量用硫代乙酰胺或硫化钠显色反应比色法测定，砷盐的检测用古蔡氏法或二乙基二硫代氨基甲酸银法两种方法。规定对单个铅、镉、汞、铜、砷元素的测定则使用原子吸收分光光度法和电感耦合等离子体质谱法进行测定，并规定甘草、黄芪、丹参、白芍、西洋参、金银花、阿胶等含铅不得过百万分之五；镉不得过千万分之一；汞不得过千万分之二；铜不得过百万分之二十；砷不得过百万分之二。

（2）残留农药的检测　残留农药分为有机氯类、有机磷类、拟除虫菊酯和氨基甲酸酯类四大类。《中国药典》收载"农药残留量测定法"对有机氯类、有机磷类及拟除虫菊酯类农药规定用气相色谱法进行检测，其他农残用质谱法进行检测。

有机氯类农药残留量的测定：有机氯农药的种类很多，其中滴滴涕（DDT）和六六六（BHC）是使用最久、数量最大的农药。《中国药典》规定使用气相色谱法测定中药中六六六（总 BHC）、滴滴涕（总 DDT）及五氯硝基苯（PCNB）3 类共 9 种有机氯类农药残留量，并对甘草和黄芪明确规定，有机氯类农药残留六六六（总 BHC）不得过千万分之二，滴滴涕（总 DDT）不得过千万分之二；五氯硝基苯（PCNB）不得过千万分之一。另外还规定了 22 种有机氯类农药残留量测定。

有机磷类农药残留量的测定：《中国药典》规定使用气相色谱法测定中药中有机磷类农药，如敌敌畏、对硫磷、乐果、二嗪农、久效磷等 12 种农药的残留量。

拟除虫菊酯类农药残留量的测定：《中国药典》规定使用气相色谱法检测氯氰菊酯、氰戊菊酯及溴氰菊酯等 3 种在中药中的残留量。

（3）黄曲霉毒素的检测　《中国药典》"黄曲霉毒素测定法"规定用高效液相色谱法和液相色谱-串联质谱法测定药材、饮片及制剂中的黄曲霉毒素（以黄曲霉毒素 B_1、黄曲霉毒素 B_2、

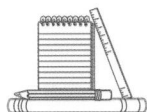

黄曲霉毒素 G_1 和黄曲霉毒素 G_2 总量计）。

（4）二氧化硫残留量检测　某些中药材在加工或储藏中常使用硫黄熏蒸以达到杀菌防腐、漂白药材的目的，该法容易导致二氧化硫残留量超标。《中国药典》规定，除另有规定外，药材及饮片（矿物类除外）的二氧化硫残留量不得过 150mg/kg。山药、党参、白芍、天麻等特殊中药在品种项下已明确规定二氧化硫残留量不得过 400mg/kg。二氧化硫残留量测定法系用酸碱滴定法、气相色谱法、离子色谱法分别测定经硫黄熏蒸处理过的药材或饮片中二氧化硫的残留量，根据具体品种选择适宜方法进行二氧化硫残留量测定。

（三）　中药的质量评价

目前对中药质量优劣的评价，除临床疗效的评价外，常可通过对中药传统的经验鉴别、中药纯度检查及对与药效相关的化学成分的定性、定量分析来评价。此外，中药生物活性测定法是以药物的生物效应为基础，以生物统计为工具，运用特定的实验设计，测定药物有效性的一种方法，从而达到控制药物质量的作用。该方法近年来在中药质量控制和评价中已得到逐步应用，《中国药典》中水蛭质量控制就采用了生物活性测定法。

1. 传统经验鉴别　该方法在中药质量评价中扮演着重要角色，如自古认为东北的"关防风"以其"蚯蚓头，质松泡"为道地；茅苍术以"断面朱砂点多，香气浓者为佳"。

2. 中药的纯度检查　《中国药典》中与中药纯度相关的检查主要包括杂质检查、水分测定、干燥失重、灰分测定、色度检查、酸败度测定等，并已成为中药质量评价中的常规检查项。

油脂类或含油脂的种子类药材和饮片，在贮藏过程中容易发生复杂的化学变化，产生游离脂肪酸、过氧化物和低分子醛类、酮类等分解产物，因而出现特异臭味，这种现象称酸败。如《中国药典》规定，苦杏仁的过氧化值不得超过 0.11；郁李仁的酸值不得过 10.0、羰基值不得过 3.0、过氧化值不得过 0.050。

含挥发油类成分的中药，在贮藏过程中常发生氧化、聚合、缩合而致变色或"走油"。许多中药目前仅靠感官评判变色与"走油"程度，缺乏量化指标。

3. 与药效相关的定量分析

（1）含叶量的检查　《中国药典》规定，穿心莲药材叶不得少于30%，薄荷药材叶不得少于30%，广藿香药材叶不得少于20%，从而保证这些药材和饮片的总体质量。

（2）浸出物测定　《中国药典》规定，浸出物测定法有 3 种：①水溶性浸出物测定法，分为冷浸法和热浸法。②醇溶性浸出物测定法，亦分为冷浸法和热浸法。③挥发性醚溶性浸出物测定法。

（3）含量测定　含量测定常用方法包括挥发油含量测定法和有效成分或指标性成分含量测定方法。

任务 1-2　中药鉴定取样

【任务介绍】

有若干批若干数量不同类型的药材、饮片、中成药入库，作为质检人员对各类中药进行质量检验前取样，要求能正确规范地开展中药取样工作。

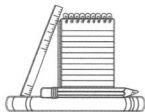

【任务解析】

取样是中药检验工作的重要环节，正确取样是开展中药质量检验的前提。中药取样应按《中国药典》规定选取供检验用中药，所取样品应具有代表性、均匀性，因它直接影响检验的正确性，所以对取样的各个环节应加以重视。取样时首先检查包件，发现异常应单独检验。包件无异常时抽取包件（数）、抽取部位、每一包件的取样量、抽取样品处理等应符合《中国药典》的规定。

【任务准备】

1. 课前准备　课前教师将液体药材、粉末药材、贵重药材、饮片、中成药取样任务下达给学生，要求学生以小组为单位，利用本教材及有关标准、工具书拟定该批中药质量验收实施方案。学生根据课前教师布置作业要求以小组为单位共同完成该批中药质量验收实施方案的拟定。

2. 现场准备　①中药材（包括蜂蜜等液体药材、海金沙等粉末药材、天麻等贵重药材）。②饮片（炒王不留行、焦山楂等）。③中成药（藿香正气水、健胃消食片、六味地黄丸等）。④取样用具：固体取样器具（不锈钢探子、不锈钢勺、不锈钢铲、不锈钢镊子或夹子），液体采样器（玻璃采样管）。⑤样品盛装容器和辅助工具（手套、样品盒、剪刀、刀子、纸、笔等）。⑥药品封签、药品抽样记录及凭证等。

【任务实施】

学生扮演中药质检人员完成液体药材（蜂蜜等）、粉末药材（海金沙等）、贵重药材（天麻等）、饮片（炒王不留行、焦山楂等）、中成药（藿香正气水、健胃消食片、六味地黄丸等）取样。

【操作提示】

取样应具有代表性、科学性和真实性，原则是"随机、均匀"，应严格按照国家药品监督管理局《药品质量抽查检验管理规定》及《药品抽样指导原则》的有关规定进行。

1. 取样前检查　抽取样品前，应核对品名、产地、规格等级及包件式样，包装的完整性、清洁程度，以及有无水迹、霉变或其他物质污染等情况，详细记录。凡有异常情况的包件，应单独检验并拍照。凡从外观看出长螨、发霉、虫蛀及变质的药材可直接判为不合格，无需抽样检验。

2. 取样　取样操作应规范、迅速、注意安全，取样过程应不影响所抽样品和拆包药品的质量。直接接触药品的取样工具和容器，应不与药品发生化学作用，使用前应洗净并干燥。直接接触药品的取样工具使用后，应及时洗净，不残留被取样物质，并贮于洁净场所备用。粉末状固体和半固体药材一般使用一侧开槽、前端尖锐的不锈钢抽样棒取样，也可使用瓷质或者不锈钢质药匙取样。低黏度液体药材使用吸管、烧杯、勺子、漏斗等取样。腐蚀性或毒性液体药材取样时需配用吸管辅助器；高黏度液体药材可用玻璃棒蘸取。制剂使用纸袋（盒、箱）等适宜器具取样。

（1）抽取包件（数）

1）从同批药材和饮片包件中抽取包件（数）：①药材总包件数不足 5 件的，逐件取样；5～99 件，随机抽 5 件取样；100～1000 件，按 5% 比例取样；超过 1000 件的，超过部分按 1% 比例

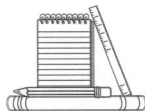

取样；贵重药材及其饮片，不论包件多少均逐件取样。②对破碎的，粉末状的或体积大小在 1cm 以下的药材和饮片，可用采样器（探子）抽取样品。每一包件至少在 2~3 个不同部位各取样 1 份。包件大的应从 10cm 以下的深处在不同部位分别抽取，对包件较大或个体较大的药材，可根据实际情况抽取有代表性的样品。③液体中药（如蜂蜜）用玻璃管从混匀后的液体上、中、下分别抽取，放在玻璃瓶内，封口，做好标记。

2）从到货的同一批号的整件中成药抽取包件（数）：整件数量在 2 件及以下的，要全部抽样检查；整件数量在 2 件以上至 50 件以下的，至少抽样检查 3 件；整件数量在 50 件以上的，每增加 50 件，至少增加抽样检查 1 件，不足 50 件的，按 50 件计。

（2）每一包件抽取部位及取样量

1）抽取部位   药材每一包件至少在 2~3 个不同部位各取样品 1 份。①包件大的应从 10cm 以下的深处在不同部位分别抽取；②对破碎的、粉末状的或大小在 1cm 以下的药材和饮片，可用采样器（探子）抽取样品；③对包件较大或个体较大的药材，可根据实际情况抽取有代表性的样品。

2）每一包件的取样量   一般药材和饮片抽取 100~500g；粉末状药材和饮片抽取 25~50g；贵重药材和饮片抽取 5~10g。

各类中药制剂的取样量至少为检测用量的 3 倍，贵重药可酌情取样。①粉状中药制剂（散剂或颗粒剂）一般取样 100g，将取出的供试品混匀，然后按四分法从中取出所需供试量。②液体中药制剂（口服液、酊剂、酒剂、糖浆）一般取样数量为 200mL，同时须注意容器底是否有沉渣，应彻底摇匀，均匀取样。③固体中成药（丸剂、片剂、胶囊）一般片剂取量 200 片，未成片前已制成颗粒者可取 100g，丸剂一般取 10 丸。胶囊按《中国药典》规定取样不得少于 20 个胶囊。④注射剂取样要分为 2 次，配制后在灌注、熔封、灭菌前进行一次取样，经灭菌后的注射剂按原方法进行，分析检验合格后方可供药用。已封好的安瓿取样量一般为 200 支。⑤其他剂型的中药制剂可根据具体情况随意抽取一定数量作为随机抽样。

3. 抽取样品的处理   将每一包件所取样品混匀，称为"袋样"。将全部"袋样"混匀，称为总样品，又称"混合袋样"或"初样"。最终抽取的供检验用样品量一般不得少于全检用量 3 倍，其中 1/3 供实验室分析用，另 1/3 供复核用，其余 1/3 留样保存。若抽取总样品超过检验用量数倍时，可按"圆锥四分法"获得平均样品，方法是：用适当的方法将总样品堆积成正圆锥形，再将正圆锥的上部压平，然后从圆锥上部被压平的平面十字状垂直向下切，分成四等份，取用对角 2 份，混匀，再如此反复操作，直至剩余量达到平均样品量为止。

取样结束后，取样人员应用"药品封签"将样品签封，据实填写"药品抽样记录及凭证"。"药品封签"和"药品抽样记录及凭证"应由抽样人员和被抽样单位有关人员签字，并加盖抽样单位和被抽样单位公章；被抽样对象为个人的，由该个人签字、盖章。

进行测定时，需要粉碎的药材和饮片，应按标准项下规定的要求粉碎过筛，并注意均匀。粉碎样品时，应避免样品污染、防止粉尘飞散及挥发性成分的损失。过筛时，未通过筛孔的颗粒不得丢弃，应反复粉碎或研磨，让其全部通过筛孔，以保证样品的代表性。提取中药成分时，应注意药材的粉碎度、提取时间、提取温度、设备条件等因素会影响提取效率。

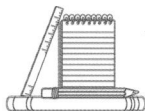

项目 2　常用中药性状鉴定

【学习目标】

　　1. **掌握**　常用相关经验鉴别术语，400 种各类常用中药的来源、药用部位、主要产地、特殊产地加工方法和性状鉴别要点。能够运用性状鉴别方法准确鉴别常用中药的真伪优劣，并快速识别 400 种常用中药材及其常用饮片。

　　2. **熟悉**　各中药别名、常用伪品及其鉴别要点、附药。

　　3. **了解**　各中药的功效。

任务 2-1　根及根茎类中药的性状鉴定

扫一扫，查阅本项目 PPT、视频等数字资源

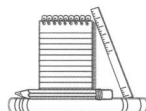

【任务介绍】

　　有若干批若干数量的根及根茎类中药入库，你作为质检人员将利用性状鉴定方法对这些中药进行入库前质量检查验收，出具质量检验报告。对符合质量要求的下达质量检验合格通知书，同意入库。对存在质量问题者应根据具体情况分别提出加工、挑选、退货等处理意见。

【任务解析】

　　该项任务应在正确完成取样工作基础上，利用性状鉴定方法准确鉴别根及根茎类中药的真伪优劣，把好该类中药入库质量验收关。要求学生能正确取样，能准确把握该类常用中药的来源、药用部位和性状鉴别要点，并能在质量验收中熟练运用。同时，要求学生具备从事相关职业活动所需要的工作能力、自主学习能力和团队协作精神，具有科学的思维习惯和信息判断与选择能力，能有逻辑性地解决问题。在整个任务完成过程中，既要注意充分发挥学生主体作用，又要注重教师的引导作用。

【任务准备】

　　1. 课前准备　课前教师将具体中药品种入库前质量检查验收任务下达给学生，要求学生以小组为单位，利用本教材及有关标准、工具书拟定该批中药质量验收实施方案，包括取样、性状鉴定等具体实施办法。学生根据课前教师布置作业要求以小组为单位共同完成该批中药质量验收实施方案的拟定。

　　2. 现场准备　①常用根及根茎类中药的药材与饮片；②放大镜、刀片；③现行版《中国药典》；④有条件的还可模拟来货现场。

【任务实施】

学生扮演中药质检人员完成取样、性状鉴定、出具质检报告。

【操作提示】

1. 根类药材的性状鉴定 根类药材一般以身干、个大、质坚实、固有色泽及气味明显者为佳。个别以个小为佳，如川贝母。根和根茎类药材性状鉴定一般按下列顺序进行：形状→表面→质地→断面→气味。其中，横断面颜色、纹理和气味特征一般比较稳定，往往是鉴别真伪的重要依据。

（1）观察形状 根类药材通常为圆柱形、长圆锥形、圆锥形或纺锤形等。双子叶植物的根一般为直根系，主根发达，侧根较细，主根常为圆柱形，如甘草、黄芪、牛膝等；或呈圆锥形，如白芷、桔梗等；有的呈纺锤形，如地黄、何首乌等；少数为须根系，多数细长的须根集生于根茎上，如细辛、威灵仙、龙胆等。单子叶植物的根一般为须根系，有的须根先端膨大成纺锤形块根，如百部、郁金、麦冬等。

（2）观察表面 根类药材表面特征因品种而异，有的具横环纹（如党参等），有的可见皮孔（如防风等），有的根顶端带有根茎（根茎俗称"芦头"），上有茎痕（俗称"芦碗"，如人参等），有的被光亮的金黄色茸毛（如狗脊等），有的密被排列整齐的叶柄残基及条状披针形鳞片（如绵马贯众等）等。观察表面时还应注意色泽情况，每种药材常有自己特定的颜色，如丹参色红、黄连色黄、紫草色紫、熟地黄色黑等。

（3）观察质地 根类药材的质地常因品种而异。有的质重坚实（如白芍），有的体轻松泡（如南沙参）。折断面有的显粉性（如山药），有的显纤维性（如石菖蒲），有的显角质状（如郁金）等。

（4）观察断面特征 断面特征观察是根类药材性状鉴定的重要方法。根类药材应注意断面组织中有无分泌组织散布，如伞形科植物当归、白芷等有黄棕色油点。还应注意少数双子叶植物根的异常构造，如何首乌的云锦花纹，牛膝、川牛膝的维管束点状排列成数轮同心环，商陆的罗盘纹等。此外，观察根类药材断面特征时还应注意断面颜色情况，如黄芩断面黄色，玄参断面黑色等。

（5）嗅气尝味 某些特殊气味是根类药材的重要鉴别特征之一，如白鲜皮具羊膻气；当归具浓郁的香气，味甘、辛、微苦；山豆根具豆腥气，味极苦等。因此，嗅气尝味是根类药材性状鉴定的重要手段和方法。注意有毒的药材如川乌、草乌、半夏、白附子等需尝味时，取样要少，尝后应立即吐出漱口，洗手，以免中毒。

2. 根类中药饮片的性状鉴定 根类中药饮片常为横切片、斜片（如甘草、白芍饮片）、段状（如白前饮片），少数为碎块，也有净选后直接入药的（如太子参、川贝母）。鉴别此类饮片主要观察其片和段的形状、颜色、切面特征、质地、气味等。其中，切片的饮片分外表面和切面，而切面特征则是植物分生组织、薄壁组织、机械组织、输导组织、分泌组织的综合反映，是最具鉴别意义的地方，应特别注意观察。许多饮片经炮制后，其形状、色泽、质地、气味等特征会发生一定变化，应重点观察切面、边缘（周边）、色泽、气味等。

【相关知识】

一、根类中药概念

根及根茎类中药是以植物的根和地下茎为药用部位的中药。根和根茎类中药商品上常统称

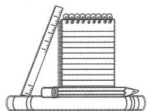

为"根类中药",其药材称"根类药材"。

二、根类药材断面

根类药材横断面上大多可见一个环圈(形成层或内皮层部位),圈外部分称"皮部",圈内部分称"木部"。根据木部纹理的特点,可大致分为两种类型:①双子叶植物:形成层环大多明显,木部面积大于皮部,可见或密或疏的放射状纹理(由维管束和射线组成);根茎的中心部无放射状纹理,或疏松或呈空洞,称为"髓部";多数根的放射状纹理则直达中心,无髓部,有自中心向外的放射状结构,木部尤为明显。②单子叶植物:木部面积近似或小于皮部,可见多数筋脉点(维管束)散在分布,一般无明显的髓部。

三、常用根及根茎类中药的性状鉴定

骨碎补

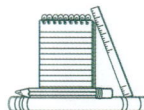

骨碎补始载于唐代《本草拾遗》,为较常用中药。骨碎补不但能补肾以坚骨(补骨碎),又能活血以疗折伤,故得名。

【别名】毛姜、申姜。

【来源】为水龙骨科植物槲蕨 *Drynaria fortunei*(Kunze)J. Sm. 的干燥根茎。

【产地】主产于湖北、浙江。

【采收加工】全年均可采挖,除去泥沙,干燥,或再燎去茸毛(鳞片)。

【性状鉴定】

1. 药材　呈扁平长条状,多弯曲,有分枝,长 5~15cm,宽 1~1.5cm,厚 0.2~0.5cm。表面密被深棕色至暗棕色的小鳞片,柔软如毛,经火燎者呈棕褐色或暗褐色,两侧及上表面均具突起或凹下的圆形叶痕,少数有叶柄残基及须根残留。体轻,质脆,易折断,断面红棕色,维管束呈黄色点状,排列成环。气微,味淡、微涩。(图 2-1-1a)

以条粗大、体轻、质脆、易折断、棕色者为佳。

2. 饮片　呈不规则厚片,表面深棕色至棕褐色,常残留细小棕色的鳞片,有的可见圆形的叶痕。切面红棕色,黄色的维管束点状排列成环。气微,味淡、微涩。(图 2-1-1b)

【功效】疗伤止痛,补肾强骨。

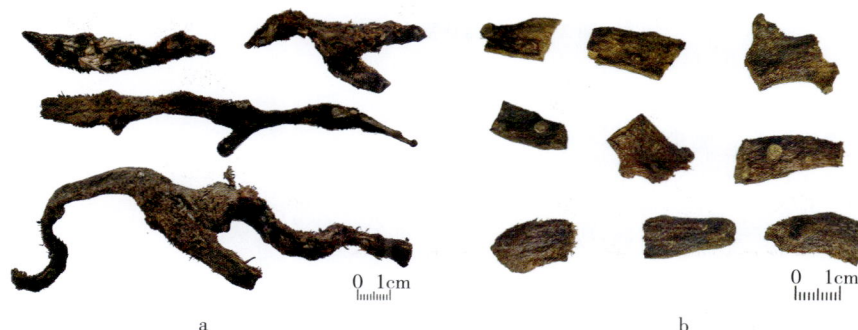

图 2-1-1　骨碎补药材及饮片
a. 药材　b. 饮片

绵马贯众

贯众始载于《神农本草经》，列为下品。其根茎上生长着许多叶柄，这些叶柄似乎都贯穿在根茎上，故名"贯众"。我国作贯众用的原植物很多，共有 9 科 17 属 49 种及其变种，2020 年版《中国药典》中收录绵马贯众和紫萁贯众。

【别名】东北贯众。

【来源】为鳞毛蕨科植物粗茎鳞毛蕨 *Dryopteris crassirhizoma* Nakai 干燥根茎和叶柄残基。

【产地】主产于黑龙江、吉林、辽宁三省山区。野生于林下沼泽地。河南太行山伏牛山北部也有分布。

【采收加工】秋季采挖，削去叶柄、须根，除去泥沙，晒干。

【性状鉴定】

1. 药材　呈长倒卵形，稍弯曲，上端钝圆或截形，下端较尖，有的纵剖为两半，长 7~20cm，直径 4~8cm。表面黄棕色至黑褐色，密被排列整齐的叶柄残基及鳞片，并有弯曲的须根。每个叶柄残基的外侧常有 3 条须根，鳞片条状披针形，全缘，常脱落。质坚硬，断面略平坦，深绿色至棕色，有黄白色维管束 5~13 个，环状排列，其外散有较多的叶迹维管束。气特异，味初淡而微涩，后渐苦、辛。（图 2-1-2a）

以个大、质坚实、叶柄断面深绿色者为佳。

2. 饮片　呈不规则的厚片或碎块，根茎外表皮黄棕色至黑褐色，多被有叶柄残基，有的可见棕色鳞片，切面淡棕色至红棕色，有黄白色维管束小点，环状排列。气特异，味初淡而微涩，后渐苦、辛。（图 2-1-2b）

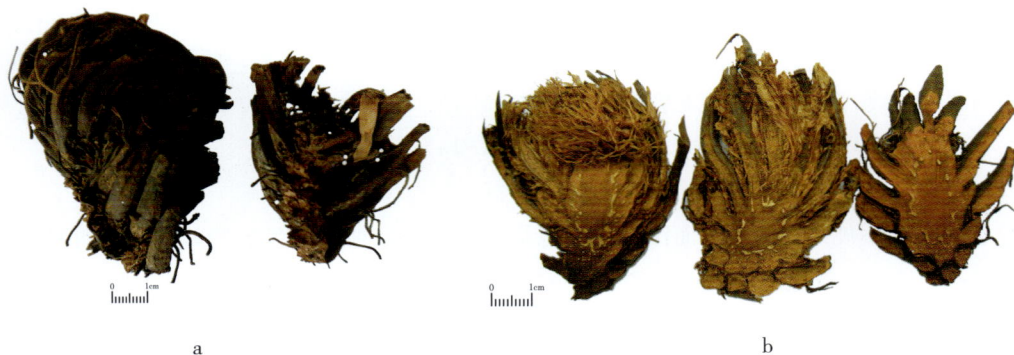

a　　　　　　　　　　　　　　　　b

图 2-1-2　绵马贯众药材及饮片

a. 药材　b. 饮片

【功效】清热解毒，驱虫。

【常见混用品】以贯众为名的药材有 9 科 49 种，除绵马贯众外，尚有紫萁贯众（大贯众）、小贯众、峨眉贯众、荚果蕨贯众、狗脊贯众等，在部分地区作贯众使用，应视为绵马贯众的混用品或伪品，注意绵马贯众的真伪鉴别。

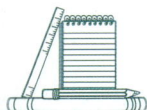

表 2-1-1　绵马贯众的真伪鉴别

药材	来源	性状鉴别
绵马贯众（东北贯众）	鳞毛蕨科植物粗茎鳞毛蕨 *Dryopteris crassirhizoma* Nakai 干燥带叶柄残基的根茎	呈倒圆锥形，稍弯曲，长 10~20cm，直径 5~8cm。叶柄残基呈扁柱形。横断面呈棕色或深绿色，有 5~13 个黄白色小点状筋脉（分体中柱）排列成环
紫萁贯众（大贯众）	紫萁科植物紫萁 *Osmunda japonica* Thunb. 干燥带叶柄残基的根茎	呈圆锥形或纺锤形，稍弯曲，顶端有时具分枝，长 10~30cm，直径 4~8cm。表面棕褐色，密被斜生的叶柄残基及黑色须根，无鳞片。叶柄残基呈扁圆柱形，中空，两边具耳状托叶翅，但翅易脱落。断面新月形或扁圆形，可见一条马蹄形筋脉纹（"U"字形中柱）
小贯众	鳞毛蕨科植物贯众 *Dryopteris Cyrtomiumfortunei* J. Sm. 的干燥带叶柄残基的根茎	呈倒卵形，长 3~9cm，直径 3~5cm；下端尖而弯曲，呈鸟嘴状；叶柄基略呈四棱状圆柱形；横切面近角棱处有分体中柱 3~4~5 个，内面一对，稍大
峨眉蕨贯众	蹄盖蕨科植物峨眉蕨（亚美蹄盖蕨）*Lunathyrium acrostichoides* (SW.) Ching 干燥带叶柄残基的根茎	呈长卵圆形，长 10~15cm，粗 6~10cm，叶柄残基两侧边缘具刺突，基部较窄呈菱方形；叶柄基部横切面分体中柱 2 个，排成"八"字形
荚果蕨贯众	球子蕨科植物荚果蕨 *Matteuccia struthiopteris* (L.) Todaro 的干燥带叶柄残基的根茎	呈椭圆形或长卵形，稍弯，长 10~16cm，表面棕褐色，叶柄基上部扁平，背部微隆起，中央有一条纵棱，近上端有"V"或"M"形皱纹；横切面分体中柱 2 条，呈"八"字形排列
狗脊贯众	乌毛蕨科植物单芽狗脊 *Woodwardia unigemmata* (Makino) Nakai 和狗脊蕨 *Woodwardia japonica* (L. F.) Sm. 的干燥带叶柄残基的根茎	呈长圆柱形或削成柱形，挺直或稍弯曲，长 10~30cm，直径 4~5cm；表面红棕色或暗红褐色，密被短粗的叶柄残基及鳞片，并有棕黑色须根；叶柄基坚硬，横切面半圆形。单芽狗脊贯众有分体中柱 5~8 个，狗脊蕨贯众分体中柱 2~4 个

狗脊

狗脊始载于《神农本草经》，列为中品。因其根茎形如狗脊，毛色金黄，故名金毛狗脊，入药名狗脊。

【别名】毛犬、金毛狗。

【来源】为蚌壳蕨科植物金毛狗脊 *Cibotium barometz* (L.) J. Sm. 的干燥根茎。

【产地】主产于福建、四川等地。

【采收加工】秋、冬两季采挖，除去泥沙，干燥；或去硬根、叶柄及金黄色绒毛，切厚片，干燥，为"生狗脊片"；蒸后晒至六、七成干，切厚片，干燥，为"熟狗脊片"。

【性状鉴别】

1. 药材　呈不规则的长块状，长 10~30cm，直径 2~10cm。表面深棕色，残留金黄色绒毛；上面有数个红棕色木质叶柄，下面残存黑色细根。质坚硬，不易折断。无臭，味淡、微涩。（图 2-1-3a）

生狗脊片　呈不规则长条形或圆形，长 5~20cm，直径 2~10cm，厚 1.5~5mm；切面浅棕色，较平滑，近边缘 1~4mm 处有 1 条棕黄色隆起的木质部环纹或条纹，边缘不整齐，偶有金黄色绒毛残留；质脆，易折断，有粉性。（图 2-1-3b）

熟狗脊片　呈黑棕色，质坚硬。（图 2-1-3c）

以块肥大、质坚实、无空心、表面有金黄色茸毛者为佳。

扫一扫，看拓展知识

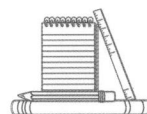

2. 饮片

烫狗脊　形如狗脊片，表面略鼓起。棕褐色。气微，味淡、微涩。

【功效】祛风湿，补肝肾，强腰膝。

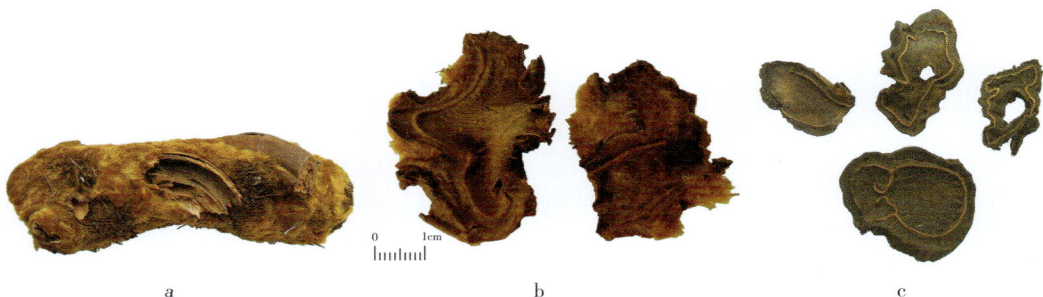

图 2-1-3　狗脊药材及饮片

a. 药材　b. 饮片（生狗脊片）　c. 饮片（熟狗脊片）

牛膝

　　牛膝药用历史悠久，最早可追溯到战国时期的《五十二病方》。在《神农本草经》中，牛膝被列为上品。牛膝的名称来源与其植物形态和药用价值密切相关，梁·陶弘景曰："其茎有节，似牛膝，故以为名。"明·李时珍曰："《本经》又名百倍，隐语也，言其滋补之功，如牛之多力也。"

【别名】怀牛膝。

【来源】为苋科植物牛膝 *Achyranthes bidentata* Bl. 的干燥根。

【产地】主产于河南、河北、山东等地。其中，河南省黄河以北的武陟、温县、博爱、沁阳、辉县等地为其传统道地产区，种植历史悠久，质量优良，故称之为"四大怀药"之一。

【采收加工】冬季茎叶枯萎时采挖，除去须根和泥沙，捆成小把晒至干皱后将顶端切齐，晒干。

【性状鉴定】

1. 药材　呈细长圆柱形，挺直或稍弯曲，长 15~70cm，直径 0.4~1cm。表面灰黄色或淡棕色，有微扭曲的细纵皱纹、排列稀疏的侧根痕和横长皮孔样的突起。质硬脆，易折断，受潮后变软，断面平坦，淡棕色，略呈角质样而油润，中心维管束木质部较大，黄白色，其外周散有多数黄白色点状维管束，断续排列成 2~4 轮。气微，味微甜而稍苦涩。（图 2-1-4a）

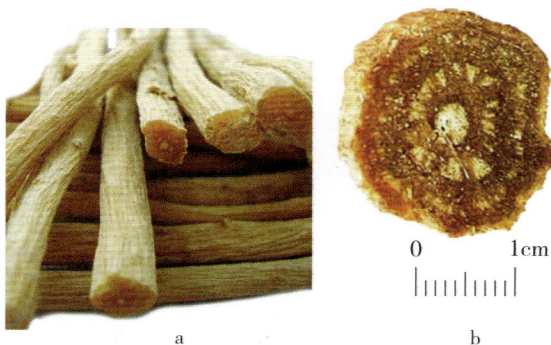

以根长、肉肥、皮细、黄白色者为佳。

2. 饮片　呈圆柱形的段。外表皮灰黄色或淡棕色，有微细的纵皱纹及横长皮孔。质硬脆，易折断，受潮变软。切面平坦，淡棕色或棕色，略呈角质样而油润，中心维管束木部较大，黄白色，其外围散有多数黄白色点状维管束，断续排列成 2~4 轮。气微，味微甜而稍苦涩。（图 2-1-4b）

【功效】逐瘀通经，补肝肾，强筋骨，利尿通淋，引血下行。

图 2-1-4　牛膝药材及饮片

a. 药材　b. 饮片

扫一扫，看拓展知识

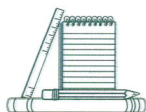

川牛膝

川牛膝始载于《滇南本草》。主要产地在四川，补益之力较强。

【来源】 为苋科植物川牛膝 *Cyathula officinalis* Kuan 的干燥根。

【产地】 主产于四川、贵州等地。陕西、湖北、湖南有栽培。

【采收加工】 秋、冬两季采挖，除去芦头、须根及泥沙，烘或晒至半干，堆放回润，再烘干或晒干。

【性状鉴定】

1. 药材 呈近圆柱形，微扭曲，向下略细或有少数分枝，长 30～60cm，直径 0.5～3cm。表面黄棕色或灰褐色，具纵皱纹、支根痕和多数横长的皮孔样突起。质韧，不易折断，断面浅黄色或棕黄色，维管束点状，排列成数轮同心环。气微，味甜。（图 2-1-5a）

以粗壮、分枝少、质柔、断面浅黄色、甜味浓者为佳。

2. 饮片

川牛膝片 呈圆形或椭圆形薄片。外表皮黄棕色或灰褐色。切面浅黄色至棕黄色。可见多数排列成数轮同心环的黄色点状维管束。气微，味甜。（图 2-1-5b）

酒川牛膝 表面棕黑色，微有酒香气。味甜。（图 2-1-5c）

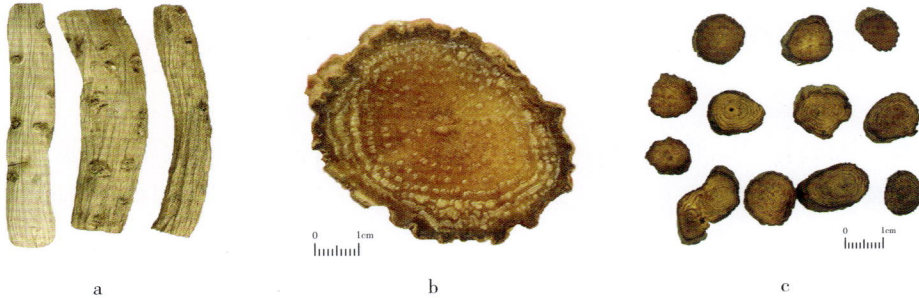

图 2-1-5 川牛膝药材及饮片

a. 药材　b. 川牛膝片　c. 酒川牛膝

【功效】 逐瘀通经，通利关节，利尿通淋。

【常见伪品】 川牛膝常见伪品有麻牛膝和土牛膝等。

麻牛膝 为苋科植物头花杯苋 *Cyathula capitata*（Wall.）Moq. 的根。呈长圆锥形或圆柱状锥形，根头粗大，尾细小。表面深褐色，皮孔少。味微甜而后苦麻刺舌。因药材性味与川牛膝不同，不宜混用，应注意区别。

土牛膝 为川牛膝同属植物粗毛牛膝 *Achyranthes aspera* L. 、柳叶牛膝 *Achyranthes longifolia* Mak. 的根，在少数地区使用。

太子参

太子参始载于《本草从新》。

【别名】 孩儿参。

【来源】 为石竹科植物孩儿参 *Pseudostellaria heterophylla*（Miq.）Pax ex Pax et Hoffm. 的干燥块根。

【产地】 主产于江苏、安徽、山东等地。

扫一扫，
看拓展知识

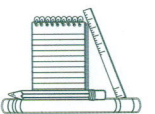

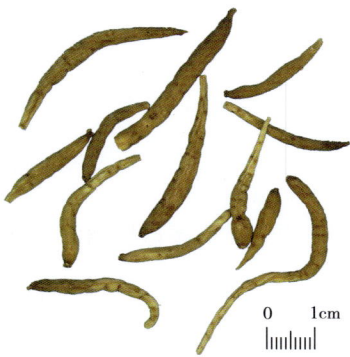

图 2-1-6　太子参药材

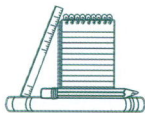

【采收加工】夏季茎叶大部分枯萎时采挖，洗净，除去须根，置沸水中略烫后晒干或直接晒干。

【性状鉴定】呈细长纺锤形或细长条形，稍弯曲。长 3~10cm，直径 0.2~0.6cm。表面灰黄色至黄棕色，较光滑，微有纵皱纹，凹陷处有须根痕。顶端有茎痕。质硬而脆，断面较平坦，周边淡黄棕色，中心淡黄白色，角质样（烫制品）；或类白色，有粉性（晒干品）。气微，味微甘。（图 2-1-6）

以粗壮、表面黄白色、断面黄白色或类白色、味甜者为佳。

【功效】益气健脾，生津润肺。

银柴胡

银柴胡始载于《本草纲目》，其名称来历与产地、颜色相关，应用历史悠久。

【来源】为石竹科植物银柴胡 *Stellaria dichotoma* L. var. *lanceolata* Bge. 的干燥根。

【产地】主产于宁夏、甘肃、陕西、内蒙古等地。

【采收加工】春、夏间植株萌发或秋后茎叶枯萎时采挖；栽培品于种植后第三年 9 月中旬或第四年 4 月中旬采挖，除去残茎、须根及泥沙，晒干。

【性状鉴定】

1. 药材

野生品　呈类圆柱形，偶有分枝，长 15~40cm，直径 0.5~2.5cm。表面淡棕黄色至浅棕色，有扭曲的纵皱纹及支根痕，多具孔穴状或盘状凹陷，习称"砂眼"，从砂眼处折断可见棕色裂隙中有细砂散出。根头部略膨大，有密集的呈疣状突起的芽苞、茎或根茎的残基，习称"珍珠盘"。质硬而脆，易折断，断面不平坦，较疏松，有裂隙，皮部甚薄，木部有黄白色相间的放射状纹理。气微，味甘。

栽培品　有分枝，下部多扭曲，直径 0.6~1.2cm。表面浅棕黄色或浅黄棕色，纵皱纹细腻明显，细支根痕多呈点状凹陷，几无砂眼。根头部有多数疣状突起。折断面质地较紧密，无裂隙，略显粉性，木部放射状纹理不甚明显。味微甜。（图 2-1-7a）

以粗壮、表面淡棕黄色或浅棕色、断面黄白色、味甜者为佳。

2. 饮片　
呈圆形或长圆形，质硬而脆，较疏松，切面有裂隙，皮部甚薄，木部有黄白色相间的放射状纹理，气微，味甘。（图 2-1-7b）

【功效】清虚热，除疳热。

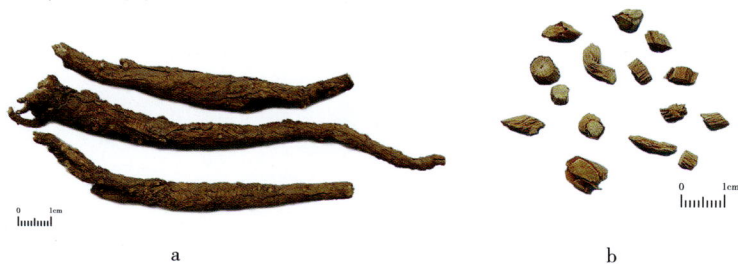

a　　　　　　　　b

图 2-1-7　银柴胡药材及饮片

a. 药材　b. 饮片

乌药

乌药始载于《本草拾遗》。其根黑褐色，车毂形，状似山，故名"乌药"。

【别名】台乌。

【来源】为樟科植物乌药 *Lindera aggregata*（Sims）Kosterm. 的干燥块根。

【产地】主产于安徽、江苏、浙江、福建、台湾、广东、广西、江西、湖北、湖南、陕西等地。

【采收加工】全年均可采挖，除去细根，洗净，趁鲜切片，晒干，或直接晒干。

【性状鉴定】

1. 药材　多呈纺锤形，略弯曲，有的中部收缩呈连珠状，习称"乌药珠"，长 6~15cm，直径 1~3cm。表面黄棕色或黄褐色，有纵皱纹及稀疏的细根痕。质坚硬，切片厚 0.2~2mm，切面黄白色或淡黄棕色，射线放射状，可见年轮。环纹，中心颜色较深。气香，味微苦、辛，有清凉感。（图 2-1-8a）

以个大、肥壮、质嫩、折断面香气浓郁者为佳。质老、不呈纺锤形的直根，不供药用。

2. 饮片　为类圆形薄片，外皮黄棕色或黄褐色，切面黄白色或淡黄棕色，有放射状纹理和年轮。质脆。余同药材。（图 2-1-8b）

【功效】行气止痛，温肾散寒。

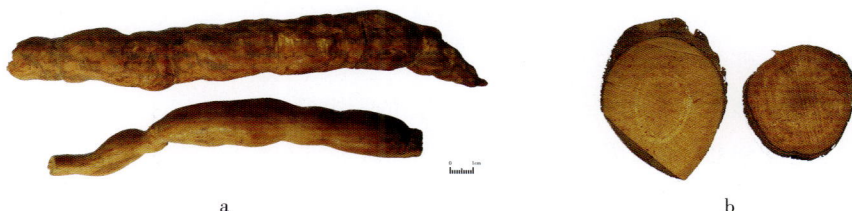

图 2-1-8　乌药药材及饮片

a. 药材　b. 饮片

商陆

商陆始载于《神农本草经》，列为下品。根入药，红根有剧毒，仅供外用。也可作兽药及农药。

【别名】山萝卜。

【来源】为商陆科植物商陆 *Phytolacca acinosa* Roxb. 或垂序商陆 *Phytolacca americana* L. 的干燥根。

【产地】商陆主产于河南、湖北、安徽等省；垂序商陆主产于山东、浙江、江西等省。

【采收加工】秋季至次春采挖根部，除去须根及泥沙，切成块片或片晒干或阴干。

【性状鉴定】

1. 药材　为横切或纵切的不规则块片，厚薄不等。外皮灰黄色或灰棕色。横切片弯曲不平，边缘皱缩，直径 2~8cm；切面浅黄棕色或黄白色，木部隆起，形成数个突起的同心性环轮。纵切片弯曲或卷曲，长 5~8cm，宽 1~2cm，木部呈平行条状突起。质硬。气微，味稍甜，久嚼麻舌。（图 2-1-9a）

以个大、肥壮、块片大、色白者为佳。

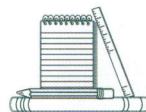

扫一扫，
看拓展知识

2. 饮片

醋商陆 形如商陆片（块）。表面黄棕色，微有醋香气，味稍甜，久嚼麻舌。（图2-1-9b）

【功效】逐水消肿，通利二便，外用解毒散结。

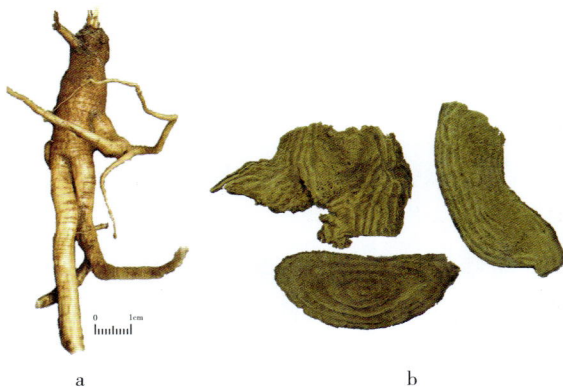

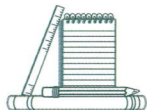

图 2-1-9 商陆药材及饮片

a. 药材 b. 饮片

拳参

拳参始载于《图经本草》。因其根茎卷曲如拳，故名。

【别名】紫参、虾参、草河车。

【来源】为蓼科植物拳参 *Polygonum bistorta* L. 的干燥根茎。

【产地】主产于华北、西北及山东、江苏、湖北。

【采收加工】春初发芽时或秋季茎叶刚枯萎时采挖，除去泥沙，晒干。去须根。

【性状鉴定】

1. 药材 呈扁长条形或扁圆柱形，弯曲，有的对卷弯曲，两端略尖，或一端渐细，长6~13cm，直径1~2.5cm。表面紫褐色或紫黑色，粗糙，<u>一面隆起，一面稍平坦或略具凹槽，全体密具粗环纹</u>，有残留须根或根痕。质硬，<u>断面浅棕红色或棕红色，维管束呈黄白色点状，排列成环</u>。气微，味苦、涩。（图2-1-10a）

以根条粗大、坚硬、皮黑、断面红棕色、无须根者为佳。

2. 饮片 呈类圆形或近肾形的薄片。外表皮紫褐色或紫黑色。切面棕红色或浅棕红色，平坦，近边缘有一圈黄白色小点（维管束），气微，味苦、涩。（图2-1-10b）

【功效】清热解毒，消肿止血。

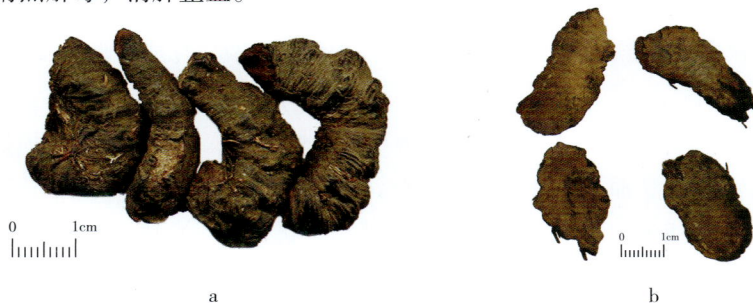

图 2-1-10 拳参药材及饮片

a. 药材 b. 饮片

虎杖

虎杖始载于《名医别录》。李时珍曰：“杖言其茎，虎言其斑也。”意指虎杖的茎像杖一样直立，其叶面上的斑点如同老虎身上的斑纹。

【来源】　为蓼科植物虎杖 *Polygonum cuspidatum* Sieb. et Zucc. 的干燥根茎及根。

【产地】　主产于江苏、浙江、安徽等地。

【采收加工】　春、秋两季采挖，除去须根，洗净，趁鲜切短段或厚片，晒干。

【性状鉴定】

1. 药材　呈圆柱形短段或不规则厚片。长 1~7cm，直径 0.5~2.5cm。外皮棕褐色，有纵皱纹及须根痕，切面皮部较薄，木部宽广，棕黄色，射线呈放射状，皮部与木部较易分离。根茎髓中有隔或呈空洞状，质坚硬。气微，味微苦、涩。（图 2-1-11a）

以粗壮、坚实、断面色黄者为佳。

2. 饮片　为不规则厚片，长 1~7cm，直径 0.5~2.5cm。余同药材。（图 2-1-11b）

【功效】　利湿退黄，清热解毒，散瘀止痛，止咳化痰。

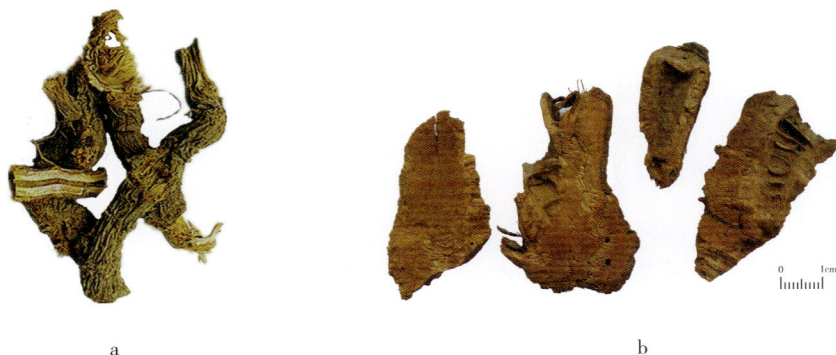

图 2-1-11　虎杖药材及饮片

a. 药材　b. 饮片

何首乌（附：首乌藤）

何首乌始载于《开宝本草》。何首乌作为传统补益中药具有极高的药用价值。

【别名】　首乌、赤首乌。

【来源】　为蓼科植物何首乌 *Polygonum multiflorum* Thunb. 的干燥块根。

【产地】　主产于河南、湖北、广西、广东、贵州、四川、江苏等省区。

【采收加工】　秋、冬两季叶枯萎时采挖，削去两端，洗净，个大的切成块，干燥。

【性状鉴定】

1. 药材　呈团块状或不规则纺锤形。长 6~15cm，直径 4~12cm。表面红棕色或红褐色，凹凸不平，有不规则皱纹及纵沟，皮孔横长，两端各有一个明显的根痕，露出纤维（或纤维状维管束）。质坚实，体重，不易折断。切断面浅黄棕色或浅红棕色，有粉性，皮部有 4~11 个类圆形云朵状环纹，习称“云锦花纹”，由复合型异常维管束环状排列形成。中央形成层环明显，木质部较大，有的呈木心。气微，味微苦而甘涩。（图 2-1-12a）

以体重、质坚实、断面浅黄棕色、粉性足者为佳。

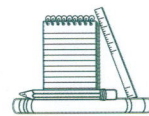

2. 饮片

生首乌片　呈不规则的厚片或块，外表面红棕色或红褐色，切面浅黄棕色或浅红棕色，皮部有云锦花纹，质坚实，粉性。余同药材。（图2-1-12b）

制首乌　表面黑褐色或棕褐色，凹凸不平。质坚硬，断面角质样，棕褐色或黑色。余同生首乌片。（图2-1-12c）

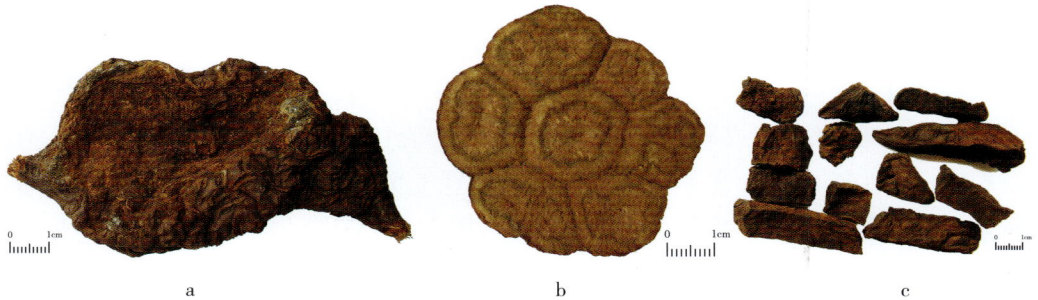

图2-1-12　何首乌药材及饮片

a. 药材　b. 饮片（生首乌片）　c. 饮片（制首乌）

【功效】解毒，消痈，截疟，润肠通便。

【常见伪品】同科植物翼蓼 *Pteroxygonum giraldii* Dammer et Diels. 和毛脉蓼 *Polygonum cillinerve*（Nakai）Ohwi. 的块根，前者习称"红药子"，后者习称"朱砂七"，有的地区曾混作何首乌用，无云锦花纹，应注意鉴别。

附：首乌藤

别名夜交藤，为蓼科植物何首乌 *Polygonum multiflorum* Thunb. 的干燥藤茎。秋、冬二季采割，除去残叶，捆成把或趁鲜切段，干燥。药材呈长圆柱形，稍扭曲，具分枝，长短不一，直径4～7mm。表面紫红色至紫褐色，粗糙，具扭曲的纵皱纹，节部略膨大，有侧枝痕，外皮菲薄，可剥离。质脆，易折断，断面皮部紫红色，木部黄白色或淡棕色，导管孔明显，髓部疏松，类白色。气微，味微苦涩。（图2-1-13）

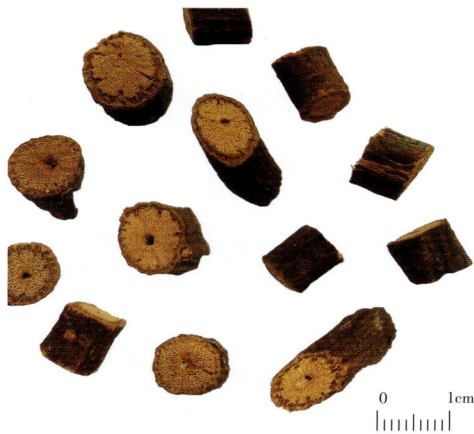

图2-1-13　首乌藤饮片

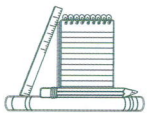

大黄

大黄始载于《神农本草经》，以其色黄而得名。大黄药性十分彪悍，可荡涤肠胃，泻下攻积，就如同古代威猛的大将军一样，有万夫不当之勇，故又名"将军"。

【别名】将军、锦纹。

【来源】为蓼科植物掌叶大黄 *Rheum palmatum* L.、唐古特大黄 *Rheum tanguticum* Maxim. ex Balf. 或药用大黄 *Rheum officinale* Baill. 的干燥根及根茎。

【产地】掌叶大黄主产于甘肃、青海等地。唐古特大黄主产于青海、甘肃、西藏及四川等地。药用大黄主产于四川、湖北。

【采收加工】秋末茎叶枯萎或次春发芽前采挖，除去细根，刮去外皮，切瓣或段，绳穿成串干燥或直接干燥。

【性状鉴定】

1. 药材　呈类圆柱形、圆锥形、卵圆形或不规则块状，长 3~17cm，直径 3~10cm。除尽外皮者表面黄棕色至红棕色，有的可见类白色网状纹理及星点（异型维管束）散在，残留的外皮棕褐色，多具绳孔及粗皱纹。质坚实，有的中心稍松软，断面淡红棕色或黄棕色，显颗粒性；根茎髓部宽广，有星点环列或散在；根木部发达，具放射状纹理，形成层环明显，无星点。气清香，味苦而微涩，嚼之黏牙，有沙粒感。（图 2-1-14a）

以体重、质坚实、断面淡红棕色或黄棕色、颗粒性、气清香、味苦微涩、嚼之黏牙者为佳。

2. 饮片　呈不规则类圆形厚片或块，大小不等。外表皮黄棕色或棕褐色，有纵皱纹及疙瘩状隆起。切面黄棕色至淡红棕色，较平坦，有明显散在或排列成环的星点，有空隙。（图 2-1-14b）

图 2-1-14　大黄药材及饮片
a. 药材　b. 饮片

【功效】泻下攻积，清热泻火，凉血解毒，逐瘀通经，利湿退黄。

【常见伪品】同属波叶组植物藏边大黄 *Rheum emodi* Wall.、河套大黄（波叶大黄 *R. hotaoense* C. Y. Cheng et C. T. Kao.、华北大黄 *R. fnanzenbachii* Münt. 及天山大黄 *R. wittrochii* Lundstr. 等的根和根茎，在部分地区和民间称山大黄或土大黄。横切面均无星点。一般均含土大黄苷（为二苯乙烯苷类物质），虽然也含有蒽醌类成分，但不含或仅含痕量双蒽酮苷番泻苷类成分，故泻下作用很差。除藏边大黄根茎横切面有少数星点外，其他均无星点。正品大黄断面在紫外光灯下显棕红色荧光，伪品大黄折断面在紫外光灯下显蓝紫色荧光。

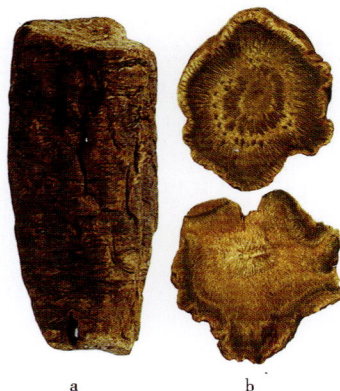

细辛

细辛始载于《神农本草经》，列为上品。因其根细、味辛，故得名。

【来源】为马兜铃科植物北细辛 *Asarum heterotropoides* Fr. Schmidt var. *mandshuricum* (Maxim.) Kitag.、汉城细辛 *Asarum sieboldii* Miq. var. *seoulense* Nakai 或华细辛 *Asarum sieboldii* Miq. 的干燥根及根茎。

【产地】北细辛与汉城细辛主产东北地区，习称"辽细辛"。华细辛主产于陕西、河南、山东、浙江等地。

【采收加工】夏季果熟期或初秋采挖，除净地上部分和泥沙，阴干。

【性状鉴定】

1. 药材

北细辛　常卷缩成团。根茎横生呈不规则圆柱形，具短分枝，长 1~10cm，直径 0.2~

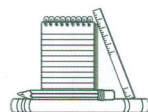

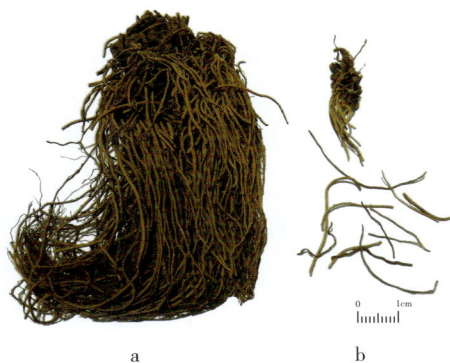

图 2-1-15　细辛药材及饮片

a. 药材　b. 饮片

0.4cm。表面灰棕色，粗糙，有环形的节，节间长 0.2~0.3cm，分枝顶端有碗状的茎痕。<u>根细长，密生节上，长10~20cm</u>，表面灰黄色，平滑或具纵皱纹，有须根及须根痕。<u>质脆，易折断，断面平坦，黄白色或白色。气辛香，味辛辣、麻舌</u>。（图2-1-15a）

汉城细辛　根茎直径 0.1~0.5cm，节间长 0.1~1cm。

华细辛　根茎长 5~20cm，根茎直径 0.1~0.2cm，节间长 0.2~1cm。气味较弱。

以质脆，断面黄白色或白色，气辛香，味辛辣、麻舌者为佳。

2. 饮片　呈不规则的段。根茎呈不规则圆形，外表皮灰棕色，有时可见环形的节。根细，表面灰黄色，平滑或具纵皱纹。切面黄白色或白色。气辛香，味辛辣、麻舌。（图 2-1-15b）

【功效】解表散寒，祛风止痛，通窍，温肺化饮。

北豆根

北豆根始载于《本草纲目拾遗》。由于其主要在北方地区使用，并作为山豆根的替代品，故名"北豆根"。

【来源】为防己科植物蝙蝠葛 *Menispermum dauricum* DC. 的干燥根茎。

【产地】主产于东北及河北、山东等地。

【采收加工】春、秋两季采挖，除去须根及泥沙，干燥。

【性状鉴定】

1. 药材　根茎呈细长圆柱形，弯曲，有分枝，长可达50cm，直径3~8mm。表面黄棕色至暗棕色，多有弯曲的细根或凸起的细根痕，<u>外皮易脱落</u>。质韧，不易折断，折断面不整齐，<u>纤维细，木部淡黄色，呈放射状排列，中心有髓</u>。气微，味苦。（图2-1-16a）

以条粗长、外皮色黄棕、断面色浅黄、味苦者为佳。

2. 饮片　本品为不规则的圆形厚片，表面淡黄色至棕褐色，木部淡黄色，呈放射状排列，纤维性。中心有髓，气微，味苦。（图2-1-16b）

【功效】清热解毒，祛风止痛。

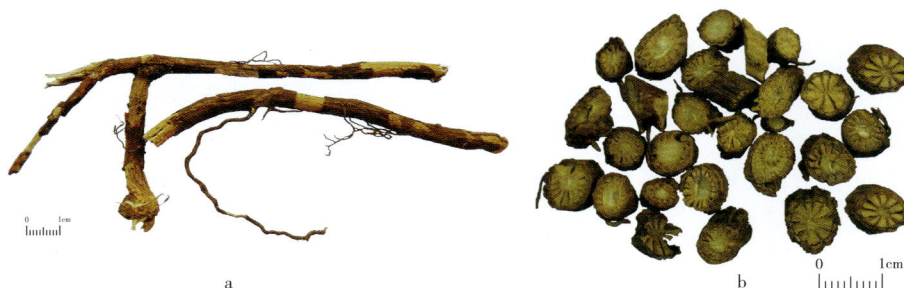

图 2-1-16　北豆根药材及饮片

a. 药材　b. 饮片

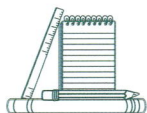

防己

防己始载于《神农本草经》。防己之名根据其药效而来，因其具有利水消肿的功效，在中医中常被用来防御水浸己土。

【别名】　粉防己、猪大肠。

【来源】　为防己科植物粉防己 *Stephania tetrandra* S. Moore 的干燥根。

【产地】　主产于浙江、安徽等地。

【采收加工】　秋季采挖，洗净，除去粗皮，晒至半干，切段，个大者再纵切，干燥。

【性状鉴定】

1. 药材　呈不规则圆柱形、半圆柱形或块状，多弯曲。长 5~10cm，直径 1~5cm。表面淡灰黄色，在弯曲处常有深陷横沟而成结节状的瘤块样。体重，质坚实，断面平坦，灰白色，富粉性，有排列较稀疏的放射状纹理。气微，味苦。（图 2-1-17a）

以质坚实、粉性足、去净外皮者为佳。

2. 饮片　呈类圆形或半圆形厚片。外表皮淡灰黄色，切面灰白色，粉性，有排列较稀疏的放射状纹理。气微，味苦。（图 2-1-17b）

【功效】　祛风止痛，利水消肿。

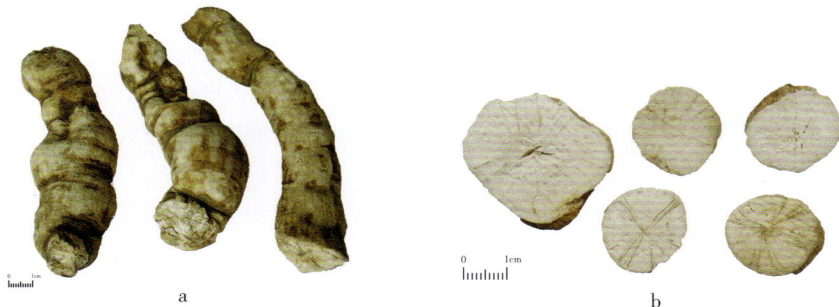

图 2-1-17　防己药材及饮片

a. 药材　b. 饮片

金果榄

金果榄始载于《本草纲目拾遗》。其块根色黄味苦，形似橄榄，故名"金果榄"。

【别名】　金苦榄、金牛胆。

【来源】　为防己科植物青牛胆 *Tinospora sagittata*（Oliv.）Gagnep.、金果榄 *Tinospora capillipes* Gagnep. 的干燥块根。

【产地】　主产于广西、湖南、湖北、四川、贵州等地。

【采收加工】　秋、冬两季采挖，除去须根，洗净，晒干。

【性状鉴定】

1. 药材　呈不规则圆块状，长 5~10cm，直径 3~6cm。表面棕黄色或淡褐色，粗糙不平，有深皱纹。质坚硬，不易击碎、破开，横断面淡黄白色，导管束略呈放射状排列，色较深。气微，味苦。（图 2-1-18a）

以表面棕黄色或微黄绿色、断面淡黄色、个大、坚实者佳。

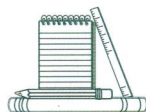

2. 饮片　呈类圆形或不规则厚片。外表皮棕黄色至暗褐色，皱缩，凹凸不平，切面淡黄白色，有时可见灰褐色排列稀疏的放射状纹理，有时具裂隙。气微，味苦。（图 2-1-18b）

【功效】　清热解毒，利咽，止痛。

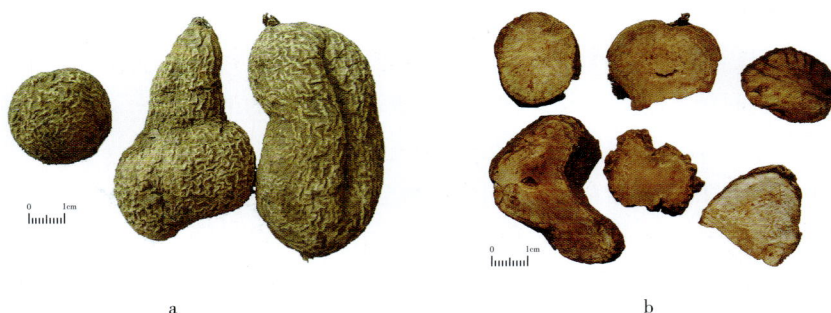

图 2-1-18　金果榄药材

a. 药材　b. 饮片

白芍

白芍始载于《神农本草经》，列为中品。因其根部色白而得名"白芍"。芍药别名将离、离草，蕴含别离之意，早在夏商周时期便广为栽植、为人称颂，古代恋人离别相赠以芍药。

【来源】　为毛茛科植物芍药 *Paeonia lactiflora* Pall. 的干燥根。

【产地】　主产于浙江、安徽、四川、贵州、山东等地，均系栽培。

【采收加工】　夏、秋两季采挖，洗净，除去头尾及细根，置沸水中煮后除去外皮或去皮后再煮，晒干。

【性状鉴定】

1. 药材　呈圆柱形，平直或稍弯曲，<u>两端平截</u>，长 5~18cm，直径 1~2.5cm。<u>表面类白色或淡棕红色</u>，光洁或有纵皱纹及细根痕，偶有残存的棕褐色外皮。<u>质坚实，不易折断，断面较平坦</u>，类白色或微带棕红色，形成层环明显，射线放射状。<u>气微，味微苦、酸。</u>（图 2-1-19a）

以根粗、坚实、无白心或裂隙者为佳。

2. 饮片　为类圆形薄片。表面淡棕红色或类白色，切面类白色或略带棕红色，形成层环明显，可见稍隆起的筋脉纹呈放射状排列。气微，味微苦、酸。（图 2-1-19b）

【功效】　养血调经，敛阴止汗，柔肝止痛，平抑肝阳。

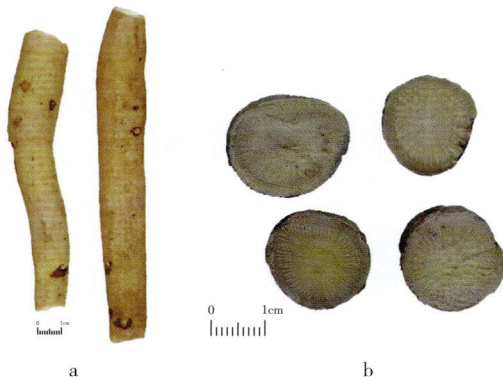

图 2-1-19　白芍药材及饮片

a. 药材　b. 饮片

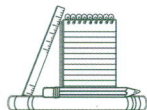

赤芍

赤芍始载于《开宝本草》。因其根部颜色偏红，故名"赤芍"。金代医家成无己曰："白补而赤泻，白收而赤散。"

【来源】　为毛茛科植物芍药 *Paeonia lactiflora* Pall. 及川赤芍 *Paeonia veitchii* Lynch 的干燥根。

【产地】　芍药主产于内蒙古、东北等地；川赤芍主产于四川、甘肃等地。多系野生。

【采收加工】　春、秋两季采挖，除去根茎、须根及泥沙，晒干。

【性状鉴定】

1. 药材　呈圆柱形，稍弯曲，长 5~40cm，直径 0.5~3cm。表面棕褐色，粗糙，有纵沟及皱纹，并有须根痕及横长的皮孔样突起，有的外皮易脱落。质硬而脆，易折断，断面粉白色或粉红色，皮部窄，木部放射状纹理明显，有的有裂隙。气微香，味微苦、酸涩。（图 2-1-20a）

以根粗壮、断面粉白色、粉性大者为佳。

2. 饮片　为类圆形切片。外表皮棕褐色，切面粉白色或粉红色，皮部窄，木部放射状纹理明显，有的有裂隙。气微香，味微苦、酸涩。（图 2-1-20b）

【功效】　清热凉血，散瘀止痛。

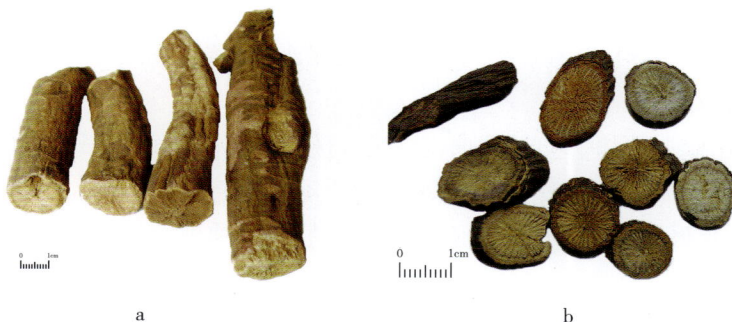

图 2-1-20　赤芍药材及饮片

a. 药材　b. 饮片

川乌

川乌始载于《神农本草经》，列为下品。春时茎初生如乌鸟之头，故谓之乌头。被誉为"回阳救逆第一品"。

【来源】　为毛茛科植物乌头 *Aconitum carmichaelii* Debx. 的干燥母根。

【产地】　主产于四川、陕西等地，为栽培品。湖南、湖北、云南、河南等地亦有种植。

【采收加工】　6 月下旬至 8 月上旬采挖，除去子根、须根及泥沙，晒干，即为生川乌。

【性状鉴定】

1. 药材　呈不规则圆锥形，稍弯曲，长 2~7.5cm，直径 1.2~4cm，顶端常有残茎，中部多向一侧膨大。表面棕褐色或灰棕色，皱缩，有瘤状突起的侧根及除去子根后的痕迹。质坚实，饱满，不易折断，断面类白色或浅灰黄色，粉质，可见多角形环纹（形成层）。气微，味辛辣而麻舌。（图 2-1-21a）

以质坚实、饱满、断面色白有粉性者为佳。

2. 饮片（制川乌）　呈不规则长三角形片。表面黑褐色或黄褐色。有灰棕色形成层环纹。体轻，质脆，断面有光泽。气微，微有麻舌感。（图 2-1-21b）

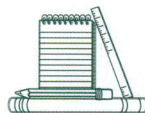

【功效】祛风除湿，温经止痛。

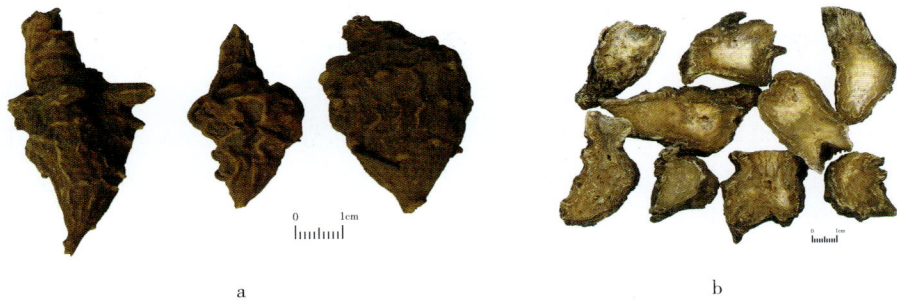

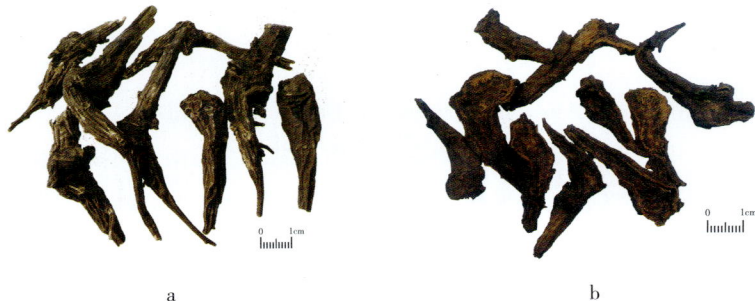

图 2-1-21　川乌药材及饮片

a. 药材　b. 饮片（制川乌）

草乌

草乌头之名，始见于《本草纲目》，列于毒草类乌头项下。历代所用草乌均为野生品。

【来源】为毛茛科植物北乌头 *Aconitum kusnezoffii* Reichb. 的干燥块根。

【产地】主产于东北、华北各地。

【采收加工】秋季茎叶枯萎时采挖，除去须根及泥沙，干燥。

【性状鉴定】

1. 药材　呈不规则长圆锥形，略弯曲，形如乌鸦头。顶端常有残茎和少数不定根残基，有的顶端一侧有一枯萎的芽，一侧有一圆形或扁圆形不定根残基。表面灰褐色或黑棕褐色，皱缩，有纵皱纹、点状须根痕和数个瘤状侧根（习称"钉角"）。质硬，断面灰白色或暗灰色，有裂隙，形成层环纹多角形或类圆形，髓部较大或中空。气微，味辛辣、麻舌。（图 2-1-22a）

以个大、质坚实、断面色白、有粉性、残茎及须根少者为佳。

2. 饮片（制草乌）　呈不规则圆形或近三角形的片。表面黑褐色，有灰白色多角形形成层环和点状维管束，并有空隙，周边皱缩或弯曲。质脆。气微，味微辛辣，稍有麻舌感。（图 2-1-22b）

【功效】祛风除湿，温经止痛。

图 2-1-22　草乌药材及饮片

a. 药材　b. 饮片（制草乌）

附子

附子始载于《神农本草经》，列为下品。陶弘景谓："乌头与附子同根。"李时珍谓："附乌

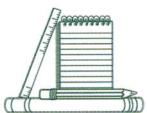

头而生者为附子，如子附母也。"

【来源】为毛茛科植物乌头 *Aconitum carmichaelii* Debx. 的子根的加工品。

【产地】主产于四川、陕西等地，为栽培品。

【采收加工】6 月下旬至 8 月上旬采挖，摘取子根，除去泥土、须根，习称"泥附子"。再按大小分类，加工成盐附子、黑顺片、白附片。

盐附子 选个大、均匀的泥附子，洗净，浸入食用胆巴的水溶液中浸泡多日，直至表面出现大量结晶盐粒（盐霜），体质变硬为止。

黑顺片 选择大、中个头的泥附子，洗净，浸入食用胆巴的水溶液中数日，煮至透心，水漂，纵切成约 5mm 的厚片，用调色液使附片染成浓茶色，取出，蒸至出现油面光泽后，烘至半干，再晒干或继续烘干。

白附片 选择大小均匀的泥附子，洗净，浸入食用胆巴的水溶液中数日，连同浸液煮至透心，捞出，剥去外皮，纵切成约 3mm 的片，用水浸漂，取出，蒸透，晒干。

【性状鉴定】

1. 药材 盐附子呈圆锥形。表面灰黑色，被盐霜。顶端有凹陷的芽痕，周围有瘤状突起的支根或支根痕。质重而坚硬，难折断。横切面灰褐色，可见充满盐霜的小空隙，有多角形环纹（形成层）。气微，味咸而麻，刺舌。（图 2-1-23a）

盐附子以个大、质坚实、灰黑色、表面起盐霜、断面色白者为佳。

2. 饮片

黑顺片 为不规则的纵切片，上宽下窄，外皮黑褐色，切面暗黄色，油润具光泽，半透明状，并有纵向脉纹（导管束）。质硬而脆，断面角质样。气微，味淡。（图 2-1-23b）

白附片 无外皮，黄白色，半透明。余同黑顺片。（图 2-1-23c）

黑顺片以片大、厚薄均匀、表面油润光泽者为佳。白附片以片大、色白、半透明者为佳。

【功效】回阳救逆，补火助阳，散寒止痛。

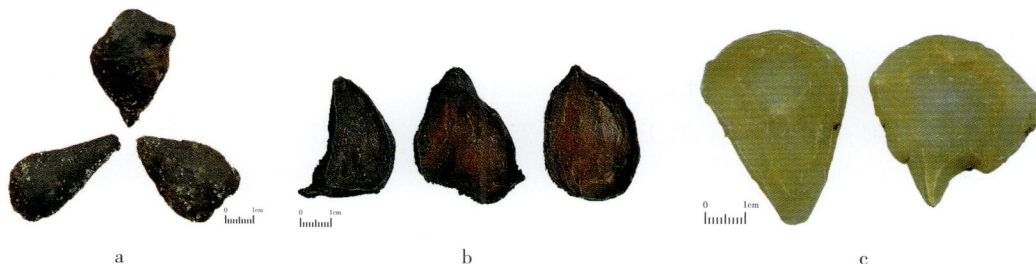

图 2-1-23 附子药材及饮片

a. 药材（盐附子） b. 饮片（黑顺片） c. 饮片（白附片）

升麻

升麻始载于《神农本草经》，列为上品。其叶似麻，其性上升，故名升麻。苏颂谓："今蜀汉、陕西、淮南洲郡皆有之，以蜀者为甚。"

【来源】为毛茛科植物大三叶升麻 *Cimicifuga heracleifolia* Kom.、兴安升麻 *Cimicifuga dahurica* (Turcz.) Maxim. 或升麻 *Cimicifuga foetida* L. 的干燥根茎。

【产地】大三叶升麻、兴安升麻主产于东北及河北等地；升麻主产于四川、陕西等地。

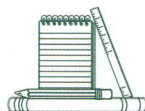

【采收加工】秋季采挖，晒至须根干时，燎去或除去须根，晒干。

【性状鉴定】

1. 药材　呈不规则的长形块状，多分枝，呈结节状。表面黑褐色或棕褐色，粗糙不平，有坚硬的细须根残留，上面有数个圆形空洞的茎基痕，洞内壁显网状沟纹；下面凹凸不平，具须根痕。体轻，质坚硬，不易折断，断面不平坦，有裂隙，纤维性，黄绿色或淡黄白色。气微，味微苦而涩。（图2-1-24a）

以个大、外皮绿黑色、无细根、断面深绿色者为佳。

2. 饮片　为不规则的厚片，切面有网状或放射状裂隙，黄绿色或淡黄白色，气微，味微苦而涩。（图2-1-24b）

【功效】发表透疹，清热解毒，升举阳气。

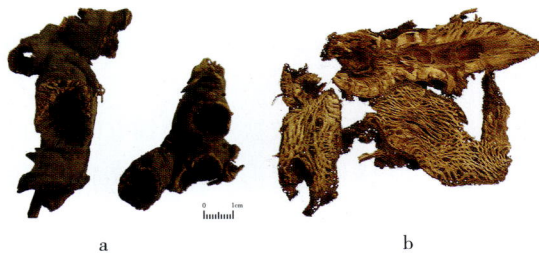

图2-1-24　升麻药材及饮片

a. 药材　b. 饮片

威灵仙

威灵仙始载于宋《开宝本草》。威灵仙祛风除湿，古人用"威""灵""仙"三字形容其药性之猛、功效之神、作用之奇。

【别名】灵仙。

【来源】为毛茛科植物威灵仙 *Clematis chinensis* Osbeck、棉团铁线莲 *Clematis hexapetala* Pall. 或东北铁线莲 *Clematis manshurica* Rupr. 的干燥根和根茎。

【产地】威灵仙主产于江苏、浙江、江西、安徽等地；棉团铁线莲主产于东北及山东省；东北铁线莲主产于东北地区。

【采收加工】秋季采挖，除去泥沙，晒干。

【性状鉴定】

1. 药材

威灵仙　根茎呈柱状，长1.5~10cm，直径0.3~1.5cm；表面淡棕黄色。顶端残留茎基。质较坚韧，断面纤维性。下侧着生多数细根，根呈细长圆柱形，稍弯曲，长7~15cm，直径0.1~0.3cm；表面黑褐色，有细纵纹，有的皮部脱落，露出黄白色木部。质硬脆，易折断，断面皮部较广，木部淡黄色，略呈方形，皮部与木部间常有裂隙。气微，味淡。（图2-1-25a）

棉团铁线莲　根茎呈短柱状，长1~4cm，直径0.5~1cm。根长4~20cm，直径0.1~0.2cm；表面棕褐色至棕黑色；断面木部圆形。味咸。

东北铁线莲　根茎呈柱状，长1~11cm，直径0.5~2.5cm。根较密集，长5~23cm，直径0.1~0.4cm；表面棕黑色；断面木部近圆形。味辛辣。

以根长、条匀、色黑、质坚实、断面木部黄白色、无地上残基者为佳。

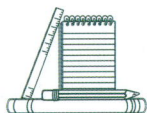

2. 饮片　为不规则的段，表面黑褐色、棕褐色或棕黑色。切面木部黄白色，皮部与木部间常有裂隙；气微，味淡、咸或辛辣。（图 2-1-25b）

【功效】祛风湿，通经络。

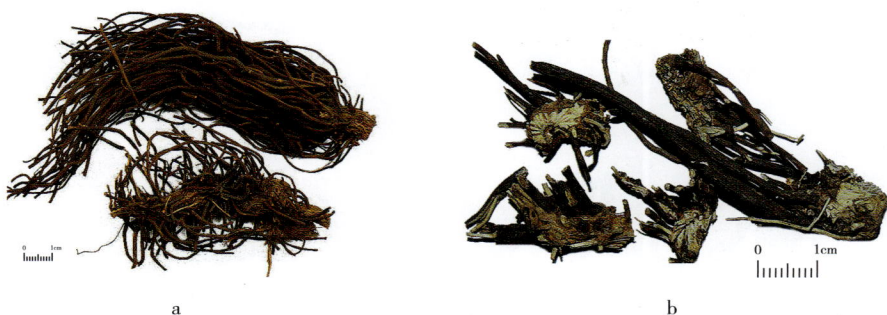

图 2-1-25　威灵仙药材及饮片

a. 药材　b. 饮片

黄连

黄连始载于《神农本草经》，列为上品。因其根茎呈连珠状而色黄，故名。黄连是以苦著称的药物之一。

【来源】为毛茛科植物黄连 *Coptis chinensis* Franch.、三角叶黄连 *Coptis deltoidea* C. Y. Cheng et Hsiao 或云连 *Coptis teeta* Wall. 的干燥根茎。以上三种分别习称"味连""雅连""云连"。目前市场上主要为味连。

【产地】味连主产于重庆石柱县，四川洪雅、峨眉等地，湖北、陕西、甘肃等地亦产，主要为栽培品，为商品黄连的主要来源。雅连主产于四川洪雅、峨眉等地，为栽培品，极少野生。云连主产于云南德钦、碧江及西藏东南部，原系野生，现有栽培。

【采收加工】秋季采挖，除去须根及泥沙，干燥，撞去残留须根。

【性状鉴定】

1. 药材

味连　多分枝，常弯曲，集聚成簇，形如鸡爪，单枝根茎长 3~6cm，直径 0.3~0.8cm。表面灰黄色或黄褐色，粗糙，有不规则结节状隆起、须根及须根残基，有的节间表面平滑如茎秆，习称"过桥"。上部多残留褐色鳞叶，顶端常留有残余的茎或叶柄。质硬，断面不整齐，皮部橙红色或暗棕色，木部鲜黄色或橙黄色，呈放射状排列，髓部有的中空。气微，味极苦。（图 2-1-26a）

雅连　多为单枝，略呈圆柱形，微弯曲，"过桥"较长。顶端有少许残茎。（图 2-1-26b）

云连　弯曲呈钩状，多为单枝，较细小。（图 2-1-26c）

以条肥壮、连珠形、质坚实、断面红黄色、无残茎及须根者为佳。

2. 饮片　为不规则的薄片。外表皮灰黄色或黄褐色，粗糙，有细小的须根。切面皮部橙红色或暗棕色，木部鲜黄色或橙黄色，呈放射状排列，髓部有的中空。气微，味极苦。（图 2-1-26d）

【功效】清热燥湿，泻火解毒。

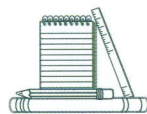

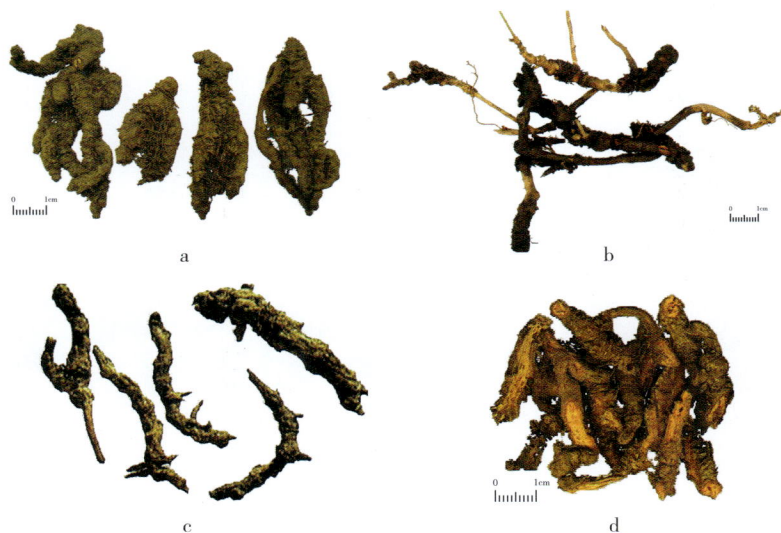

图 2-1-26　黄连药材

白头翁

白头翁始载于《神农本草经》，列为下品。其近根处有白茸，状似人白头，故名。白头翁自古以来均为治痢之要药。

【来源】　为毛茛科植物白头翁 *Pulsatilla chinensis*（Bge.）Regel 的干燥根。

【产地】　主产于东北及河北、山东、山西、河南等地。

【采收加工】　春、秋两季采挖，除去泥沙，干燥。

【性状鉴定】

1. 药材　呈类圆柱形至圆锥形，稍扭曲，长 6~20cm，直径 0.5~2cm。根头部稍膨大，有时分叉，顶端丛生白色毛茸，有除去茎叶的痕迹。表面黄棕色或棕褐色，有不规则的纵皱纹或纵沟，皮部易脱落，露出黄色木部，有的有网状裂纹或裂隙。质硬而脆，断面较平坦，黄白色，皮部与木部间有时出现空隙。气微，味苦涩。（图 2-1-27）

以条粗长、整齐、外表灰黄色、质坚实、根头有白色毛茸者为佳。

2. 饮片　呈类圆形的片。外表皮黄棕色或棕褐色，具不规则纵皱纹或纵沟，近根头部有白色茸毛。切面皮部黄白色或淡黄棕色，木部淡黄色。气微，味微苦涩。

【功效】　清热解毒，凉血止痢。

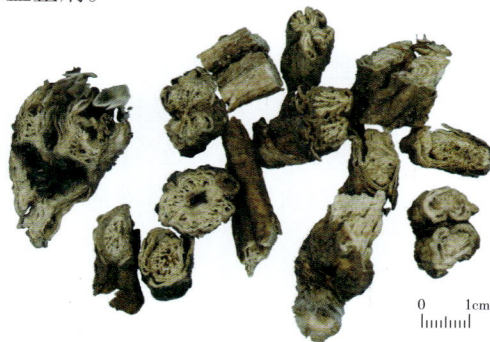

图 2-1-27　白头翁药材

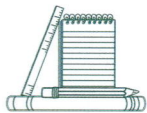

板蓝根

板蓝根，原名称"蓝"，始载于《神农本草经》，列为上品。"板蓝根"名称始见于《太平圣惠方》虎掌丸。由于其根部的蓝色外观而得名。

【来源】　为十字花科植物菘蓝 *Isatis indigotica* Fort. 的干燥根。

【产地】　主产于河北、江苏、安徽等地。河南、陕西、甘肃、黑龙江等地均有栽培。

【采收加工】　秋季采挖，除去泥沙，晒干。

【性状鉴定】

1. 药材　呈圆柱形，稍扭曲。长 10～20cm，直径 0.5～1.2cm。表面淡灰黄色或淡棕黄色，有纵皱纹、横长皮孔样突起及支根痕。根头略膨大，可见暗绿色或暗棕色轮状排列的叶柄残基和密集的疣状突起。体实，质略软，断面皮部黄白色，木部黄色，习称"金井玉栏"。气微，味微甜后苦涩。（图 2-1-28a）

以条长、粗大、体实、味浓者为佳。

2. 饮片　呈圆形的厚片，外表皮淡灰黄色至淡棕黄色，有纵皱纹。皮部黄白色，木部黄色。气微，味微甜后苦涩。（图 2-1-28b）

【功效】　清热解毒，凉血利咽。

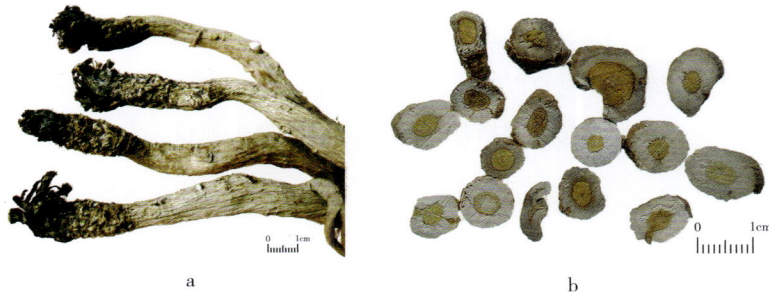

图 2-1-28　板蓝根药材及饮片
a. 药材　b. 饮片

延胡索

延胡索始载于宋《开宝本草》，原名玄胡索。《本草纲目拾遗》记载："延胡索生于奚，根如半夏，色黄。"延胡索为止痛之要药，"专治一身上下诸痛"。

【别名】　元胡、玄胡、玄胡索。

【来源】　为罂粟科植物延胡索 *Corydalis yanhusuo* W. T. Wang 的干燥块茎。

【产地】　主产于浙江、湖北、湖南、江苏、陕西等地。多为栽培。

【采收加工】　夏初茎叶枯萎时采挖，除去须根，洗净，置沸水中煮或蒸至恰无白心时，取出，晒干。

【性状鉴定】

1. 药材　呈不规则的扁球形，直径 0.5～1.5cm。表面黄色或黄褐色，有不规则网状皱纹。顶端有略凹陷的茎痕，底部常有疙瘩状突起。质硬而脆，断面黄色，角质样，有蜡样光泽。气微，味苦。（图 2-1-29a）

以个大、饱满、质坚实、断面色黄者为佳。

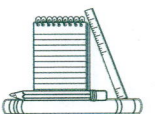

2. 饮片　为不规则的圆形厚片，切面黄色或黄棕色，角质，有蜡样光泽。气微，味苦。（图 2-1-29b）

【功效】活血，行气，止痛。

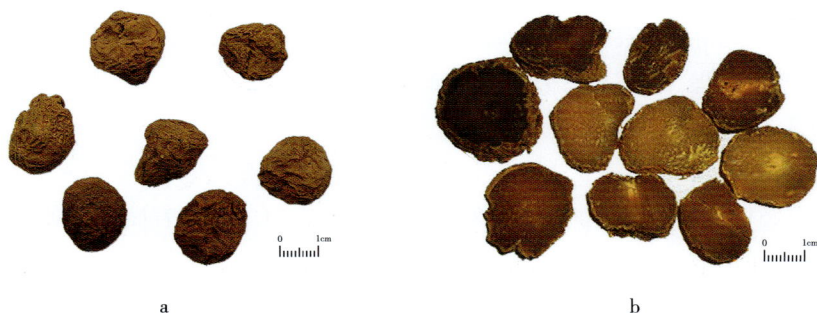

图 2-1-29　延胡索药材及饮片

a. 药材　b. 饮片

地榆

地榆始载于《神农本草经》，列为中品。其叶似榆而长，初生布地，故名。

【来源】　为蔷薇科植物地榆 *Sanguisorba officinalis* L. 或长叶地榆 *Sanguisorba officinalis* L. var. *longifolia*（Bert.）Yü et Li 的干燥根。

【产地】　地榆主产于东北及内蒙古等地；长叶地榆主产于安徽、浙江等地，习称"绵地榆"。

【采收加工】　春季将发芽时或秋季植株枯萎后采挖，除去须根，洗净，干燥；或趁鲜切片，干燥。

【性状鉴定】

1. 药材

地榆　呈不规则纺锤形或圆柱形，稍弯曲。表面灰褐色至暗棕色，具纵皱纹，粗糙。质硬，<u>断面较平坦</u>，略显粉质，<u>皮部淡黄色，木部粉红色或淡黄色</u>，有放射状纹理。气微，味微苦涩。（图 2-1-30a）

长叶地榆　呈长圆柱形，稍弯曲，着生于短粗的根茎上。<u>表面红棕色或棕紫色</u>，有细纵纹。质坚韧，不易折断，断面黄棕色或红棕色，<u>皮部有多数黄白色或黄棕色绵状纤维</u>，木部淡黄色，放射状纹理不明显。气微，味微苦涩。

均以条粗、质硬、断面色红者为佳。

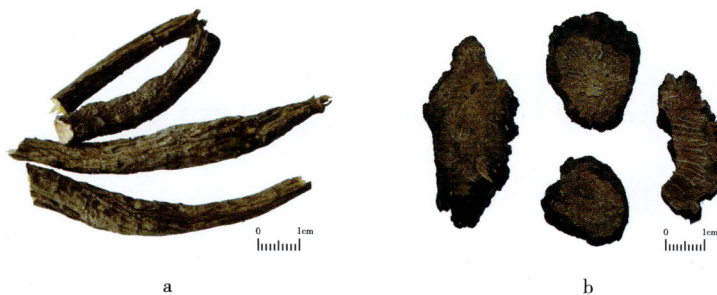

图 2-1-30　地榆药材及饮片

a. 药材　b. 饮片

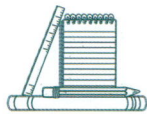

2. 饮片 为不规则的类圆形片或斜切片。切面皮部淡黄色，木部粉红色或淡黄色，气微，味微苦涩。（图2-1-30b）

【功效】凉血止血，解毒敛疮。

常山

常山始载于《神农本草经》，列为下品，名"互草"。《东医宝鉴》记载："常山细实黄者，呼为鸡骨。"常山为治疟疾寒热之要药。

【别名】鸡骨常山。

【来源】为虎耳草科植物常山 *Dichroa febrifuga* Lour. 的干燥根。

【产地】主产于四川、贵州等地，湖南、湖北等地亦产。

【采收加工】秋季采挖，除去须根，洗净，晒干。

【性状鉴定】

1. 药材 呈圆柱形，常分枝，<u>弯曲扭转</u>，长9~15cm，直径0.5~2cm。表面棕黄色，有明显的细纵纹及支根痕迹，<u>栓皮易剥落，显出淡黄色木质部</u>。质坚硬，不易折断，<u>折断时有粉尘飞扬。断面黄白色</u>，用水湿润后可见明显的类白色射线，放射状排列。气微，<u>味苦</u>。（图2-1-31a）

以质坚实而重、形如鸡骨、表面及断面淡黄色、光滑者为佳。根粗长顺直、质松、色深黄、无苦味者不可入药。

2. 饮片 呈不规则的薄片。<u>外表面淡黄色，无外皮</u>。切面黄白色，<u>有放射状纹理</u>。质硬，气微，味苦。（图2-1-31b）

【功效】涌吐痰涎，截疟。

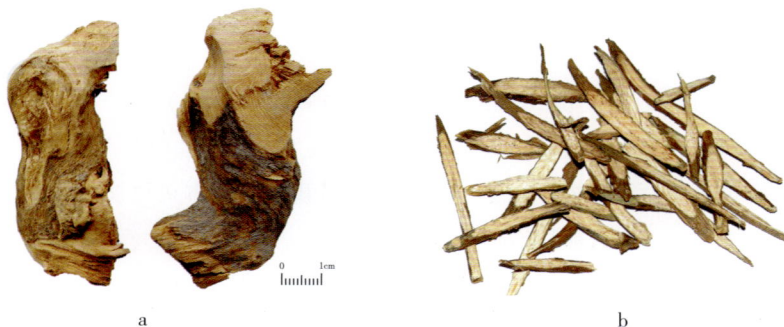

图2-1-31 常山药材及饮片

a. 药材 b. 饮片

甘遂

甘遂始载于《神农本草经》，列为下品。"土味曰甘，径直曰遂；甘遂味苦，以其泄土气而行隧道，故名甘遂。"

【来源】为大戟科植物甘遂 *Euphorbia kansui* T. N. Liou ex T. P. Wang 的干燥块根。

【产地】主产于陕西、河南等地。

【采收加工】春季开花前或秋末茎叶枯萎后采挖，撞去外皮，晒干。

【性状鉴定】

1. 药材 呈椭圆形、长圆柱形或连珠形，长1~5cm，直径0.5~2.5cm。<u>表面白色或浅黄</u>

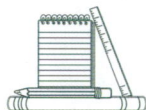

白色，凹陷处有未去净的棕色外皮残留。质脆，易折断，<u>断面粉性，皮部白色，木部浅黄色</u>，微显放射状纹理；长圆柱状者纤维性较强。气微，<u>味微甘而辣</u>，尚有持久的刺激性。（图 2-1-32a）

以连珠状、纺锤形、断面粉性、皮部白色、木部浅黄色者为佳。

2. 饮片（醋甘遂）   呈椭圆形或长圆柱形小段。表面黄色至棕黄色，有的可见焦斑。微有醋香气，味微酸而辣。余同药材。（图 2-1-32b）

【功效】泻水逐饮，消肿散结。

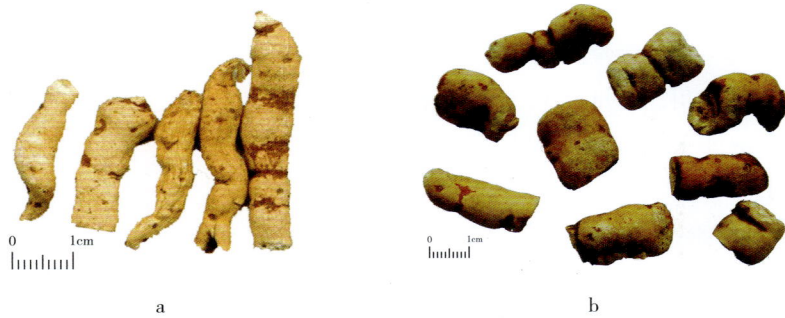

图 2-1-32 甘遂药材及饮片

a. 药材   b. 饮片

黄芪

黄芪始载于《神农本草经》，列为上品，古代写作黄耆。李时珍谓："耆，长也。黄耆色黄，为补药之长，故名。"

【别名】棉芪。

【来源】为豆科植物蒙古黄芪 *Astragalus membranaceus*（Fisch.）Bge. var. *mongholicus*（Bge.）Hsiao 及膜荚黄芪 *Astragalus membranaceus*（Fisch.）Bge. 的干燥根。

【产地】蒙古黄芪主产于山西、内蒙古等省区，以栽培的蒙古黄芪质量为佳。膜荚黄芪主产于东北及内蒙古、山西、河北、四川等省区。

【采收加工】春、秋两季采挖，除去须根及根头，除去泥土，晒至六、七成干，分别大小，捆把，晒干。

【性状鉴定】

1. 药材   呈圆柱形，极少有分枝，上粗下细，长 30~90cm，直径 1~3.5cm。表面<u>淡棕黄色</u>或淡棕褐色，有不整齐的纵皱纹或纵沟。质硬而韧，不易折断，<u>断面纤维性强，并显粉性，皮部黄白色，木部淡黄色，具放射状纹理及裂隙，呈菊花心状</u>。老根中心偶呈枯朽状，黑褐色或呈空洞。<u>气微，味微甜，嚼之微有豆腥味</u>。（图 2-1-33a）

以根条粗长、皱纹少、坚实绵韧、断面色黄白、粉性足、无空心及黑心、味甜者为佳。

2. 饮片

黄芪片   呈类圆形或椭圆形的厚片。余同药材。（图 2-1-33b）

炙黄芪   形如黄芪片，略带黏性。外表面浅棕黄色或棕褐色，<u>略有光泽</u>。具蜜香气，<u>味甜，嚼之微有豆腥味</u>。（图 2-1-33c）

【功效】补气升阳，固表止汗，利水消肿，生津养血，行滞通痹，托毒排脓，敛疮生肌。

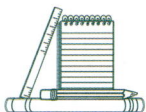

【常见伪品】

1. 豆科植物锦鸡儿 *Caragana sinica*（Buchoz）Rehd. 的根。表面有棕色的残存皮孔。断面皮部淡黄色，木部淡黄棕色。质脆，断面纤维状。气微，味淡。

2. 锦葵科植物圆叶锦葵 *Malva rotundifolia* L.、欧蜀葵 *Althaea officinalis* L.、蜀葵 *Althaea rosea* Cav. 等的根。嚼之味淡，有黏滑感，无豆腥味。

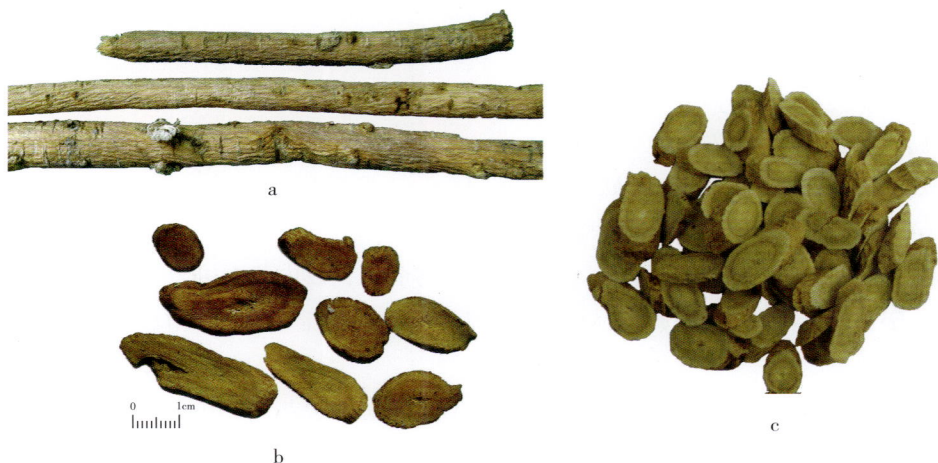

图 2-1-33　黄芪药材及饮片

a. 药材　　b. 饮片（黄芪片）　　c. 饮片（炙黄芪片）

山豆根

山豆根始载于《开宝本草》。苏颂谓："生剑南及宜州、果州山谷；苗蔓如豆，根以此为名。"

【别名】广豆根。

【来源】为豆科植物越南槐 *Sophora tonkinensis* Gapnep. 的干燥根及根茎。

【产地】主产于广西、广东。

【采收加工】秋季采挖，除去杂质，洗净，干燥。

【性状鉴定】

1. 药材　根茎呈不规则的结节状，顶端常残存茎基，其下着生根数条。根呈长圆柱形，常有分枝，长短不等，直径 0.7~1.5cm。表面棕色至棕褐色，有不规则的纵皱纹及横长皮孔样突起。质坚硬，难折断，断面皮部浅棕色，木部淡黄色。有豆腥气，味极苦。（图 2-1-34a）

以根条粗壮、外色棕褐、质坚实、味极苦者为佳。

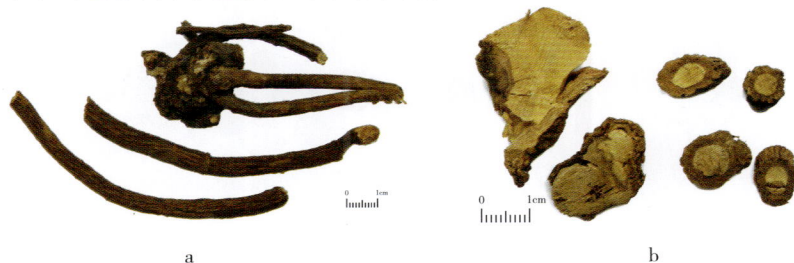

图 2-1-34　山豆根药材及饮片

a. 药材　　b. 饮片

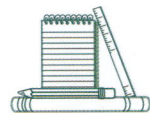

2. 饮片　为不规则的类圆形厚片。表面棕色至棕褐色，切面皮部浅棕色，木部淡黄色。有豆腥气，味极苦。（图2-1-34b）

【功效】清热解毒，消肿利咽。

甘草

甘草始载于《神农本草经》，列为上品。因味甘而得名，其甜度远高于蔗糖，是名副其实的"甜草"。陶弘景谓："此草最为众药之主，经方少有不用者"。甘草可调和诸药，有"十方九草"之说，号称"国老"。

【别名】国老、粉草、甜草。

【来源】为豆科植物甘草 *Glycyrrhiza uralensis* Fisch.、胀果甘草 *Glycyrrhiza inflata* Bat. 或光果甘草 *Glycyrrhiza glabra* L. 的干燥根及根茎。

【产地】甘草主产于内蒙古、宁夏、甘肃、新疆等省区，以内蒙古伊盟杭锦旗一带、巴盟橙口及甘肃、宁夏阿拉善旗一带所产的品质最优。胀果甘草主产于新疆、甘肃、内蒙古等省区。光果甘草主产于新疆。

【采收加工】春、秋两季采挖，以春季产者为佳。趁鲜切去茎基、幼芽及须根，再切成长段后晒干。

【性状鉴定】

1. 药材

甘草　根呈圆柱形，长25~100cm，直径0.6~3.5cm。表面外皮松紧不一，红棕色、暗棕色或灰褐色，有明显的纵皱纹、沟纹及稀疏的细根痕，皮孔横长。质坚实而重，<u>断面黄白色，略显纤维性和粉性，有裂隙，形成层环明显，射线放射状，</u>有的有裂隙，<u>显菊花心</u>。根茎呈圆柱形，表面有芽痕，横切面中央有髓。气微，<u>味甜而特殊</u>。（图2-1-35a）

胀果甘草　根及根茎木质粗壮，有的分枝，外皮粗糙，多呈灰棕色或灰褐色。质坚硬，木质纤维多，粉性小。根茎不定芽多而粗大。

光果甘草　根及根茎质地较坚实，有的分枝，外皮不粗糙，多灰棕色，皮孔细而不明显。

以外皮细紧、色红棕、质坚实、断面黄白色、粉性足、味甜者为佳。

2. 饮片

甘草片　为类圆形或椭圆形的厚片，余同药材。（图2-1-35b）

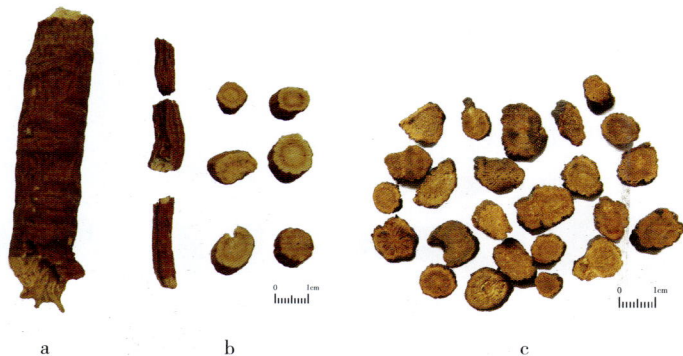

图2-1-35　甘草药材及饮片

a. 药材　b. 饮片（甘草片）　c. 饮片（炙甘草）

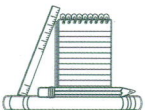

炙甘草　形如甘草片。外表面红棕色、灰棕色，微有光泽。切面黄色至深黄色，形成层环明显，射线放射状。略有黏性。具焦香气，味甜。（图 2-1-35c）

【功效】补脾益气，清热解毒，祛痰止咳，缓急止痛，调和诸药。

【常见伪品】商品中常混有一种"苦甘草"，为苦豆子 *Sophora alopecuroides* L. 根及根茎，又名苦豆根。呈圆柱形。外表棕黑色或土棕色，具明显皮孔，栓皮反卷或脱落。质脆，易折断，断面皮部灰棕色，木部棕黄色，粉性小。气微，味极苦。

葛根（附：粉葛）

葛根始载于《神农本草经》，列为中品。宋代《图经本草》中指出"今处处有之，江浙尤多"。

【别名】野葛。

【来源】为豆科植物野葛 *Pueraria lobata*（Willd.）Ohwi 的干燥根。

【产地】主产于湖南、河南、广东、浙江等地。

【采收加工】秋、冬两季采挖，趁鲜切厚片或小块，干燥。春季清明前采挖，质佳，秋季霜降后采，质量较差。

【性状鉴定】

1. 药材　完整者呈长圆柱形或长纺锤形，多为纵切的长方形厚片或小方块，长 5～35cm，厚 0.5～1cm。外皮淡棕色至棕色，有纵皱纹，粗糙。质韧，纤维性强。切面黄白色至淡黄棕色，横切面可见棕色同心性环纹，纵切面有由纤维形成的纵条纹。气微，味微甜。（图 2-1-36a）

以块大、质韧、切面色黄白、甜味浓者为佳。

2. 饮片　为不规则的厚片、粗丝或边长为 0.5～1.2cm 的小方块。切面浅黄棕色至棕黄色。质韧，纤维性强。气微，味微甜。（图 2-1-36b）

【功效】解肌退热，生津止渴，透疹，升阳止泻，通经活络，解酒毒。

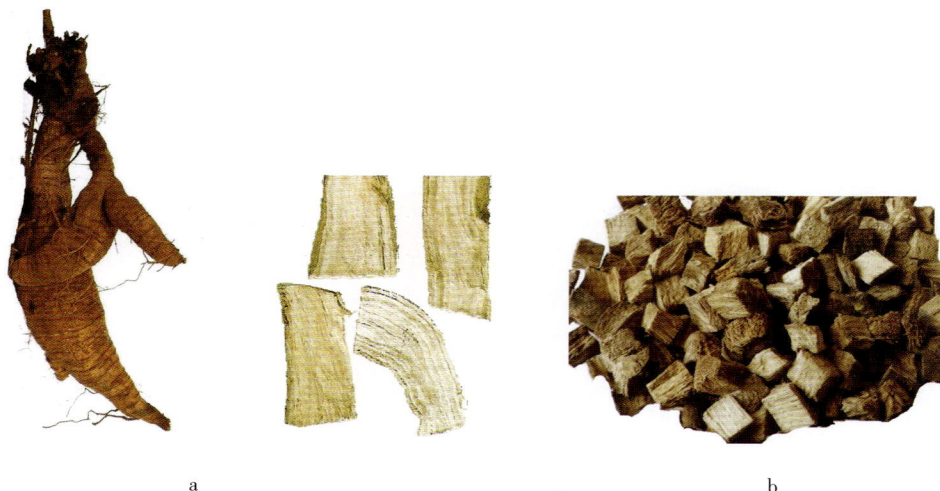

图 2-1-36　葛根药材及饮片

a. 药材　b. 饮片

附：粉葛

为豆科植物甘葛藤 *Pueraria thomsonii* Benth. 的干燥根，化学成分与野葛根大致相同，但总黄酮含量较野葛根为低。秋、冬两季采挖，除去外皮，稍干，截段或再纵切两半，或斜切成

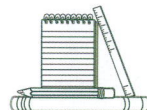

厚片，干燥。呈圆柱形、类纺锤形或半圆柱形，长 12～15cm，直径 4～8cm；有的为纵切或斜切的厚片，大小不一。表面黄白色或淡棕色，未去外皮的呈灰棕色。体重，质硬，富粉性，横切面可见由纤维形成的浅棕色同心性环纹，纵切面可见由纤维形成的数条纵纹。气微，味微甜。（图 2-1-37）

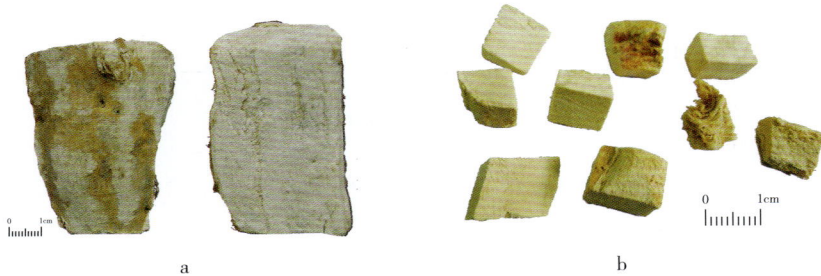

图 2-1-37　粉葛药材及饮片

a. 药材　b. 饮片

苦参

苦参始载于《神农本草经》，列为中品。李时珍谓："苦以味名，参以功名，槐以叶形名也。"

【来源】为豆科植物苦参 *Sophora flavescens* Ait. 的干燥根。

【产地】主产于山西、河南等地。

【采收加工】春、秋两季采挖，除去根头及小支根，洗净，干燥；或趁鲜切片，干燥。

【性状鉴定】

1. 药材　呈长圆柱形。下部常有分枝，长 10～30cm，直径 1～6.5cm。表面灰棕色或棕黄色，具纵皱纹及横长皮孔样突起，外皮薄，多破裂反卷，易剥落，剥落处显黄色，光滑。质硬，不易折断，断面纤维性。切片厚 3～6mm，黄白色，具放射状纹理及裂隙，有的具异型维管束呈同心性环列或不规则散在。气微，味极苦。（图 2-1-38a）

以条匀、断面色黄白、无须根、味极苦者为佳。

2. 饮片　为类圆形或椭圆形的厚片。余同药材。（图 2-1-38b）

【功效】清热燥湿，杀虫，利尿。

【常见伪品】过去曾误将豆科植物刺果甘草的根和根茎作苦参用。主要区别点是伪品表面灰褐色至灰棕色，栓皮紧密不破裂，也不易剥离。气微，味苦，嚼之有豆腥气。

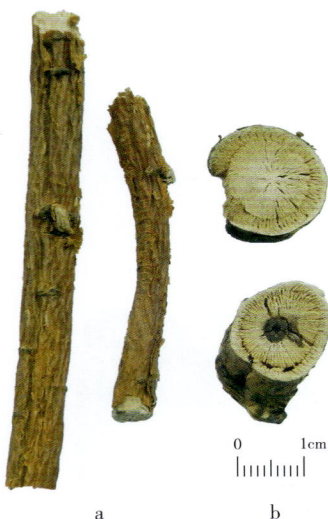

图 2-1-38　苦参药材及饮片

a. 药材　b. 饮片

远志

远志始载于《神农本草经》，列为上品。此药服之能益智强志，故名远志。

【来源】为远志科植物远志 *Polygala tenuifolia* Willd. 或卵叶远志 *Polygala sibirica* L. 的干燥根。

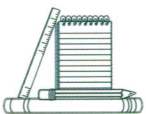

【产地】主产于山西、陕西、吉林、河南等地。

【采收加工】春、秋两季采挖，除去残茎、须根及泥土，晒干，或除去木心后（木质部）晒干，称"远志肉"。

【性状鉴定】

1. 药材　呈圆柱形，略弯曲，长 2~30cm，直径 0.2~1cm。表面灰黄色至灰棕色，<u>有较密并深陷的横皱纹、纵皱纹及裂纹</u>；老根的横皱纹较密更深陷，略呈结节状。质硬而脆，易折断，断面皮部棕黄色。木部黄白色，<u>皮部易与木部剥离；抽取木心者中空</u>。气微，味苦、微辛，<u>嚼之有刺喉感</u>。（图 2-1-39a）

以条粗、皮厚、去净木心者为佳。

2. 饮片　呈圆筒形的段。外表面灰黄色至灰棕色，有横皱纹。切面棕黄色，余同药材。（图 2-1-39b）

【功效】安神益智，交通心肾，祛痰，消肿。

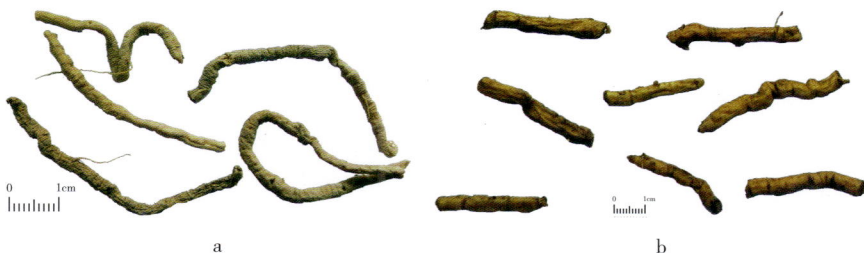

图 2-1-39　远志药材及饮片

a. 药材　b. 饮片

天花粉

天花粉以栝楼根始载于《神农本草经》，列为中品。其果实常吊于半空中，古人将其称为"天瓜"。宋代的《图经本草》开始将栝楼根称天花粉。因其根切开后断面呈白色，且粉性较大，故名"天花粉"。

【别名】栝楼根、花粉。

【来源】为葫芦科植物栝楼 *Trichosanthes kirilowii* Maxim. 或双边栝楼 *Trichosanthes rosthornii* Harms 的干燥根。

【产地】主产于河南、山东、山西、江苏、安徽、广西、浙江、贵州、陕西、甘肃等地。

【采收加工】秋、冬两季采挖，洗净，除去外皮，切段或纵剖成瓣，干燥。

【性状鉴定】

1. 药材

栝楼　根呈不规则圆柱形、纺锤形或瓣块状，长 8~16cm，直径 1.5~5.5cm。表面黄白色或淡棕黄色，有纵皱纹、细根痕及略凹陷的横长皮孔，有的残存黄棕色外皮。质坚实，<u>断面白色或淡黄色，富粉性</u>，横切面可见棕黄色导管小孔，略呈放射状排列，纵切面可见黄色筋脉纹。气微，味微苦。（图 2-1-40a）

双边栝楼　根去皮者表面浅灰黄色至棕黄色，断面淡灰黄色，筋脉较多，粉性稍差。气微，味苦涩。

以体肥块大、色洁白、粉性足、质坚细腻、纤维少者为佳，色棕、纤维多者为次。

2. 饮片　为类圆形或不规则圆形厚片。表面黄白色或淡棕黄色，切面可见棕黄色导管小孔，

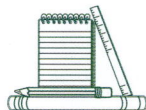

略呈放射状排列。纵切面为不规则长圆形的厚片，可见黄色筋脉纹。气微，味微苦。（图2-1-40b）

【功效】清热泻火，生津止渴，消肿排脓。

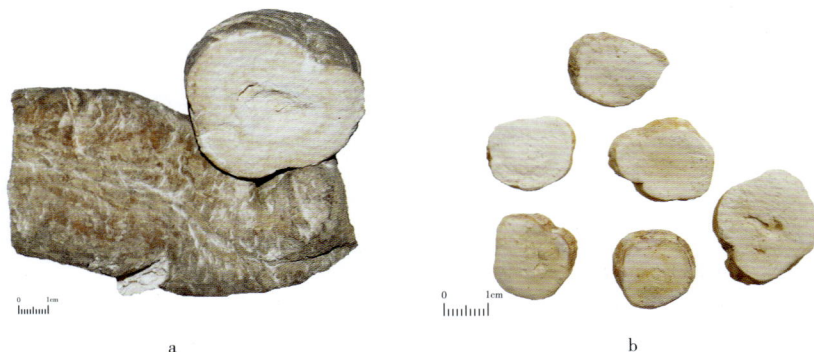

图2-1-40 天花粉药材及饮片

a. 药材 b. 饮片

白蔹

白蔹始载于《神农本草经》，列为下品。由于其具有显著的敛疮生肌作用，故名"白敛"，后演变为"白蔹"。

【来源】为葡萄科植物白蔹 *Ampelopsis japonica*（Thunb.）Makino 的干燥块根。

【产地】主产于河南、安徽、江西等地。

【采收加工】春、秋两季采挖，除去泥沙和细根，切成纵瓣或斜片，晒干。

【性状鉴定】纵瓣呈长圆形或近纺锤形，长4~10cm，直径1~2cm。切面周边常向内卷曲，中部有1突起的棱线。外皮红棕色或红褐色，有纵皱纹、细横纹及横长皮孔，易层层脱落，脱落处呈淡红棕色。斜片呈卵圆形，长2.5~5cm，宽2~3cm。切面类白色或浅红棕色，可见放射状纹理，周边较厚，微翘起或略弯曲。体轻，质硬脆，易折断，折断时有粉尘飞出。气微，味甘。（图2-1-41）

以肥大、断面色白、粉性足者为佳。

【功效】清热解毒，消痈散结，敛疮生肌。

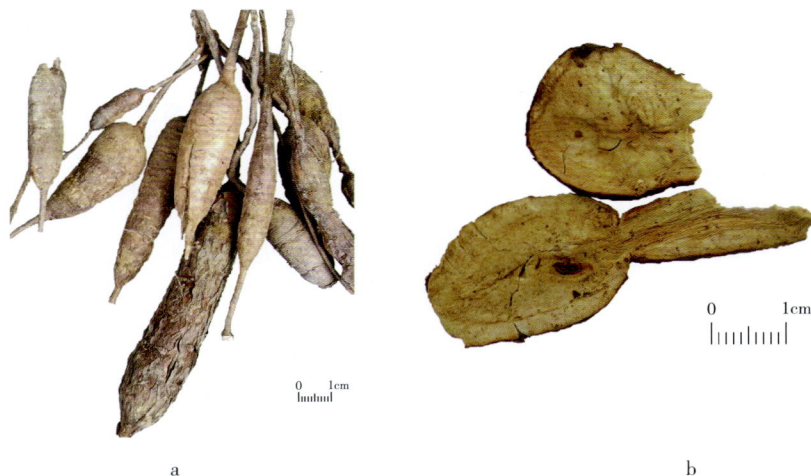

图2-1-41 白蔹个子及饮片

a. 药材 b. 饮片

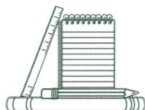

人参（附：红参）

人参始载于《神农本草经》，列为上品。其形似人，功参天地故名。为著名的"东北三宝"之一。

【来源】　为五加科植物人参 *Panax ginseng* C. A. Mey. 的干燥根及根茎。栽培品为"园参"，播种在山林野生状态下自然生长的称"移山参""林下山参""籽海"。

【产地】　主产于吉林、辽宁、黑龙江等地，主要为栽培品。

【采收加工】　多于秋季采挖，洗净，晒干或烘干。经保鲜处理，能够较长时间贮藏的人参称"保鲜参"；经真空低温冷冻（－25℃）干燥的人参称"冻干参"。因该方法加工的人参可防止有效成分总皂苷的损失，提高产品质量，故产品又称"活性参"；园参除去支根，晒干或烘干，称"生晒参"，如不除去支根晒干或烘干者则称"全须生晒参"。取洗净的鲜园参置沸水浸烫 3~7 分钟，取出，用针将参体扎刺小孔，浸于浓糖液中 2~3 次，每次 10~12 小时，取出干燥，称"白参"或"糖参"。林下参多加工成全须生晒参；鲜参蒸透（蒸 3~6 小时）晒干或烘干者称"红参"。剪下的支根和纤维根即为"红参须"。其中，身长、腿长、形体优美的红参称"边条红参"。

【性状鉴定】

1. 药材

（1）野山参　从它的体、皮、纹、须和与园参分辨，老药工将其鉴别要点总结为"芦长碗密枣核艼，紧皮细纹珍珠须"。①芦：又称"芦头"，即主根顶端的细长部分。芦头较长，分为二节芦、三节芦、线芦、雁脖芦。②皮：即主根的外表皮。老皮，黄褐色，质地紧密有光泽。皮嫩而白者，则不是纯山参。③纹：即主根外表上部的环状横纹。主根短，上端有细密而深的螺丝状横纹（"铁线纹"）。横纹粗糙，浮浅而不连贯者则不是纯山参。④须：长条须，老而韧，清疏而长，其上缀有小米粒状的小疙瘩称之谓"珍珠点"。色白而嫩脆（俗称水须）者，则不是纯野山参。

（2）林下山参　生长年限越长，性状特征越接近野山参。其特点为：多具二节芦，无三节芦，芦碗较稀疏。艼细长，多下垂。主根多与根茎近等长或稍短，呈圆柱形、菱角形或人字形，长 1~6cm。表面灰黄色，具纵皱纹，上部或中下部有细而浮浅的横环纹，"铁线纹"不明显。支根多 2~3 条，须根少而细长，清晰不乱，珍珠点明显。根茎细长，少数粗短，中上部具稀疏或密集而深陷的茎痕。（图 2-1-42）

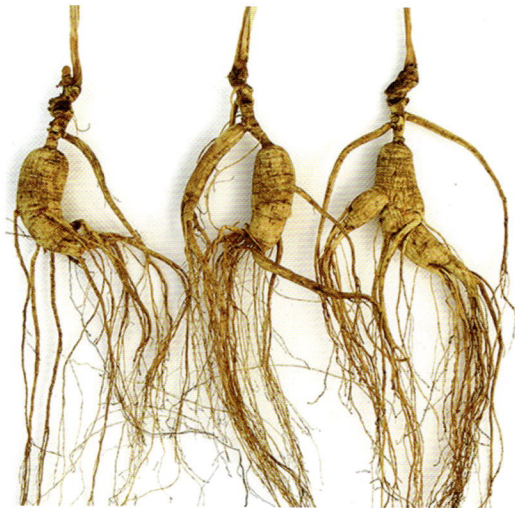

图 2-1-42　林下山参药材

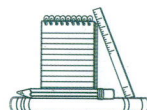

（3）生晒参　主根呈纺锤形或圆柱形，长3~15cm，直径1~2cm。根茎（芦头）长1~4cm，直径0.3~1.5cm，多拘挛而弯曲，具不定根（艼）和稀疏的凹窝状茎痕（芦碗）。表面灰黄色，上部或全体有疏浅断续的粗横纹及明显的纵皱纹，下部有支根2~3条，并着生多数细长的须根，须根上常有不明显的细小疣状突起。质较硬，断面淡黄白色，显粉性，形成层环纹棕黄色，皮部有黄棕色的点状树脂道及放射状裂隙。具有特异的"参味"，味微苦、甘。（图2-1-43）

以身长、条粗、饱满、色黄白、坚实、粉性强、气味浓者为佳。

2. 饮片

生晒参片　多为圆形片或类圆形薄片，外皮灰黄色，切面灰白色、淡黄白色或类白色，显粉性，形成层环纹棕黄色，质部有黄棕色的点状树脂道及放射状裂隙。体轻质脆。香气特异，味甘、微苦。（图2-1-44）

【功效】大补元气，复脉固脱，补脾益肺，生津养血，安神益智。

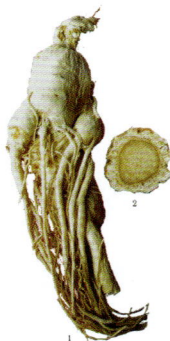

图2-1-43　生晒参药材　　　　　图2-1-44　生晒参片

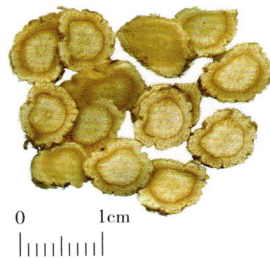

【附注】园参商品根据加工方法以及大小的不同，分为鲜参、生晒参、普通红参、边条红参、白参须、红参须等规格。再分为不同等级，如普通红参分为16支、24支、32支、48支、64支、80支、小支（88支以上）等。

【常见伪品】

1. 商陆科植物商陆 *Phytolacca acinosa* Roxb. 或垂序商陆 *P. americana* L. 的根。除去栓皮经加工后呈棕褐色，半透明状，顶端有地上茎的残基，无芦碗，有明显的纵皱纹。木部隆起，形成数个突起的同心性环轮。质硬，气微，味稍甜，久嚼麻舌。

2. 茄科植物华山参 *Physochlaina infundibulris* Kuang 的根。产于陕西等地。将根除去粗皮，与甘草、冰糖等共煮后，晒干。表面棕褐色或棕色，有明显纵皱纹及黄白色横长皮孔，上部有密集的环纹。顶端常有1至数个根茎，其上有类圆形的茎痕及疣状突起。质略硬而脆，折断面较平坦，有细密的放射状纹理。味微苦，稍麻舌。

3. 豆科植物野豇豆 *Vigna vexillata*（L.）Benth. 的根。根除去栓皮，并经蒸煮加工后呈灰棕色，微透明，有明显的纵皱，根头残留木质茎，无芦碗。质坚实，较难折断。

4. 马齿苋科植物栌兰 *Talinum paniculatum*（Jacq.）Gaertn. 的根。除去栓皮蒸煮后，呈灰黄色，半透明状，有点状须根痕，顶端为残留的木质茎基。质坚硬。

5. 菊科植物山莴苣 *Lactuca indica* L. 及同属近似植物的根。经加工蒸煮后显黄棕色至红棕色，半透明，有细纵皱纹。顶端有残茎或茎痕，无芦头及芦碗。质坚实，易折断。

6. 仿制"朝鲜红参"：用小红参压制的"朝鲜红参"。外包装为铁盒，黏有红纸黑字的标签，并绘有人参图及长圆形印戳和圆形钢印。系用多支小红参通过蒸软压制而成。外形酷似朝红

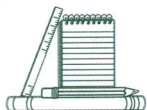

参，但仔细验看，即可发现每支红参有 4 个以上的参芦，并可见镶嵌痕迹，蒸软后，顺镶嵌处剥开，内含许多支条碎参。

附：红参

红参药材　表面半透明，红棕色，偶有不透明的暗黄褐色斑块，具纵沟、皱纹及细根痕；质硬而脆，断面平坦，角质样。余同生晒参。（图 2-1-45a、图 2-1-45b）

红参片　为圆形横切片或长椭圆形斜切片，红棕色，半透明，质硬而脆，切面中央有浅色圆心。气香而特异，味甜、微苦。（图 2-1-45c）

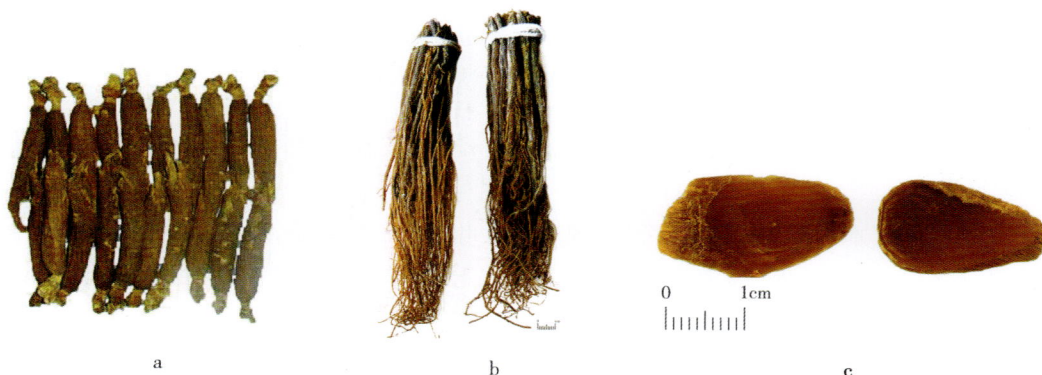

图 2-1-45　红参药材

a. 红参　　b. 红参须　　c. 红参片

西洋参

始载于《本草从新》。

【别名】洋参、花旗参。

【来源】为五加科植物西洋参 *Panax quinque folium* L. 的干燥根。

【产地】原产于美国、加拿大，我国华北、东北、西北等地有引种栽培，称为"种洋参"。

【采收加工】均系栽培品，秋季采挖，洗净，晒干或低温干燥。

【性状鉴定】

1. 药材　呈纺锤形、圆柱形或圆锥形，长 3~12cm，直径 0.8~2cm。表面浅黄褐色或黄白色，可见横向环纹及线形皮孔状突起，并有细密浅纵皱纹及须根痕。主根中下部有一至数条侧根，多已折断。有的上端有根茎（芦头），环节明显，茎痕（芦碗）圆形或半圆形，具不定根（芋）或已折断。体重，质坚实，不易折断，断面平坦，浅黄白色，略显粉性，皮部可见黄棕色点状树脂道，形成层环纹棕黄色，木部略呈放射状纹理。气微而特异，味微苦、甘。（图 2-1-46a、图 2-1-46b）

药材以个大、体重、质坚实、不易折断、断面平坦、浅黄白色、略显粉性、味浓者为佳。

2. 饮片　呈圆形，薄片。外表皮浅黄褐色，切面黄白色至淡黄色，略带粉性，皮部可见黄棕色点状树脂道，近形成层环处较多而明显，形成层环纹棕黄色，木部略呈放射状纹理。气微而特异，味微苦、甘。（图 2-1-46c）

【功效】补气养阴，清热生津。

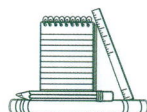

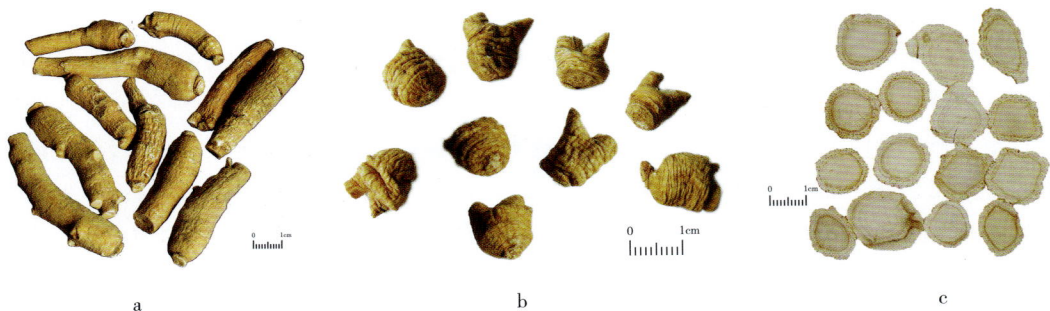

图 2-1-46　西洋参药材及饮片
a. 药材（长支）　b. 药材（短支）　c. 饮片

三七

三七始载于《本草纲目》。每株三七通常有七片叶子和三根枝条，故名"三七"。李时珍称其为"金不换"，具有"生打熟补"的功效，即生三七偏于散瘀止血，是名扬中外的中成药云南白药的主要原料药；熟三七偏于补血。《本草纲目拾遗》称："人参补气第一，三七补血第一，味同而功亦等，故称人参三七，为中药之最珍贵者。"

【别名】田七、参三七。

【来源】为五加科植物三七 *Panax notoginseng*（Burk.）F. H. Chen 的干燥根及根茎。

【产地】主产于云南文山及广西田阳、靖西、百色等地。

【采收加工】秋季花开前采挖，洗净，分开主根、支根及根茎，干燥。支根习称"筋条"，根茎习称"剪口"。7~8 月开花前或摘取花茎后的 10~11 月间采收的主根称为"春三七"；12 月至次年 1 月（摘除果实后 20~30 天）采收的主根称为"冬三七"。

图 2-1-47　三七药材（主根）

【性状鉴定】

主根　呈类圆锥形或圆柱形，长 1~6cm，直径 1~4cm。表面灰褐色或灰黄色，有断续的纵皱纹及支根痕。顶端有茎痕，周围有瘤状突起，形似"猴头"，习称"猴头三七"。体重，质坚实，击碎后皮部与木部常分离，断面灰绿色、黄绿色或灰白色，皮部散有棕色树脂道小点，木部微有放射状纹理。气微，味苦回甜。（图 2-1-47）

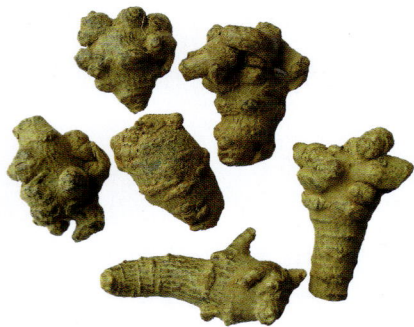

筋条　呈圆柱形或圆锥形，长 2~6cm，上端直径约 0.8cm，下端直径约 0.3cm。

剪口　呈不规则的皱缩块状或条状，表面有数个明显的茎痕及环纹，断面中心灰绿色或白色，边缘深绿色或灰色。

以个大、体重、质坚实、表面光滑、断面灰绿色或黄绿色、无裂隙、气味浓厚者为佳。

【功效】散瘀止血，消肿定痛。

白芷

白芷始载于《神农本草经》，名"白芳香"，列为中品。古人将其命名为"白芷"，体现洁白如玉、香气浓郁的特点。

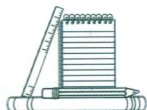

【别名】香白芷。

【来源】为伞形科植物白芷 *Angelica dahurica*（Fisch. ex Hoffm.）Benth. et Hook. f. 或杭白芷 *Angelica dahurica*（Fisch. ex Hoffm.）Benth. et Hook. f. var. *formosana*（Boiss.）Shan et Yuan 的干燥根。

【产地】白芷产于河南长葛、禹县者习称"禹白芷"；产于河北安国者习称"祁白芷"。杭白芷产于浙江、四川者分别习称"杭白芷"和"川白芷"。

【采收加工】夏、秋间叶黄时采挖，除去须根及泥沙，晒干或低温干燥。

【性状鉴定】

1. 药材

白芷　圆锥形，头粗尾细，长 10~25cm，直径 1.5~2.5cm，顶端有凹陷的茎痕；具同心性环状纹理。表面灰棕色或黄棕色，有多数纵皱纹、支根痕、皮孔样横向突起散生，习称"疙瘩丁"；质硬，断面灰白色或白色，显粉性，皮部多数有棕色油点（分泌腔），形成层环棕色，近圆形，木质部约占断面的 1/3。气芳香，味辛、微苦。（图 2-1-48a）

杭白芷　略呈钝四棱形，横向皮孔样突起多四纵行排列，习称"四趟疙瘩"。形成层环略呈方形，木质部约占断面的 1/2。

均以条粗壮、质硬、体重、色白、粉性足、香气浓者为佳。

2. 饮片
圆形或类圆形片，外皮灰棕色或黄棕色；切面白色或灰白色，粉性而光滑，可见近方形或近圆形棕色环，皮部散布多数棕色油点。（图 2-1-48b）

【功效】解表散寒，祛风止痛，宣通鼻窍，燥湿止带，消肿排脓。

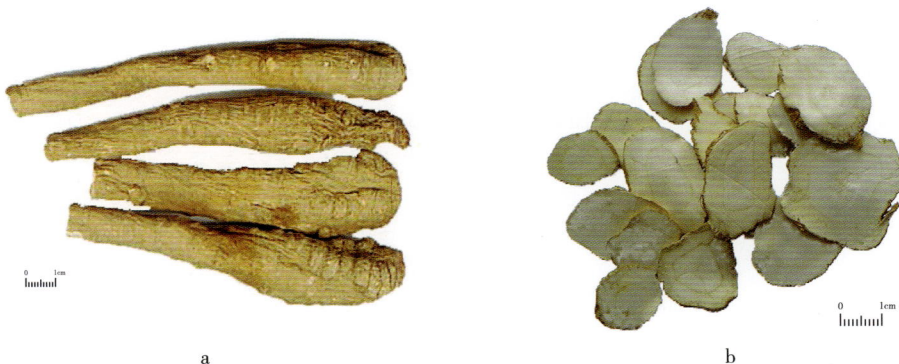

图 2-1-48　白芷药材及饮片
a. 药材　b. 饮片

当归

当归始载于《神农本草经》，列为中品。当归因功用而得名，活血补血，能使气血各有所归，故名。

【别名】岷归、秦归。

【来源】为伞形科植物当归 *Angelica sinensis*（Oliv.）Diels 的干燥根。

【产地】主产于甘肃岷县、武都、漳县、成县、文县等地。主要为栽培品。

【采收加工】秋末采挖，除去须根及泥沙，待水分稍蒸发后，捆成小把，上棚，用烟火慢慢熏干。

【性状鉴定】

1. 药材
略呈圆柱形，下部有支根 3~5 条或更多，长 15~25cm。表面浅棕色至棕褐色，具

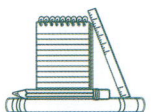

纵皱纹及横长皮孔样突起。根头（归头）直径 1.5~4cm，具环纹，上端圆钝，或具数个明显突出的根茎痕，有紫色或黄绿色的茎及叶鞘残基。主根（归身）表面凹凸不平，支根（归尾）直径 0.3~1cm，上粗下细，多扭曲，有少数须根痕。质柔韧，<u>断面黄白色或淡黄棕色，皮部厚，有裂隙及多数棕色油点（分泌腔）。木部色较淡，形成层环黄棕色。</u>有浓郁的香气，味甘、辛、微苦。（图 2-1-49a）

以主根粗长、油润、外皮黄棕色、断面黄白色、气味浓郁者为佳。柴性大、干枯无油或断面呈绿褐色者不可供药用。

2. 饮片

当归片　类圆形、椭圆形或不规则薄片，<u>表面浅棕色至棕褐色，中间有浅棕色环纹，有棕色油点</u>，质柔韧，味甘、辛、微苦，<u>香气浓厚</u>。（图 2-1-49b）

酒当归　形如当归片，切面深黄色或浅棕色，略有焦斑，香气浓郁，并略有酒香气。

【功效】 补血活血，调经止痛，润肠通便。

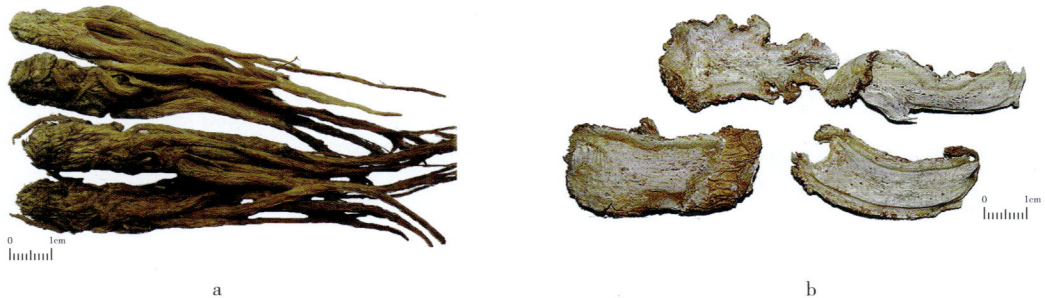

图 2-1-49　当归药材及饮片

a. 药材　b. 饮片

独活

独活始载于《神农本草经》，列为上品。

【别名】 川独活、肉独活、香独活。

【来源】 为伞形科植物重齿毛当归 *Angelica pubescens* Maxim. f. *biserrata* Shan et Yuan 的干燥根。

【产地】 主产于湖北、四川等地。

【采收加工】 春初苗刚发芽或秋末茎叶枯萎时采挖，除去须根及泥沙，烘至半干，堆置 2~3 天，发软后再烘至全干。

【性状鉴定】

1. 药材　<u>根略呈圆柱形，下部 2~3 分枝或更多</u>，长 10~30cm。根头部膨大，圆锥状，多横皱纹，直径 1.5~3cm，<u>顶端有茎、叶的残基或凹陷</u>。表面灰褐色或棕褐色，具纵皱纹，有横长皮孔样突起及稍突起的细根痕。<u>质较硬，受潮则变软，断面皮部灰白色，有多数散在的棕色油室</u>，木部灰黄色至黄棕色，皮木比约为 2∶3，形成层环棕色。<u>有特异香气，味苦、辛、微麻舌</u>。（图 2-1-50a）

以条粗壮、油润、香气浓者为佳。

2. 饮片　呈类圆形薄片或小段。余同独活药材。（图 2-1-50b）

【功效】 祛风除湿，通痹止痛。

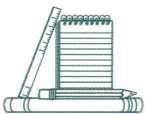

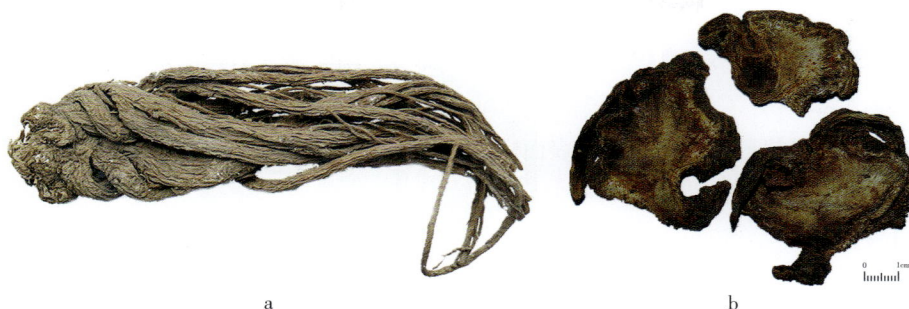

图 2-1-50　独活药材及饮片

a. 药材　b. 饮片

柴胡

扫一扫，
看拓展知识

柴胡始载于《神农本草经》，列为上品。为和解表里，疏肝解郁之要药。《本草名考》云："其根类如前胡，老则采则为柴，因名胡柴。"直到宋代《图经本草》才易其名为柴胡。

【来源】 为伞形科植物柴胡 *Bupleurum chinense* DC. 或狭叶柴胡 *Bupleurum scorzonerifolium* Willd. 的干燥根。前者习称"北柴胡""硬柴胡"，后者习称"南柴胡""软柴胡"。

【产地】 柴胡主产于河北、河南、辽宁、湖北等地。狭叶柴胡主产于湖北、四川、安徽、黑龙江等地。

【采收加工】 春、秋两季采挖，除去茎叶及泥沙，干燥。

【性状鉴定】

1. 药材

北柴胡　呈圆柱形或长圆锥形，长 6~15cm，直径 0.3~0.8cm。根头膨大，顶端残留 3~15 个茎基或短纤维状叶基，下部常分枝。表面黑褐色或浅棕色，具纵皱纹、支根痕及皮孔。质硬而韧，不易折断，断面显纤维性，皮部浅棕色，木部黄白色。气微香，味微苦。取柴胡粉末加水用力振摇，产生持久性泡沫。（图 2-1-51a）

南柴胡　根较细，呈圆锥形，顶端有多数细毛状枯叶纤维，下部多不分枝或稍分枝。表面红棕色或黑棕色，靠近根头处多具细密环纹。质稍软，易折断，断面略平坦，不显纤维性。具败油气。（图 2-1-51b）

以条粗长、残留茎短（北柴胡不超过 1cm，南柴胡不超过 1.5cm）、须根少者为佳。

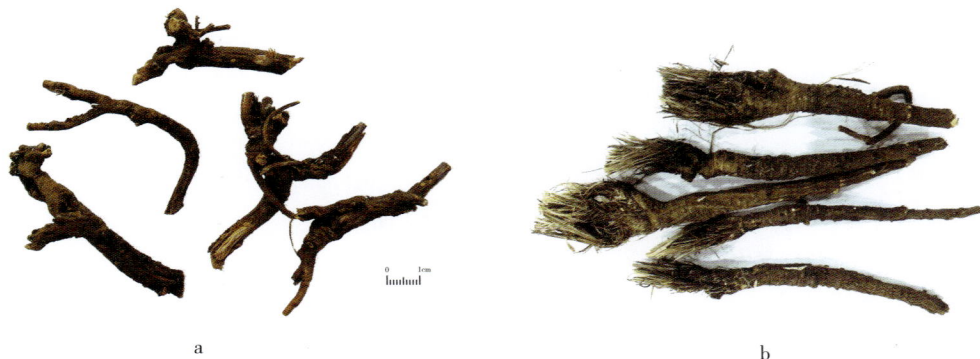

图 2-1-51　柴胡药材

a. 北柴胡　b. 南柴胡

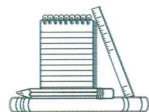

2. 饮片

柴胡片   北柴胡片呈不规则厚片，余同北柴胡药材；南柴胡片为类圆形或不规则片，余同南柴胡药材。

醋柴胡   醋北柴胡形如北柴胡片，表面淡棕黄色，微有醋香气，味微苦；醋南柴胡形如南柴胡片，微有醋香气。

【功效】疏散退热，疏肝解郁，升举阳气。

北沙参

北沙参为药食两用的常用滋阴中药，始载于《本草汇言》。因其主产于北方地区，与南沙参功用相似，故名"北沙参"。

【别名】珊瑚菜、莱阳参、辽沙参。

【来源】为伞形科植物珊瑚菜 *Glehnia littoralis* Fr. Schmidt ex Miq. 的干燥根。

【产地】主产于山东、河北、辽宁、江苏等地。

【采收加工】夏、秋两季采挖，除去须根，洗净，稍晾，置沸水中烫后，除去外皮，干燥。或洗净直接干燥。

【性状鉴定】呈细长圆柱形，下部偶有分枝，长 15~45cm，直径 0.4~1.2cm。表面淡黄白色，略粗糙，偶有残存外皮，不去外皮的表面黄棕色。全体有细纵皱纹及纵沟，并有棕黄色点状细根痕；顶端常留有黄棕色根茎残基；上端稍细，中部略粗，下部渐细。质硬而脆，易折断，断面皮部浅黄白色，木部黄色。气特异，味微甘。（图 2-1-52）

以枝条细长、圆柱形、均匀、质坚、外皮色白者为佳。

【功效】养阴清肺，益胃生津。

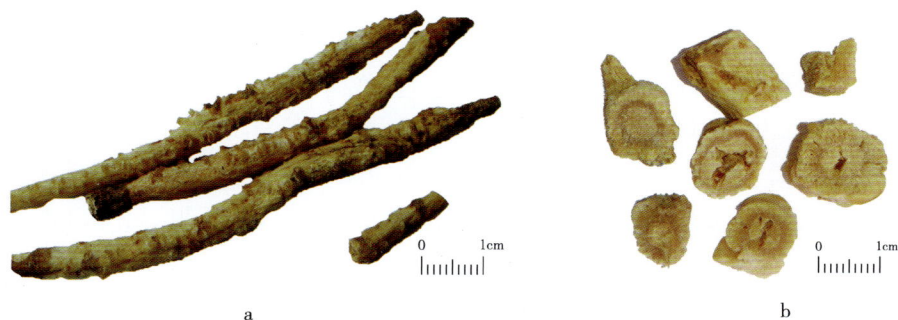

图 2-1-52   北沙参药材及饮片
a. 药材   b. 饮片

川芎

川芎以"芎䓖"之名始载于《神农本草经》，列为上品。

【来源】为伞形科植物川芎 *Ligusticum chuanxiong* Hort. 的干燥根茎。

【产地】主产于四川、江西、湖北、陕西等地。多为栽培。

【采收加工】夏季当茎上的节盘显著突出，并略带紫色时采挖，除去泥沙，晒后烘干，再去须根。

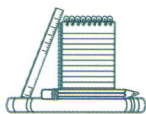

【性状鉴定】

1. 药材　呈不规则结节状拳形团块，直径 2~7cm。表面灰褐色或黄褐色，粗糙皱缩，有多数平行隆起的轮节，顶端有凹陷的类圆形茎痕，下侧及轮节上有多数小瘤状根痕。质坚实，不易折断，断面黄白色或灰黄色，散有黄棕色的油室小点，形成层环呈波状。气浓香，味苦、辛，稍有麻舌感，微回甜。（图 2-1-53a）

以个大、饱满、质坚实、断面色黄白、油性大、香浓者为佳。

2. 饮片　呈不规则厚片。外表皮灰褐色或褐色，粗糙皱缩。切面黄白色或灰黄色，散有黄棕色的油点，形成层环呈波状或多角形纹理。气浓香，味苦、辛，微甜。（图 2-1-53b）

【功效】活血行气，祛风止痛。

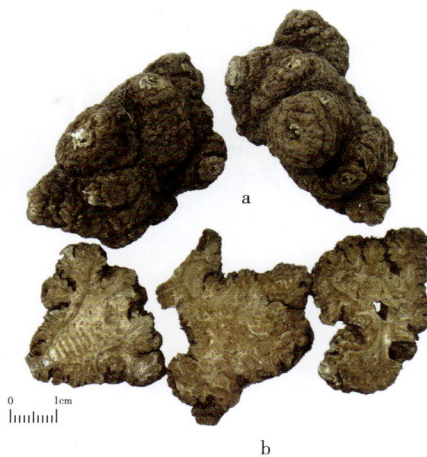

图 2-1-53　川芎药材及饮片
a. 药材　b. 饮片

藁本

藁本始载于《神农本草经》，列为中品。在历代本草中常与芎䓖相混，《图经本草》载："叶似白芷香，又似芎䓖，但芎䓖似水芹而大，藁本叶细耳，根上苗下似禾藁，故以名之。"

【来源】为伞形科植物藁本 *Ligusticum sinense* Oliv. 或辽藁本 *Ligusticum jeholense* Nakai et Kitag. 的干燥根茎及根。

【产地】藁本主产于陕西、甘肃、河南、四川、湖北、湖南等地。辽藁本主产于辽宁、吉林、河北等地。

【采收加工】秋季茎叶枯萎或次春出苗时采挖，除去泥沙，晒干或烘干。

【性状鉴定】

1. 药材

藁本　根茎呈不规则结节状圆柱形，稍扭曲，有分枝，长 3~10cm，直径 1~2cm。表面棕褐色或暗棕色，粗糙，有纵皱纹，上侧残留数个凹陷的圆形茎基，下侧有多数点状突起的根痕及残根。体轻，质较硬，易折断，断面黄色或黄白色，纤维状。气浓香，味辛、苦、微麻。（图 2-1-54a）

辽藁本　较小，根茎呈不规则的团块状或柱状，长 1~3cm，直径 0.6~2cm；有多数细长弯曲的根。

以身干、个大、香气浓者为佳。

2. 饮片

藁本片　呈不规则的厚片。外表皮棕褐色至黑褐色，粗糙。切面黄白色至浅黄褐色，具有裂隙或孔洞，纤维状。气浓香，味辛、苦、微麻。（图 2-1-54b）

辽藁本片　外表皮可见根痕和残根突起呈毛刺状，或有呈枯朽空洞的老茎残基。切面木质部有放射状纹理和裂隙。

【功效】祛风，散寒，除湿，止痛。

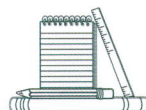

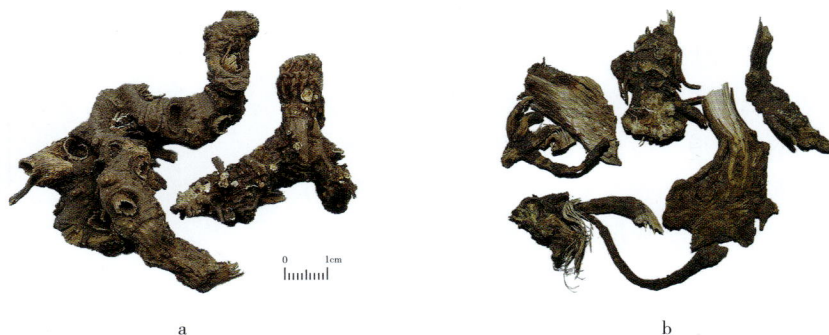

图 2-1-54 藁本药材及饮片

a. 药材　b. 饮片

羌活

羌活始载于《神农本草经》，列为上品。以其生于羌中，功似独活故名。

【来源】为伞形科植物羌活 *Notopterygium incisum* Ting ex H. T. Chang 或宽叶羌活 *Notopterygium franchetii* H. de Boiss. 的干燥根茎及根。

【产地】主产于四川、云南、青海、甘肃等地。

【采收加工】春、秋两季采挖，除去须根及泥沙，晒干。

【性状鉴定】

1. 药材

羌活　为圆柱状略弯曲的根茎，长 4~13cm，直径 0.6~2.5cm，顶端具茎痕。表面棕褐色至黑褐色，外皮脱落处呈黄色。节间缩短，呈紧密隆起的环状，形似蚕，习称"蚕羌"；或节间延长，形如竹节状，习称"竹节羌"。节上有多数点状或瘤状突起的根痕及棕色破碎鳞片。体轻，质脆，易折断，断面不平整，有多数裂隙，皮部黄棕色至暗棕色，油润，有棕色油点（分泌腔），习称"朱砂点"；木部黄白色，射线明显，髓部黄色至黄棕色。气香，味微苦而辛。（图 2-1-55）

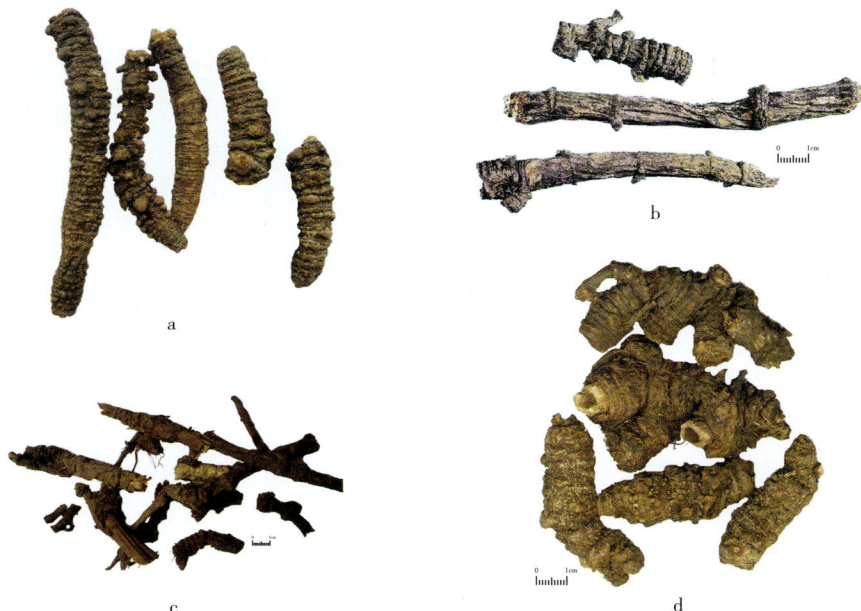

图 2-1-55 羌活药材

a. 蚕羌　b. 竹节羌　c. 条羌　d. 大头羌

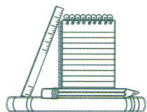

宽叶羌活　为根茎及根。根茎呈类圆柱形，顶端具茎及叶鞘残基，根类呈圆锥形，有纵皱纹及皮孔；表面棕褐色，近根茎处有较密的环纹，长 8～15cm，直径 1～3cm，习称"条羌"。有的根茎粗大，不规则结节状，顶部具数个茎基，根较细，习称"大头羌"。质松脆，易折断，断面略平坦，皮部浅棕色，木部黄白色。气味较淡。

图 2-1-56　羌活饮片

以条粗、外皮棕褐色、断面朱砂点多、香气浓郁者为佳。

2. 饮片　呈类圆形、不规则形横切或斜切片，余同药材。（图 2-1-56）

【功效】解表散寒，祛风除湿，止痛。

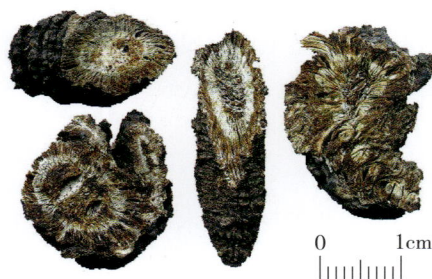

前胡（附：紫花前胡）

前胡为传统常用中药，始载于《名医别录》，列为中品。

【来源】为伞形科植物白花前胡 *Peucedanum praeruptorum* Dunn 的干燥根。

【产地】主产于浙江、江西、四川等地。

【采收加工】冬季至次春茎叶枯萎或未抽花茎时采挖，除去须根，洗净，晒干或低温干燥。

【性状鉴定】

1. 药材　呈不规则的圆柱形、圆锥形或纺锤形，稍扭曲，下部常有分枝，长 3～15cm，直径 1～2cm。表面黑褐色或灰黄色，根头部多有茎痕及纤维状叶鞘残基，根上端有密集的细环纹，习称"蚯蚓头"。下部有纵沟、纵皱纹及横向皮孔样突起。质较柔软，干者质硬，可折断，断面不整齐，淡黄白色，皮部散有多数棕黄色油点，可见棕色形成层及放射状纹理，皮部占根横切面的 3/5，木部黄棕色。气芳香，味微苦、辛。（图 2-1-57a）

以根粗壮、皮部肉质厚、质柔软、断面油点多、香气浓者为佳。

2. 饮片

前胡片　呈类圆形或不规则薄片。余同药材。

蜜前胡　形如前胡片。表面黄褐色，略具光泽，滋润。味微甜。（图 2-1-57b）

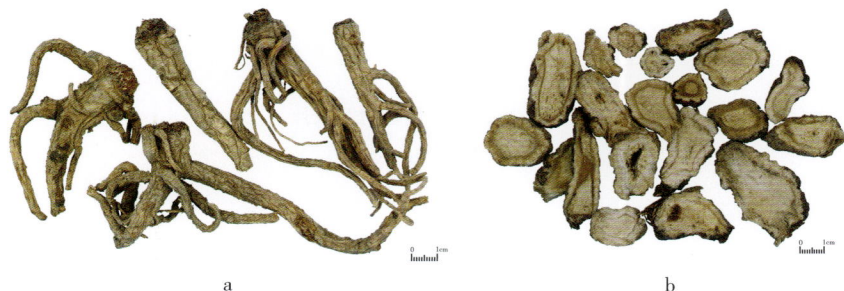

图 2-1-57　前胡药材及饮片

a. 药材　b. 饮片

【功效】降气化痰，散风清热。

附：紫花前胡

为伞形科植物紫花前胡 *Peucedanum decursivum*（Miq.）Maxim. 的干燥根。主产于浙江、江

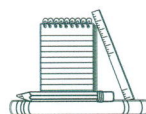

西、四川等地。秋、冬两季地上部分枯萎时采挖，除去须根，洗净，晒干。本品与白花前胡主要区别点为：根茎上端有残留茎基，无纤维毛状物，茎基周围常有膜状叶鞘残基。断面类白色，皮部较窄，油点少，放射状纹理不明显，木质部占根横断面的1/2或更多。

防风

防风始载于《神农本草经》，列为上品，因功用而得名。《本草纲目》称："防者，御也，其功疗风最要。"

【别名】关防风。

【来源】为伞形科植物防风 *Saposhnikovia divaricata*（Turcz.）Schischk. 的干燥根。

【产地】主产于东北及内蒙古东部等地。现多为栽培。

【采收加工】春、秋两季采挖未抽花茎植株的根，除去须根及泥沙，晒干。

【性状鉴定】

1. 药材　呈长圆锥形或长圆柱形，下部渐细，有的略弯曲，长15～30cm，直径0.5～2cm。表面灰棕色或棕褐色，粗糙，有纵皱纹、多数横长皮孔样突起及点状的细根痕。根头部有明显密集的环纹（习称"蚯蚓头"），有的环纹上残存棕褐色毛状叶基（习称"扫把头"）。体轻，质松，易折断，断面不平坦，皮部棕黄色至棕色，有裂隙，木部黄色。气特异，味微甘。（图2-1-58a）

以条粗长、单枝顺直、根头部环纹紧密（蚯蚓头明显）、质松软、断面菊花心明显者为佳。

2. 饮片　为圆形或椭圆形厚片。外表皮灰棕色或棕褐色，粗糙，有纵皱纹。有的可见横长皮孔样突起、密集的环纹或残存的毛状叶基。切面皮部棕黄色至棕色，有裂隙，木部黄色，具放射状纹理。气特异，味微甘。（图2-1-58b）

【功效】祛风解表，胜湿止痛，止痉。

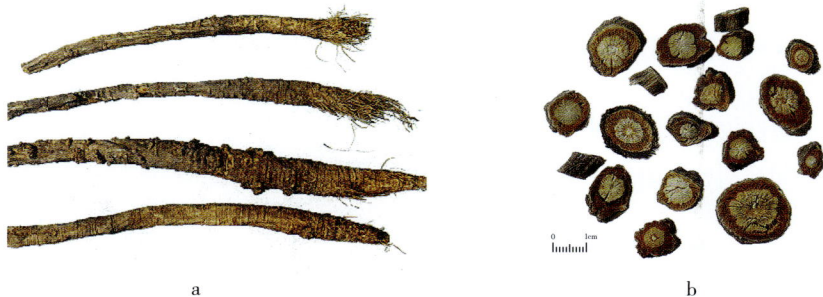

图2-1-58　防风药材及饮片
a. 药材　b. 饮片

白薇

白薇始载于《神农本草经》，列为中品。李时珍在《本草纲目》中解释其名的由来："薇，细也，其根细而白也。"

【来源】为萝藦科植物白薇 *Cynanchum atratum* Bge. 或蔓生白薇 *Cynanchum versicolor* Bge. 的干燥根及根茎。

【产地】主产于山东、安徽、辽宁、湖北等地。

【采收加工】春、秋两季采挖，洗净，干燥。

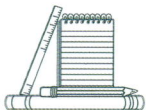

【性状鉴定】

1. 药材　根茎粗短，有结节，多弯曲。上面有圆形凹陷的茎痕，下面及两侧簇生多数细长的根，根长 10~25cm，直径 0.1~0.2cm。表面棕黄色，平滑或有细皱纹。质脆，易折断，断面皮部黄白色，中央有一黄色小木心。气微，味微苦。（图 2-1-59）

以根粗长、色棕黄色为佳。

2. 饮片　呈不规则的段。根茎不规则形，可见圆形凹陷的茎痕，结节处残存多数簇生的根。根细，直径小于 0.2cm，表面棕黄色。切面皮部类白色或黄白色，木部较皮部窄小，黄色。质脆。余同药材。

【功效】清热凉血，利尿通淋，解毒疗疮。

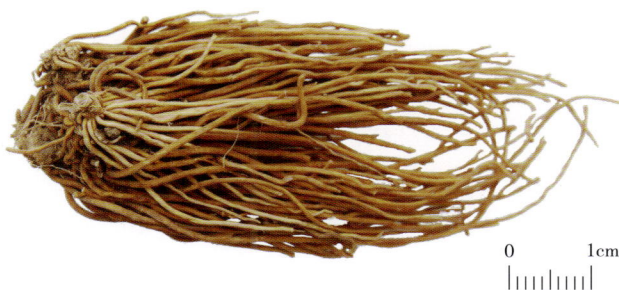

图 2-1-59　白薇药材

徐长卿

徐长卿，始载于《神农本草经》，列为上品。历代本草对徐长卿的名称及别名有较多记载，李时珍谓："徐长卿，人名也，常以此药治邪病，人遂以名之。"

【来源】为萝藦科植物徐长卿 *Cynanchum paniculatum*（Bge.）Kitag. 的干燥根及根茎。

【产地】全国各地均产。

【采收加工】秋季采挖，除去杂质，阴干。

【性状鉴定】

1. 药材　根茎呈不规则柱状，有盘节，长 0.5~3.5cm，直径 2~4mm。有的顶端带有残茎，细圆柱形，长约 2cm，直径 1~2mm，断面中空。根茎节处周围着生多数根。根呈细长圆柱形，弯曲，长 10~16cm，直径 1~1.5mm。表面淡黄白色至淡棕黄色，或棕色，具微细的纵皱纹，并有纤细的须根。质脆，易折断，断面粉性，皮部类白色或黄白色，形成层环淡棕色，木部细小。气香，味微辛凉。（图 2-1-60a）

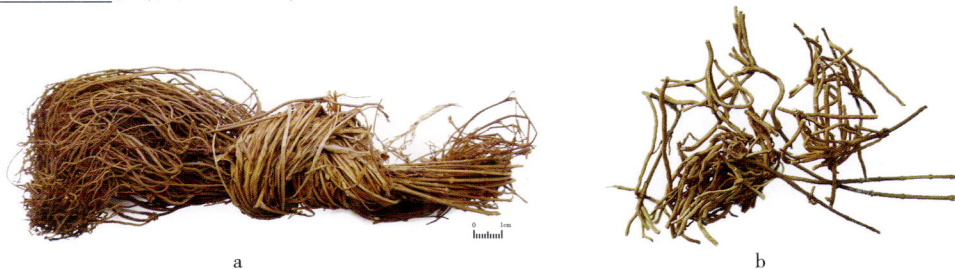

a　　　　　　　　　　　　　　　　　b

图 2-1-60　徐长卿药材及饮片

a. 药材　b. 饮片

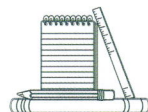

以香气浓、残茎及杂质少者为佳。

2. 饮片　呈不规则的段，余同药材。（图 2-1-60b）

【功效】祛风，化湿，止痛，止痒。

白前

白前始载于《名医别录》，因其根细、色白，多生于道前，故名白前。

【来源】为萝藦科植物柳叶白前 *Cynanchum stauntonii*（Decne.）Schltr. ex Lévl. 或芫花叶白前 *Cynanchum glaucescens*（Decne.）Hand.-Mazz. 的干燥根茎及根。

【产地】主产于浙江、江苏、安徽等地。

【采收加工】秋季采挖，洗净，晒干。

【性状鉴定】

1. 药材

柳叶白前　根茎呈细长圆柱形，有分枝，稍弯曲，长 4~15cm，直径 1.5~4mm。表面黄白色或黄棕色，节明显，节间长 1.5~4.5cm，顶端有残茎。质脆，断面中空（习称"鹅管白前"）。节处簇生纤细弯曲的根，长可达 10cm，直径不及 1mm，有多次分枝呈毛须状，常盘曲成团。气微，味微甜。（图 2-1-61a）

芫花叶白前　根茎较短小或略呈块状；表面灰绿色或灰黄色，节间长 1~2cm。质较硬。根稍弯曲，直径约 1mm，分枝少。（图 2-1-61b）

2. 饮片

柳叶白前　根茎呈细圆柱形的段，余同药材。

芫花叶白前　呈细圆柱形的段，余同药材。

蜜白前　根茎呈细圆柱形的段。表面深黄色至黄棕色，节明显。断面中空。有时节处簇生纤细的根或根痕。略有黏性，味甜。

两种白前来源中，以柳叶白前较佳。均以根茎粗、须根长、无泥土及杂质者为佳。

【功效】降气，消痰，止咳。

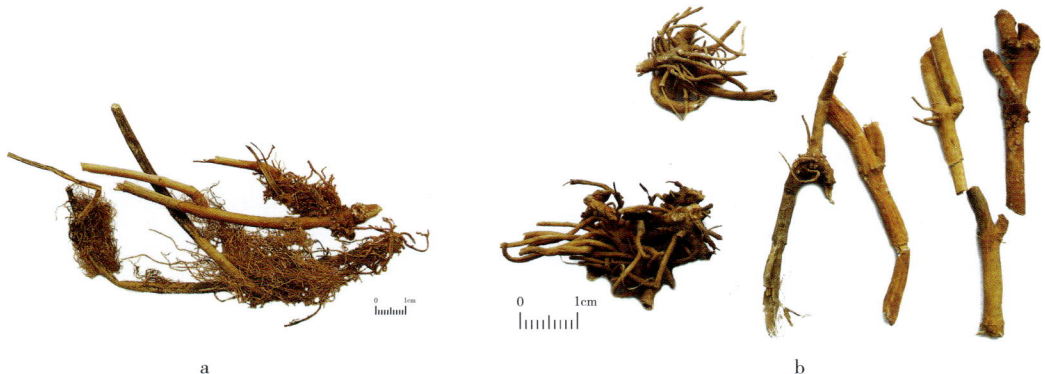

图 2-1-61　白前药材

a. 柳叶白前　b. 芫花叶白前

扫一扫，
看拓展知识

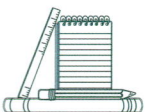

紫草

紫草始载于《神农本草经》，列为中品。紫草花紫，根紫，可以染紫，故名紫草。起初是作为染料作物而广泛种植，而后逐步开发出紫草的药用价值。

【来源】　为紫草科植物新疆紫草 *Arnebia euchroma*（Royle）Johnst. 或内蒙紫草 *Arnebia guttata* Bunge 的干燥根。

【产地】　新疆紫草主产于新疆、西藏等地，习称"软紫草"；内蒙紫草主产内蒙古、甘肃等地。质量以软紫草为优。

【采收加工】　春、秋两季采挖，除去泥沙，干燥。

【性状鉴定】

1. 药材

新疆紫草（软紫草）　呈不规则的长圆柱形，多扭曲，长 7～20cm，直径 1～2.5cm。表面紫红色或紫褐色，皮部疏松，呈条形片状，常 10 余层重叠，易剥落。顶端有的可见分歧的茎残基。体轻，质松软，易折断，断面不整齐，木部较小，黄白色或黄色。气特异，味微苦、涩。（图 2-1-62a）

内蒙紫草　呈圆锥形或圆柱形，扭曲，长 6～20cm，直径 0.5～4cm。根头部略粗大，顶端有残茎 1 或多个，被短硬毛。表面紫红色或暗紫色，皮部略薄，常数层相叠，易剥离。质硬而脆，易折断，断面较整齐，皮部紫红色，木部较小，黄白色。气特异，味涩。（图 2-1-62b）

以条长、肥大、色紫、皮厚、木心小者为佳。

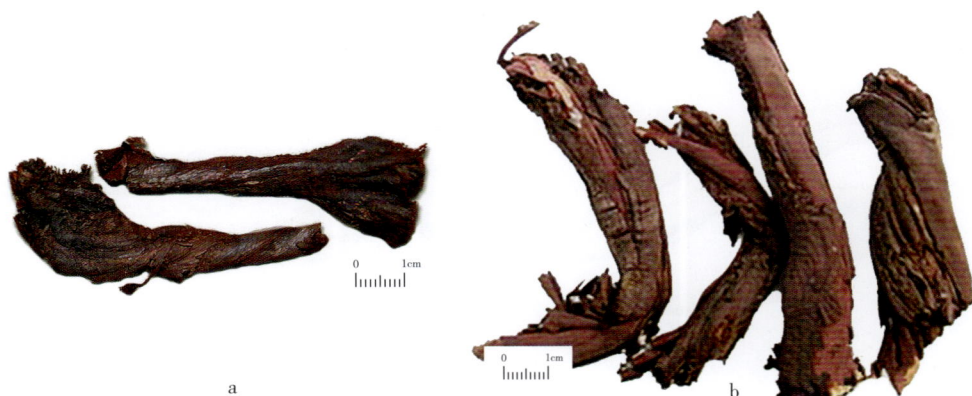

图 2-1-62　紫草药材

a. 软紫草　b. 内蒙紫草

2. 饮片

新疆紫草切片　呈不规则的圆柱形切片或条形片状，直径 1～2.5cm。紫红色或紫褐色。皮部深紫色。圆柱形切片，木部较小，黄白色或黄色。

内蒙紫草切片　呈不规则的圆柱形切片或条形片状，有的可见短硬毛，直径 0.5～4cm。紫红色或紫褐色。皮部深紫色。圆柱形切片，木部较小，黄白色或黄色。

秦艽

秦艽始载于《神农本草经》，列为中品。李时珍曰："秦艽出秦，以根作罗纹相交者为佳，故名秦艽、秦纠。"

【来源】　为龙胆科植物秦艽 *Gentiana macrophylla* Pall.、麻花秦艽 *Gentiana straminea* Maxim.、粗茎秦艽 *Gentiana crassicaulis* Duthie ex Burk. 或小秦艽 *Gentiana dahurica* Fisch. 的干燥根。前三种按性状不同分别习称"秦艽"和"麻花艽"，后一种习称"小秦艽"。

扫一扫，
看拓展知识

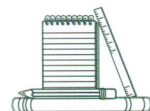

【产地】秦艽主产于甘肃、山西、陕西等地。以甘肃产量最大，质量最好。麻花秦艽主产四川、甘肃、青海、西藏等地；粗茎秦艽主产于西南地区；小秦艽主产于河北、内蒙古及陕西等地。

【采收加工】春、秋两季采挖，除去泥沙。秦艽及麻花艽晒软，堆置"发汗"至表面呈红黄色或灰黄色时，摊开晒干，或不经"发汗"直接晒干。小秦艽趁鲜时搓去黑皮，晒干。

【性状鉴定】

1. 药材

秦艽 呈类圆柱形，上粗下细，扭曲不直，长 10~30cm，直径 1~3cm。表面黄棕色或灰黄色，有纵向或扭曲的纵皱纹，顶端有残存茎基及纤维状叶鞘。质硬而脆，易折断，断面略显油性，皮部黄色或棕黄色，木部黄色。气特异，味苦、微涩。（图2-1-63a）

麻花艽 呈类圆锥形，多由数个小根纠聚而膨大，直径可达 7cm。表面棕褐色，粗糙，有裂隙成网状孔纹。质松脆，易折断，断面多呈枯朽状。

小秦艽 呈类圆锥形或类圆柱形，长 8~15cm，直径 0.2~1cm。表面棕黄色。主根通常 1 个，残存的茎基有纤维状叶鞘，下部多分枝。断面黄白色。（图 2-1-63b）

以条粗、质坚实、体重、色棕黄、气浓者为佳。

2. 饮片 本品呈类圆形的厚片。外表皮黄棕色、灰黄色或棕褐色，粗糙。有扭曲纵皱纹或网状孔纹。切面皮部黄色或棕黄色，木部黄色，有的中心呈枯朽状。气特异，味苦、微涩。

【功效】祛风湿，清湿热，止痹痛，退虚热。

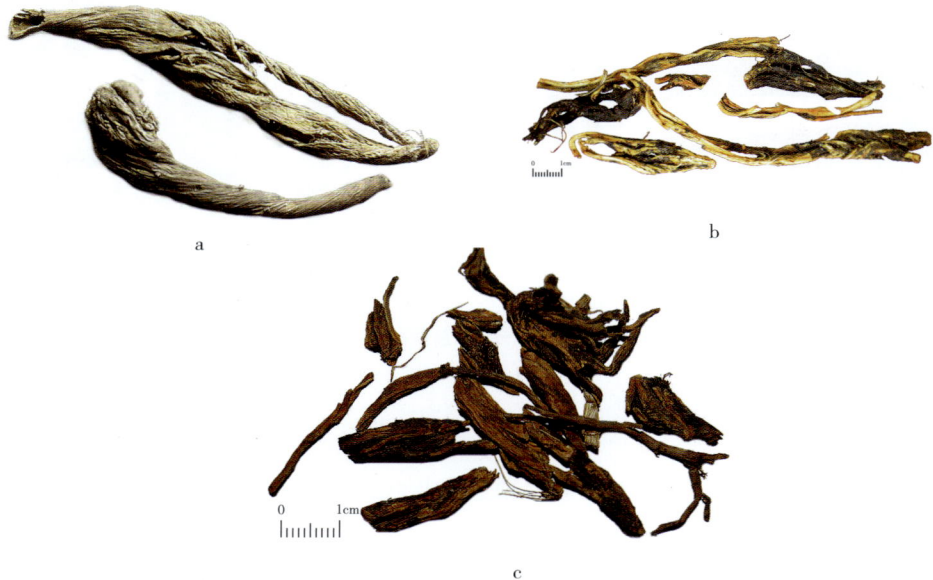

图 2-1-63 秦艽药材及饮片
a. 药材（秦艽）　b. 药材（小秦艽）　c. 饮片

龙胆

龙胆始载于《神农本草经》，列为中品，是龙胆属的一种多年生草本植物。《本经》曰："叶如龙葵，味苦如胆，因以为名。"

【来源】为龙胆科植物条叶龙胆 *Gentiana manshurica* Kitag.、龙胆 *Gentiana scabra* Bge.、三花龙胆 *Gentiana triflora* Pall. 或坚龙胆 *Gentiana rigescens* Franch. 的干燥根及根茎。前三种习称"龙

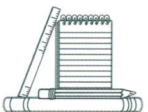

胆"，后一种习称"坚龙胆"。

【产地】条叶龙胆与龙胆主产于东北地区；三花龙胆主产于东北及内蒙古等地；坚龙胆主产于云南等地。

【采收加工】春、秋两季采挖，洗净，干燥。

【性状鉴定】

1. 药材

龙胆　根茎呈不规则的块状，长 1～3cm，直径 0.3～1cm，表面暗灰棕色或深棕色，上端有茎痕或残留茎基，周围和下端着生多数细长的根。根圆柱形，略扭曲，长 10～20cm，直径 0.2～0.5cm；表面淡黄色或黄棕色，上部多有显著的横皱纹，下部较细，有纵皱纹及支根痕。质脆，易折断，断面略平坦，皮部黄白色或淡黄棕色，木部色较浅，呈点状环列。气微，味甚苦。（图2-1-64）

坚龙胆　表面无横皱纹，外皮膜质，易脱落。木部黄白色，易与皮部分离。

以根粗长、色黄或黄棕、质柔、味极苦，无杂质、茎叶、霉变者为佳。

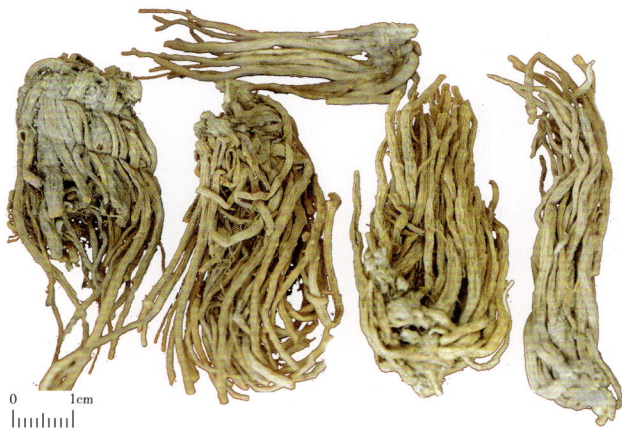

图 2-1-64　龙胆药材

2. 饮片

龙胆　呈不规则的段。余同龙胆药材。

坚龙胆　呈不规则的段。余同坚龙胆药材。

【功效】清热燥湿，泻肝胆火。

巴戟天

巴戟天始载于《神农本草经》，列为上品。属"四大南药"之一，民间素有"北有人参，南有巴戟天"的说法。

【别名】巴戟、广巴戟。

【来源】为茜草科植物巴戟天 *Morinda officinalis* How 的干燥根。

【产地】主产于广东、广西、福建。

【采收加工】全年均可采挖，洗净，除去须根，晒至六、七成干，轻轻捶扁，晒干。

【性状鉴定】

1. 药材　为扁圆柱形，略弯曲，长短不等，直径 0.5～2cm。表面灰黄色或暗灰色，具纵纹及横裂纹，有的皮部横向断离露出木部。质韧，断面"肉厚心细"（皮部厚，紫色或淡紫色，易

扫一扫，
看拓展知识

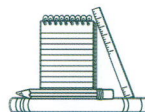

与木部剥离。木部坚硬，黄棕色或黄白色，直径 1~5mm）。气微，味甘而微涩。（图 2-1-65a）

以条粗、连珠状、肉厚、色紫、质细润、木心小者为佳。

2. 饮片

巴戟肉　呈扁圆柱形短段或不规则块。皮部厚，紫色或淡紫色，中空。余同药材。（图 2-1-65b）

盐巴戟天　呈扁圆柱形短段或不规则块。气微，味甘、咸而微涩。余同巴戟肉。

【功效】补肾阳，强筋骨，祛风湿。

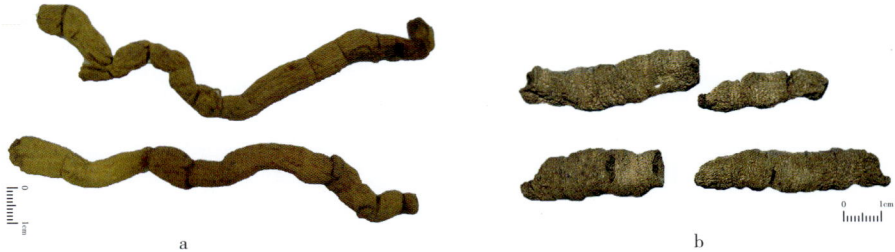

图 2-1-65　巴戟天药材及饮片

a. 药材　　b. 饮片

【常见伪品】

1. 建巴戟　为同属植物羊角藤 *Morinda umbellata* L. 的根，在广东、福建和江西称"建巴戟"。性状与巴戟天相似，但"肉薄而木心粗"（断面皮部较薄，木部占 60%~70%），无"连珠状"特征。味淡，嚼之有砂砾感。

2. 香巴戟　为木兰科植物铁箍散 *Schisandra propinqua*（Wall.）Baill. var. *sinensis* Oliv. 的根或茎藤，在四川、贵州少数地区误作巴戟天用。呈圆柱形，表面红棕色或棕褐色，常有环状裂纹，环裂深处露出木心，木心占直径的 50%~80%。气香，味微苦辛，嚼之发黏。

3. 恩施巴戟　为茜草科植物四川虎刺 *Damnacanthus officinarum* Huang 的根，湖北恩施地区以其作巴戟天入药。性状与正品极为相似，应注意鉴别。药材呈圆柱形，皮部肉厚，呈间断膨大而后收缩，自然生长成"连珠状"，与正品断裂而形成的"连珠状"明显有别，其余特征略同。

茜草

茜草始载于《神农本草经》，称为"茜根"，列为上品。先秦时期，茜草已用作染料。茜草最早以"茹藘"之名见于《诗经》。

【来源】　为茜草科植物茜草 *Rubia cordifolia* L. 的干燥根及根茎。

【产地】　主产于陕西、山西、河南等地。

【采收加工】　春、秋两季采挖，除去泥沙，干燥。

【性状鉴定】

1. 药材　根茎呈结节状，丛生粗细不等的根。根呈圆柱形，略弯曲，长 10~25cm，直径 0.2~1cm；表面红棕色或暗棕色，具细纵皱纹及少数细根痕，皮部脱落处呈黄红色。质脆，易折断，断面平坦皮部狭，紫红色，木部宽广，浅黄红色，导管孔多数。气微，味微苦，久嚼刺舌。

以条粗长、表面色红棕、断面色黄红者为佳。

2. 饮片　呈不规则的厚片或段。余同药材。（图 2-1-66）

【功效】凉血，祛瘀，止血，通经。

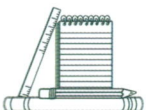

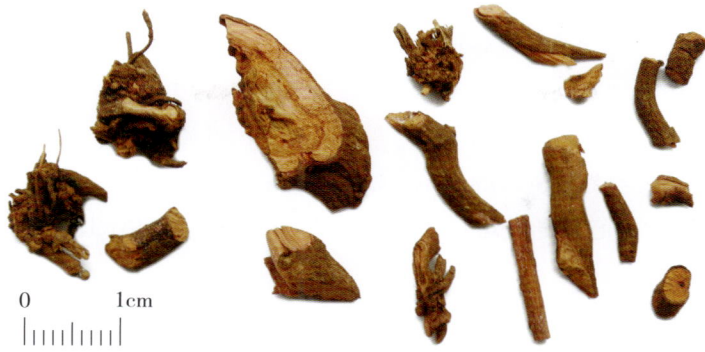

图 2-1-66　茜草饮片

丹参

丹参始载于《神农本草经》，列为上品。丹参之名，源于其根部的朱红色，寓意如丹砂之色。

【来源】　为唇形科植物丹参 *Salvia miltiorrhiza* Bge. 的干燥根及根茎。

【产地】　主产于安徽、江苏、山东、四川等地。

【采收加工】　春、秋两季采挖，除去泥沙，干燥。

【性状鉴定】

1. 药材

野生丹参　根茎短粗，顶端有时残留茎基。根数条，长圆柱形，略弯曲，有的分枝并具须状细根，长 10～20cm，直径 0.3～1cm。表面棕红色或暗棕红色，粗糙，具纵皱纹。老根外皮疏松，多显紫棕色，常呈鳞片状剥落。质硬而脆，断面疏松，有裂隙或略平整而致密，皮部棕红色，木部灰黄色或紫褐色，导管束黄白色，呈放射状排列。气微，味微苦涩。

栽培丹参　较粗壮，直径 0.5～1.5cm。表面红棕色，具纵皱纹，外皮紧贴不易剥落。质坚实，断面较平整，略呈角质样。（图 2-1-67a）

以条粗壮、无芦头、无须根、皮细、色紫红者为佳。

2. 饮片　呈类圆形或椭圆形厚片，余同药材。（图 2-1-67b）

【功效】　活血祛瘀，通经止痛，清心除烦，凉血消痈。

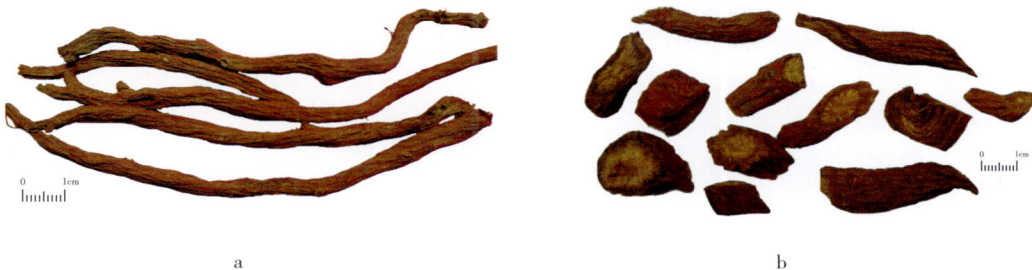

图 2-1-67　丹参药材及饮片

a. 药材　b. 饮片

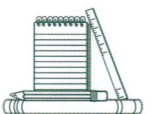

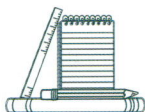

黄芩

黄芩始载于《神农本草经》，列为中品。黄芩本名"芩"，因草色黄而有俗名"黄芩"。被誉为"中药四君子"之一。

【来源】 为唇形科植物黄芩 *Scutellaria baicalensis* Georgi 的干燥根。

【产地】 以野生为主，已开始栽培。主产于河北、山西、内蒙古、辽宁等地。以山西产量较大，河北承德产者质量较好。

【采收加工】 春、秋两季采挖，除去须根及泥沙，晒后撞去粗皮，晒干。商品将实心嫩根者称"子芩"或"条芩"，中空老根者称"枯芩"。

【性状鉴定】

1. 药材

野生黄芩 呈圆锥形，扭曲，长 8~25cm，直径 1~3cm。表面棕黄色或深黄色，有稀疏的疣状细根痕，上部较粗糙，有扭曲的纵皱纹或不规则的网纹，下部有顺纹和细皱纹。质硬而脆，易折断，断面黄色，中心红棕色，称"子芩"或"条芩"；老根中心呈暗棕色或棕黑色，枯朽状或中空，称"枯芩"。气微，味苦。（图 2-1-68a）

栽培黄芩 较细长，多有分枝。表面浅黄棕色，外皮紧贴，纵皱纹较细腻。断面黄色或浅黄色，略呈角质样。味微苦。

以条长、质坚实、色黄、内心充实、苦味明显者为佳。

2. 饮片

黄芩片 为类圆形或不规则薄片。外表皮黄棕色或棕褐色，切面黄棕色或黄绿色，具放射状纹理。（图 2-1-68b）

酒黄芩 形如黄芩片。略带焦斑，微有酒香气。

【功效】 清热燥湿，泻火解毒，止血，安胎。

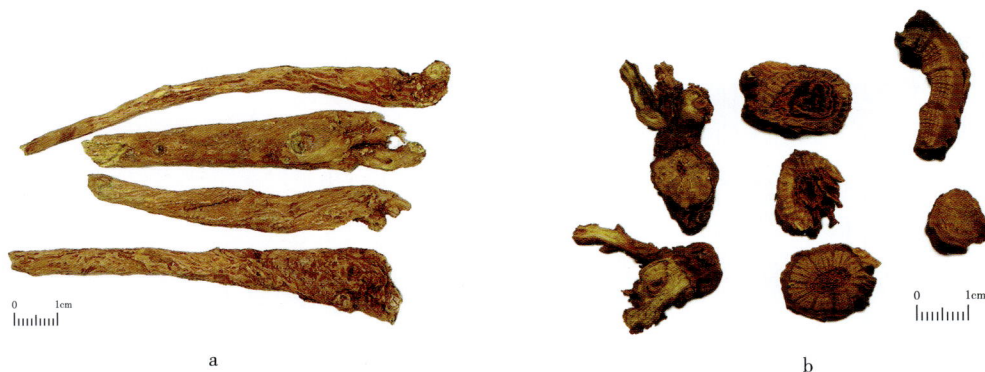

图 2-1-68 黄芩药材及饮片
a. 药材（条芩）　 b. 饮片（黄芩片）

党参

党参之名始见于《本草从新》，最早发现于上党郡（今山西省长治一带），故而得名。

【来源】 为桔梗科植物党参 *Codonopsis pilosula* (Franch.) Nannf.、素花党参 *Codonopsis pilosula* Nannf. var. *modesta* (Nannf.) L. T. Shen 或川党参 *Codonopsis tangshen* Oliv. 的干燥根。分别习称

"潞党""西党"（"纹党"）"条党"。

【产地】党参主产于山西、陕西、甘肃、四川及东北三省等地；素花党参（西党参）主产于甘肃、四川；川党参主产于重庆、湖北。

【采收加工】秋季采挖，挖根时注意不要伤根，以防浆汁流失。将根洗净泥土，按大小、长短、粗细分为老、大、中条，分别加工晾晒。晒至半干时用手顺理根条并用木板揉搓，使皮部与木部紧贴，饱满柔软，然后再晒再搓，反复3~4次，至七、八成干时，捆成小把，晒至足干。

【性状鉴定】

1. 药材

党参（潞党）　呈长圆柱形，稍弯曲，长10~35cm，直径0.4~2cm。表面灰黄色、黄棕色至灰棕色，根头部有多数疣状突起的茎痕及芽（习称"狮子盘头"），每个茎痕的顶端呈凹下的圆点状。根头下有致密的环状横纹，向下渐稀疏，有的达全长的一半。栽培品环状横纹少或无。全体有纵皱纹及散在的横长皮孔样突起，支根断落处常有黑褐色胶状物。质稍柔软或稍硬而略带韧性，断面稍平坦，有裂隙或放射状纹理，皮部淡黄色至淡黄棕色，木部淡黄色至黄色。有特殊香气，味微甜。

素花党参（西党、纹党）　长10~35cm，直径0.5~2.5cm。表面黄白色至灰黄色，根头下致密的环状横纹常达全长的一半以上。断面裂隙较多，皮部灰白色至淡棕色。

川党参（条党）　长10~45cm，直径0.5~2cm。表面灰黄色至黄棕色，有明显不规则的纵沟。顶端有稀疏横纹，大者亦有"狮子盘头"，但其茎痕较少；小者根头部小于正身，称"泥鳅头"。质较软而结实，断面裂隙较少，皮部黄白色。（图2-1-69a）

以条粗长、皮松肉紧、狮子盘头较大、横纹多、味香甜、嚼之无渣者为佳。

2. 饮片

党参片　为类圆形厚片，余同药材。（图2-1-69b）

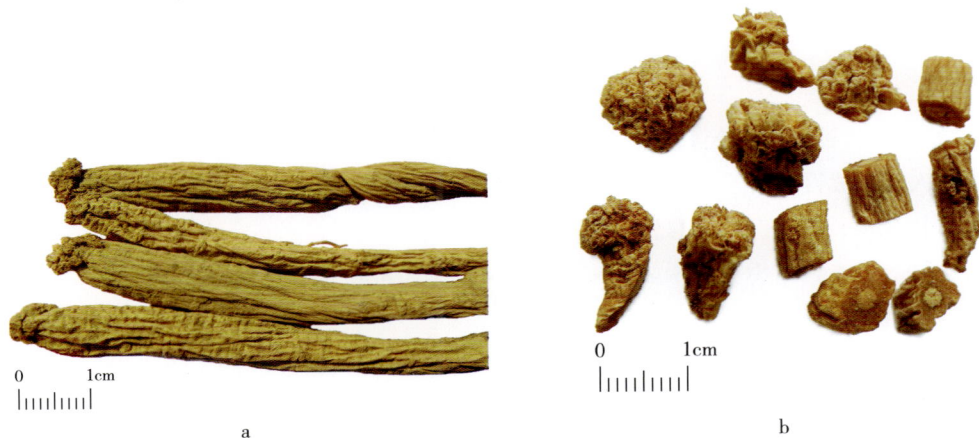

图 2-1-69　党参药材及饮片
a. 药材（川党参）　b. 党参片

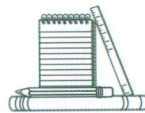

米炒党参　形如党参片，表面深黄色，偶有焦斑。

【功效】健脾益肺，养血生津。

胡黄连

胡黄连始载于《开宝本草》。苏敬曰："胡黄连出波斯国（今伊朗）。"

【来源】为玄参科植物胡黄连 *Picrorhiza scrophulariiflora* Pennell 的干燥根茎。

【产地】主产于西藏。

【采收加工】秋季采挖，除去须根及泥沙，晒干。

【性状鉴定】

1. 药材　呈圆柱形，略弯曲，偶有分枝，长 3~12cm，直径 0.3~1cm。表面灰棕色至暗棕色，粗糙，有较密的环状节，具稍隆起的芽痕或根痕，上端密被暗棕色鳞片状的叶柄残基。体轻，质硬而脆，易折断，断面略平坦，淡棕色至暗棕色，木部有 4~10 个类白色点状维管束排列成环。气微，味极苦。（图 2-1-70a）

以条粗、折断时有粉尘、断面灰黑色，苦味浓者为佳。

2. 饮片　呈不规则的圆形薄片，余同胡黄连药材。（图 2-1-70b）

【功效】退虚热，除疳热，清湿热。

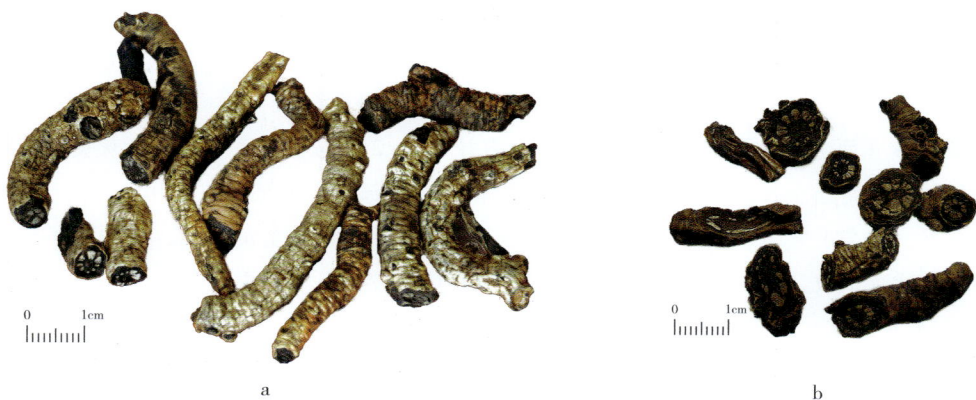

图 2-1-70　胡黄连药材及饮片

a. 药材　b. 饮片

玄参

玄参始载于《神农本草经》，被列为中品。李时珍释其名曰："玄，黑色也。"陶弘景谓："其茎微似人参，故得参名。"

【别名】元参、黑参、乌元参。

【来源】为玄参科植物玄参 *Scrophularia ningpoensis* Hemsl. 的干燥根。

【产地】主产于浙江、湖北、江苏、江西等地。

【采收加工】冬季茎叶枯萎时采挖，除去根茎、幼芽、须根及泥沙，晒或烘至半干，堆放"发汗"至内部变黑色（3~6 天），反复数次至干燥。

【性状鉴定】

1. 药材　呈类圆柱形，中间略粗或上粗下细，有的微弯曲，长 6~20cm，直径 1~3cm。表面灰黄色或灰褐色，有不规则的纵沟、横长皮孔样突起及稀疏的横裂纹和须根痕。质坚实，不易折断，断面黑色，微有光泽。气特异似焦糖，味甘、微苦。用水浸泡后，水呈墨黑色。（图 2-1-71a）

以条粗壮、质坚实、断面乌黑色、油润者为佳。

2. 饮片　呈类圆形或椭圆形薄片，余同药材。（图 2-1-71b）

【功效】清热凉血，滋阴降火，解毒散结。

扫一扫，
看拓展知识

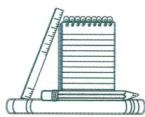

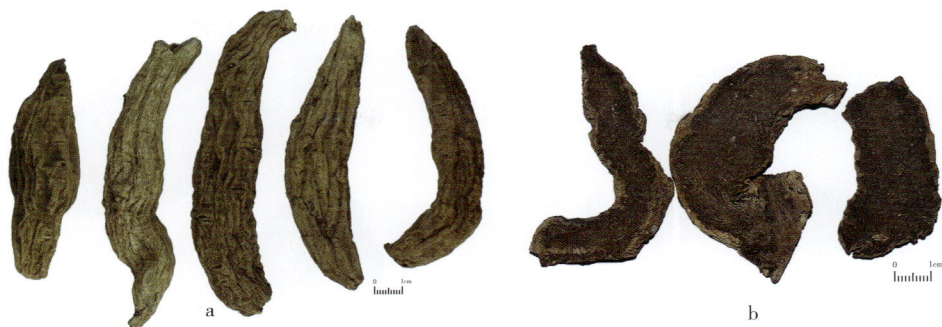

图 2-1-71　玄参药材及饮片

a. 药材　b. 饮片

扫一扫，
看拓展知识

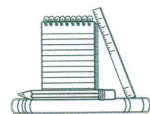

地黄（附：熟地黄）

地黄始载于《神农本草经》，列为上品。是"四大怀药"之一。

【来源】　为玄参科植物地黄 *Rehmannia glutinosa* Libosch. 的新鲜或干燥块根。

【产地】　主产于河南、山西等地。

【采收加工】　秋季采挖，除去芦头、须根及泥沙，鲜用；或将地黄缓缓烘至约八成干。前者习称"鲜地黄"，后者习称"生地黄"。

【性状鉴定】

1. 药材

鲜地黄　呈纺锤形或条状，长 8~24cm，直径 2~9cm。外皮薄，表面浅红黄色，具弯曲的纵皱纹、芽痕、横长皮孔样突起及不规则疤痕。肉质，易断，断面皮部淡黄白色，可见橘红色油点，木部黄白色，导管呈放射状排列。气微，味微甜、微苦。

生地黄　多呈不规则的团块状或长圆形，中间膨大，两端稍细，有的细小，长条状，稍扁而扭曲，长 6~12cm，直径 2~6cm。表面棕黑色或棕灰色，极皱缩，具不规则的横曲纹。体重，质较软而韧，不易折断，断面棕黑色至黑色或乌黑色，有光泽，具黏性。气微，味微甜。（图 2-1-72a）

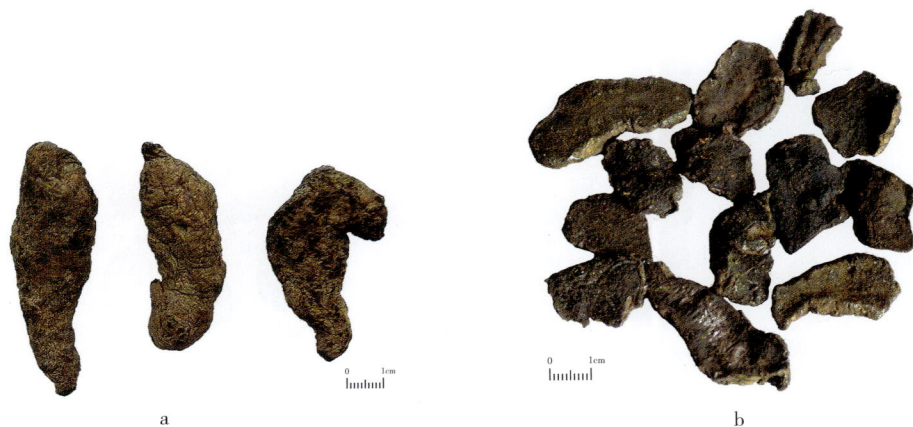

图 2-1-72　地黄药材及饮片

a. 药材（生地黄）　b. 饮片

鲜地黄以粗壮、色红色黄者为佳。生地黄以块大、体重质柔软、断面全为乌黑色者为佳。

2. 饮片　呈类圆形或不规则的厚片，余同药材。（图 2-1-72b）

【功效】鲜地黄清热生津，凉血，止血。

附：熟地黄

为生地黄的炮制加工品。呈不规则的块片、碎块，大小、厚薄不一。表面乌黑色，有光泽，黏性大。质柔软而带韧性，不易折断，断面乌黑色，有光泽。气微、味甜。（图 2-1-73）

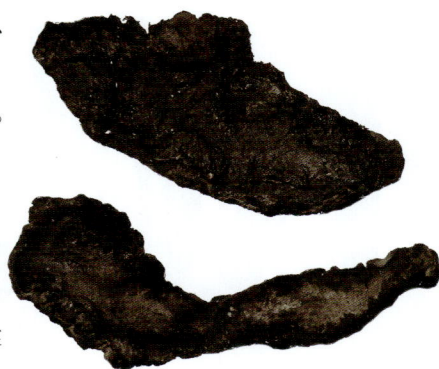

图 2-1-73　熟地黄药材

南沙参

南沙参始载于《神农本草经》，列为上品。

【别名】泡参。

【来源】为桔梗科植物轮叶沙参 *Adenophora tetraphylla*（Thunb.）Fisch. 或沙参 *Adenophora stricta* Miq. 的干燥根。

【产地】主产于安徽、江苏、浙江等地。

【采收加工】春、秋两季采挖，除去须根，洗后趁鲜刮去粗皮，洗净，干燥。

【性状鉴定】

1. 药材　呈圆锥形或圆柱形，略弯曲，长 7~27cm，直径 0.8~3cm。表面黄白色或淡棕黄色，凹陷处常有残留粗皮，上部多有深陷横纹，呈断续的环状，下部有纵纹及纵沟。顶端具 1 或 2 个根茎（芦头）。体轻，质松泡，易折断，断面不平坦，黄白色，多裂隙。气微，味微甘。（图 2-1-74a）

以身干、色白、根条粗大、饱满、无粗皮、味甜者为佳。

2. 饮片　为类圆形或不规则厚片。余同药材。（图 2-1-74b）

【功效】养阴清肺，益胃生津，化痰，益气。

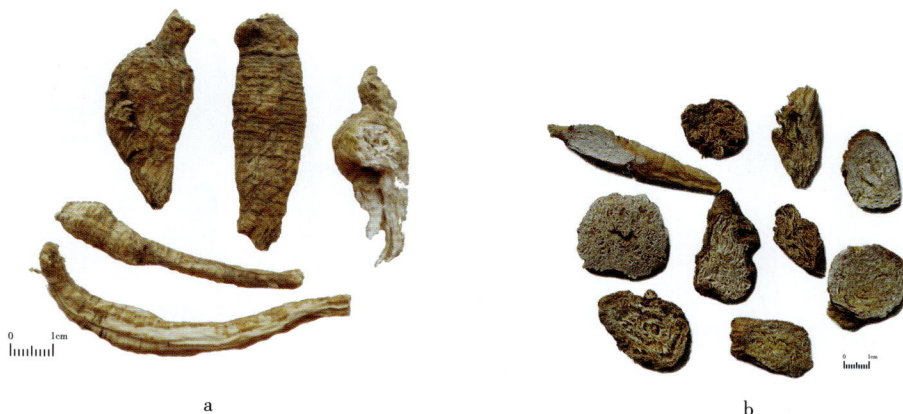

a　　　　　　　　　　　　　b

图 2-1-74　南沙参药材及饮片

a. 药材　b. 饮片

桔梗

桔梗始载于《神农本草经》，列为中品。我国许多地区和朝鲜、韩国、日本等国把桔梗当作食用蔬菜。李时珍《本草纲目》曰："此草之根结实而梗直，故名桔梗。"

【来源】为桔梗科植物桔梗 *Platycodon grandiflorum*（Jacq.）A. DC. 的干燥根。

【产地】主产于东北、华北、华东。

【采收加工】春、秋两季采挖，洗净，除去须根，趁鲜剥去外皮或不去外皮，干燥。

【性状鉴定】

1. 药材　呈圆柱形或略呈纺锤形，下部渐细，有的有分枝，略扭曲，长 7~20cm，直径 0.7~2cm。表面淡黄白色至黄色，不去外皮者表面黄棕色至灰棕色，具纵扭皱沟，并有横长的皮孔样斑痕及支根痕，上部有横纹。有的顶端有较短的根茎或不明显，其上有数个半月形茎痕。质脆，断面不平坦，形成层环棕色，皮部黄白色，有裂隙，木部淡黄色。气微，味微甜后苦。（图 2-1-75a）

以条粗长、色白、质坚实、断面白肉黄心、味苦者为佳。

2. 饮片　呈椭圆形或不规则厚片，外皮多已除去或偶有残留。余同药材。（图 2-1-75b）

【功效】宣肺，利咽，祛痰，排脓。

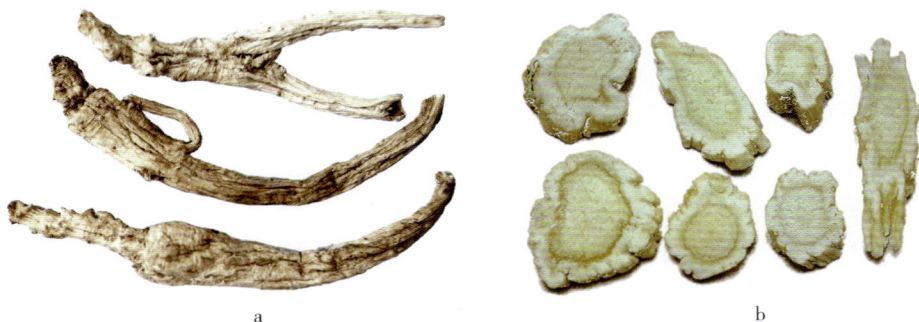

图 2-1-75　桔梗药材及饮片

a. 药材　b. 饮片

紫菀

紫菀始载于《神农本草经》，列为中品，李时珍谓："其根色紫而柔宛，故名。"

【来源】为菊科植物紫菀 *Aster tataricus* L. f. 的干燥根及根茎。

【产地】主产于河北、安徽、河南、黑龙江等地。

【采收加工】春、秋两季采挖，除去有节的根茎（习称"母根"）和泥沙，编成辫状晒干，或直接晒干。

【性状鉴定】

1. 药材　根呈不规则块状，大小不一，顶端有茎、叶的残基，质稍硬。根茎簇生多数细根，长 3~15cm，直径 0.1~0.3cm，多编成辫状。表面紫红色或灰红色，有纵皱纹。质较柔韧，断面淡棕色，边缘紫红色，中心具棕黄色的木心。气微香，味甜、微苦。（图 2-1-76）

以根粗长、色紫红、质柔韧者为佳。

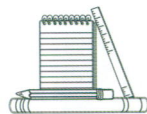

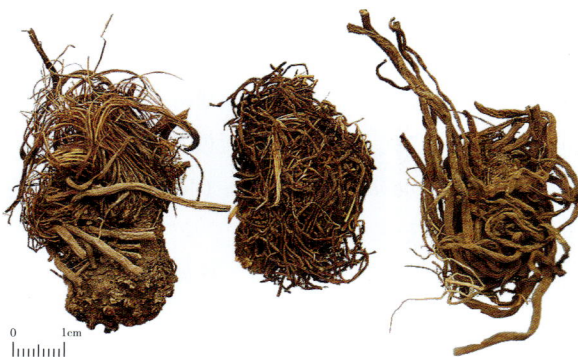

图 2-1-76　紫菀药材

2. 饮片

紫菀片　呈不规则厚片或段。余同药材。

蜜紫菀　形如紫菀片（段），表面棕褐色或紫棕色。有蜜香气，味甜。

【功效】润肺下气，祛痰止咳。

苍术

苍术始载于《神农本草经》，列为上品，未分苍、白术。陶弘景指出术有白术、赤术两种，赤术即是苍术，至《证类本草》始有苍术之名。

【来源】为菊科植物茅苍术 *Atractylodes lancea*（Thunb.）DC. 或北苍术 *Atractylodes chinensis*（DC.）Koidz. 的干燥根茎。

【产地】茅苍术主产于江苏、湖北、河南等地。北苍术主产于河北、山西、陕西、内蒙古等地。

【采收加工】春、秋两季采挖，除去泥沙，晒干。撞去须根。

【性状鉴别】

1. 药材

茅苍术　呈不规则连珠状或结节状圆柱形，略弯曲，偶有分枝，长 3~10cm，直径 1~2cm。表面灰棕色，有纵皱纹、横曲纹及残留须根，顶端具茎痕或残留茎基。质坚实，断面黄白色或灰白色，散有多数橙黄色或棕红色油室（习称"朱砂点"），暴露稍久，可析出白色细针状结晶（习称"起霜"或"吐脂"）。气香特异，味微甘、辛、苦。（图 2-1-77a）

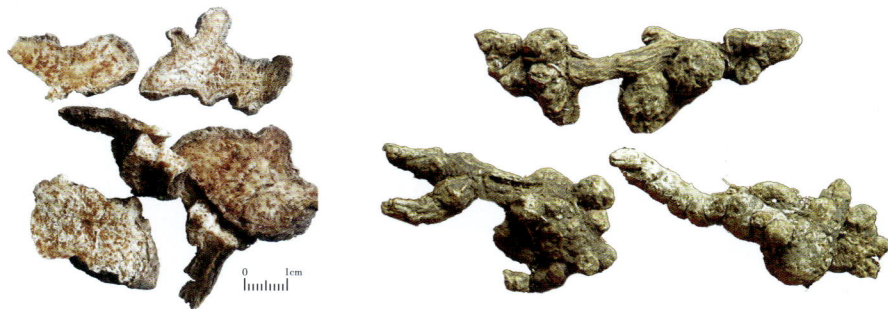

图 2-1-77　苍术药材

a. 茅苍术　b. 北苍术

扫一扫，
看拓展知识

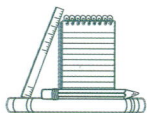

北苍术　呈疙瘩块状或结节状圆柱形，长 4~9cm，直径 1~4cm。表面黑棕色，除去外皮者黄棕色。质较疏松，断面散有黄棕色油室。香气较淡，味辛、苦（图 2-1-77b）。

习惯认为茅苍术优于北苍术。均以个大、质坚实、断面朱砂点多、香气浓者为佳。

2. 饮片

苍术片　呈不规则类圆形或条形厚片。余同药材。

麸炒苍术　形如苍术片。表面深黄色，散有多数棕褐色油室。有焦香气。

【功效】燥湿健脾，祛风散寒，明目。

白术

白术始载于《神农本草经》，列为上品。张仲景《伤寒论》中始见"白术"之称。

【来源】为菊科植物白术 *Atractylodes macrocephala* Koidz. 的干燥根茎。

【产地】主产于浙江、安徽、湖北、湖南等地，以浙江产者质优，习称"浙白术"，为著名的"浙八味"之一。多系栽培。

【采收加工】冬季下部叶枯黄、上部叶变脆时采挖，除去泥沙。烘干或晒干，再除去须根。

【性状鉴定】

1. 药材　为不规则的肥厚团块，长 3~13cm，直径 1.5~7cm。表面灰黄色或灰棕色，有瘤状突起及断续的纵皱和沟纹，并有须根痕，顶端有残留茎基和芽痕。质坚硬不易折断，断面不平坦，黄白色至淡棕色，有棕黄色的点状油室散在；烘干者断面角质样，色较深或有裂隙。气清香，味甘、微辛，嚼之略带黏性。（图 2-1-78a）

以个大、体重、质坚实、断面黄色、无空心、香气浓者为佳。

2. 饮片

白术片　呈不规则的厚片。外表皮灰黄色或灰棕色，切面黄白色至淡棕色，散生棕黄色的点状油室。木质部具放射状纹理。烘干者同药材。（图 2-1-78b）

麸炒白术　形如白术片。表面黄棕色，偶有焦斑，略有焦香气。

【功效】健脾益气，燥湿利水，止汗，安胎。

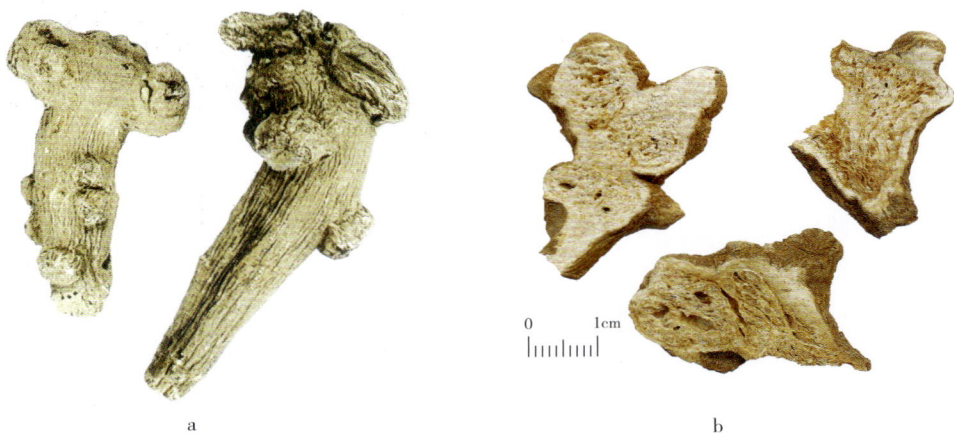

扫一扫，看拓展知识

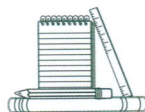

图 2-1-78　白术药材及饮片

a. 药材　b. 饮片

木香

木香始载于《神农本草经》,列为上品。《本草纲目》载:"木香,草类也。本名蜜香,因其香气如蜜也。"木香还是香料工业的重要原料,提取的精油是很好的定香剂,可用于调配高级香水或化妆品香精。

【别名】 云木香、广木香。

【来源】 为菊科植物木香 *Aucklandia lappa* Decne. 的干燥根。

【产地】 主产于云南、重庆(开县)等地。

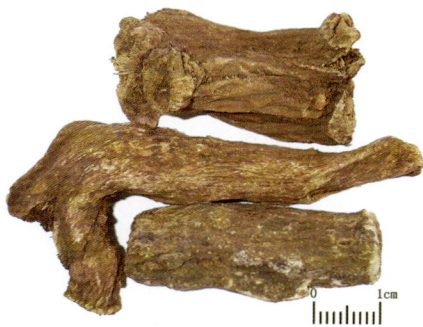

图 2-1-79 木香药材

【采收加工】 秋、冬两季采挖,除去泥沙及须根,切段,大的再纵剖成瓣,干燥后撞去粗皮。

【性状鉴定】

1. 药材 呈圆柱形或半圆柱形,长 5~10cm,直径 0.5~5cm。表面黄棕色至灰褐色,有明显的皱纹、纵沟及侧根痕。质坚,不易折断,断面灰褐色至暗褐色,周边灰黄色或浅棕黄色,形成层环棕色,有放射状纹理及散在的褐色点状油室。气香特异,味微苦。(图 2-1-79)

以质坚实、香气浓、油室多者为佳。

2. 饮片

木香片 类圆形或不规则厚片,余同药材。

煨木香 形如木香片,气微香,味苦。

【功效】 行气止痛,健脾消食。

川木香

川木香作为著名的四川道地药材,其药用历史悠久。

【来源】 为菊科植物川木香 *Vladimiria souliei*(Franch.) Ling 或灰毛川木香 *Vladimiria souliei*(Franch.) Ling var. *cinerea* Ling 的干燥根。

【产地】 主产于四川、西藏。

【采收加工】 秋季采挖,除去须根、泥沙及根头上的胶状物,干燥。

【性状鉴定】

1. 药材 呈圆柱形(习称"铁杆木香")或有纵槽的半圆柱形(习称"槽子木香"),稍弯曲,长 10~30cm,直径 1~3cm。表面黄褐色或棕褐色,具纵皱纹,外皮脱落处可见丝瓜络状细筋脉;根头偶有黑色发黏的胶状物,习称"油头"或"糊头"。体较轻,质硬脆,易折断,断面黄白色或黄色,有深黄色稀疏油点及裂隙,木部宽广,有放射状纹理;有的中心呈枯朽状。气微香,味苦,嚼之黏牙。(图 2-1-80)

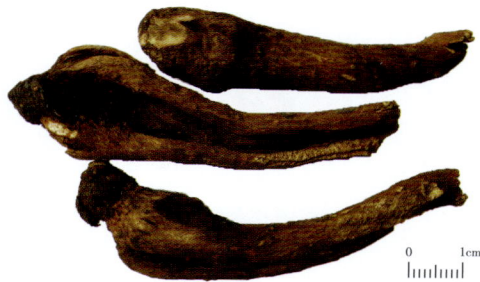

图 2-1-80 川木香药材

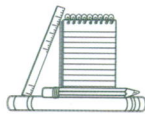

2. 饮片

川木香片　为类圆形切片,其余同药材。

煨川木香　形如川木香片,气微香,味苦,嚼之黏牙。

【功效】行气止痛。

漏芦

漏芦始载于《神农本草经》,列为上品。《本草纲目》云:"屋之西北黑处谓之漏,凡物黑色谓之卢。此草秋后即黑,异于众草,故有漏卢之称。"

【来源】为菊科植物祁州漏芦 *Rhaponticum uniflorum*(L.)DC. 的干燥根。

【产地】主产于河北、辽宁、山西等地。

【采收加工】春、秋两季采挖,除去须根及泥沙,晒干。

【性状鉴定】

1. 药材　呈圆锥形或扁片块状,多扭曲,长短不一,直径 1~2.5cm。表面暗棕色、灰褐色或黑褐色,粗糙,具纵沟及菱形的网状裂隙。外层易剥落,根头部膨大,有残茎及鳞片状叶基,顶端有灰白色绒毛。体轻,质脆,易折断,断面不整齐,灰黄色,有裂隙,中心有的呈星状裂隙,灰黑色或棕黑色。气特异,味微苦。(图 2-1-81a)

以条粗、色灰褐、质坚实不裂为佳。

2. 饮片　为类圆形或不规则厚片。其余同药材(图 2-1-81b)。

【功效】清热解毒,消痈,下乳,舒筋通脉。

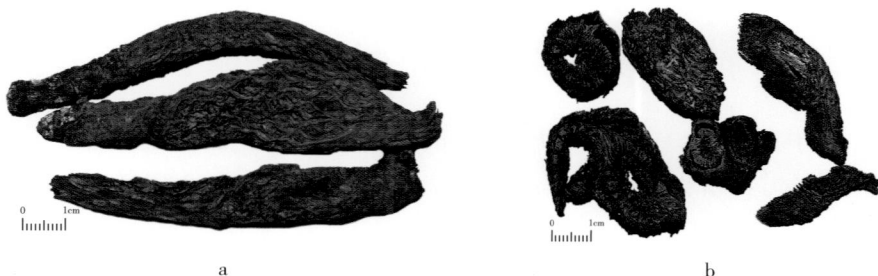

图 2-1-81　漏芦药材及饮片

a. 药材　b. 饮片

续断

续断始载于《神农本草经》,列为上品。续断因能续折接骨故得此名。

【别名】川断、六汗。

【来源】为川续断科植物川续断 *Dipsacus asper* Wall. ex Henry 的干燥根。

【产地】主产于湖北、重庆、四川、湖南等地。

【采收加工】秋季采挖,除去根头及须根,用微火烘至半干,堆置"发汗"至内部变绿色时,再烘干。

【性状鉴别】

1. 药材　呈圆柱形,略扁,有的微弯曲,长 5~15cm,直径 0.5~2cm。表面灰褐色或黄褐色,有稍扭曲或明显扭曲的纵皱及沟纹,可见横裂的皮孔样斑痕及少数须根痕。质软,久置后变

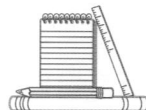

硬，易折断，断面不平坦，皮部墨绿色或棕色，外缘褐色或淡褐色，木部黄褐色，导管束呈放射状排列。气微香，味苦、微甜而后涩。（图2-1-82a）

以条粗长、去净头尾、表面灰褐色、断面绿褐色、质柔者为佳。

2. 饮片

续断片　为类圆形或椭圆形厚片。其余同药材。（图2-1-82b）

酒续断　形如续断片，表面浅黑色或灰褐色，略有酒香气。

盐续断　形如续断片，表面黑褐色，味微咸。

【功效】补肝肾，强筋骨，续折伤，止崩漏。

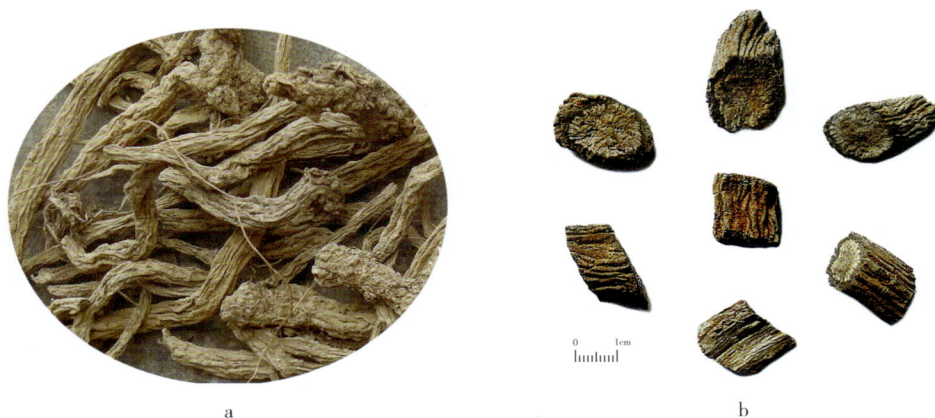

图2-1-82　续断药材及饮片

a. 药材　b. 饮片

泽泻

泽泻，首载于《神农本草经》，列为上品。因其能利尿行水，如泽水之泻也，故名。

【来源】为泽泻科植物东方泽泻 *Alisma orientale*（Sam.）Juzep. 或泽泻 *Alisma plantago-aquatica* Linn. 的干燥块茎。

【产地】主产于福建浦城、建阳及四川、江西等地。多系栽培。

【采收加工】冬季茎叶开始枯萎时采挖，洗净，干燥，除去须根及粗皮。

【性状鉴定】

1. 药材　呈类球形、椭圆形或卵圆形，长2~7cm，直径2~6cm。表面淡黄色或淡黄棕色，有不规则的横向环状浅沟纹及多数细小突起的须根痕，底部有的有瘤状芽痕。质坚实，断面黄白色，粉性，有多数细孔。气微，味微苦。（图2-1-83a）

以个大、坚实、色淡黄、粉性大者为佳。习惯认为建泽泻优于川泽泻。

2. 饮片

泽泻片　呈圆形或椭圆形厚片。外表皮淡黄色至淡黄棕色，可见数细小突起的须根痕。切面黄白色至淡黄色，粉性，有多数细孔。余同药材。（图2-1-83b）

盐泽泻　形如泽泻片。表面淡黄棕色或黄褐色，偶见焦斑，味微咸。

【功效】利水渗湿，泄热，化浊降脂。

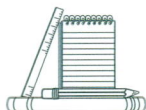

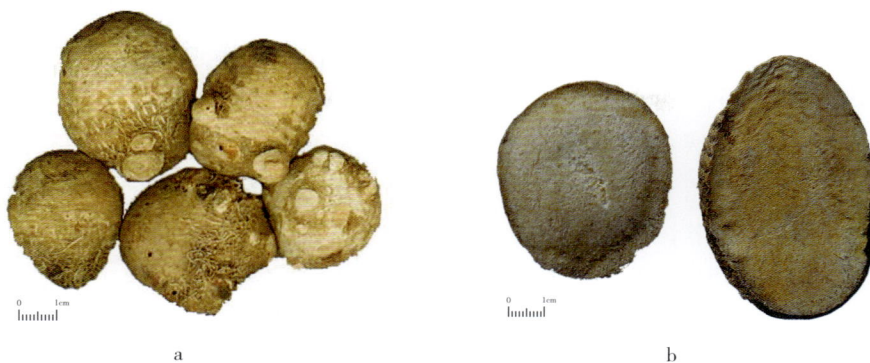

图 2-1-83　泽泻药材及饮片

a. 药材　b. 饮片

山药

山药，始载于《神农本草经》，列为上品。传统认为河南古怀庆府（今地理范围相当于河南省焦作市、济源市和新乡市的原阳县地域）所产者品质最佳，故有"怀山药"之称，为著名的"四大怀药"之一。

【别名】薯蓣。

【来源】为薯蓣科植物薯蓣 *Dioscorea opposita* Thunb. 的干燥根茎。

【产地】主产于河南、山西等地。

【采收加工】冬季茎叶枯萎后采挖，切去根头，洗净，除去外皮及须根，干燥，习称"毛山药"；或除去外皮，趁鲜切厚片，干燥，称为"山药片"，也有选择肥大顺直的干燥山药，置清水中，浸至无干心，闷透，切齐两端，用木板搓成圆柱状，晒干，打光，习称"光山药"。

【性状鉴定】

1. 药材

毛山药　略呈圆柱形，弯曲而稍扁，长 15～30cm，直径 1.5～6cm。表面黄白色或淡黄色，有纵沟、纵皱纹及须根痕，偶有浅棕色外皮残留。体重，质坚实，不易折断，断面白色，颗粒状，粉性，中央无木心。气微，味淡、微酸，嚼之发黏。（图 2-1-84a）

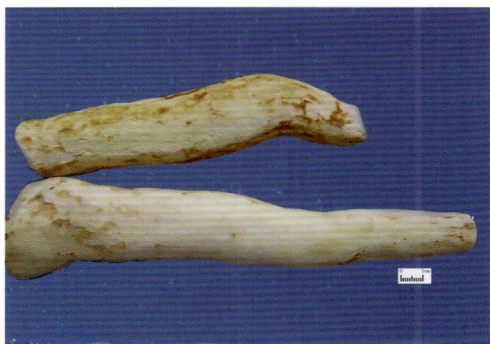
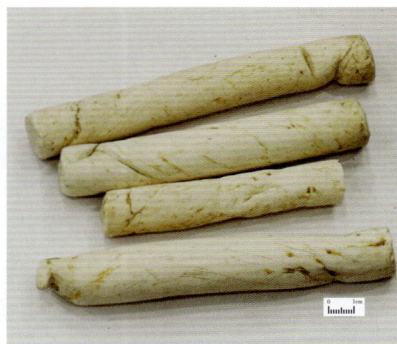

图 2-1-84　山药药材

a. 毛山药　b. 光山药

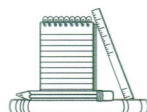

山药片　为不规则的厚片，皱缩不平，切面白色或黄白色、质坚脆，粉性。气微，味淡、微酸。

光山药　呈圆柱形，两端平齐，长 9~18cm，直径 1.5~3cm。表面光滑，白色或黄白色。余同毛山药。（图 2-1-84b）

以身长、条粗、质坚实、粉性足、色洁白者为佳。

2. 饮片

山药片　呈类圆形厚片，余同药材。

麸炒山药　形如山药片。表面黄白色或微黄色，偶见焦斑，略有焦香气。

【功效】补脾养胃，生津益肺，补肾涩精。

【常见伪品】

1. 参薯　为同属植物参薯 *Dioscorea alata* L. 的干燥根茎。药材呈不规则圆柱形、扁圆柱形、纺锤形或扁块状。表面黄白色或淡黄棕色。断面白色至黄白色，富粉性。气微，味淡，嚼之发黏。

2. 木薯　为大戟科植物木薯 *Manihot esculenta* Crantz 的块根。多切成段或片，外皮多已除去，表面类白色，残留外皮为棕褐色或黑褐色。断面类白色，靠外侧有一明显黄白色或淡黄棕色的形成层环纹。向内可见淡黄色筋脉点呈放射状稀疏散在，中央有一细小黄色木心，有的具裂隙。气微，味淡。本品因含氢氟酸而具毒性。

白茅根

白茅根，始载于《神农本草经》，列为中品。白茅因叶细长柔韧，花穗上密生白色柔毛而得名。

【来源】为禾本科植物白茅 *Imperata cylindrica* Beauv. var. *major*（Nees）C. E. Hubb. 的干燥根茎。

【产地】全国各地均产，以华北地区出产较多。

【采收加工】春、秋两季采挖，洗净，晒干，除去须根及膜质叶鞘，捆成小把。

【性状鉴定】

1. 药材　呈长圆柱形，长 30~60cm，直径 0.2~0.4cm。表面黄白色或淡黄色，微有光泽，具纵皱纹，节明显，稍突起，节间长短不等，通常长 1.5~3cm。体轻，质略脆，断面皮部白色，多有裂隙，放射状排列，中柱淡黄色，易与皮部剥离。气微，味微甜。（图 2-1-85a）

以条粗、色白、味甜者为佳。

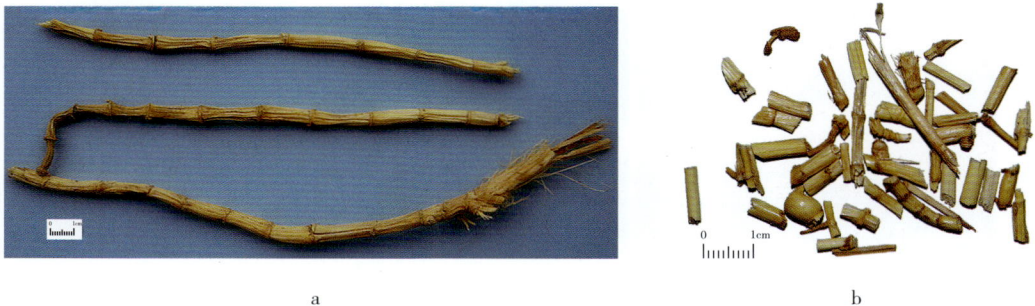

a   b

图 2-1-85　白茅根药材及饮片

a. 药材　b. 饮片

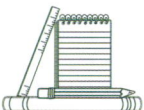

2. 饮片

白茅根　呈圆柱形的段。余同药材。（图 2-1-85b）

茅根炭　形如白茅根，表面黑褐色至黑色，具纵皱纹，有的可见淡棕色隆起的环节。略具焦香气，味苦。

【功效】凉血止血，清热利尿。

芦根

芦根始载于《名医别录》，列为下品。芦根是芦苇的根茎，生长于湿地，茎叶似竹，花若荻花，二、八月采根，故得其名"芦根"。

【别名】芦茅根。

【来源】为禾本科植物芦苇 *Phragmites communis* Trin. 的新鲜或干燥根茎。

【产地】全国各地均产。

【采收加工】全年均可采挖，除去芽、须根及膜状叶，鲜用或晒干。

【性状鉴定】

1. 药材

鲜芦根　呈长圆柱形，有的略扁，长短不一，直径 1~2cm。表面黄白色，有光泽，外皮疏松可剥离，节呈环状，有残根及芽痕。体轻，质韧，不易折断。切断面黄白色，中空，壁厚 1~2mm，有小孔排列成环。气微，味甘。

干芦根　呈扁圆柱形。节处较硬，节间有纵皱纹。（图 2-1-86）

以条粗均匀、色黄白、有光泽、无须根者为佳。

2. 饮片

鲜芦根　呈圆柱形段。余同药材。

芦根　呈扁圆柱形段，节间有纵皱纹。切面中空，有小孔排成列。

【功效】清热泻火，生津止渴，除烦，止呕，利尿。

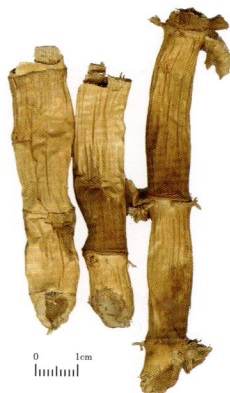

图 2-1-86　芦根药材

仙茅

仙茅始载于《海药本草》，其叶似茅，根状茎久服益精补髓，增添精神，故有仙茅之称。

【来源】为石蒜科植物仙茅 *Curculigo orchioides* Gaertn. 的干燥根茎。

【产地】主产于四川、云南、贵州等地。

【采收加工】秋、冬两季采挖，除去根头和须根，洗净，干燥。

【性状鉴定】

1. 药材　呈圆柱形，略弯曲，长 3~10cm，直径 0.4~1.2cm。表面棕色至褐色，粗糙，有细孔状的须根痕及横皱纹。质硬而脆，易折断，断面不平坦，灰白色至棕褐色，近中心处色较深。气微香，味微苦、辛。（图 2-1-87a）

2. 饮片　呈类圆形或不规则的厚片或段，切面灰白色至棕褐色，有多数棕色小点，中间有深色环纹。余同药材。（图 2-1-87b）

【功效】补肾阳，强筋骨，祛寒湿。

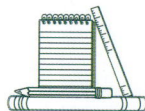

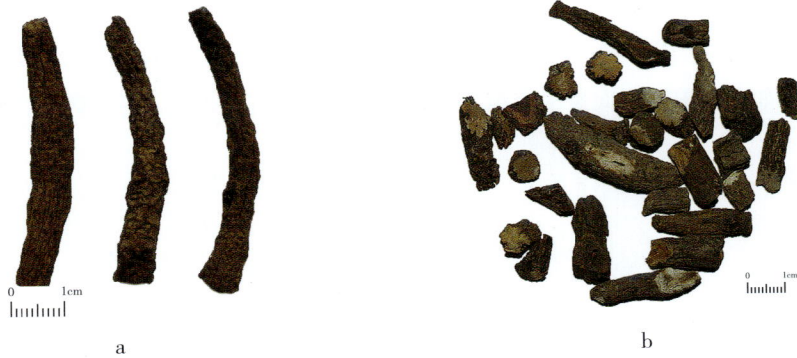

图 2-1-87 仙茅药材及饮片

a. 药材 b. 饮片

射干（附：川射干）

射干始载于《神农本草经》，列为下品。陶弘景谓此名缘于其形状："射干之形，茎梗疏长，正如射人长竿之状，得名由此尔。"

【来源】为鸢尾科植物射干 *Belamcanda chinensis*（L.）DC. 的干燥根茎。

【产地】主产于河南、湖北、江苏等地。

【采收加工】春初刚发芽或秋末茎叶枯萎时采挖，除去须根及泥沙，干燥。

【性状鉴定】

1. 药材 呈不规则结节状，长 3~10cm，直径 1~2cm。表面黄褐色、棕褐色或黑褐色，皱缩，有较密的环纹。上面有数个圆盘状凹陷的茎痕，偶有茎基残存；下面有残留细根及根痕。质硬，断面黄色，颗粒性。气微，味苦、微辛。（图 2-1-88）

以粗壮、无须根、质坚、表面色黑、断面色黄者为佳。

2. 饮片 呈不规则形或长条形薄片。切面淡黄色或鲜黄色，具散在筋脉小点或筋脉纹，有的可见环纹。其余同药材。

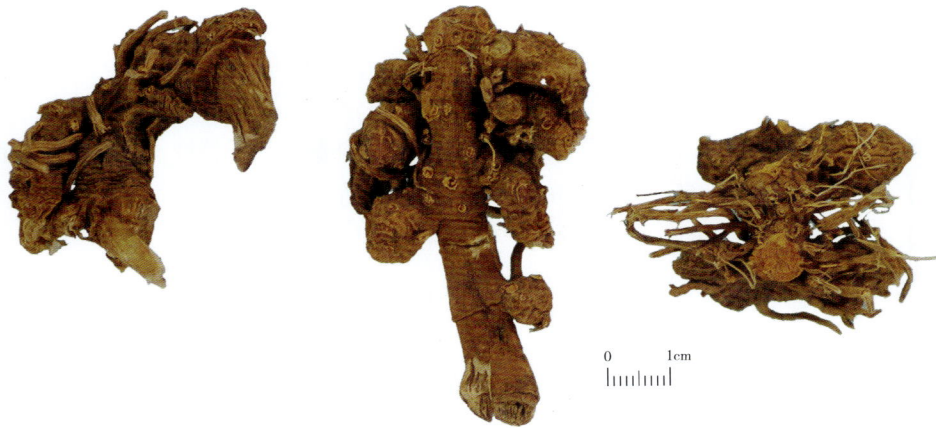

图 2-1-88 射干药材

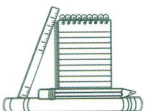

【功效】清热解毒，消痰，利咽。

附：川射干

　　为鸢尾科植物鸢尾 *Iris tectorum* Maxim. 的干燥根茎。本品呈不规则条状或圆锥形，略扁，有分枝，长 3~10cm，直径 1~2.5cm。表面灰黄褐色或棕色，有环纹和纵沟。常有残存的须根及凹陷或圆点状突起的须根痕。质松脆，易折断，断面黄白色或黄棕色。气微，味甘、苦。饮片为不规则薄片。余同药材。

薤白

　　【来源】为百合科植物小根蒜 *Allium macrostemon* Bge. 或薤 *Allium chinense* G. Don 的干燥鳞茎。

　　【产地】小根蒜主产于吉林、辽宁、黑龙江、河北、山东、湖北、贵州、云南、甘肃、江苏等地；薤全国大部分地区均产。

　　【采收加工】夏、秋两季采挖，洗净，除去须根，蒸透或置沸水中烫透，晒干。

　　【性状鉴定】

　　小根蒜　呈不规则卵圆形，高 0.5~1.5cm，直径 0.5~1.8cm。表面黄白色或淡黄棕色，皱缩，半透明，有类白色膜质鳞片包被，底部有突起的鳞茎盘。质硬，角质样。有蒜臭，味微辣。（图 2-1-89）

　　薤　呈略扁的长卵形，高 1~3cm，直径 0.3~1.2cm。表面淡黄棕色或棕褐色，具浅纵皱纹。质较软，断面可见鳞叶 2~3 层，嚼之黏牙。

　　以身干、个大、质坚、饱满、黄白色、半透明者为佳。

　　【功效】通阳散结，行气导滞。

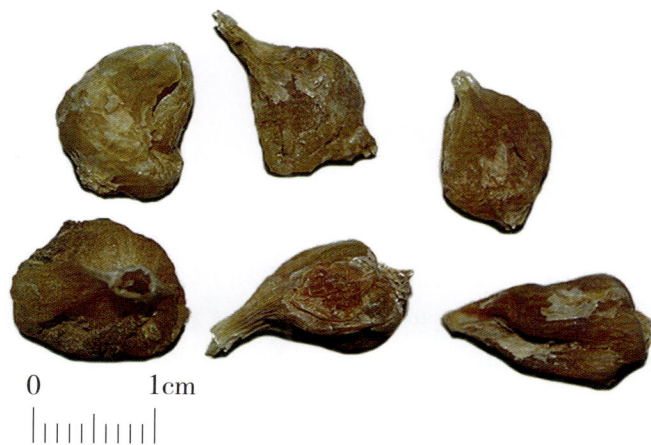

图 2-1-89　薤白药材

知母

　　知母始载于《神农本草经》，列为中品。《本草纲目》曰："宿根之旁，初生子根，状如蚔蝱状，故谓之蚔母，讹为知母、蝗母是也。"

　　【来源】为百合科植物知母 *Anemarrhena asphodeloides* Bge. 的干燥根茎。

　　【产地】主产于河北、山西、陕西、内蒙古等地。

　　【采收加工】春、秋两季采挖，除去须根及泥沙，晒干，习称"毛知母"；或除去外皮，晒干，习称"光知母""知母肉"。

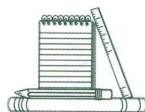

【性状鉴定】

1. 药材

毛知母 呈长条状，微弯曲，略扁，偶有分枝，长3~15cm，直径0.8~1.5cm，一端有浅黄色的茎叶残痕，习称"金包头"。表面黄棕色至棕色，上面有一凹沟，具紧密排列的环状节，节上密生黄棕色的残存叶基，由两侧向根茎上方生长。下面隆起而略皱缩，并有凹陷或突起的点状根痕。质硬，易折断，断面黄白色。气微，味微甜、略苦，嚼之带黏性。（图2-1-90a）

光知母 表面无叶基纤维，白色，有扭曲的沟纹，有时可见叶痕及根痕。余同毛知母。（图2-1-90b）

以条粗、质坚实、断面黄白色、嚼之味苦发黏者为佳。

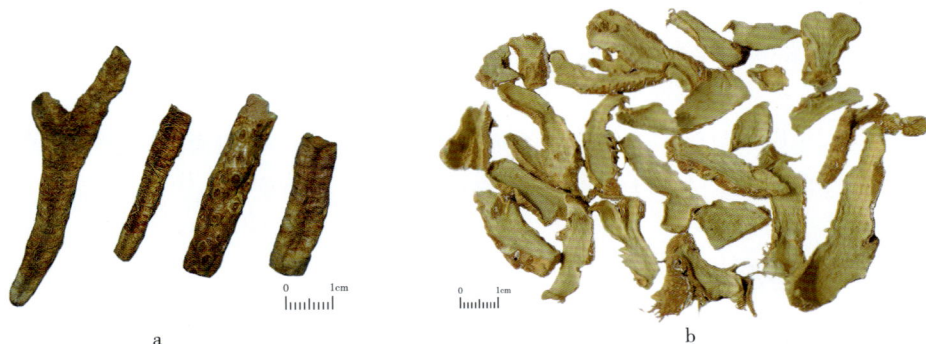

图 2-1-90 知母药材

a. 毛知母　b. 光知母

2. 饮片

知母 呈不规则类圆形厚片，余同药材。

盐知母 形如知母片，色黄或微带焦斑，味微咸。

【功效】清热泻火，滋阴润燥。

天冬

天冬始载于《神农本草经》，列为上品。天冬原名天门冬，直到清代《药品化义》首次简称为天冬。天门冬之"天"者，指其往往生于高处岩壁石缝之中，能禀寒水之气，而上通于天；"门"字是一个假借字，指繁茂的赤苗；"冬"者，指闭藏的意思，也隐含其养阴藏精的功效。

【来源】为百合科植物天冬 *Asparagus cochinchinensis*（Lour.）Merr. 的干燥块根。

【产地】主产于贵州、四川、广西等地。

【采收加工】秋、冬两季采挖，洗净，除去茎基和须根，置沸水中煮或蒸至透心，趁热除去外皮，洗净，干燥。

【性状鉴定】

1. 药材 呈长纺锤形，略弯曲，长5~18cm，直径0.5~2cm。表面黄白色至淡黄棕色，半透明，光滑或具深浅不等的纵皱纹，偶有残存的灰棕色外皮。质硬或柔润，有黏性，断面角质样，中柱黄白色。气微，味甜、微苦。（图2-1-91）

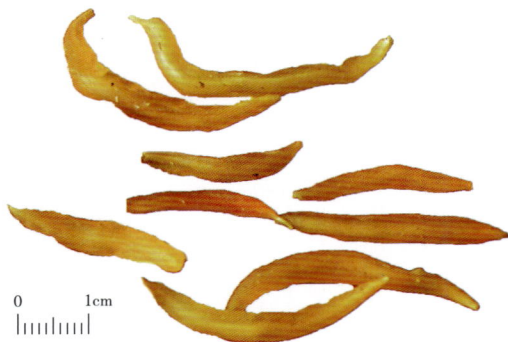

图 2-1-91 天冬药材

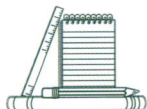

以条长、粗状、黄白色、半透明、干燥无须者为佳。

2. 饮片　呈类圆形或不规则的片。余同药材。

【功效】　养阴润燥，清肺生津。

川贝母（附：平贝母、伊贝母、湖北贝母）

贝母始载于《神农本草经》，列为中品，因"形如聚贝子"而得名。

【别名】　川贝。

【来源】　为百合科植物川贝母 *Fritillaria cirrhosa* D. Don、暗紫贝母 *Fritillaria unibracteata* Hsiao et K. C. Hsia、甘肃贝母 *Fritillaria przewalskii* Maxim.、梭砂贝母 *Fritillaria delavayi* Franch.、太白贝母 *Fritillaria taipaiensis* P. Y. Li 或瓦布贝母 *Fritillaria unibracteata* Hsiao et K. C. Hsia var. *wabuensis* (S. Y. Tang et S. C. Yue) Z. D. Liu, S. Wang et S. C. Chen 的干燥鳞茎。按药材性状不同分别习称"松贝""青贝""炉贝"和栽培品。

【产地】　川贝母主产于四川、西藏、云南等地；暗紫贝母主产于四川阿坝藏族自治州、青海等地；甘肃贝母主产于甘肃、青海、四川等地；梭砂贝母主产于云南、四川、青海、西藏等地；太白贝母主产于重庆；瓦布贝母主产于四川阿坝藏族自治州，为栽培品。

【采收加工】　夏、秋两季或积雪融化后采挖。除去须根、粗皮及泥沙，晒干或低温干燥。

【性状鉴定】　药材分为"松贝""青贝""炉贝"和栽培品。

松贝　呈类圆锥形或近球形，高 0.3～0.8cm，直径 0.3～0.9cm。表面类白色。外层鳞叶 2 瓣，大小悬殊，大瓣紧抱小瓣，未抱部分呈新月形，习称"怀中抱月"。顶部闭合，内有类圆柱形、顶端稍尖的心芽和小鳞叶 1～2 枚，先端钝圆或稍尖。底部平，微凹入，中心有一灰褐色的鳞茎盘，偶有残存的须根可直立放稳（俗称"观音座莲"）。质硬而脆，断面白色，富粉性。气微，味微苦。（图 2-1-92a）

青贝　呈类扁球形，高 0.4～1.4cm，直径 0.4～1.6cm。外层鳞叶 2 瓣，大小相近，相对抱合，顶端开裂，内有心芽和小鳞叶 2～3 枚及细圆柱形的残茎。余同松贝。（图 2-1-92b）

炉贝　呈长圆锥形，高 0.7～2.5cm，直径 0.5～2.5cm。表面类白色或浅棕黄色，有的具棕色斑点（习称"虎皮斑"）。外层鳞叶 2 瓣，大小相近，顶端开裂而略尖，基部稍尖或较钝。余同松贝。（图 2-1-92c）

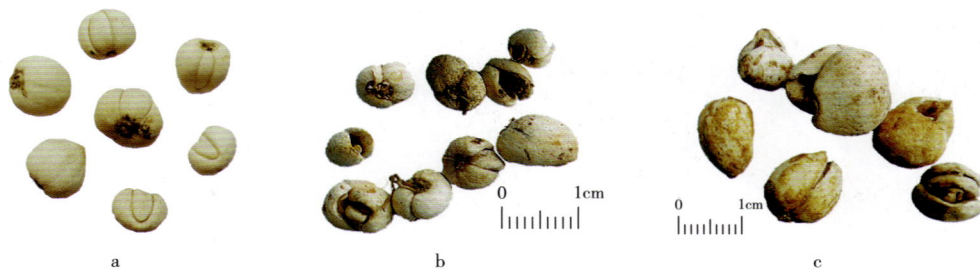

图 2-1-92　川贝母药材

a. 松贝　b. 青贝　c. 炉贝

栽培品　因生长年限不同性状差异较大，呈扁球形或短圆柱形，高 0.5～2cm，直径 1～2.5cm。表面类白色或浅棕黄色，稍粗糙，有的具浅黄色斑点。外层鳞叶 2 瓣，大小相近，顶部多开裂而较平。余同松贝。（图 2-1-93）

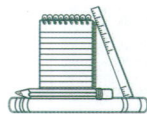

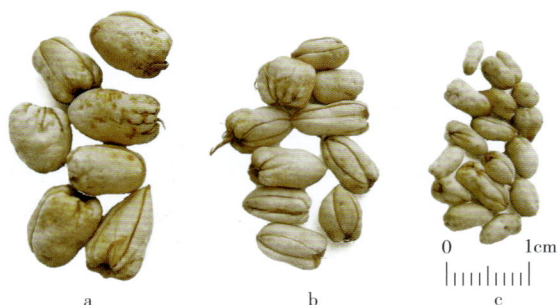

图 2-1-93　川贝母药材（太白贝母栽培品）

a. 大粒　b. 中粒　c. 小粒

药材以个小、完整、色洁白、质坚实、粉性足者为佳。松贝最佳，青贝次之，炉贝又次之。

【功效】清热润肺，化痰止咳，散结消痈。

【常见伪品】

1. 草贝母　为百合科植物丽江山慈菇 *Iphigenia indica* A. Gray 的干燥鳞茎。呈不规则短圆锥形，顶端渐尖，基部常呈脐状凹入或平截。表面黄白色或灰黄棕色，光滑，一侧有自基部至顶部的纵沟。质坚硬，断面角质样或略显粉性，类白色。味苦而微麻舌。球茎中含秋水仙碱，有剧毒。（图 2-1-94）

2. 土贝母　为葫芦科植物土贝母 *Bolbostemma paniculatum*（Maxim.）Franquet 的干燥块茎。呈不规则的块状，大小不等。表面淡红棕色或暗棕色，凹凸不平。质坚硬，不易折断，断面角质样。气微，味微苦。（图 2-1-95）

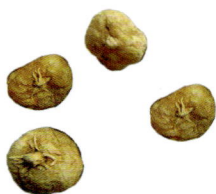

图 2-1-94　丽江山慈菇

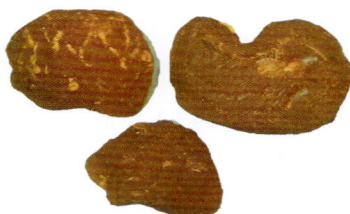

图 2-1-95　藤贝（土贝母）

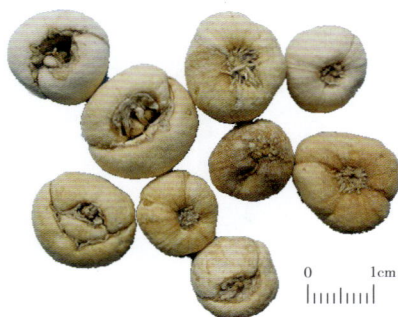

图 2-1-96　平贝母药材

附：

1. 平贝母　为百合科植物平贝母 *Fritillaria ussuriensis* Maxim. 的干燥鳞茎。呈扁球形，高 0.5~1cm，直径 0.6~2cm。表面黄白色至浅棕色，外层鳞叶 2 瓣，肥厚，大小相近或一片稍大抱合，顶端略平或微凹入，常稍开裂，中央鳞片小。质坚实而脆，断面粉性。气微，味苦。（图 2-1-96）

2. 伊贝母　为百合科植物新疆贝母 *Fritillaria walujewii* Regel 或伊犁贝母 *Fritillaria pallidiflora* Schrenk 的干燥鳞茎。前者呈扁球形，高 0.5~1.5cm。表面类白色，光滑。外层鳞叶 2 瓣，月牙形，肥厚，大小相近而紧靠。顶端平展而开裂，基部圆钝，内有较大的鳞片及残茎、心芽各 1 枚。质硬而脆，断面白色，富粉性。气微，味微苦。后者呈圆锥形，较大。表面稍粗糙，淡黄白色；外层鳞叶心脏形，肥大，一片较大或近等大，抱合。顶端稍尖，少有开裂，基部微凹陷。（图 2-1-97）

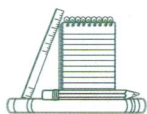

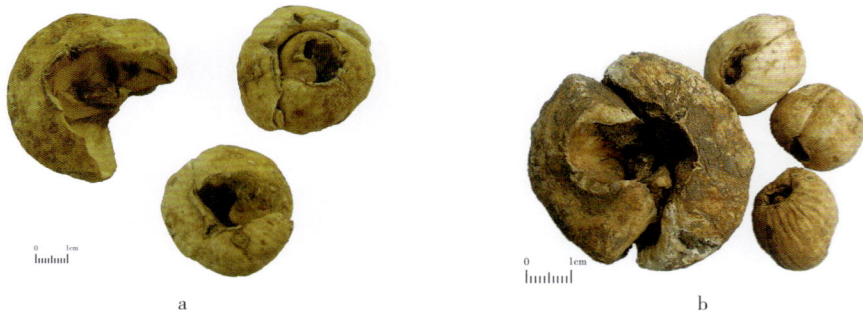

图 2-1-97　伊贝母药材

a. 新疆贝母　b. 伊犁贝母

3. 湖北贝母　为百合科植物湖北贝母 *Fritillaria hupehensis* Hsiao et K. C. Hsia 的干燥鳞茎。夏初植株枯萎后采挖，用石灰水或清水浸泡，干燥。呈扁圆球形，高 0.8～2.2cm，直径 0.8～3.5cm，表面类白色至淡棕色。外层鳞叶 2 瓣，肥厚，略呈肾形，或大小悬殊，大瓣紧抱小瓣，顶端闭合或开裂，内有鳞叶 2～6 枚及干缩的残茎。内表面淡黄色至类白色，基部凹陷呈窝状，残留有淡棕色表皮及少数须根。单瓣鳞叶呈元宝状，长 2.5～3.2cm，直径 1.8～2cm。质脆，断面类白色，富粉性。气微，味苦。（图 2-1-98）

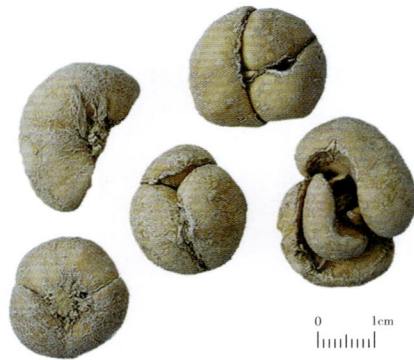

图 2-1-98　湖北贝母

浙贝母

浙贝母载于清《本草纲目拾遗》，尤以象山出者为佳，故又称象贝母。浙贝母为常用大宗中药材，为著名的浙八味之一。

【别名】浙贝。

【来源】为百合科植物浙贝母 *Fritillaria thunbergii* Miq. 的干燥鳞茎。

【产地】主产于浙江宁波地区。江苏、安徽、湖南亦产。多系栽培。

【采收加工】初夏植株枯萎时采挖，洗净。按大小分两种规格，直径在 3.5cm 以上者摘除芯芽加工成"大贝"；直径在 3.5cm 以下者不摘除芯芽加工成"珠贝"。分别撞擦，除去外皮，拌以煅过的贝壳粉，吸去擦出的浆汁，干燥；或取鳞茎，大小分开，洗净，除去芯芽，趁鲜切成厚片，洗净，干燥，习称"浙贝片"。

【性状鉴定】药材分大贝、珠贝。

大贝　为鳞茎外层单瓣鳞叶，略呈新月形或元宝形，一面凸出，一面凹入，肥厚。高 1～2cm，直径 2～3.5cm。外表面类白色至淡黄色，内表面白色或淡棕色，被有白色粉末。质硬而脆，易折断，断面白色至黄白色，富粉性。气微，味微苦。（图 2-1-99a）

珠贝　为完整的鳞茎，呈扁球形，上下略平，形似算盘珠，故称"珠贝"。高 1～1.5cm，直径 1～2.5cm。表面黄棕色至黄褐色有不规则的皱纹；或表面类白色至淡黄色，较光滑或被有白色粉末。质硬，不易折断，断面淡黄色或黄白色，略带角质状或粉性；外层鳞叶 2 瓣，大小相近，肥厚，略呈肾形，互相抱合，内有小鳞叶 2～3 枚及干缩的残茎。（图 2-1-99b）

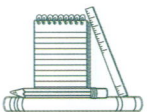

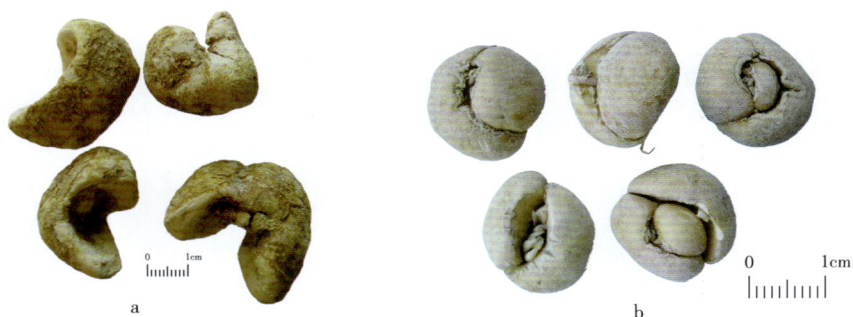

图 2-1-99　浙贝母药材

a. 大贝　b. 珠贝

药材以鳞叶肥厚、质坚实、粉性足、断面色白者为佳。

【功效】清热化痰止咳，解毒散结消痈。

百合

百合始载于《神农本草经》。百合的地下茎呈鳞状，层层鳞片互相叠合，似百片合成，故称为百合。

【来源】为百合科植物卷丹 *Lilium lancifolium* Thunb.、百合 *Lilium brownii* F. E. Brown var. *viridulum* Baker 或细叶百合 *Lilium pumilum* DC. 的干燥肉质鳞叶。

【产地】主产于湖南、湖北、江苏等地，全国各地均有种植。

【采收加工】秋季采挖，洗净，剥取鳞叶，置沸水中略烫，干燥。

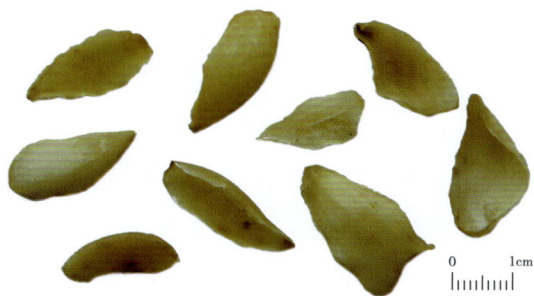

图 2-1-100　百合药材

【性状鉴定】呈长椭圆形，长 2~5cm，宽1~2cm，中部厚 1.3~4mm。表面黄白色、淡棕黄色或微带紫色，有数条纵直平行的白色维管束。顶端稍尖，基部较宽，边缘薄，微波状，略向内弯曲。质硬而脆，断面较平坦，角质样。气微，味微苦。（图 2-1-100）

百合有家种与野生之分，家种的鳞片阔而薄，味不甚苦；野生的鳞片小而厚，味较苦。以肉厚、色白、质坚、味苦者为佳。

【功效】养阴润肺，清心安神。

麦冬（附：山麦冬）

麦冬始载于《神农本草经》，原名麦门冬，列为上品。麦冬根系发达，似麦有须，其叶似韭菜叶，凌冬不凋，故名麦冬。

【别名】寸冬、麦门冬。

【来源】为百合科植物麦冬 *Ophiopogon japonicus*（L. f）Ker-Gawl. 的干燥块根。

【产地】主产于浙江慈溪、余姚、净山、杭州，称杭麦冬；主产四川绵阳地区三台县者，称川麦冬。多为栽培品。

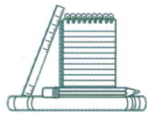

【采收加工】夏季采挖，洗净，反复曝晒、堆置，至七、八成干，除去须根，干燥。

【性状鉴定】呈纺锤形，两端略尖，长 1.5~3cm，直径 0.3~0.6cm。表面灰黄色或淡黄色，有细纵皱纹。质柔韧，断面黄白色，半透明，中柱细小。气微香，味甘、微苦。（图 2-1-101）

以肥大、色淡黄、半透明、质柔韧、味浓、嚼之发黏者为佳。

【功效】养阴生津，润肺清心。

附：山麦冬

又名土麦冬、湖北麦冬，为百合科植物湖北麦冬 *Liriope spicata*（Thunb.）Lour. var. *prolifera* Y. T. Ma 或短葶山麦冬 *Liriope muscari*（Decne.）Bailey 的干燥块根。湖北麦冬呈纺锤形，两端略尖，长 1.2~3cm，直径 0.4~0.7cm。表面淡黄色至棕黄色，具不规则纵皱纹。质柔软，干后质硬脆，易折断，断面淡黄色至棕黄色，角质样，中柱细小。气微，味甜，嚼之发黏。短葶山麦冬稍扁，长 2~5cm，直径 0.3~0.8cm，具粗纵纹。味甘、微苦。（图 2-1-102）

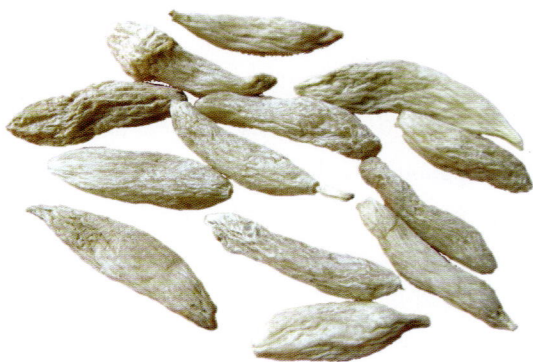

图 2-1-101　麦冬药材

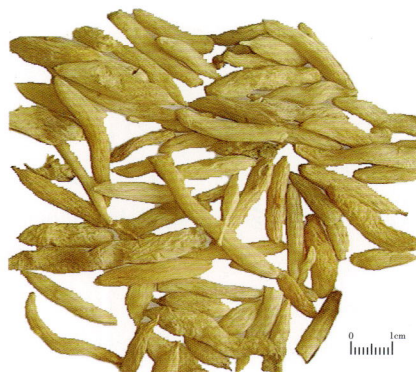

图 2-1-102　湖北麦冬药材

重楼

重楼以蚤休之名始载于《神农本草经》，列为下品，以重楼之名始载于《滇南本草》，此后一直沿用。原植物是七片叶托着一朵花，故称七叶一枝花，也因叶片层层叠叠好似重重楼宇，被称为"重楼"。

【别名】草河车、蚤休。

【来源】为百合科植物云南重楼 *Paris polyphylla* Smith var. *yunnanensis*（Franch.）Hand.-Mazz. 或七叶一枝花 *Paris polyphylla* Smith var. *chinensis*（Franch.）Hara 的干燥根茎。

【产地】主产于云南、四川、广西等地。

【采收加工】秋季采挖，除去须根，洗净，晒干。

【性状鉴定】

1. 药材　呈结节状扁圆柱形。略弯曲，长 5~12cm，直径 1.0~4.5cm。表面黄棕色或灰棕色，外皮脱落处呈白色，密具层状突起的粗环纹，一面结节明显，结节上具椭圆形凹陷茎痕，另一面有疏生的须根或疣状须根痕。顶端具鳞叶和茎的残基。质坚实，断面平坦，白色至浅棕色，粉性或角质。气微，味微苦、麻。（图 2-1-103a）

以个大、粗壮、质坚实、断面色白、粉性足者为佳。

2. 饮片　呈近圆形、椭圆形或不规则片状。余同药材。（图 2-1-103b）

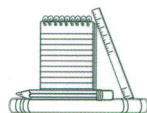

【功效】清热解毒，消肿止痛，凉肝定惊。

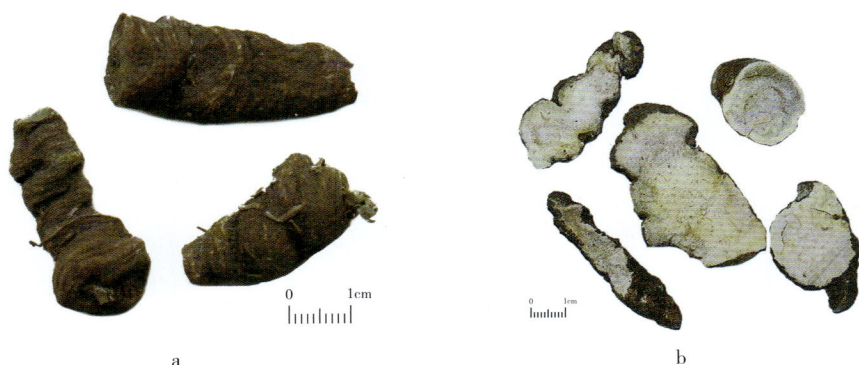

图 2-1-103 重楼药材及饮片

a. 药材 b. 饮片

黄精

黄精始载于《名医别录》，列为上品。黄精之名取自仙家用其得土地之精华，故谓之黄精。

【来源】为百合科植物滇黄精 *Polygonatum kingianum* Coll. et Hemsl.、黄精 *Polygonatum sibiricum* Red. 或多花黄精 *Polygonatum cyrtonema* Hua 的干燥根茎。按药材形状不同，习称"大黄精""鸡头黄精""姜形黄精"。

【产地】全国大部分地区有产。

【采收加工】春、秋两季采挖，除去须根，洗净，置沸水中略烫或蒸至透心，干燥。

【性状鉴定】

1. 药材 形态各不相同，大黄精呈肥厚肉质的结节块状；鸡头黄精呈结节状弯曲形，每个结节略呈圆锥形，较粗的一端常有一圆锥形短分枝，形似鸡头；姜形黄精呈长条结节块状，长短不等，常数个块状结节相连，形似姜形。表面黄白色、淡黄色、黄棕色或黄褐色，有明显的横环节、皱纹及须根痕。每个结节上侧有突出的圆盘状茎痕，颜色较浅，圆周凹入，中部突出。质硬而韧，不易折断。断面角质样，淡黄色至黄棕色，有许多散在的维管束小点。气微，味甜，嚼之有黏性。（图2-1-104）

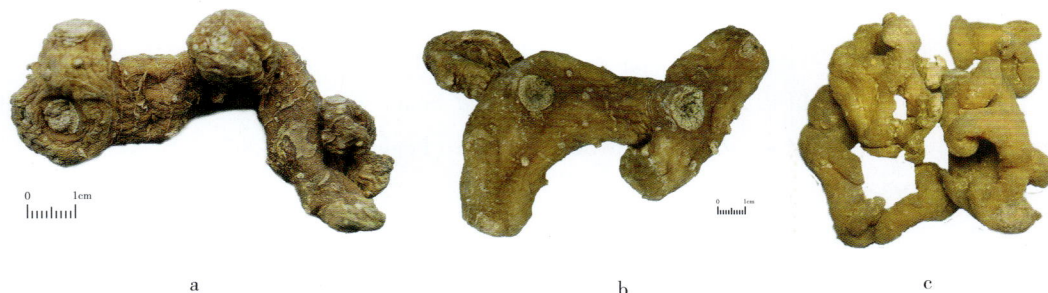

图 2-1-104 黄精药材

a. 大黄精 b. 鸡头黄精 c. 姜形黄精

药材以块大、肥润、色黄、断面透明、甜味浓者为佳。味苦者不能药用。

2. 饮片 呈不规则的厚片。外表面淡黄色至黄棕色，切面略呈角质样，淡黄色至黄棕色，可见多数淡黄色筋脉小点。质稍硬而韧。气微，味甜，嚼之有黏性。（图2-1-105）

【功效】补气养阴，健脾，润肺，益肾。

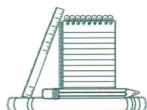

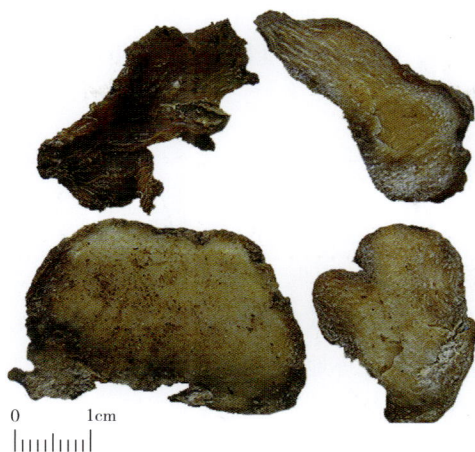

图 2-1-105　黄精饮片

玉竹

　　玉竹原名女萎，始载于《神农本草经》，列为上品。《名医别录》称葳蕤，并始称之为玉竹。其叶光莹而似竹，茎干强直，似竹箭杆，有节，其根色如玉而多节，横生似黄精，故有玉竹、地节之名。

　　【别外】葳蕤、女萎。

　　【来源】为百合科植物玉竹 *Polygonatum odoratum*（Mill.）Druce 的干燥根茎。

　　【产地】主产于湖南、河南、江苏等地。

　　【采收加工】秋季采挖，除去须根，洗净，晒至柔软后，反复揉搓、晾晒至无硬心，晒干；或蒸透后，揉至半透明，晒干。

　　【性状鉴定】

　　1. 药材　呈长圆柱形，略扁，少有分枝。长 4~18cm，直径 0.3~1.6cm。表面黄白色或淡黄棕色，<u>半透明</u>，具纵皱纹和微隆起的环节，有白色圆点状须根痕和<u>圆盘状茎痕</u>。质硬而脆或稍软，易折断，<u>断面角质样或显颗粒性</u>。气微，<u>味甘，嚼之发黏</u>。（图 2-1-106a）

　　药材以条长、肥壮、色黄白、光泽柔润、甜味浓者为佳。

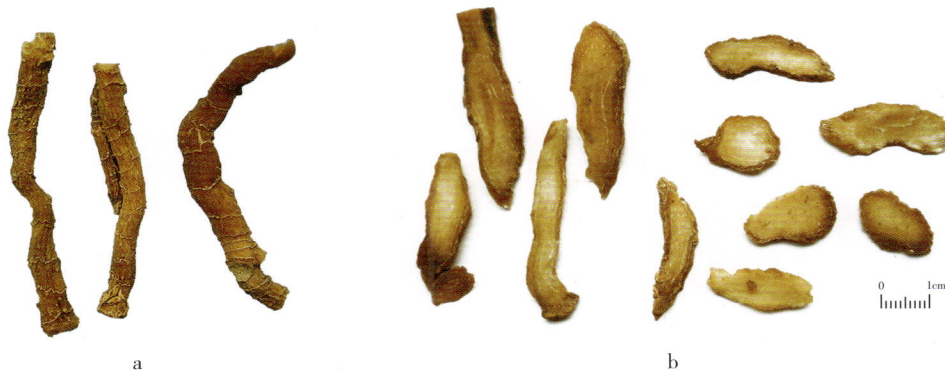

a　　　　　　　　　　　　　　　　　　b

图 2-1-106　玉竹药材及饮片

a. 药材　b. 饮片

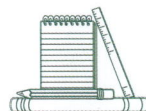

2. 饮片　呈不规则的厚片或段。外表面黄白色至淡黄棕色，半透明，有时可见环节。切面角质样或显颗粒性。气微，味甘，嚼之发黏。（图2-1-106b）

【功效】养阴润燥，生津止渴。

土茯苓

土茯苓载于《本草纲目》。因其生长在土里，形似茯苓而得名。古人云："其根茎呈块状而不规则，其结节状隆起如盏连缀，大若鸡卵，半在土中，皮如茯苓，故名。"

【来源】为百合科植物光叶菝葜 *Smilax glabra* Roxb. 的干燥根茎。

【产地】主产于广东、湖南、湖北等地。

【采收加工】夏、秋两季采挖，除去须根，洗净，干燥；或趁鲜切成薄片，干燥。

【性状鉴定】

1. 药材　略呈圆柱形，稍扁或呈不规则条块，有结节状隆起。表面黄棕色或灰褐色，凹凸不平，有坚硬的须根残基，分枝顶端有圆形芽痕，有的外皮有不规则裂纹，并有残留的鳞叶。质坚硬，切面类白色至淡红棕色，粉性，可见点状维管束及多数小亮点，以水湿润后有黏滑感。气微，味微甘、涩。（图2-1-107a）

药材以粉性大、筋脉少、断面淡棕色者为佳。

2. 饮片　呈长圆形或不规则的薄片，边缘不整齐，余同药材。（图2-1-107b）

【功效】解毒，除湿，通利关节。

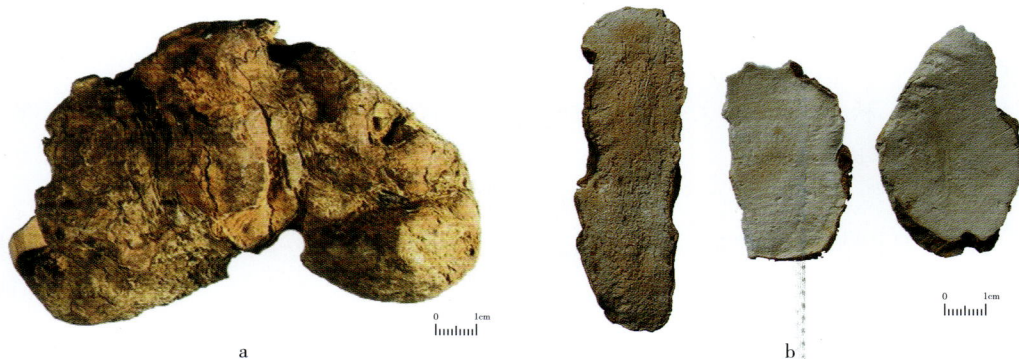

图 2-1-107　土茯苓药材及饮片

a. 药材　b. 饮片

百部

百部首载于《名医别录》，"其根数十相连，似天门冬而苦强。"《本草纲目》曰："其根多者百十相连属，如步伍然，故以名之。"

【来源】为百部科植物直立百部 *Stemona sessilifolia*（Miq.）Miq.、蔓生百部 *Stemona japonica*（Bl.）Miq. 或对叶百部 *Stemona tuberosa* Lour. 的干燥块根。

【产地】主产于安徽、江苏、湖北等地。

【采收加工】春、秋两季采挖，除去须根，洗净，置沸水中略烫或蒸至无白心，取出，晒干。

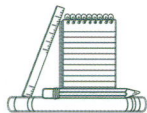

【性状鉴定】

1. 药材

直立百部　药材呈纺锤形，上端较细长。皱缩弯曲，长 5~12cm，直径 0.5~1cm。表面黄白色或淡棕黄色，有不规则深纵沟，间或有横皱纹。质脆，易折断，断面平坦，角质样，淡黄棕色或黄白色，皮部较宽，中柱扁缩。气微，味甘、苦。（图 2-1-108a）

蔓生百部　药材两端稍狭细，表面多不规则皱褶及横皱纹。

对叶百部　药材呈长纺锤形或长条形。长 8~24cm，直径 0.8~2cm。表面浅黄棕色至灰棕色，具浅纵皱纹或不规则纵槽。质坚实，断面黄白色至暗棕色，中柱较大，髓部类白色。

药材以条粗壮、质坚实、色灰白者为佳。

2. 饮片

百部　呈不规则厚片或条形斜片。表面灰白色或棕黄色，有深纵皱纹。切面灰白色、淡黄棕色或黄白色，角质样，皮部较厚，中柱扁缩，质韧软。气微，味甘、苦。（图 2-1-108b）

蜜百部　形同百部片。表面棕黄色或褐棕色，略带焦斑。稍有黏性，味甜。

【功效】润肺下气止咳，杀虫灭虱。

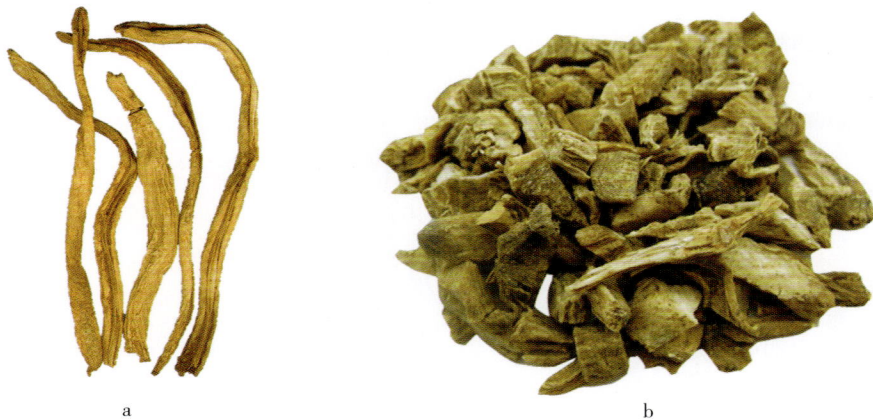

图 2-1-108　百部药材及饮片

a. 药材　b. 饮片

石菖蒲

石菖蒲，始载于《神农本草经》，列为上品。

【别名】菖蒲。

【来源】为天南星科植物石菖蒲 *Acorus tatarinowii* Schott 的干燥根茎。

【产地】主产于四川、江苏、浙江等地。

【采收加工】秋、冬两季采挖，除去须根及泥沙，晒干。

【性状鉴定】

1. 药材　呈扁圆柱形，多弯曲，常有分枝。表面棕褐色或灰棕色，粗糙，有疏密不均的环节，一面残留须根或圆点状根痕。叶痕呈三角形，左右交互排列，有的其上有鳞毛状的叶基残余。质硬，断面纤维性，类白色或微红色，内皮层环纹明显，并可见多数维管束小点及棕色油细胞。气芳香，味苦、微辛。（图 2-1-109a）

药材以条粗、断面类白色、香气浓者为佳。

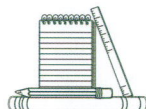

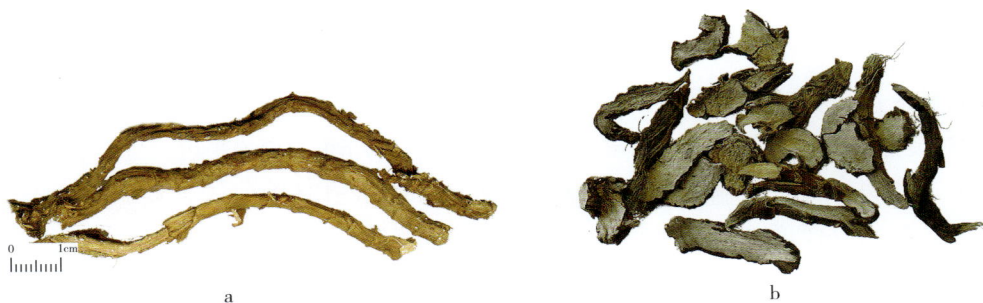

图 2-1-109　石菖蒲药材及饮片
a. 药材　b. 饮片

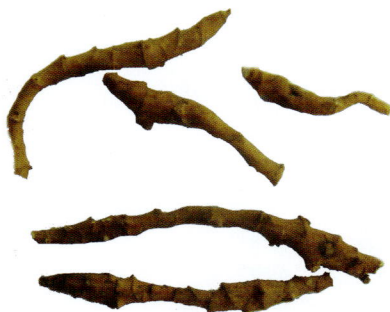

图 2-1-110　九节菖蒲药材

2. 饮片　厚片。表面粗糙，叶痕呈三角形，左右交互排列，有的其上有毛鳞状的叶基残余。切面纤维性，类白色或微红色，内皮层环明显，可见多数维管束小点及棕色油细胞。气芳香，味苦、微辛。（图 2-1-109b）

【功效】开窍豁痰，醒神益智，化湿开胃。

【常见伪品】九节菖蒲又称节菖蒲、米建蒲，为毛茛科植物阿尔泰银莲花 *Anemone altaica* Fisch. ex C. A. Mey. 的干燥根茎。根茎呈细长纺锤形，表面棕黄色，具多数半环状突起的节，断面白色。气微，味微酸而稍麻舌。（图 2-1-110）

天南星

天南星，《神农本草经》称为虎掌，列为下品。陶弘景谓："形似半夏，但大而四边有子，如虎掌。"《本草纲目》中记载："虎掌因叶形似之，非根也。南星因根圆白，形如老人星状，故名南星。"

【别名】南星。

【来源】为天南星科植物天南星 *Arisaema erubescens*（Wall.）Schott、异叶天南星 *Arisaema heterophyllum* Bl. 或东北天南星 *Arisaema amurense* Maxim. 的干燥块茎。

【产地】全国大部分地区有产。

【采收加工】秋、冬两季茎叶枯萎时采挖，除去须根和外皮，干燥。

【性状鉴定】

1. 药材　呈扁球形。表面类白色或淡棕色，较光滑，顶端有凹陷的茎痕，周围麻点状根痕不明显，有的块茎周边具小扁球状侧芽。质坚硬，不易破碎，断面不平坦，色白，粉性。气微辛，味麻辣（有毒，勿多尝，切勿咽下）。（图 2-1-111a）

药材以体大、色白、粉性足者为佳。

2. 饮片

生天南星　性状同药材。

制天南星　呈类圆形或不规则形薄片。黄色或淡棕色，质脆易碎，断面角质样。气微，味涩，微麻。

胆南星　呈方块状或圆柱状。棕黄色、灰棕色或棕黑色。质硬。气微腥，味苦。（图 2-1-111b）

【功效】生天南星散结消肿。制天南星燥湿化痰，祛风止痉，散结消肿。

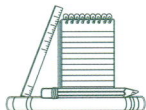

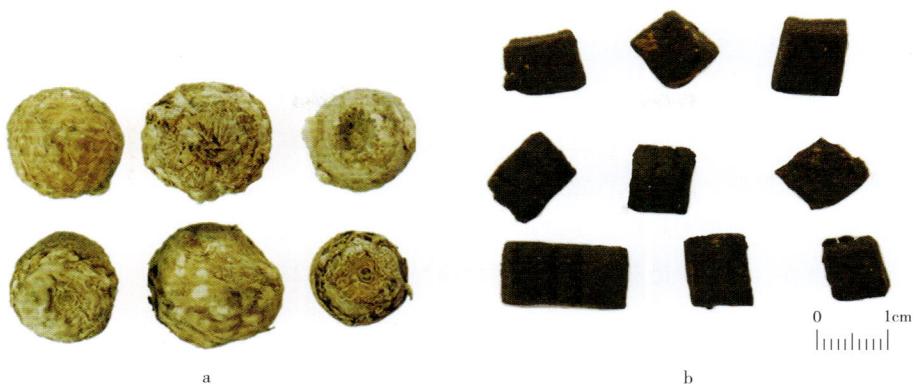

图 2-1-111　天南星药材及饮片

a. 药材　b. 饮片（胆南星）

千年健

千年健始载于《本草纲目拾遗》，记载其功效："壮筋骨，浸酒；止胃痛，酒磨服。"

【来源】为天南星科植物千年健 *Homalomena occulta*（Lour.）Schott 的干燥根茎。

【产地】主产于广西、云南等地。

【采收加工】春、秋两季采挖，洗净，除去外皮，晒干。

【性状鉴定】

1. 药材　呈圆柱形，稍弯曲，有的略扁，<u>表面黄棕色至红棕色</u>，<u>粗糙</u>，可见多数扭曲的纵沟纹、圆形根痕及<u>黄色针状纤维束</u>。质硬而脆，<u>断面红褐色</u>，<u>黄色针状纤维束多而明显</u>，相对另一断面<u>呈多数针眼状小孔及有少数黄色针状纤维束</u>，可见深褐色<u>具光泽的油点</u>。气香，味辛、微苦。

2. 饮片　呈类圆形或不规则的片。表面黄棕色至红棕色，粗糙，有的可见圆形根痕。切面红褐色，具有众多黄色针状纤维束，有的呈针刺状。气香，味辛、微苦。（图 2-1-112）

【功效】祛风湿，壮筋骨。

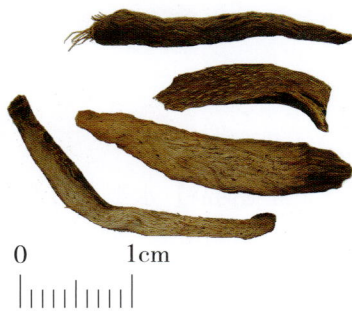

图 2-1-112　千年健饮片

半夏

半夏始载于《神农本草经》，列为下品。其药名与其生长的季节和特性有关。据《礼记·月令》记载："五月半夏生，盖当夏之半也，故名。"

【来源】为天南星科植物半夏 *Pinellia ternata*（Thunb.）Breit. 的干燥块茎。

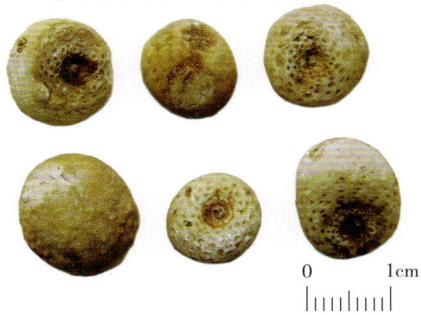

图 2-1-113　半夏药材

【产地】主产于四川、湖北、河南、安徽、山东等地。

【采收加工】夏、秋两季均可采挖，洗净泥土，除去外皮及须根，晒干。

【性状鉴定】

1. 药材　呈类球形，有的稍扁斜。表面白色或浅黄色，<u>顶端有凹陷的茎痕</u>，<u>周围密布麻点状根痕</u>；下面钝圆，较光滑。质坚实，断面洁白，<u>富粉性</u>。气微，<u>味辛辣、麻舌而刺喉</u>（有毒，勿多尝，切勿咽下）。（图 2-1-113）

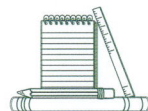

药材以色白、质坚实、粉性足者为佳。

2. 饮片

清半夏　呈椭圆形、类圆形或不规则片。切面淡灰色至灰白色或黄白色至黄棕色，可见灰白色点状或短线状维管束迹，有的残留栓皮处下方显淡紫红色斑纹。质脆，易折断，断面略呈粉性或角质样。气微，味微涩、微有麻舌感。（图2-1-114a）

姜半夏　片状、不规则颗粒状或类球形。表面棕色至棕褐色。质硬脆，断面淡黄棕色，常具角质样光泽。气微香，味淡，微有麻舌感，嚼之略黏牙。（图2-1-114b）

法半夏　表面淡黄白色、黄色或棕黄色。质较松脆或硬脆，断面黄色或淡黄色，颗粒者质稍硬脆。气微，味淡略甘、微有麻舌感。（图2-1-114c）

【功效】生半夏燥湿化痰，降逆止呕，消痞散结，法半夏燥湿化痰。姜半夏温中化痰，降逆止呕。清半夏燥湿化痰。

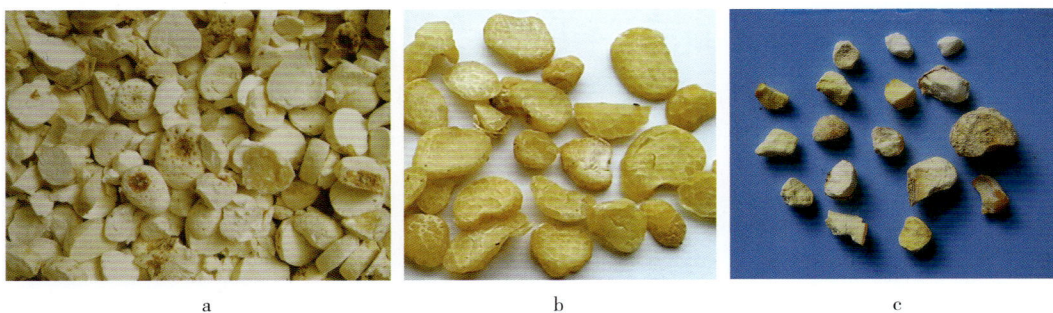

图2-1-114　半夏饮片

a. 清半夏　b. 姜半夏　c. 法半夏

【常见伪品】水半夏为天南星科植物鞭檐犁头尖 *Typhonium flagelliforme*（Lodd.）Blume 的块茎。药材呈椭圆形、圆锥形或半圆形。表面类白色或淡黄色，不平滑，有多数隐约可见的点状根痕，上端类圆形，有凸起的芽痕，下端略尖。质坚实，断面白色，粉性。气微，味辛辣，麻舌而刺喉。（图2-1-115）

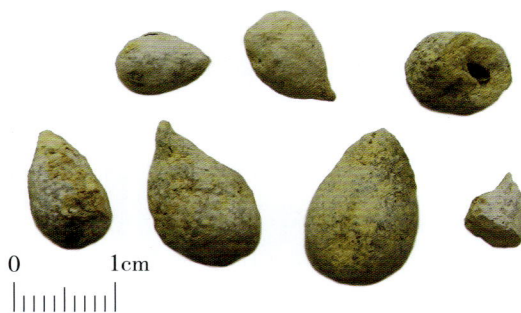

0　　1cm

图2-1-115　水半夏药材

白附子

白附子首载于《名医别录》。《本草纲目》："白附子为阳明经药，因与附子相似，故得此名，实非附子类也。"

【别名】禹白附。

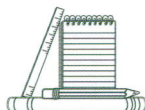

【来源】为天南星科植物独角莲 *Typhonium giganteum* Engl. 的干燥块茎。

【产地】主产于河南、甘肃、湖北。

【采收加工】秋季采挖，除去须根及外皮，晒干。

【性状鉴定】

1. 药材　呈椭圆形或卵圆形，长 2 ~ 5cm，直径 1 ~ 3cm。表面白色至黄白色，略粗糙，有环纹及须根痕，顶端有茎痕或芽痕。质坚硬，断面白色，粉性。无臭，味淡、麻辣刺舌（有毒，勿多尝，切勿咽下）。（图 2-1-116）

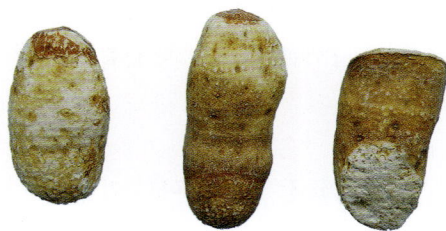

以个大、质坚实、色白、粉性足者为佳。

图 2-1-116　白附子药材

2. 饮片（制白附子）　为类圆形或椭圆形厚片。外表皮淡棕色，切面黄色，角质。味淡，微有麻舌感。

【功效】祛风痰，定惊搐，解毒散结，止痛。

香附

香附以莎草根之名始载于《名医别录》，列为中品。《本草纲目》载："其根相附连续而生，可以合香，故谓之香附子。"

【别名】香附子。

【来源】为莎草科植物莎草 *Cyperus rotundus* L. 的干燥根茎。

【产地】主产于山东、浙江、福建等地。

【采收加工】秋季采挖，燎去毛须，置沸水略煮或蒸透后晒干，或燎后直接晒干。

【性状鉴定】

1. 药材　多呈纺锤形。表面棕褐色或黑褐色，有纵皱纹，并有 6 ~ 10 个略隆起的环节，节上有未除净的棕色毛须及须根断痕；去净毛须者较光滑，环节不明显。质硬，经蒸煮者断面黄棕色或红棕色，角质样；生晒者断面色白而显粉性，内皮层环纹明显，中柱色较深，点状维管束散在。气香，味微苦。（图 2-1-117a）

药材以个大、质坚实、色棕褐、香气浓者为佳。

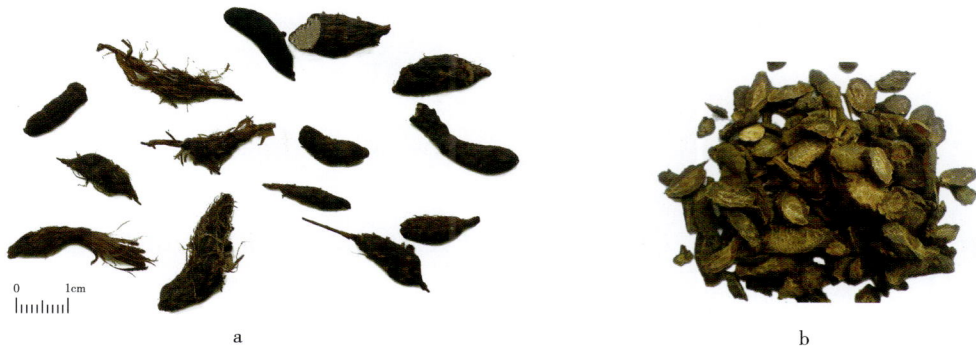

图 2-1-117　香附药材及饮片

a. 药材　b. 饮片（醋香附）

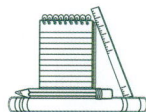

2. 饮片

香附　为不规则厚片或颗粒状。外表皮棕褐色或黑褐色，有时可见环节。切面色白或黄棕色，质硬，内皮层环纹明显。气香，味微苦。

醋香附　形同香附片（粒）。表面黑褐色，微有醋香气，味微苦。（图2-1-117b）

【功效】疏肝解郁，理气宽中，调经止痛。

三棱

三棱始载于《开宝本草》，其名称来源于原植物形态特征，即叶片具有三棱角，因此得名。

【别名】荆三棱。

【来源】为黑三棱科植物黑三棱 *Sparganium stoloniferum* Buch. –Ham. 削去外皮的干燥块茎。

【产地】主产于江苏、河南、山东等地。

【采收加工】冬季至次年春季采挖，洗净，削去外皮，晒干。

【性状鉴定】

1. 药材　呈圆锥形，略扁。表面黄白色或灰黄色，有刀削痕，须根痕小点状，略呈横向环状排列。体重，质坚实，难折断，入水下沉。气微，味淡，嚼之微有麻辣感。（图2-1-118a）

药材以体重、质坚实、色黄白者为佳。

2. 饮片

三棱片　呈类圆形的薄片。外表面灰棕色。切面灰白色或黄白色，粗糙，有多数明显的细筋脉点。气微，味淡，嚼之微有麻辣感。（图2-1-118b）

醋三棱　形如三棱片，切面黄色至黄棕色，偶见焦黄斑，微有醋香气。

【功效】破血行气，消积止痛。

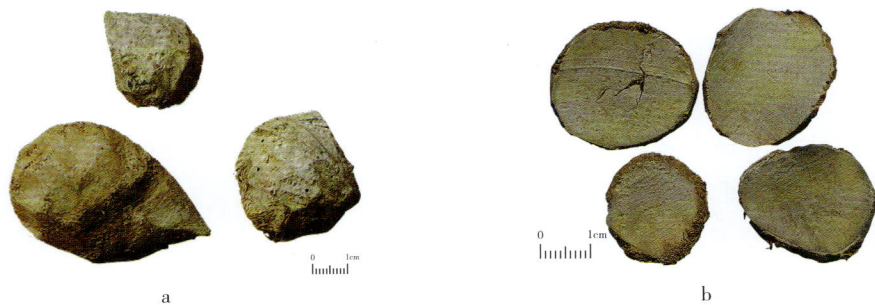

图 2-1-118　三棱药材及饮片

a. 药材　b. 饮片

白及

白及始载于《神农本草经》。《本草纲目》载："其根白色，连及而生，故名白及。"

【来源】为兰科植物白及 *Bletilla striata*（Thunb.）Reichb. f. 的干燥块茎。

【产地】主产于四川、贵州、湖南等地。

【采收加工】夏、秋两季采挖，除去须根，洗净，置沸水中煮或蒸至无白心，晒至半干，除去外皮，晒干。

【性状鉴定】

1. 药材　呈不规则扁球形，多有 2~3 个爪状分枝。表面灰白色或黄白色，有数圈同心环节

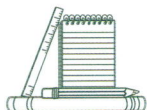

和棕色点状须根痕，<u>上面有突起的茎痕</u>，下面有连接另一块茎的痕迹。<u>质坚硬</u>，不易折断，切面类白色，<u>角质样</u>。气微，味苦，<u>嚼之有黏性</u>。（图 2-1-119a）

药材以个大、饱满、色白、半透明、质坚实者为佳。

2. 饮片　呈不规则的薄片。外表皮灰白色或黄白色，切面类白色，角质样，半透明，维管束小点散生。质脆。气微，味苦，嚼之有黏性。（图 2-1-119b）

【功效】收敛止血，消肿生肌。

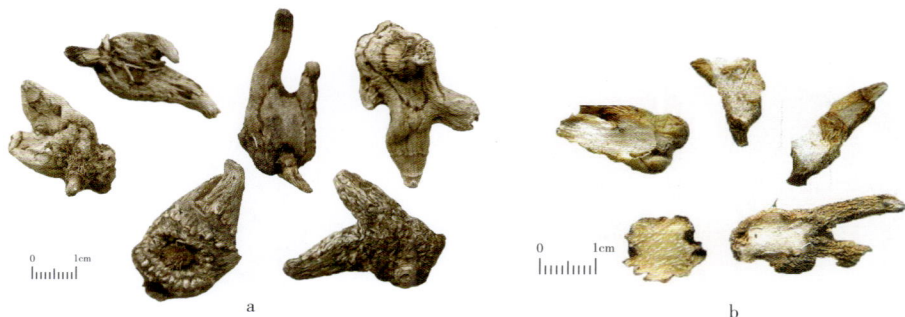

图 2-1-119　白及药材及饮片

a. 药材　　b. 饮片

山慈菇

陈藏器在《本草拾遗》中首次提及山慈菇，载："山慈姑……生山中湿地，一名金灯，叶似车前，根如慈姑。"

【来源】为兰科植物杜鹃兰 *Cremastra appendiculata*（D. Don）Makino、独蒜兰 *Pleione bulboco-dioides*（Franch.）Rolfe 或云南独蒜兰 *Pleione yunnanensis* Rolfe 的干燥假鳞茎。前者习称"毛慈菇"，后二者习称"冰球子"。

【产地】主产于云南、贵州等地。

【采收加工】夏、秋两季采挖，除去地上部分及泥沙，分开大小置沸水锅中煮至透心，干燥。

【性状鉴定】

毛慈菇　呈不规则扁球形或圆锥形，<u>顶端渐突起</u>，基部有须根痕。长 1.8~3cm，膨大部直径 1~2cm。表面黄棕色或棕褐色，有纵皱纹或纵沟，<u>中部有 2~3 条微突起的环节，节上有鳞片叶干枯腐烂后留下的丝状纤维</u>。质坚硬，难折断，断面灰白色或黄白色，略呈角质。气微，味淡，带黏性。（图 2-1-120）

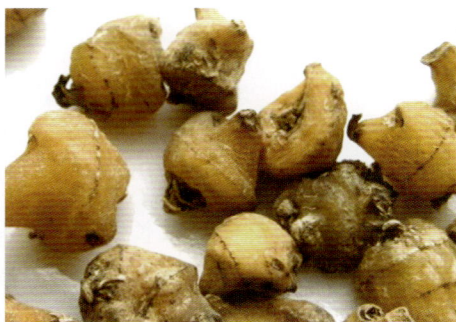

图 2-1-120　毛慈菇药材

冰球子　呈圆锥形，瓶颈状或不规则团块，直径1~2cm，高 1.5~2.5cm。<u>顶端渐尖</u>，<u>尖端断头处呈盘状</u>，<u>基部膨大且圆平</u>，<u>中央凹入</u>，<u>有 1~2 条环节</u>，<u>多偏向一侧</u>。撞击外皮者表面黄白色，带表皮者浅棕色，光滑，有不规则皱纹。断面浅黄色，<u>角质半透明</u>。

【功效】清热解毒，化痰散结。

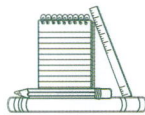

天麻

天麻原名赤箭，始载于《神农本草经》，列为上品。《本草纲目》云："赤箭以状得名……天麻即赤箭之根。"《开宝本草》中首次记载了天麻之名。

【来源】 为兰科植物天麻 *Gastrodia elata* Bl. 的干燥块茎。

【产地】 主产于四川、重庆、云南、贵州、陕西等地。东北及华北各地亦产。

【采收加工】 立冬后至次年清明前采挖，除去地上苗茎，立即洗净，蒸透心（忌水煮，以免有效成分损失），敞开低温（60℃以下）干燥。立冬后采挖者称冬天麻，次年清明前采挖者称春天麻。野生者称野天麻（图 2-1-12a，图 2-1-12b），栽培者称家天麻（图 2-1-12c，图 2-1-12d）、种天麻。

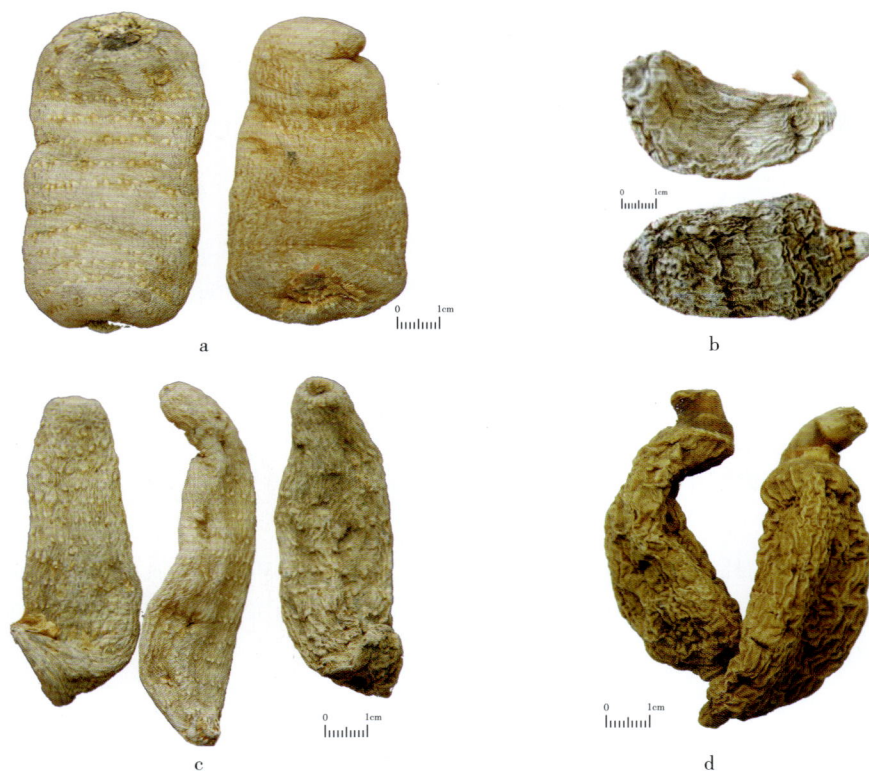

图 2-1-121　天麻药材商品规格
a. 野生冬天麻　b. 野生春天麻　c. 家种冬天麻　d. 家种春天麻

【性状鉴定】

1. 药材 呈椭圆形或长条形，略扁，皱缩而稍弯曲，长 3~15cm，宽 1.5~6cm，厚 0.5~2cm。表面黄白色至淡黄棕色，有纵皱纹及由点状突起（潜伏芽）排列而成的横环纹多轮（习称"点环纹"），有时可见棕褐色菌索。顶端有红棕色至深棕色鹦嘴状的芽（习称"鹦哥嘴"，冬天麻具此特征）或残留茎基（春天麻）；另一端有圆脐形疤痕（习称"肚脐眼"）。质坚硬，不易折断，断面较平坦，黄白色至淡棕色，角质样。气微而特殊（蒸煮后尤为明显）（习称"马尿臭"），味甘。（图 2-1-122a）

2. 饮片 呈不规则的薄片，外表面淡黄色至淡黄棕色，有时可见点状排成的横环纹，切面黄白色或淡棕色，角质样，半透明。气微，味甘。（图 2-1-122b）

【功效】 息风止痉，平抑肝阳，祛风通络。

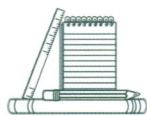

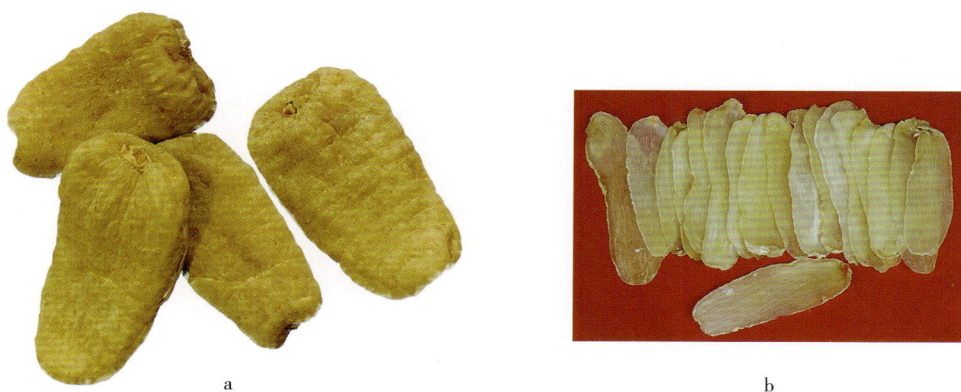

图 2-1-122　天麻药材及饮片

a. 药材　b. 饮片

【常见伪品】

1. 美人蕉科植物芭蕉芋 *Canna edulis* Ker-Gawl 的块茎。呈扁圆形或长椭圆形，未去皮者表面有 3~8 个环节，去皮者环节不甚明显。质坚。断面半角质状带粉性。味甜。（图 2-1-123a）

2. 菊科植物羽裂蟹甲草 *Cacalia tangutica*（Franch.）Hand. - Mazz 块茎的加工品，习称"羊角天麻"。呈纺锤形或长椭圆形，有的压扁。表面灰棕色，未去皮的呈棕黄色，有不规则纵沟纹及皱纹，并有须根痕和明显的横环纹。顶端有的具残茎基。质坚硬，不易折断。断面角质状，灰白色或黄白色，中空（未加蒸煮者呈薄膜状）。（图 2-1-123b）

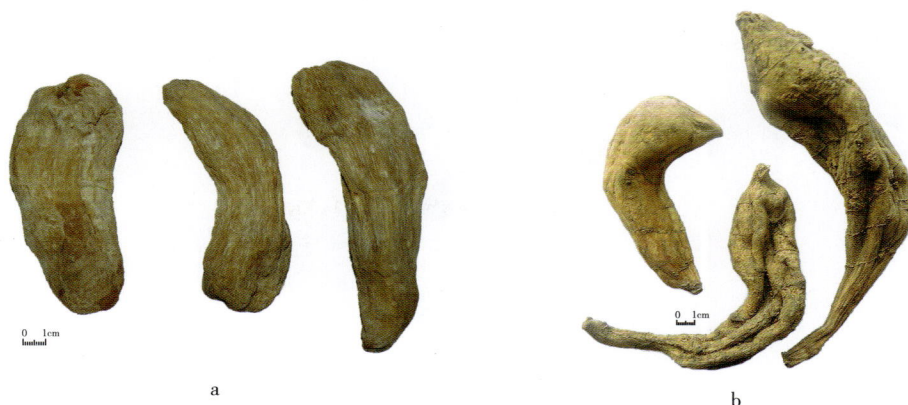

图 2-1-123　天麻伪品

a. 芭蕉芋块茎　b. 羊角天麻

3. 紫茉莉科植物紫茉莉 *Mirabilis jalapa* L. 的根。呈长圆锥形，有的有分枝，多已压扁。表面淡黄白色、灰黄白色或灰棕黄色，半透明，有纵沟纹及须根痕，有时扭曲。质硬，不易折断，断面角质样，可见由小点断续排列成的多个同心环纹。

4. 菊科植物大丽菊 *Dahlia pinnata* Cav 的块根。呈长纺锤形，微弯，表面灰白色或类白色，有明显不规则的纵纹。顶端有茎基痕。顶端及末端呈纤维样。质硬，不易折断。断面类白色，角质样。

5. 茄科植物马铃薯 *Solanum tuberosum* L. 的块茎。呈压扁的椭圆形，表面有不规则纵皱纹及浅沟，无点状环纹或有仿制的环纹。味甜，嚼之有马铃薯味。

无论何种伪品，均无天麻独有的"点环纹""鹦哥嘴""肚脐眼"特征，可资鉴别。

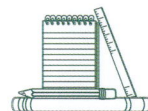

干姜

干姜药用历史悠久，最早记载于《神农本草经》，被列为中品。干姜与生姜在历史上被分别入药。

【来源】　为姜科植物姜 Zingiber officinale Rosc. 的干燥根茎。

【产地】　主产于四川、贵州等地。

【采收加工】　冬季采挖，除去须根及泥沙，晒干或低温干燥。趁鲜切片晒干或低温干燥者称为"干姜片"。

【性状鉴定】

1. 药材　呈扁平块状，具指状分枝。表面灰黄色或浅灰棕色，粗糙，具纵皱纹及明显的环节。分枝处常有鳞叶残存，分枝顶端有茎痕或芽。质坚实，断面黄白色或灰白色，粉性或颗粒性，内皮层环纹明显，维管束及黄色油点散在。气香而特异，味辛辣。（图 2-1-124a）

以质坚实，外皮灰黄色、内灰白色、断面粉性足、少筋脉者为佳。

2. 饮片

干姜片　为不规则纵切或斜切片，具指状分枝，厚 0.2~0.4cm。外皮灰黄或浅黄棕色，具纵皱纹和明显的环节。切面灰黄色或灰白色，略显粉性，可见较多的纵向纤维，有的呈毛状。余同药材。（图 2-1-124b）

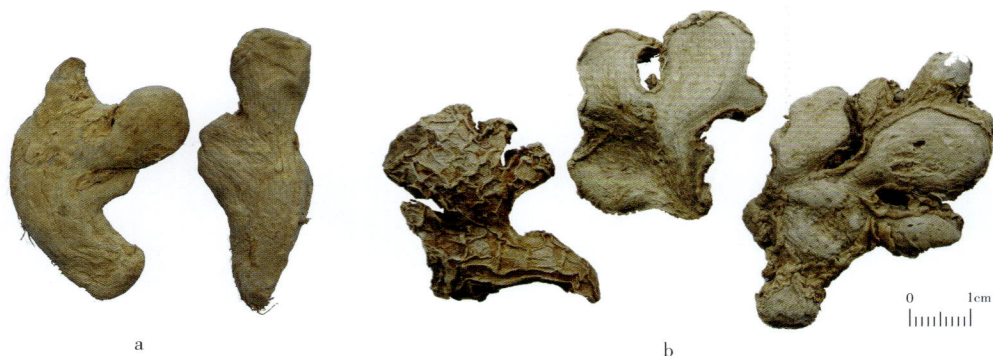

图 2-1-124　干姜药材及饮片
a. 药材　b. 饮片（干姜片）

炮姜　呈不规则膨胀的块状，具指状分枝。表面棕黑色或棕褐色。质轻泡，断面边缘处显棕黑色，中心棕黄色，细颗粒性，维管束散在。气香而特异，味微辛、辣。

姜炭　表面焦黑色，内部棕褐色。体轻，质松脆。味微苦而辛辣。

【功效】　温中散寒，回阳通脉，温肺化饮。

莪术

莪术始载于《雷公炮炙论》。

【来源】　为姜科植物蓬莪术 Curcuma phaeocaulis Val.、广西莪术 Curcuma kwangsiensis S. G. Lee et C. F. Liang 或温郁金 Curcuma wenyujin Y. H. Chen et C. Ling 的干燥根茎。依次习称"蓬莪术""桂莪术""温莪术"。

【产地】　主产于四川、广西、浙江等地。

【采收加工】　冬季茎叶枯萎后采挖，洗净，蒸或煮至透心，晒干或低温干燥后除去须根及

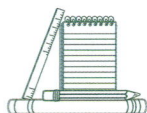

杂质。

【性状鉴定】

1. 药材

蓬莪术 呈卵圆形、长卵形、圆锥形或长纺锤形，顶端多钝尖，基部钝圆。表面灰黄色至灰棕色，上部环节突起，有圆形微凹的须根痕或有残留的须根，有的可见刀削痕。体重，质坚实。断面灰褐色至蓝褐色，蜡样，常附有灰棕色粉末，皮层与中柱易分离，内皮层环纹棕褐色。气微香，味微苦而辛。（图2-1-125a）

广西莪术 环节稍突起，断面黄棕色至棕色，常附有淡黄色粉末，内皮层环纹黄白色。

温莪术 断面黄棕色至棕褐色，常附有淡黄色至黄棕色粉末。气香或微香。

药材以个大均匀、质坚实、香气浓者为佳。

2. 饮片 呈类圆形或椭圆形厚片。外表皮灰黄色或灰棕色，有时可见环节或须根痕，切面黄绿色、黄棕色或棕褐色，内皮层环纹明显，散在"筋脉"小点。气微香，味微苦而辛。（图2-1-125b）

【功效】行气破血，消积止痛。

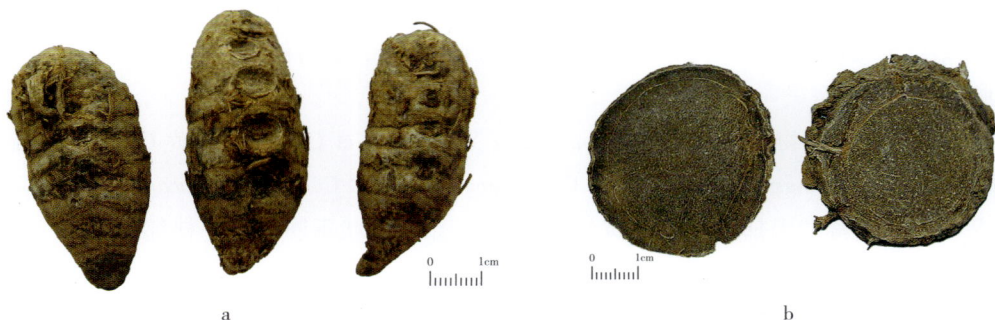

图 2-1-125　莪术药材及饮片

a. 药材　b. 饮片

姜黄

姜黄始载唐代《新修本草》。姜黄不仅是一种重要的药材，在烹饪中也是一种常见的香料和食用色素。

【来源】为姜科植物姜黄 *Curcuma longa* L. 的干燥根茎。

【产地】主产于四川、福建、广东等地。

【采收加工】冬季茎叶枯萎时采挖，去净泥土和茎叶，洗净，蒸或煮至透心，晒干，撞去须根。

【性状鉴定】

1. 药材 为主根茎，呈不规则卵圆形、圆柱形或纺锤形，常弯曲。有的具短叉状分枝。表面深黄色，粗糙，有皱缩纹理和明显环节，并有椭圆形分枝痕及须根痕。质坚实，不易折断，断面棕黄色至金黄色，角质样，有蜡样光泽，内皮层环纹明显，维管束呈点状散在。气香特异，味苦、辛。（图2-1-126a）

药材以质坚实、断面金黄、香气浓者为佳。

2. 饮片 呈类圆形或不规则厚片。外表面深黄色，有时可见环节，切面棕黄色或金黄色，

扫一扫，
看拓展知识

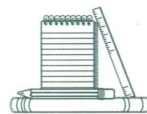

角质样，内皮层环纹明显，维管束点状散在。气香特异，味苦辛。（图2-1-126b）

【功效】破血行气，通经止痛。

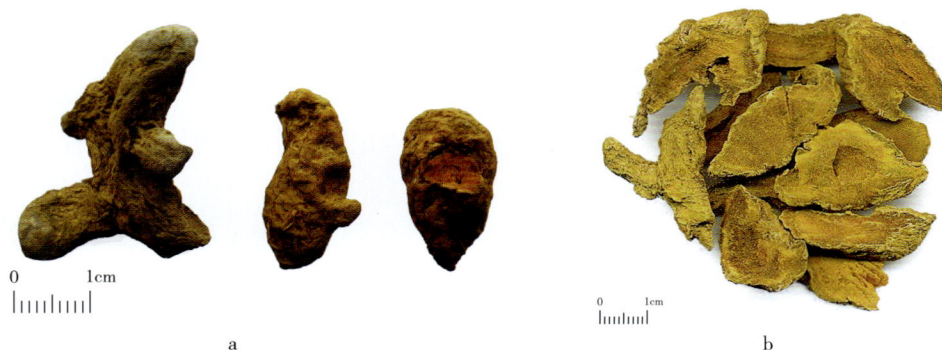

图2-1-126　姜黄药材及饮片

a. 药材　b. 饮片

郁金

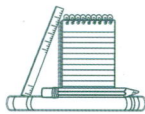

郁金始载于《新修本草》。因其能行气解郁，胜似黄金，故名郁金。《本草从新》记载郁金"能开肺金之郁"。

【来源】为姜科植物温郁金 *Curcuma wenyujin* Y. H. Chen et C. Ling、姜黄 *Curcuma longa* L.、广西莪术 *Curcuma kwangsiensis* S. G. Lee et C. F. Liang 或蓬莪术 *Curcuma phaeocaulis* Val. 的干燥块根。前两者分别习称"温郁金"和"黄丝郁金"。其余按性状不同习称"桂郁金"或"绿丝郁金"。

【产地】温郁金主产浙江、福建、四川等地；黄丝郁金主产四川、福建、广东、江西等地；桂郁金主产于广西、云南等地；绿丝郁金主产于四川、浙江、福建、广西等地。

【采收加工】冬季茎叶枯萎后采挖，除去泥沙及须根，蒸或煮至透心，干燥。

【性状鉴定】

1. 药材

温郁金　呈长圆形或卵圆形，稍扁，有的微弯曲，两端渐尖，长3.5~7cm，直径1.2~2.5cm。表面灰褐色或灰棕色，具不规则纵皱纹，纵纹隆起处色较浅。质坚实，断面灰棕色，角质样；内皮层环明显。气微香，味微苦。

黄丝郁金　呈纺锤形，有的一端细长。表面棕灰色或灰黄色，具细皱纹。断面橙黄色，外周棕黄色至棕红色。气芳香，味辛辣。

桂郁金　呈长圆锥形或长圆形。表面具疏浅纵纹或较粗糙网状皱纹。气微，味微辛苦。

绿丝郁金　呈长椭圆形，较粗壮。气微、味淡。

均以个大、肥满者为佳。经验鉴别一般认为黄丝郁金质量为佳。（图2-1-127）

2. 饮片　呈椭圆形或长条形的薄片，外表面灰黄色、灰褐色至灰棕色，具不规则的纵皱纹。切面灰棕色、橙黄色至灰黑色，角质样。内皮层环明显。（图2-1-128）

【功效】活血止痛，行气解郁，清心凉血，利胆退黄。

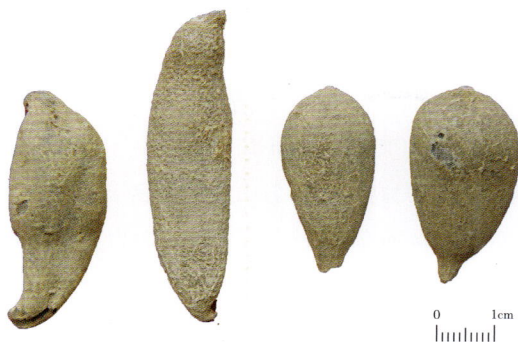

图 2-1-127 郁金药材

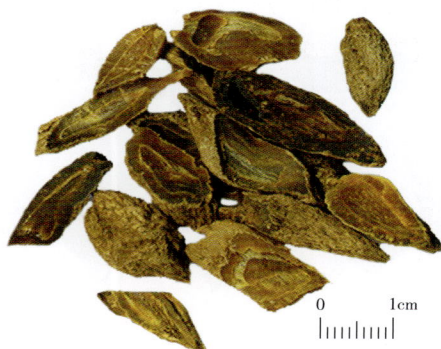

图 2-1-128 郁金饮片（黄丝郁金）

片姜黄

片姜黄一名最早始见于李时珍的《本草纲目》，因其扁如干姜而得名，称片子姜黄。

【来源】 为姜科植物温郁金 *Curcuma wenyuJin* Y. H. Chen et C. Ling 的干燥根茎。

【产地】 主产于浙江。

【采收加工】 冬季茎叶枯萎后采挖，洗净，除去须根，趁鲜纵切厚片，晒干。

【性状鉴定】 呈长圆形或不规则的片状，大小不一，长 3~6cm，宽 1~3cm，厚0.1~0.4cm。外皮灰黄色，粗糙皱缩，有时可见环节及须根痕。切面黄白色至棕黄色，有一圈环

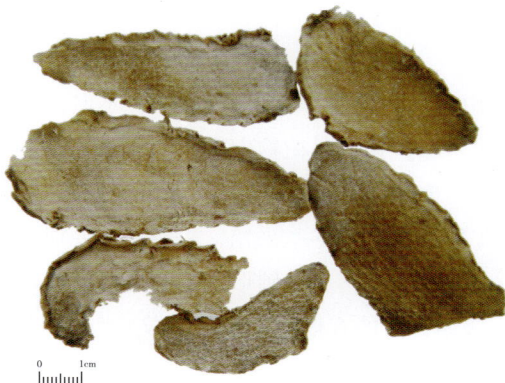

图 2-1-129 片姜黄药材

纹及多数筋脉小点。质脆而坚实。断面灰白色至棕黄色，略粉质。气香特异，味微苦而辛凉。（图2-1-130）

药材以片大、色黄白、质重、有粉性者为佳。片姜黄和姜黄片是不同的中药，功效也不尽相同。因此，在应用时应加以区分。

【功效】 破血行气，通经止痛。

高良姜

高良姜始载于《名医别录》，因其原产于古高凉郡而得名"高凉姜"，后因谐音而称为"高良姜"。

【别名】 小良姜。

【来源】 为姜科植物高良姜 *Alpinia officinarum* Hance 的干燥根茎。

【产地】 主产于广东、广西等地。

【采收加工】 夏末秋初采挖，除去须根及残留的鳞片，洗净，切段，晒干。

【性状鉴定】 呈圆柱形，多弯曲，有分枝，长 5~9cm，直径 1~1.5cm。表面棕红色至暗褐色，有细密的纵皱纹及灰棕色的波状环节，节间长 0.2~1cm，一面有圆形的根痕。质坚韧，不易折断，

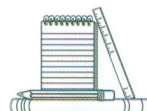

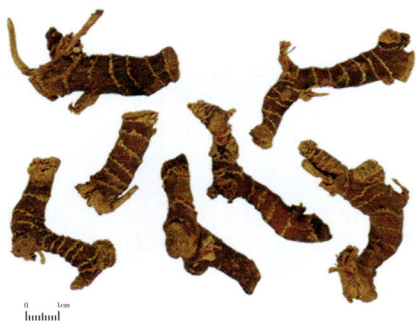

图 2-1-130　高良姜药材

断面灰棕色或红棕色，纤维性，中柱约占 1/3。气香，味辛辣。（图 2-1-130）

以粗壮、坚实、红棕色、味香辣者为佳。

【功效】温胃止呕，散寒止痛。

【常见伪品】大高良姜又名山姜、大良姜，为姜科植物大高良姜 Alpinia galanga（L.）Willd 的根茎。呈圆柱形，多弯曲，多数有分枝，较高良姜粗大，长 8~12cm，直径 2~3cm。表面淡红棕色或暗紫色，具纵皱纹，较粗糙，有波浪形的淡黄色或灰棕色叶痕，形成环节，节间长 3~6mm。根茎下侧有圆形须根痕。质坚韧，难折断，折断面淡黄色，呈纤维状。切面多无油性，皮部约占 2/3，内皮层明显，维管束小点散在，色稍深，木部易与皮部分离，气香味辛，气味较淡。

山柰

山柰始载于《本草品汇精要》，不但作为芳香健胃中药使用，还作为调味香料使用。

【来源】为姜科植物山柰 Kaempferia galanga L. 的干燥根茎。

【产地】主产于广东、广西等地。

【采收加工】冬季采挖，洗净，除去须根，切片，晒干。

【性状鉴定】多为圆形或近圆形的横切片，直径 1~2cm，厚 0.3~0.5cm。外皮浅褐色或黄褐色，皱缩，有的有根痕或残存须根。切面类白色，粉性，常鼓凸。质脆，易折断。气香特异，味辛辣。（图 2-1-131）

药材以肉厚、色白、质坚、味苦者为佳。

【功效】行气温中，消食，止痛。

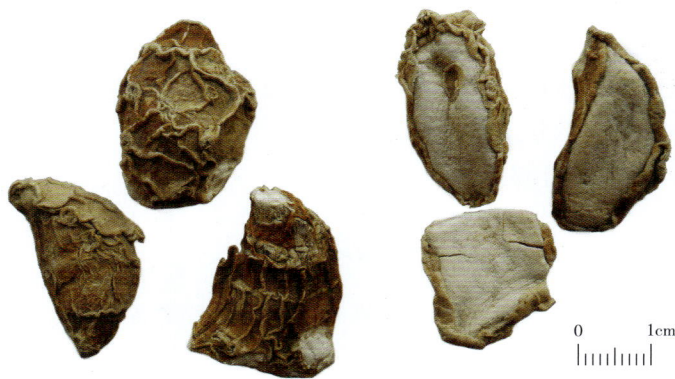

图 2-1-131　山柰药材

【常见伪品】苦山柰为同科植物苦山柰 Kaempferia marginata Carey 的干燥根茎。其大小、片形与正品极为相似，但外皮为棕褐色。切面为浅棕黄色，略具粉性，不凸起。闻之不具有正品山柰的香气，口尝味苦。

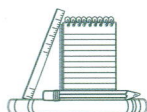

四、根和根茎类中药其他品种

中药名称	来源	简介
金荞麦	为蓼科植物金荞麦 *Fagopyrum dibotrys*（D. Don）Hara 的干燥根茎。	
南板蓝根	为爵床科植物马蓝 *Baphicacan thuscusia*（Nees）Bremek. 的干燥根茎和根	
红芪	为豆科植物多序岩黄芪 *Hedysarum polybotrys* Hand. -Mazz. 的干燥根	
明党参	为伞形科植物明党参 *Changium smyrnioides* Wolff 的干燥根。	
粉萆薢	为薯蓣科植物粉背薯蓣 *Dioscorea hypoglauca* Palibin 的干燥根茎	
绵萆薢	为薯蓣科植物绵萆薢 *Dioscorea spongiosa* J. Q. Xi, Mizuno et W. L. Zhao 或福州薯蓣 *Dioscorea futschauensis* Uline ex R. Kunth 的干燥根茎。	
藏菖蒲	为天南星科植物藏菖蒲 *Acorus calamus* L. 的干燥根茎	

任务 2-2　茎木皮类中药的性状鉴定

扫一扫，查阅
本项目 PPT、
视频等数字资源

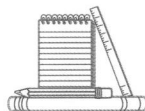

【学习目标】

1. 掌握槲寄生、木通、苏木、沉香、牡丹皮、厚朴、肉桂、杜仲、黄柏的来源、主产地、采收加工、性状鉴别要点。

2. 熟悉桂枝、降香、钩藤、桑白皮、苦楝皮、秦皮的来源、性状鉴别要点。

　　熟悉大血藤与鸡血藤、苏木与降香、通草与小通草、黄柏与关黄柏的比较鉴别。

3. 了解桑寄生、青风藤、海风藤、大血藤、鸡血藤、通草、桑枝、川木通、皂角刺、竹茹、灯心草、香加皮、地骨皮、土荆皮、白鲜皮、五加皮、合欢皮、关黄柏的性状鉴别要点。

　　了解苏木、鸡血藤、沉香与其伪品及混用品的鉴别。

　　了解的五加皮和香加皮在来源、功效上的不同。

【任务介绍】

　　有若干批若干数量的茎木皮类中药入库，你作为质检人员将利用性状鉴定方法对这些中药进行入库前质量检查验收，出具质量检验报告。对符合质量要求的下达质量检验合格通知书，同意入库。对存在质量问题者应根据具体情况分别提出加工、挑选、退货等处理意见。

【任务解析】

　　该项任务应在正确完成取样工作基础上，利用性状鉴定方法准确鉴别茎木皮类中药的真伪优劣，把好该类中药入库质量验收关。要求学生能正确取样，能准确把握该类常用中药的来源、药用部位和性状鉴别要点，并能在质量验收中熟练运用。同时，要求学生具备从事相关职业活动所需要的工作方法、自主学习能力和团队协作精神，具有科学的思维习惯和信息判断与选择能力，能有逻辑性地解决问题。在整个任务完成过程中，既要注意充分发挥学生主体作用，又要注重教师的引导作用。

【任务准备】

1. 课前准备　课前教师将具体中药品种入库前质量检查验收任务下达给学生，要求学生以小组为单位，利用本教材及有关标准、工具书拟定该批中药质量验收实施方案，包括取样、性状鉴定等具体实施办法。学生根据课前教师布置作业要求以小组为单位共同完成该批中药质量验收实施方案的拟定。

2. 现场准备　①常用茎木皮类中药的药材与饮片；②放大镜、刀片；③现行版《中国药典》；④有条件的还可模拟来货现场。

【任务实施】

学生扮演中药质检人员完成取样、性状鉴定、出具质检报告。

【操作提示】

1. 茎木皮类中药的性状鉴定　茎木皮类中药性状鉴定一般按下列顺利进行：形状、表面、质地、断面和气味。带叶茎枝，其叶按叶类中药的鉴别方法进行观察。木类药材还常采用水试和火试的方法鉴别。

（1）观察形状　①茎类中药通常为圆柱形、少数为扁圆柱形、类方形，有的扭曲不直，粗细不一，多有明显的节和节间，节膨大。②木类中药多呈不规则块状、厚片状或长条状。③皮类中药形状与其来源、采收加工方式有关。粗大老树的干皮，多呈粗厚的长条状或板片状，枝皮一般呈细条状或卷筒状，而根皮为短片状或短小筒状。根据弯曲的程度不同，又可分为平坦状（如杜仲、黄柏）、糟状或半管状（如企边桂）、管状或筒状（如牡丹皮）、单卷筒状（如肉桂）、双卷筒状（如厚朴）、复卷筒状（如锡兰桂皮）、反曲状（如石榴树皮）。

（2）观察表面　①茎类中药通常外表粗糙，有纵横裂纹与皮孔，并残存叶痕和芽痕。颜色因品种而异（如鸡血藤红紫色，桑枝灰黄色）。②木类中药表面常有刀削痕，有的具棕褐色树脂状条纹或斑块（如沉香），颜色各不相同（如降香色紫，苏木色红黄）。③皮类中药应分别从外表面和内表面进行观察。外表面多粗糙，颜色多为灰黑色、灰褐色、棕褐色或棕黄色等，如有地衣、苔藓等附生，则呈现不同颜色。外表面可见横向或纵向皮孔，是鉴别皮类药材的特征之一（如合欢皮的皮孔呈红棕色、椭圆形，杜仲皮孔为斜方形）。少数皮类中药外表面有刺（如红毛五加皮），或有钉状物（如海桐皮）。除去木栓层的皮片外表面常较光滑（如桑白皮、川黄柏、刮丹皮）。内表面一般较外表面色浅而平滑，常有粗细不等的纵向皱纹，有的显网状纹理，颜色各不相同（如肉桂红棕色，杜仲紫褐色，黄柏黄色，苦楝皮黄白色）。有些含油的皮类，指甲刻划可见油痕（如肉桂、厚朴），可结合油痕和气味判断药材的质量。

（3）观察质地　质地因品种不同而各异，有的质脆疏松易折断，有的坚硬不易折断，有的质重（如沉香），有的质轻（如白木香）。

（4）观察断面　①茎类中药断面有髓或空洞（如桑枝），有的可见明显导管小孔（如川木通、青风藤），有的射线呈放射状，显车轮纹（如大血藤），有的可见特殊的环纹（如鸡血藤）。②木类中药断面有的可见年轮（如苏木）。③皮类中药断面有的较平坦，其组织中富含薄壁组织

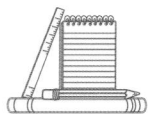

而无纤维束（如牡丹皮）；有的呈颗粒状突起，其组织中富含石细胞群（如肉桂）；有的显纤维状或刺状突起，其组织中富含纤维（如桑白皮、合欢皮）；有的折断时裂面形成明显的层片状，其组织构造中的纤维束和薄壁组织成环带状间隔排列（如苦楝皮）；有些皮断面外层较平坦或颗粒状，内层显纤维状，说明纤维主要存在于韧皮部（如厚朴）；有的皮类中药在折断时有胶质丝状物相连（如杜仲）；有些皮在折断时有粉尘，说明其组织较疏松，含较多淀粉（如白鲜皮）。

（5）嗅气尝味　气味常可以帮助鉴别，如海风藤味苦，有辛辣感；青风藤味苦，无辛辣感；香加皮与地骨皮相似，香加皮有特殊香气，味苦而有刺激感，而地骨皮气味较微弱；肉桂与桂皮外形亦较相似，肉桂味甜而微辛，桂皮则味辛辣而凉。

2. 茎木皮类中药饮片的鉴别　茎木皮类中药饮片多为片状（如大血藤、青风藤饮片）、段状（如槲寄生、小通草）、槽状或卷筒状（合欢皮、厚朴）等。鉴别时注意观察其形状、颜色、表面、切面、质地、气味等特征。其中切面特征是药材断面特征的直观反映，是重要的鉴别特征。

【相关知识】

一、茎木皮类中药概念

茎木皮类中药是茎类、木类和皮类中药的总称。

1. 茎类中药　多来源于木本植物茎或茎的一部分，少数为草本植物的茎藤，包括茎藤（如川木通、鸡血藤）、茎枝（如桑枝、桂枝）、带叶茎枝（如槲寄生、络石藤）、带钩茎枝（如钩藤）、茎刺（如皂角刺）、茎的翅状附属物（如鬼箭羽）、茎髓（如通草、灯心草）、草本植物茎藤（如天仙藤）等。

2. 木类中药　多来源于木本植物茎形成层以内的部分，通常以心材入药，如苏木、降香、沉香。

3. 皮类中药　多来源于木本植物茎干、枝和根形成层以外的部分，多为茎干的皮，少数为根皮或枝皮，如黄柏、厚朴、牡丹皮。

二、常用茎木皮类中药的性状鉴定

桂枝

桂枝始载于《神农本草经》，列为上品。《本草便读》记载："桂枝，即桂树之枝。"因药用桂树之嫩枝而得名。

【别名】柳桂。

【来源】为樟科植物肉桂 *Cinnamomum cassia* Presl 的干燥嫩枝。

【产地】主产于广东、广西等地，云南、福建等地亦产。多为栽培。

【采收加工】春、夏两季采收，除去叶，晒干，或切片晒干。

【性状鉴定】

1. 药材　呈长圆柱形，多分枝，长 30～75cm，粗端直径 0.3～1cm。表面红棕色至棕色，有纵棱线、细皱纹及小疙瘩状的叶痕、枝痕和芽痕，皮孔点状。质硬而脆，易折断。切片厚 2～4mm，断面皮部红棕色，木部黄白色至浅黄棕色，髓部略呈方形。有特异香气，味甜、微辛，皮部味较浓。（图 2-2-1a）

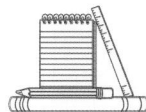

以枝嫩、色红棕、香气浓者为佳。

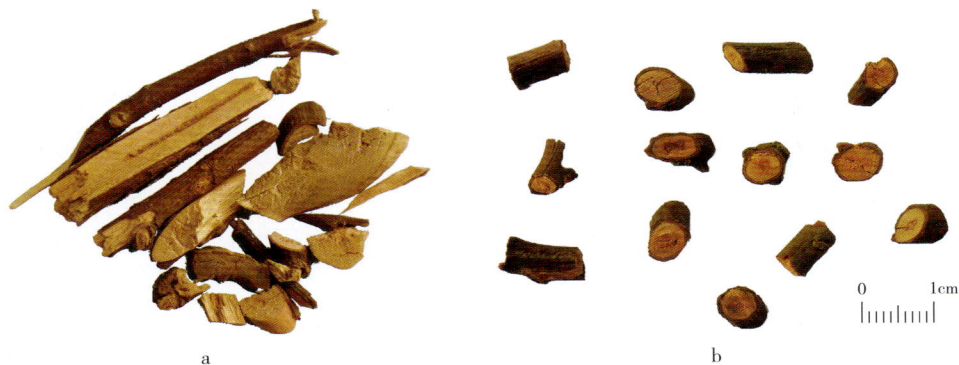

图 2-2-1　桂枝药材及饮片

a. 药材　　b. 饮片

2. 饮片　呈类圆形或椭圆形的厚片。表面红棕色至棕色，有时可见点状皮孔或纵棱线。切面皮部红棕色，木部黄白色或浅黄棕色，髓部类圆形或略呈方形，有特异香气，味甜、微辛。（图 2-2-1b）

【功效】发汗解肌，温通经脉，助阳化气，平冲降气。

桑寄生

桑寄生始载于《神农本草经》。因它生长于桑树，久之就称"桑寄生"。

【来源】为桑寄生科植物桑寄生 *Taxillus chinensis*（DC.）Danser 的干燥带叶茎枝。

【产地】主产于福建、广东、广西等地。

【采收加工】冬季至次春采割，除去粗茎，切段，干燥，或蒸后干燥。

【性状鉴定】

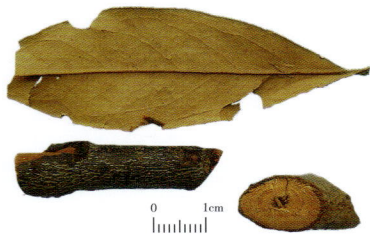

图 2-2-2　桑寄生药材

1. 药材　茎枝呈圆柱形，长 3~4cm，直径 0.2~1cm；表面红褐色或灰褐色，具细纵纹，并有多数细小突起的棕色皮孔，嫩枝有的可见棕褐色茸毛；质坚硬，断面不整齐，皮部红棕色，木部色较浅。叶多卷曲，具短柄；叶片展平后呈卵形或椭圆形，长 3~8cm，宽 2~5cm；表面黄褐色，幼叶被细茸毛，先端钝圆，基部圆形或宽楔形，全缘；革质。气微，味涩。（图 2-2-2）

以枝细质嫩、色红褐、叶多、寄生桑树上者为佳。

2. 饮片　为厚片或不规则短段。外表皮红褐色或灰褐色，具细纵纹，有多数细小突起的棕色皮孔。切面皮部红棕色，木部色较浅。叶多卷曲或破碎。余同药材。

【功效】祛风湿，补肝肾，强筋骨，安胎元。

槲寄生

【别名】北寄生。

【来源】为桑寄生科植物槲寄生 *Viscum coloratum*（Komar.）Nakai 的干燥带叶茎枝。

【产地】主产于东北、华北各地的称为"北寄生"。陕西、甘肃、湖北、湖南、山东、河南、

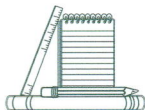

安徽、江西、福建等地亦产。

【采收加工】冬季至次春采割，除去粗茎，切段，干燥，或蒸后干燥。

【性状鉴定】

1. 药材　茎枝呈圆柱形，2~5叉状分枝，长约30cm，直径0.3~1cm；表面黄绿色、金黄色或黄棕色，有纵皱纹；节膨大，节上有分枝或枝痕；体轻，质脆，易折断，断面不平坦，皮部黄色，木部色较浅，射线放射状，髓部常偏向一边。叶对生于枝梢，易脱落，无柄；叶片呈长椭圆状披针形，长2~7cm，宽0.5~1.5cm；先端钝圆，基部楔形，全缘；表面黄绿色，有细皱纹，主脉5出，中间3条明显；革质。浆果球形，皱缩。气微，味微苦，嚼之有黏性。

以枝细、色黄绿、叶多、嚼之发黏者为佳。

2. 饮片　呈不规则的厚片。茎外皮黄绿色、黄棕色或棕褐色。切面皮部黄色，木部浅黄色，有放射状纹理，髓部常偏向一边。叶片黄绿色或黄棕色，全缘，有细皱纹；革质。气微，味微苦，嚼之有黏性。（图2-2-3）

【功效】祛风湿，补肝肾，强筋骨，安胎元。

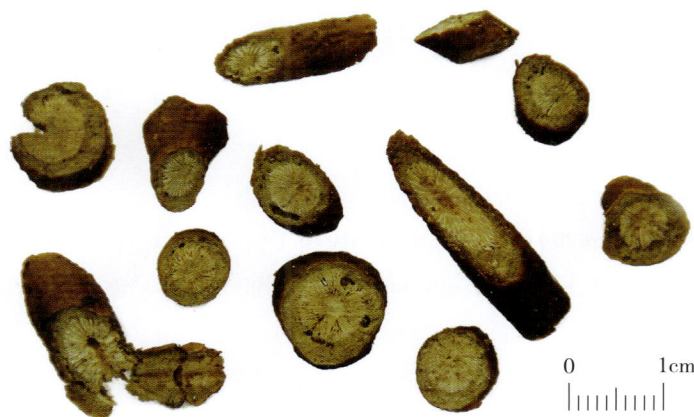

图 2-2-3　槲寄生饮片

桑枝

桑枝入药始载于《图经本草》。

【别名】双枝、双条、桑条。

【来源】为桑科植物桑 *Morus alba* L. 的干燥嫩枝。

【产地】全国各地大都有野生或栽培。

【采收加工】春末夏初采收，去叶，晒干，或趁鲜切片，晒干。

【性状鉴定】

1. 药材　呈长圆柱形，少有分枝，长短不一，直径0.5~1.5cm。表面灰黄色或黄褐色，有多数黄褐色点状皮孔及细纵纹，并有灰白色略呈半圆形的叶痕和黄棕色的腋芽。质坚韧，不易折断，断面纤维性。切片厚0.2~0.5cm，皮部较薄，木部黄白色，射线放射状，髓部白色或黄白色。气微，味淡。（图2-2-5a）

以枝细质嫩、断面色黄白者为佳。

2. 饮片　呈类圆形或椭圆形厚片。外表皮灰黄色或黄褐色，有点状皮孔。切面皮部较薄，木部黄白色，射线放射状，髓部白色或黄白色。气微，味淡。（图2-2-5b）

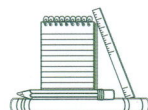

【功效】祛风湿，利关节。

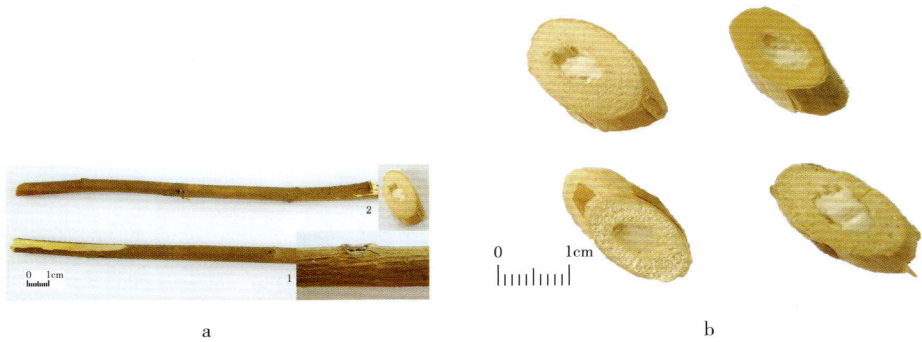

图 2-2-5　桑枝药材及饮片

a. 药材　b. 饮片

木通

扫一扫，
看拓展知识

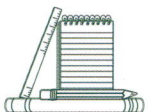

木通始载于《神农本草经》，原名通草，列为中品。李时珍曰："有细细孔，两头皆通，故名通草，即今所谓木通也。"

【别名】通草、野木瓜、八月炸藤。

【来源】为木通科植物木通 *Akebia quinata*（Thunb.）Decne.、三叶木通 *Akebia trifoliata*（Thunb.）Koidz. 或白木通 *Akebia trifoliata*（Thunb.）Koidz. var. *australis*（Diels）Rehd. 的干燥藤茎。

【产地】木通主产于江苏、浙江、安徽、江西等地；三叶木通主产于浙江省；白木通主产于四川省。

【采收加工】秋季采收，截取茎部，除去细枝，阴干。

图 2-2-6　木通药材（横切面）

【性状鉴定】

1. 药材　呈圆柱形，常稍扭曲，长30~70cm，直径0.5~2cm。表面灰棕色至灰褐色，外皮粗糙而有许多不规则的裂纹或纵沟纹，具突起的皮孔。节部膨大或不明显，具侧枝断痕。体轻，质坚实，不易折断，断面不整齐，皮部较厚，黄棕色，可见淡黄色颗粒状小点，木部黄白色，射线呈放射状排列，髓小或有时中空，黄白色或黄棕色。气微，味微苦而涩。（图2-2-6）

以茎条均匀，内色黄者为佳。

2. 饮片　呈圆形、椭圆形或不规则形片。外表皮灰棕色或灰褐色。切面射线呈放射状排列，髓小或有时中空。气微，味微苦而涩。

【功效】利尿通淋，清心除烦，通经下乳。

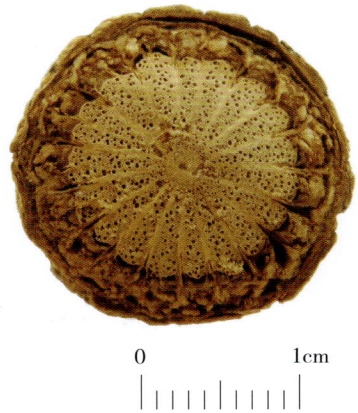

川木通

川木通始载于《天宝本草》。

【别名】白木通、淮木通、小木通。

【来源】为毛茛科植物小木通 *Clematis armandii* Franch. 或绣球藤 *Clematis montana* Buch. -Ham. 的干燥藤茎。

【产地】小木通主产于四川、湖南，陕西、贵州、湖北、云南、广东、广西及江西等地亦产。绣球藤主产于四川，陕西、湖北、甘肃、安徽、广西、云南、贵州等地亦产。

【采收加工】春、秋两季采收，除去粗皮，晒干，或趁鲜切厚片，晒干。

【性状鉴定】

1. 药材 呈长圆柱形，略扭曲，长 50～100cm，直径 2～3.5cm。表面黄棕色或黄褐色，有纵向凹沟及棱线；节处多膨大，有叶痕及侧枝痕。残存皮部易撕裂。质坚硬，不易折断。切片厚 0.2～0.4cm，边缘不整齐，残存皮部黄棕色，木部浅黄棕色或浅黄色，有黄白色放射状纹理及裂隙，其间布满导管孔，髓部较小，类白色或黄棕色，偶有空腔。气微，味淡。（图 2-2-7a）

以茎条均匀、断面色黄白、无黑心者为佳。

2. 饮片 呈类圆形厚片。切面边缘不整齐，残存皮部黄棕色，木部浅黄棕色或浅黄色，有黄白色放射状纹理及裂隙，其间密布细孔状导管，髓部较小，类白色或黄棕色，偶有空腔。气微，味淡。（图 2-2-7b）

【功效】利尿通淋，清心除烦，通经下乳。

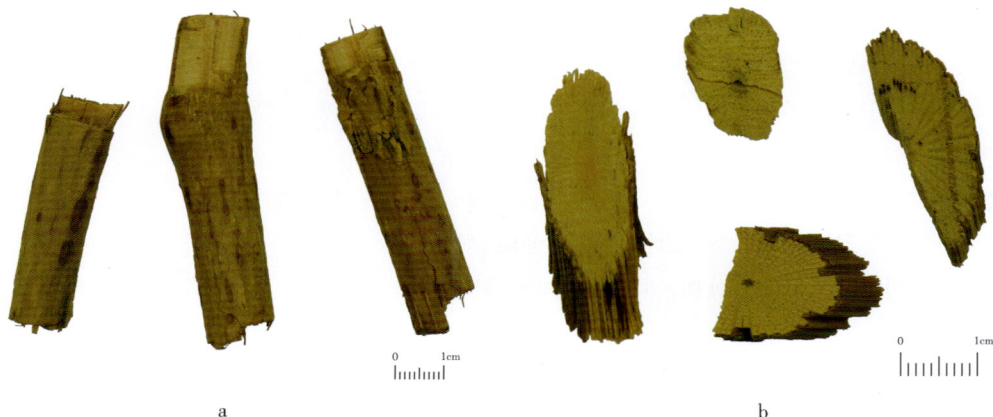

图 2-2-7 川木通药材及饮片

a. 药材　b. 饮片

青风藤

青风藤，原名清风藤，始载于《图经本草》。

【别名】大风藤、吹风藤、青藤。

【来源】为防己科植物青藤 *Sinomenium acutum*（Thunb.）Rehd. et Wils. 及毛青藤 *Sinomenium acutum*（Thunb.）Rehd. et Wils. var. *cinereum* Rehd. et Wils. 的干燥藤茎。

【产地】主产于华东、西南、华中及陕西等地。

【采收加工】秋末冬初采割，扎把或切长段，晒干。

【性状鉴定】

1. 药材 呈长圆柱形，常微弯曲，长 20～70cm 或更长，直径 0.5～2cm。表面绿褐色至棕褐色，有的灰褐色，有细纵纹和皮孔。节部稍膨大，有分枝。体轻，质硬而脆，易折断，断面不平坦，灰黄色或淡灰棕色，皮部窄，木部射线呈放射状排列，髓部淡黄白色或黄棕色。气微，味苦。

以条匀、外皮绿褐色、断面灰黄色、粗如指者为佳。

2. 饮片 呈类圆形的厚片。外表面绿褐色至棕褐色，有的灰褐色，有纵纹，有的可见皮孔。

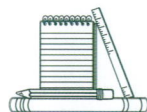

切面灰黄色至淡灰黄色，皮部窄，木部有明显的放射状纹理，其间具有多数小孔，髓部淡黄白色至棕黄色。余同药材。（图2-2-8）

【功效】祛风湿，通经络，利小便。

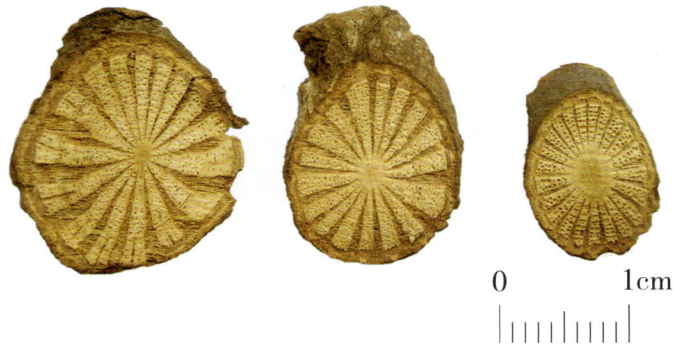

图2-2-8　青风藤饮片

海风藤

海风藤始载于《本草再新》。海风藤名字的由来与其功效有关。

【别名】满坑香、老藤、大风藤、岩胡椒、爬岩香、风藤。

【来源】为胡椒科植物风藤 *Piper kadsura*（Choisy）Ohwi 的干燥藤茎。

【产地】主产于福建、广东、台湾、浙江等地。

【采收加工】夏、秋两季采割，除去根、叶，晒干。

【性状鉴定】

1. 药材　呈扁圆柱形，微弯曲，长15~60cm，直径0.3~2cm。表面灰褐色或褐色，粗糙，有纵向棱状纹理及明显的节。节间长3~12cm，节部膨大，上生不定根。体轻，质脆，易折断，断面不整齐，皮部窄，木部宽广，灰黄色，导管孔多数，射线灰白色，放射状排列，皮部与木部交界处常有裂隙，中心有灰褐色髓。气香，味微苦、辛。（图2-2-9a）

以茎条粗壮、均匀、香气浓者为佳。

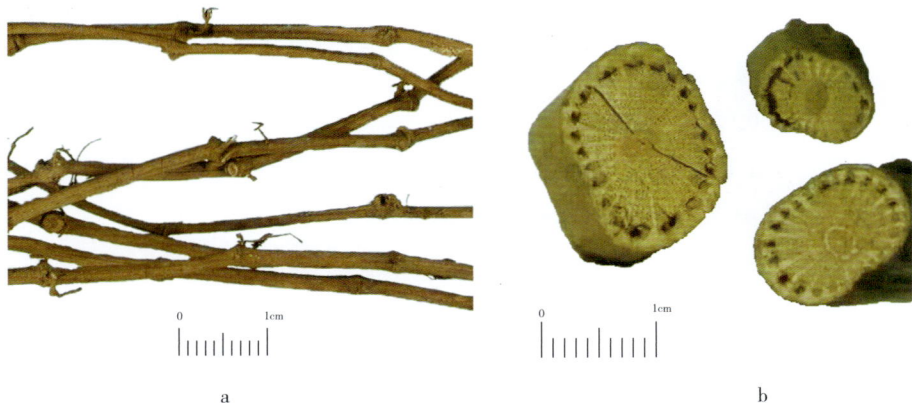

图2-2-9　海风藤药材及饮片

a. 药材　b. 饮片

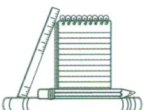

2. 饮片　本品呈不规则的扁圆柱形厚片，直径 0.3~2.0cm。表面灰褐色或褐色，有纵向棱状纹理。切面皮部窄，木部宽广呈灰黄色，导管孔多束，有灰黄色与灰白色相间排列的放射状纹理，皮部与木部交界处有裂隙，中心有灰褐色髓。体轻，质脆。气香，味微苦、辛。（图 2-2-9b）

【功效】祛风湿，通经络，止痹痛。

大血藤

大血藤原名血藤，其始载于《本草图经》。

【别名】红藤、血通、红血藤。

【来源】为木通科植物大血藤 *Sargentodoxa cuneata*（Oliv.）Rehd. et Wils. 的干燥藤茎。

【产地】主产于江西、湖北、四川、浙江、江苏等地。

【采收与加工】秋、冬两季采收，除去侧枝，截段，干燥。

【性状鉴定】

1. 药材　本品呈圆柱形，略弯曲，长 30~60cm，直径1~3cm。表面灰棕色，粗糙，外皮常呈鳞片状剥落，剥落处显暗红棕色，有的可见膨大的节及凹陷的枝痕或叶痕。质硬不易折，折断面纤维状，有黄白色纤维，稍有棕红色粉末。横断面皮部呈红棕色环状，有数处向内嵌入木部，木部黄白色，有多数细孔状导管，射线呈放射状排列。气微，味微涩。（图 2-2-10）

药材以条均匀、外表棕红、直径 1~2cm 者为佳。

图 2-2-10　大血藤药材（横切面）

2. 饮片　本品为类椭圆形的厚片。外表皮灰棕色粗糙。切面皮部红棕色，有数处向内嵌入木部，木部黄白色，有多数导管孔，射线呈放射状排列。气微，味微涩。

【功效】清热解毒，活血，祛风止痛。

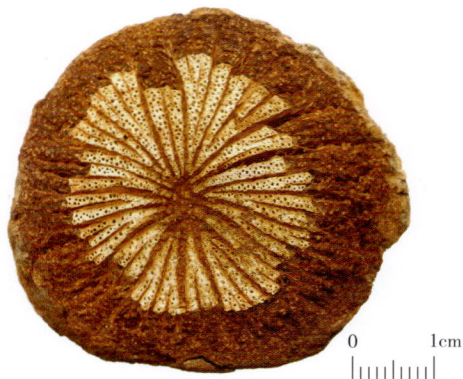

苏木

苏木首载于《新修本草》。除药用价值外，还是古代重要的植物染材。

【别名】苏枋、苏方、窊木、棕木、赤木、红柴。

【来源】为豆科植物苏木 *Caesalpinia sappan* L. 的干燥心材。

【产地】原产于印度、缅甸、越南、马来半岛及斯里兰卡。我国云南、贵州、四川、广西、广东、福建和台湾等地有栽培；云南金沙江河谷和红河河谷有野生分布。

【采收与加工】多于秋季采伐，除去白色边材，干燥。

【性状鉴定】

1. 药材　本品呈长圆柱形或对剖半圆柱形，长 10~100cm，直径 3~12cm。表面黄红色至棕红色，有时可见红黄相间的细密纵向条纹，有刀削痕及细小的凹入油孔。质坚硬，断面略具光泽，年轮明显，有时可见暗棕色、质松、带亮星的髓部。气微，味微涩。取碎片投入热水，水被染成桃红色，加酸变成黄色，再加碱，复变为红色。以火烧之，其灰呈白色。（图 2-2-11a）

药材以粗大、质坚实、色黄红、不带白色边材者为佳。

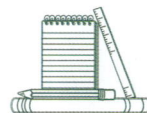

2. 饮片   本品呈细条状，不规则片状，或为粗粉。片、条的表面黄红色至棕红色，常见纵向纹理。余同药材。（图 2-2-11b）

【功效】活血祛瘀，消肿止痛。

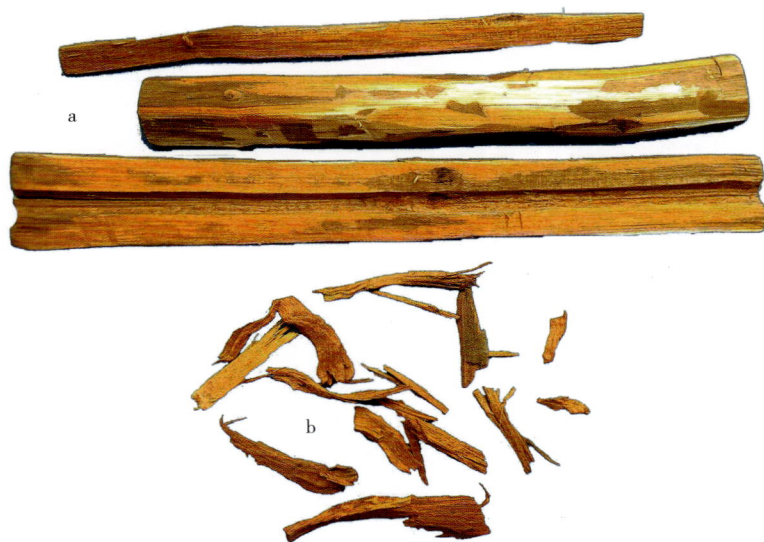

图 2-2-11   苏木药材及饮片

a. 药材   b. 饮片

【常见伪品】

1. 豆科植物小叶红豆 *Ormosia microphylla* Merr. ex Merr. et L. Chen 的干燥心材。呈不规则圆柱或块状，大小不一。表面棕红色或紫红至紫褐色，可见刀削痕和较粗的纵向木质纹理。横切面粗糙，无光泽，同心环不甚明显。气微，味淡。取本品一小片，点火烧之，灰呈黑色。

2. 豆科植物紫檀 *Pterocarpus indicus* Willd. 的干燥心材，又称山苏木。通常为长条状的块片。树皮及边材已剥除，内外均呈鲜赤色，久与空气接触，则呈暗色以至带绿色的光泽。导管大形，横切面成孔点，纵切面呈线条。有红色的树脂样物质，呈油滴状，散布于木纤维及导管中，易溶于醇。质致密而重。以水煮之，无赤色溶液。气微，味淡。取本品一小块，滴加石灰水，不变色。

3. 用其他木材染色的伪制苏木，加水煮沸，水染成粉红色，取出木材已脱色。

降香

降香，原名降真香。降真香一名始载于《海药本草》。自唐宋以来，降香在宗教和香文化中占据重要位置。

【别名】降真香、紫降香、花梨母、紫藤香。

【来源】为豆科植物降香檀 *Dalbergia odorifera* T. Chen 树干和根的干燥心材。

【产地】主产于广东、海南等地。

【采收加工】全年均可采收，除去边材，阴干。

【性状鉴定】

1. 药材   本品呈类圆柱形或不规则块状，大小不一。表面紫红色或红褐色，切面有致密的纹理。质坚硬，富油性。气微香，味微苦。火烧有黑烟及油冒出，残留白色灰烬。（图 2-2-12a）

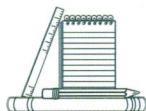

药材以色紫红、质坚硬、富油性、无白色边材、入水下沉、香气浓者为佳。

2. 饮片 细丝或小块，余同药材。（图 2-2-12b）

【功效】化瘀止血，理气止痛。

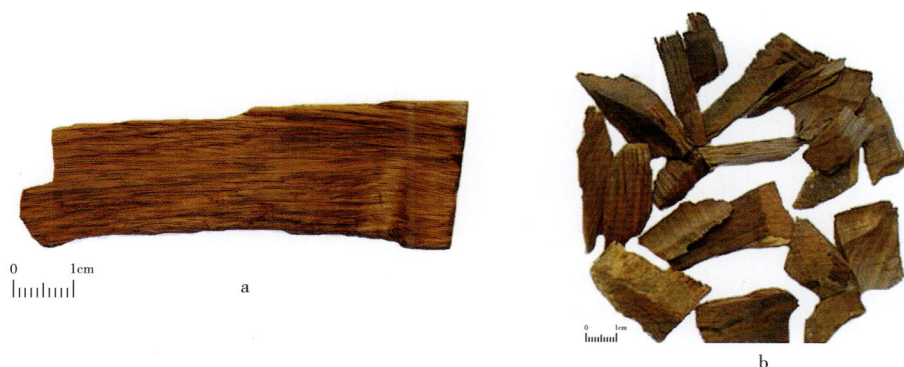

图 2-2-12 降香药材及饮片

a. 药材 b. 饮片

【常见伪品】近来市场有以同属植物海南黄檀 *Dalbergia hainanensis* Merr et Chun 伪充降香使用，应注意鉴别。

皂角刺

【别名】皂刺、天丁。

【来源】为豆科植物皂荚 *Gleditsia sinensis* Lam. 的干燥棘刺。

【产地】主产于吉林、辽宁、河北、山东、江苏、安徽、浙江、河南等地。

【采收加工】全年均可采收，干燥，或趁鲜切片，干燥。

【性状鉴定】

1. 药材 本品由主刺和 1~2 次分枝的棘刺组成。主刺长圆锥形，长 3~15cm 或更长，基部直径 0.3~1cm，分枝刺长 1~6cm，刺端锐尖。表面紫棕色或棕褐色，光滑。体轻，质坚硬，不易折断。切片厚 0.1~0.3cm，常带有尖细的刺端；木部黄白色，髓部疏松，淡红棕色。质脆，易折断。气微，味淡。（图 2-2-13a）

2. 饮片 厚片，厚 0.1~0.3cm，余同药材。（图 2-2-13b）

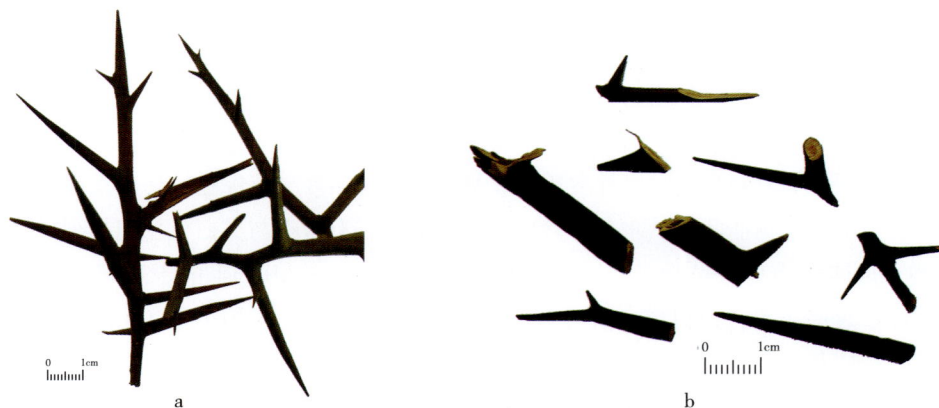

图 2-2-13 皂角刺药材及饮片

a. 药材 b. 饮片

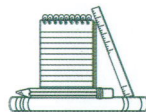

【功效】消肿托毒，排脓，杀虫。

【常见伪品】豆科植物野皂荚 *Gleditsia heterophylla* Bunge 及日本皂角刺 *Gleditsia japonica* Miq. 的棘刺。前者主刺具一对或一个短分枝，枝条表面具纵纹；后者棘刺常呈扁圆柱形。

鸡血藤

鸡血藤始见于《本草备要》。鸡血藤之名，是因为砍断其藤茎时，流出的汁液颜色如同鸡血。

【别名】血风藤、红藤、密花豆、活血藤。

【来源】为豆科植物密花豆 *Spatholobus suberectus* Dunn 的干燥藤茎。

【产地】主产于广东、广西、云南等地，缅甸东北部也产。

【采收加工】秋、冬两季采收，除去枝叶，切片，晒干。

【性状鉴定】

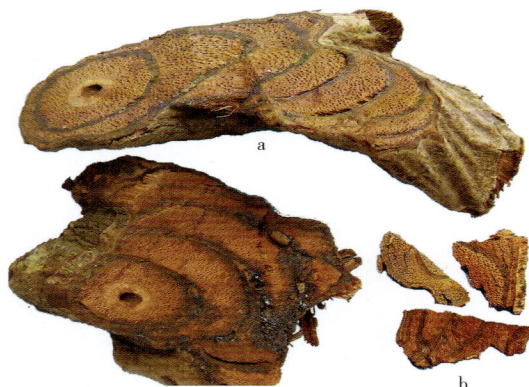

图 2-2-14　鸡血藤药材及饮片

a. 药材　b. 饮片

1. 药材　呈椭圆形、长矩圆形或不规则斜切片，厚 0.3~1cm。栓皮灰白色，有的可见灰白色斑，栓皮脱落处呈红棕色。质坚硬，难折断，切面木部红棕色或棕色，导管孔多数，韧皮部有红棕色或黑棕色树脂状分泌物，与木部相间排列呈数个同心性椭圆形环或偏心性半圆形的环，小型的髓部偏向一侧。气微，味涩。(图 2-2-14a)

以树脂状分泌物多者为佳。目前，市场上鸡血藤商品中主要分为圆片和斜切片两种。圆片多为生长 3~5 年生藤茎，斜片为鸡血藤的多年生藤茎。

2. 饮片　长矩圆形或不规则的斜切片，厚 0.3~1cm。余同药材。(图 2-2-14b)

【功效】活血补血，调经止痛，舒筋活络。

【常见伪品】

1. 大血藤　木通科植物大血藤 *Sargentodoxa cuneata*（Oliv.）Rehd. et Wils 的藤茎。在一些地区作鸡血藤使用，应予纠正。

2. 山鸡血藤　又称红血藤、丰城鸡血藤，为豆科植物香花崖豆藤 *Milletia dielsianna* 的干燥藤茎。药材断面皮部狭，密布红棕色物，木部淡黄色，有多数呈放射状排列的小孔。

3. 过岗龙　为豆科植物榼藤子 *Entada phaseoloides*（Linn.）Merr. 的干燥藤茎。药材呈不规则块片。外皮灰褐色，具灰白色块。栓皮粗糙，易剥落，脱落处显紫棕色。切面皮部较薄，紫棕色，有红棕色或棕黑色树脂状物；木部导管众多，类圆形，有紫红与类白色相间排列的数层环。

4. 常春油麻藤　为豆科植物常春油麻藤 *Mucuna semperuirens* Hemsl 的干燥藤茎。茎呈圆柱形，有的扭曲。表面灰褐色，粗糙，具有纵向的陷沟，横环状和疣状凸起的皮孔。横切面皮部薄，韧皮部具树脂状分泌物呈棕褐色，木质部灰黄色，导管呈孔洞状，多放射性整齐排列。韧皮部与木质部相间排列呈数层同心性环，髓部细小，射线致密呈放射状。折断面呈纤维性。气微弱，味涩而微甜。

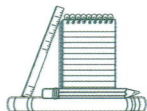

沉香

沉香始载于《名医别录》。沉香的名称与其特点有关，因其入水即沉或半沉（褐黑色油脂含量高）而得名。

【别名】沉水香。

【来源】为瑞香科植物白木香 *Aquilaria sinensis*（Lour.）Gilg 含有树脂的木材。

【产地】主产于海南、广东、广西、台湾等地，商品称"国产沉香"。

【采收加工】全年均可采收，割取含树脂的木材，除去不含树脂的部分，阴干。

【性状鉴定】

1. 药材　本品呈不规则块状、片状或盔帽状，有的为小碎块。表面凹凸不平，有刀痕，偶有孔洞，可见黑褐色树脂与黄白色木部相间的斑纹，孔洞及凹窝表面多呈朽木状。质较坚实，断面刺状。气芳香，味苦。燃之发浓烟及强烈香气，并有黑色油状物渗出。（图 2-2-15a）

以色黑、质坚硬、油性足、含树脂多、香气浓而持久、能沉水者为佳。

2. 饮片　本品呈不规则片状、长条形或类方形小碎块状，长 0.3～7.0cm，宽 0.2～5.5cm。外表灰褐色，有时可见褐色的油脂。断面刺状木纤维明显。余同药材。（图 2-2-15b）

【功效】行气止痛，温中止呕，纳气平喘。

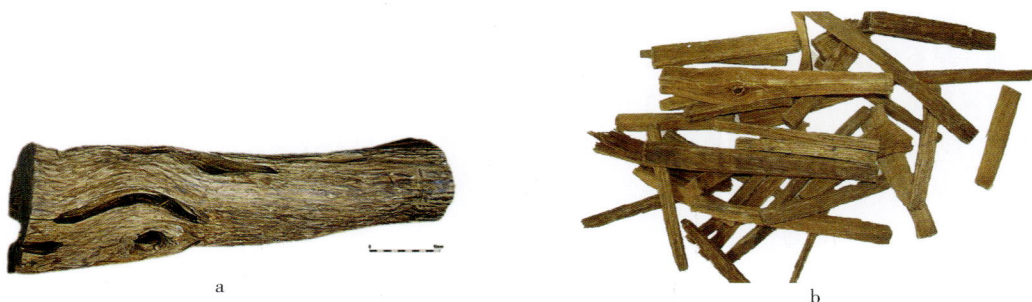

图 2-2-15　沉香药材及饮片

a. 药材　b. 饮片

【常见伪品】因沉香资源紧缺，药材供应匮乏，价格攀升，伪劣沉香充斥市场，应注意鉴别。主要有：

1. 瑞香科植物白木香 *Aquilaria sinensis*（Lour.）Gilg 不含树脂的边材、废弃料。多为不规则片状、块状或盔帽状；表面淡黄色或淡白色，不含黑色树脂，呈朽木状，无香气，味淡不苦；燃烧时很少有油渗出，烟气呛鼻。

2. 樟科植物樟树 *Cinnamomum camphora*（L.）Presl 经多年水浸腐朽的残木。呈不规则块状或朽木；表面粗糙，黑褐色；质轻，较易折断，断面常枯朽状，有朽木气。

3. 红木科植物红木 *Bixa orellana* L. 或普通木材加工伪制而成。多呈类方条状。表面棕黑色或棕褐色，颜色均匀一致，纹理细密。质坚实，沉水或半沉水。气微，味淡。若用机油类物质浸泡者，具有机油味，味苦。燃烧试验，无浓烟和香气，或浓烟滚滚，飞落黑炭烟尘，弥漫机油味。

4. 柿科植物乌木 *Diospyros ebenum* Koen. 的干燥木材加工而成。呈大小不等的长方体，通体乌黑，质地沉重坚硬，能沉水中，纤维性强，表面油亮。气微，味淡。火燃烧无浓烈的芳香气和油渗的现象，熄灭后灰烬灰白色。因乌木价格不菲，作沉香者不多，大多为废弃料。

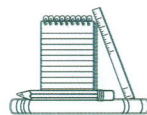

通草（附：小通草）

通草原名通脱木，始载于《本草纲目》，云："通脱木，生山侧，叶似蓖麻，心中有瓤，轻白可爱……俗名通草。"

【别名】大通草、空心通草。

【来源】为五加科植物通脱木 *Tetrapanax papyrifer*（Hook.）K. Koch 的干燥茎髓。

【产地】主产于西南及陕西、江苏、安徽、浙江、江西、福建、台湾、湖北、湖南、广东、广西等地。

【采收加工】秋季割取 2~3 年生植物的茎，截成段，趁鲜取出髓部，理直，晒干，称"通草棍"；将通草经层叠压平，用一定尺寸的四方模块截成的方形薄片，称"方通"；加工方通草时修裁下来的碎丝，称"丝通"。

【性状鉴定】

1. 药材

通草棍 呈圆柱形，长 20~40cm，直径 1~2.5cm。表面白色或淡黄色，有浅纵沟纹。体轻，质松软，稍有弹性，易折断，断面平坦，显银白色光泽，中部有直径为 0.3~1.5cm 的空心或半透明圆形薄膜，纵剖面呈梯状排列，实心者少见。气微，味淡。（图 2-2-16a）

方通 呈方形的薄片，厚约 0.1cm。微透明，平滑，洁白，形似纸质而软，微有光泽。

丝通 呈不整齐的细长条片状，微透明，平滑，色洁白，形似白纸细条。

药材以条粗、色白、心空、有弹性者为佳。

2. 饮片

厚度 0.2~0.5cm 的圆片或 0.5cm 的段，外表乳白色或淡黄色，切面中空，有时可见半透明的薄膜。气微，味淡。（图 2-2-16b）

【功效】清热利尿，通气下乳。

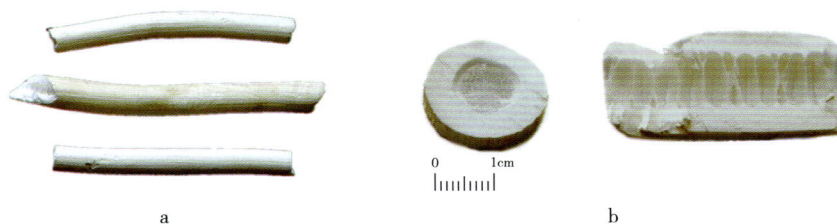

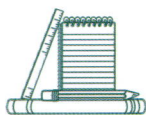

图 2-2-16 通草药材及饮片

a. 药材 b. 饮片

附：小通草

【来源】本品为旌节花科植物喜马山旌节花 *Stachyurus himalaicus* Hook. f. et Thoms.、中国旌节花 *Stachyurus chinensis* Franch. 或山茱萸科植物青荚叶 *Helwingia japonica*（Thunb.）Dietr. 的干燥茎髓。

1. 药材

喜马山旌节花 呈圆柱形，长 30~50cm，直径 0.5~1cm。表面白色或淡黄色，无纹理。体轻，质松软，捏之能变形，有弹性，易折断，断面平坦，无空心，显银白色光泽。气微，味淡。水浸后有黏滑感。（图 2-2-17a）

青荚叶 表面淡黄色，有浅纵条纹。质坚硬，捏之不易变形。水浸后无黏滑感。

2. 饮片

直径 0.3~1cm，长 0.5~2cm 的段。其他性状同药材。（图 2-2-17b）

【功效】清热，利尿，下乳。

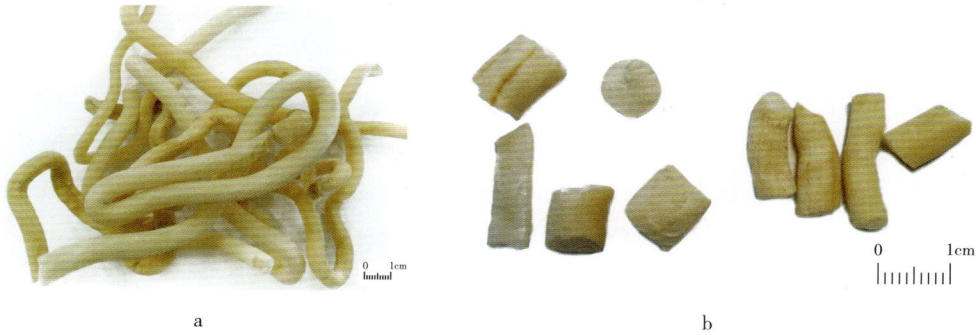

图 2-2-17 小通草药材及饮片

a. 药材 b. 饮片

钩藤

钩藤原名钓藤，载于《名医别录》。苏敬谓："钓藤出梁州，叶细长，其茎间有刺，若钓钩。"李时珍谓："其刺曲如钓钩，故名。"

【别名】大钩丁、嫩双钩、莺爪风、倒挂金钩。

【来源】为茜草科植物钩藤 *Uncaria rhynchophylla*（Miq.）Miq. ex Havil.、大叶钩藤 *Uncaria macrophylla* Wall.、毛钩藤 *Uncaria hirsuta* Havil.、华钩藤 *Uncaria sinensis*（Oliv.）Havil. 或无柄果钩藤 *Uncaria sessilifructus* Roxb. 的干燥带钩茎枝。

【产地】主产于广西、广东、湖北、湖南、云南、福建、台湾等地。

【采收加工】秋、冬两季采收，去叶，切段，晒干。

【性状鉴定】

1. 药材 茎枝呈圆柱形或类方柱形，长 2~3cm，直径 0.2~0.5cm。表面红棕色至紫红色者具细纵纹，光滑无毛；黄绿色至灰褐色者，有的可见白色点状皮孔，被黄褐色柔毛。多数枝节上对生两个向下弯曲的钩（不育花序梗），或仅一侧有钩，另一侧为突起的疤痕。钩略扁或稍圆，先端细尖，基部较阔。钩基部的枝上可见叶柄脱落后的窝点状痕迹和环状的托叶痕。质坚韧，断面黄棕色，皮部纤维性，髓部黄白色或中空。气微，味淡。（图 2-2-18）

以双钩、茎细、钩结实、光滑、色红棕色者为佳。

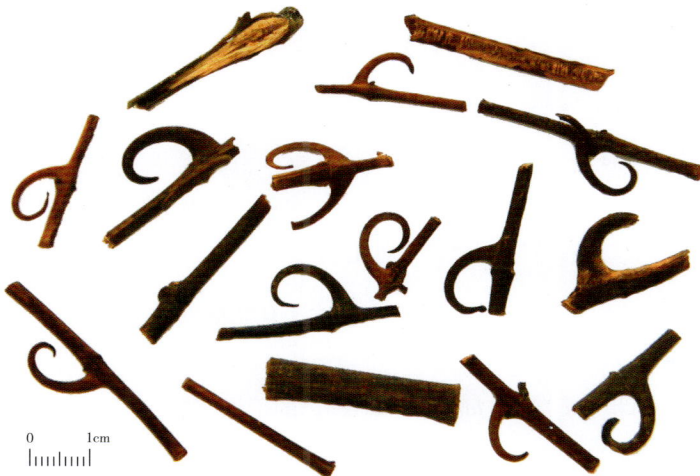

图 2-2-18 钩藤药材

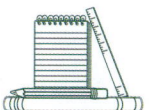

2. 饮片　段状或者纵片。段状一般长 1~2cm，结上一侧有钩或双侧对生两个向下弯曲的钩。片状为机器纵切成的薄片，厚度 0.1~0.2cm。余同药材。

【功效】息风定惊，清热平肝。

【常见伪品】钩藤常见茜草科植物攀茎钩藤 Uncaria scandens（Smith）Hutch. 的带钩枝茎、茜草科植物披针叶钩藤 Uncaria lancifolia Hutch. 的带钩枝茎、茜草科植物类钩藤 Uncaria rhyuchophylloides How. 的带钩枝茎等冒充钩藤使用，应注意鉴别。

1. 攀茎钩藤　茎枝呈方柱形，四面微有纵凹陷。钩渐尖，顶端微膨大，基部稍扁平，长 1~2cm。表面棕黄色或棕红色，密被黄棕色或白色长柔毛，尤以钩尖端及茎节处更密。折断面髓部灰白色。

2. 披针叶钩藤　茎枝多呈方形，具狭翅，节上常有二裂的卵状三角形托叶。钩端稍呈乳头状膨大，钩基部扁平。表面黄棕色。

3. 类钩藤　钩光滑，托叶裂片呈狭三角形。

竹茹

竹茹最早记载于《金匮要略》。因其质地柔软，而古人称柔软之物为"茹"，故名为竹茹。

【别名】竹皮、青竹茹、淡竹茹。

【来源】本品为禾本科植物青秆竹 Bambusa tuldoides Munro、大头典竹 Sinocalamus beecheyanus（Munro）McClure var. pubescens P. F. Li 或淡竹 phyllostachys nigra（Lodd.）Munro var. henonis（Mitf.）Stapf ex Rendle 茎秆的干燥中间层。

【产地】主产于广东、海南等地，生于山坡、路旁或栽培。

【采收加工】全年均可采制，取新鲜茎，除去外皮，将稍带绿色的中间层刮成丝条，或削成薄片，捆扎成束，阴干。前者称"散竹茹"，后者称"齐竹茹"。

图 2-2-19　竹茹药材

【性状鉴定】

1. 药材　为卷曲成团的不规则丝条，或呈长条形薄片状，宽窄厚薄不等，浅绿色、黄绿色或黄白色，纤维性。体轻松，质柔韧，有弹性。气微，味淡。（图 2-2-19）

药材以身干、色黄绿、丝均匀、质柔韧者为佳。

2. 饮片

竹茹团　呈团状，直径 3~5cm 不等。余同药材。

姜竹茹　为用姜汁炮制成的球状竹茹团，颜色深黄，有姜的气味，气辛，微辣。

【功效】清热化痰，除烦，止呕。

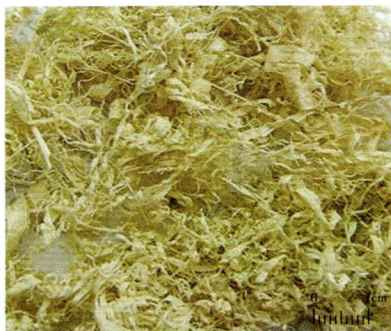

灯心草

灯心草始载于《本草纲目》。因其茎圆细而长直，其芯能燃灯，因此得名"灯芯草"。

【别名】灯心、水灯心、灯草。

【来源】为灯心草科植物灯心草 Juncus effusus L. 的干燥茎髓。

【产地】生于海拔 1650~3400m 的河边、池旁、水沟、稻田旁、草地及沼泽湿处。全国温暖地区均产。

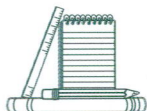

【采收加工】夏末至秋季割取茎，晒干，取出茎髓，理直，扎成小把。

【性状鉴定】

1. 药材　本品呈细圆柱形，长达 90cm，直径 1~3mm。表面白色或淡黄白色，有细纵纹。体轻，质软，略有弹性，易拉断，断面白色。气微，味淡。（图 2-2-20）

2. 饮片　为直径 1~3mm，长 2~5cm 的小段。一般 10g 为一扎。余同药材。

【功效】清心火，利小便。

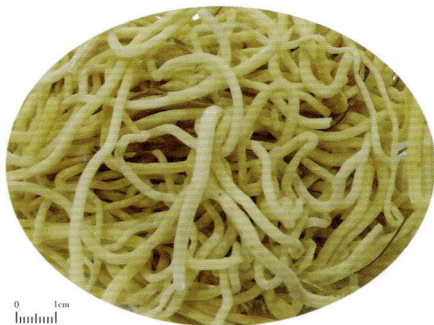

图 2-2-20　灯心草药材

杜仲

杜仲始载于《神农本草经》，列为上品。其独特的橡胶丝在多个领域有广泛的应用。

【来源】为杜仲科植物杜仲 *Eucommia ulmoides* Oliv. 的干燥树皮。

【产地】主产于湖北、四川、陕西等地。

【采收加工】4~6 月剥取，刮去粗皮，堆置"发汗"至内皮呈紫褐色，晒干。

【性状鉴定】

1. 药材　呈平坦的板片状或卷片状，大小厚薄不一，一般厚 3~7mm，长 40~100cm。外表面灰棕色，粗糙，有不规则纵裂槽纹及斜方形横裂皮孔，有时可见淡灰色地衣斑（商品多已削去部分糙皮，故外表面淡棕色，较平滑）。内表面光滑，暗紫色。质脆易折断，断面有细密、银白色、略有伸缩性丝状物相连，嚼之有胶状残余物。气微，味微苦。（图 2-2-21a）

以皮厚而大、糙皮刮净、外面黄棕色、内面黑褐色而光、折断时白丝多者为佳。

2. 饮片

生杜仲　1~2cm 的宽丝或块皮，余同药材。

炒杜仲　盐炙法炮制而成的块状或丝，外表黑褐色，内表面褐色，折断后胶丝明显减少且弹性较差，味微咸。（图 2-2-21b）

【功效】补肝肾，强筋骨，安胎。

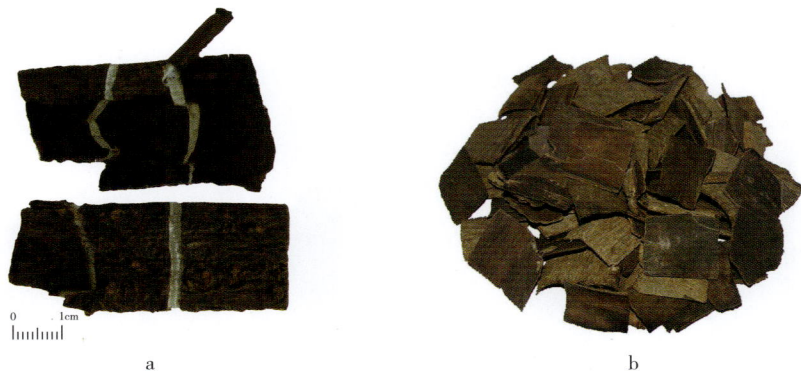

图 2-2-21　杜仲药材及饮片

a. 药材　b. 饮片（炒杜仲）

【常见伪品】

1. 紫花络石　为夹竹桃科植物紫花络石的干燥茎皮和根皮。卷槽状，少数为不规则块状，

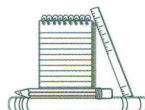

长短不一，厚2~5mm。外表面灰褐色或有灰黄色斑纹，有突起较明显的横长或圆形皮孔，具横裂纹。内表面灰棕或黄白色，有细纵裂纹。质硬而脆，断面细颗粒状，折断时有稀疏的白色胶丝，无弹性，拉之即断。气微，味微苦。

2. 丝棉木　为卫矛科植物丝棉木的茎皮。外表面灰色或灰褐色，内表面淡黄白色。折断面白色胶丝疏而较脆，拉至2mm左右即断。气微，味微甘。

3. 金丝杜仲　为卫矛科植物云南卫矛的茎皮。外表面橙黄或黄褐色，内表面淡黄色，折断面有弹性白丝。味苦。

4. 锻丝杜仲　为卫矛科植物游藤卫矛的茎皮。外表面灰色，有明显的横皱纹。质脆，易折断，折断后有弹性白丝。

肉桂（附：肉桂油、官桂、桂皮）

肉桂始载于《神农本草经》，列为上品。肉桂既是一味有名的中药，也是一种常用的香料，用于烘焙、甜品等各种烹饪中。

【来源】　为樟科植物肉桂 *Cinnamomum cassia* Presl 的干燥树皮。

【产地】　主产于广东、广西、云南、福建等地。

【采收加工】　多于秋季剥取，阴干。

1. 桂通　剥取栽培5~6年的幼树干皮和粗枝皮、老树皮，不经压制，自然卷成筒状。

2. 企边桂　剥取生长10年以上的肉桂树干皮，两端削成斜面，突出桂心，夹在木制的凹凸板内，压成两侧向内卷曲的浅槽状。

3. 板桂　剥取老年肉桂树近地面的干皮，夹在木制的桂夹内，晒至九成干时取出，纵横堆叠，加压，约1个月后即完全干燥。

4. 桂碎　在肉桂加工过程中的碎块。

【性状鉴定】

1. 药材　本品呈槽状或卷筒状，长30~40cm，宽或直径3~10cm，厚0.2~0.8cm。外表面灰棕色，稍粗糙，有细纵纹及横向突起的皮孔，有的可见灰白色地衣斑。内表面红棕色，略平坦，有纵纹，划之显油痕。质硬而脆，易折断，断面不平坦，颗粒性，外层棕色而较粗糙，内层红棕色而油润，中间有一条黄棕色线纹（石细胞环带）。气香浓烈，味甜、辣。（图2-2-22a）

以皮细肉厚、油性大、香气浓、味甜辣、嚼之渣少者为佳。

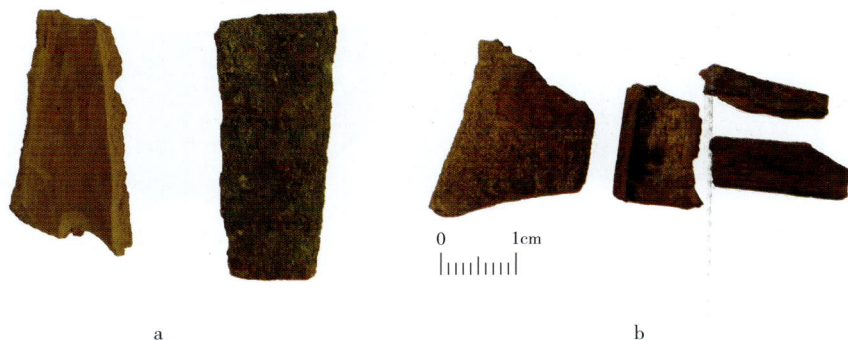

图 2-2-22　肉桂药材及饮片

a. 药材　b. 饮片

扫一扫，看拓展知识

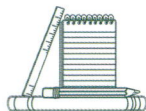

2. 饮片　单卷丝状或双卷丝状，宽 1~2cm，直径 3~10cm，厚 0.2~0.8cm。余同药材。（图 2-2-22b）

【功效】补火助阳，引火归原，散寒止痛，温通经脉。

【常见伪品】

1. 樟科紫桂 *Cinnamomum wilsonii* Gamble 的树皮，称"紫桂皮"。主产于云南，尼泊尔、苏丹、印度亦有分布。呈槽状、半筒状、不规则块状，厚 0.4~1.5cm。外表面灰棕色，粗糙，有时可见灰白色斑纹。内表面红棕色，划之油痕明显。质坚硬。断面不平坦，内外层分层明显，外层较厚，切面有众多略具光泽的黄白色斑点（石细胞群），内层较薄，深棕色，油性强。具肉桂气并夹樟气，味辣，微甜。本品的水浸出液中黏液质甚多，呈团块状。

2. 木兰科植物大花八角 *Illicium macranthum* A. C. Smith. 的干燥树皮。主产于广东、云南等地，误作肉桂使用，本品有毒，应注意鉴别。

附：肉桂油、官桂、桂皮

1. 肉桂油　肉桂油为肉桂的干燥枝、叶经水蒸气蒸馏而得的挥发油。为黄色或黄棕色的澄清液体，有肉桂的特异香气，味甜、辛。置露空气中或存放日久，色渐变深，质变黏稠。易溶于乙醇或冰醋酸中，相对密度 1.055~1.070，折光率 1.602~1.614。按气相色谱法规定，本品含桂皮醇不得少于 75.0%。

2. 官桂　为同属植物银叶樟 *Cinnamomum argenteum* Gamble、三条筋树 *Cinnamomum tamala* Nees et Eberm 等多种植物的树皮。药材折断面微显颗粒状，味辛凉，嚼之有滑腻感。

3. 桂皮　为同属植物阴香 *Cinnamomum burmanni* Blume、天竺桂 *Cinnamomum japonicum* Sieb. 及细叶香桂 *Cinnamomum chingii* Metcalf 的树皮。呈槽板片状或不规则块状，厚 0.1~0.6cm。外表面灰棕或灰褐色，内表面红棕色，划之油痕不明显。质硬而脆，易折断，断面红棕色，粗糙，无黄棕色线纹（石细胞环带）。具丁香气，味辛辣而不甜。主要用作香料或调味品。

厚朴

厚朴始载于《神农本草经》，列为中品。厚朴因"本质朴而皮厚"而得名。

【别名】川朴、紫油厚朴、紫朴、紫油朴。

【来源】为木兰科植物厚朴 *Magnolia officinalis* Rehd. et Wils. 或凹叶厚朴 *Magnolia officinalis* Rehd. et Wils. var. *biloba* Rehd. et Wils. 的干燥干皮、根皮及枝皮。

【产地】主产于四川、重庆、湖北等地。

【采收加工】4~6 月剥取，根皮及枝皮直接阴干；干皮置沸水中微煮后，堆置阴湿处，"发汗"至内表面变紫褐色或棕褐色时，蒸软，取出，卷成筒状，干燥。

【性状鉴定】

1. 药材

干皮（干朴）　呈卷筒状或双卷筒状，长 30~35cm，厚 0.2~0.7cm，习称"筒朴"，近根部的干皮一端展开如喇叭口，长 13~25cm，厚 0.3~0.8cm，习称"靴筒朴"。外表面呈灰棕色或灰褐色，粗糙，有时呈鳞片状，较易剥落，有明显椭圆形皮孔及纵皱纹，刮去粗皮者显黄棕色。内表面紫棕色或深紫褐色，较平滑，具细密纵纹，划之显油痕，可见多数小亮星（厚朴酚与和厚朴酚）。质坚硬，不易折断，断面外层灰棕色，颗粒性，内层紫褐色或棕色，纤维性，油润，有时可见发亮的厚朴酚与和厚朴酚结晶。气香，味辛辣、微苦。（图 2-2-23a）

扫一扫，
看拓展知识

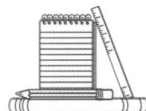

根皮（根朴） 呈单筒状或不规则块片，有的弯曲似鸡肠，称"鸡肠朴"。质硬，较易折断，断面纤维性。（图2-2-23b）

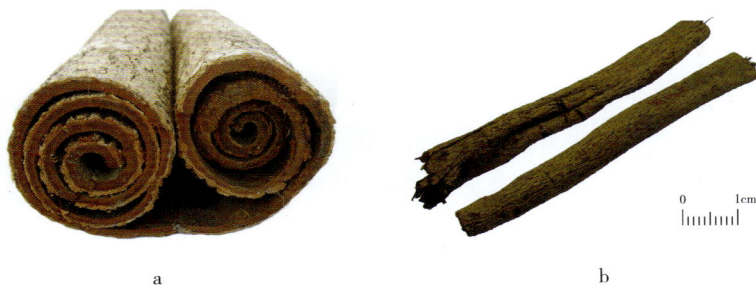

图2-2-23 厚朴药材

a. 干朴 b. 根朴

枝皮（枝朴） 呈单筒状，长10~20cm，厚0.1~0.2cm。质脆，易折断，断面纤维性。药材以皮厚、肉细、油性足、内表面色紫棕而有发亮结晶物、香味浓者为佳。

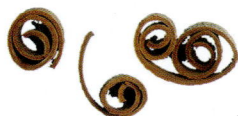

图2-2-24 厚朴饮片（厚朴丝）

2. 饮片

厚朴丝 呈弯曲的丝条状或单、双卷筒状。余同药材。（图2-2-24）

姜厚朴 形同厚朴丝，表面灰褐色，偶见焦斑，略有姜辣气。

【功效】燥湿消痰，下气除满。

【常见伪品】

1. 豆科植物合欢 *Albizia julibrissin* Durazz. 的干燥树皮，外观及性状与厚朴及其相似，市场有掺伪现象，应用时应注意鉴别。

2. 木犀科植物苦枥白蜡树 *Fraxinus rhynchophylla* Hance、白蜡树 *Fraxinus chinensis* Roxb.、尖叶白蜡树 *Fraxinus szaboana* Lingelsh. 或宿柱白蜡树 *Fraxinus stylosa* Lingelsh. 的多年生干皮，外观及性状与厚朴及其相似，市场有掺伪现象，应用时应注意鉴别。

3. 曾发现以"野厚朴""姜朴""土厚朴"等品种作厚朴药用，计有6科30多种植物，应注意鉴别。

正品厚朴断面外层颗粒性占2/3，具特异的香气，味苦而辛，辣感明显。伪品断面颗粒层所占比例较小，香气几无，味苦和不苦，无辛辣感。

桑白皮

桑白皮始载于《神农本草经》，列为中品。

【别名】桑根皮、桑皮。

【来源】为桑科植物桑 *Morus alba* L. 的根皮。

【产地】主产于安徽、河南、浙江、江苏、湖南等地。

【采收加工】秋末落叶时至次春发芽前采挖根部，刮去黄棕色粗皮，纵向剖开，剥取根皮，晒干。

【性状鉴定】

1. 药材 呈扭曲的卷筒状、槽状或板片状，大小不一，厚1~4mm。外表面白色或淡黄白

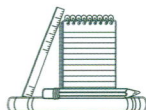

色，较平坦，有的残留橙黄色或棕黄色鳞片状粗皮，有纵向裂纹。<u>内表面黄白色或灰黄色，有细纵纹。</u><u>体轻，质韧，纤维性强，难折断，易纵向撕裂，撕裂时有粉尘飞扬。</u>气微，味微甘。（图 2-2-25a）

药材以皮厚、色白、粉性足者为佳。

2. 饮片　呈丝状。其余同药材。（图 2-2-25b）

【功效】泻肺平喘，利水消肿。

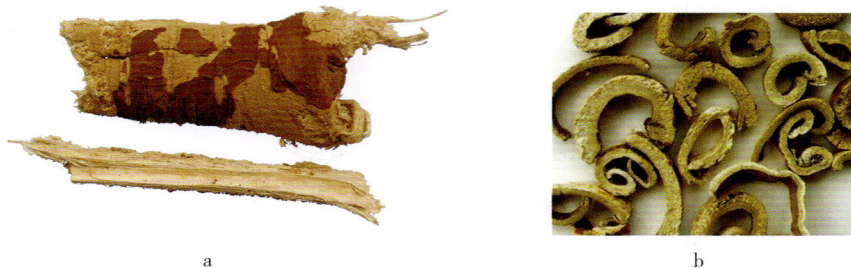

图 2-2-25　桑白皮药材及饮片
a. 药材　b. 饮片

【常见伪品】主要有：①同属植物华桑 *Morus cathayana* Hemsl.、鸡桑 *Morus australis* Poir. 的根皮。其主要特点为：气微，味淡。②同科植物构树 *Broussonetia papyrifera*（L.）Vent. 及拓树 *Cudrania tricuspidata*（Carr.）Bur. 的根皮。其主要特点为略具豆腥气，味微苦涩。

牡丹皮

牡丹皮始载于《神农本草经》，列为中品。

【别名】丹皮。

【来源】为毛茛科植物牡丹 *Paeonia suffrutcosa* Andr. 的干燥根皮。

【产地】产于安徽、四川、河南、山东等地。安徽铜陵凤凰山所产者称"凤丹皮"，质量最佳。

【采收加工】秋季采挖根部，除去细根和泥沙，剥取根皮，晒干，称"连丹皮""原丹皮"；或刮去粗皮，除去木心，晒干，称"刮丹皮"。

【性状鉴定】

1. 药材

原丹皮　呈筒状或半筒状，有纵剖开的裂缝，略向内卷曲或张开，长 5～20cm，直径 0.5～1.2cm，厚 0.1～0.4cm。<u>外表面灰褐色或黄褐色，有多数横长皮孔样突起及细根痕，栓皮脱落处粉红色。</u>内表面淡灰黄色或浅棕色，有明显的细纵纹，<u>常见发亮的结晶（系针、柱状牡丹酚结晶，俗称"亮银星"）。</u>质硬而脆，易折断，<u>断面较平坦，淡粉红色，粉性</u>，纹理不明显。<u>气芳香，味微苦而涩。</u>（图 2-2-26a）

刮丹皮　外表面有刮刀削痕，外表面红棕色或淡灰黄色，有时可见灰褐色斑点状残存外皮。

药材均以条粗长、皮厚、粉性足、香气浓、结晶状物多者为佳。

2. 饮片　直径 0.5～1.2cm，厚 0.2～0.4cm，类圆形，中空无木心，外皮灰褐色或粉红色，气芳香，味微苦而涩，有麻舌感。（图 2-2-26b）

【功效】清热凉血，活血化瘀。

扫一扫，
看拓展知识

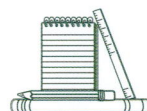

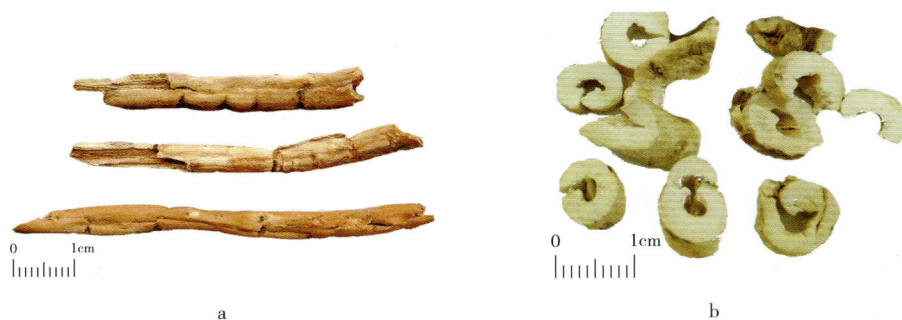

图 2-2-26　牡丹皮药材及饮片

a. 药材　b. 饮片

合欢皮（附：合欢花）

合欢皮，始载于《神农本草经》，列为中品。

【来源】　为豆科植物合欢 *Albizia julibrissin* Durazz. 的干燥树皮。

【产地】　主产于东北、华东、中南及西南各地。

【采收加工】　夏、秋两季剥取，晒干。

【性状鉴定】

1. 药材　呈卷曲筒状或半筒状，长 40~80cm，厚 0.1~0.3cm。外表面灰棕色至灰褐色，稍有纵皱纹，有的成浅裂纹，密生明显的椭圆形横向皮孔，棕色或棕红色，偶有突起的横棱或较大的圆形枝痕，常附有地衣斑。内表面淡黄棕色或黄白色，平滑，有细密纵纹。质硬而脆，易折断，断面呈纤维性片状，淡黄棕色或黄白色。气微香，味淡、微涩、稍刺舌，而后喉头有不适感。（图 2-2-27a）

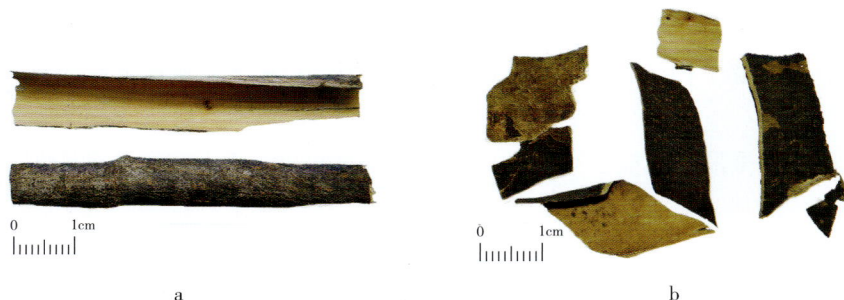

图 2-2-27　合欢皮药材及饮片

a. 药材　b. 饮片

2. 饮片　呈弯曲的丝状或块片状。余同药材。（图 2-2-27b）

【功效】　解郁安神，活血消肿。

附：合欢花

为豆科植物合欢 *Albizia julibrissin* Durazz. 的干燥花序或花蕾。主产于江苏、浙江、安徽、福建等地。夏季花开放时择晴天采收或花蕾形成时采收，及时晒干。前者习称"合欢花"，后者习称"合欢米"。

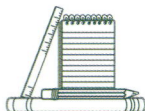

1. 合欢花　头状花序，皱缩成团。总花梗长 3~4cm，有时与花序脱离，黄绿色，有纵纹，被稀疏毛茸。花全体密被毛茸，细长而弯曲，长 0.7~1cm，淡黄色或黄褐色，无花梗或几无花梗。花萼筒状，先端有 5 小齿。花冠筒长约为萼筒的 2 倍，先端 5 裂，裂片披针形。雄蕊多数，花丝细长，黄棕色至黄褐色，下部合生，上部分离，伸出花冠筒外。气微香，味淡。（图 2-2-28）

图 2-2-28　合欢花药材

2. 合欢米　呈棒槌状，长 2~6mm，膨大部分直径约 2mm，淡黄色至黄褐色，全体被毛茸，花梗极短或无。花萼筒状，先端有 5 小齿。花冠未开放，雄蕊多数，细长并弯曲，基部联合，包于花冠内。气微香，味淡。

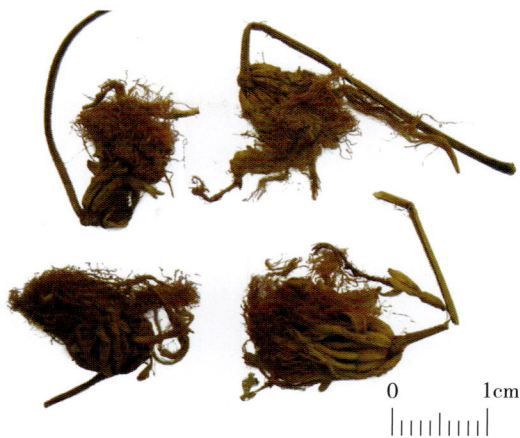

苦楝皮

苦楝皮之名首载于《名医别录》。

【别名】川楝皮。

【来源】为楝科植物川楝 *Melia toosendan* Sieb. et Zucc. 或楝 *Melia azedarach* L. 的干燥树皮及根皮。

【采收加工】春、秋两季剥取，晒干，或除去粗皮，晒干。

【产地】中国大部分地区均产，主产于四川、湖北、贵州、河南等地。

【性状鉴定】

1. 药材

干皮　呈不规则块片状、槽状或半卷筒状，长宽不一，厚 3~6mm。外表面粗糙，灰棕色或灰褐色，有交织的纵皱纹及点状灰棕色皮孔，除去粗皮者淡黄色。内表面类白色或淡黄色。质韧，不易折断，断面纤维性，呈层片状，易剥离成薄片。取本品一段，用手折叠揉搓，可分为多层薄片，层层黄白相间，每层薄片均可见极细的网纹。气微，味苦。（图 2-2-29）

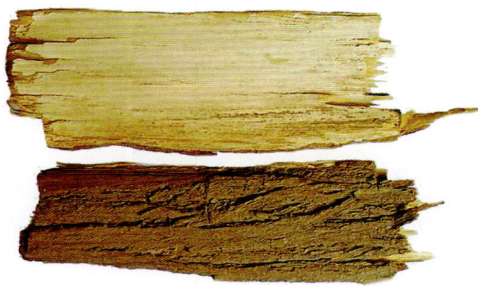

图 2-2-29　苦楝皮药材

根皮　呈不规则片状或卷曲，厚 1~5mm。外表面灰棕色或棕紫色，微有光泽，粗糙，多裂纹。以皮细、可见多数皮孔的幼嫩树皮为佳。

2. 饮片　直径 2~3cm，厚 3~7mm，宽 0.5~1cm。余同药材。

【功效】杀虫，疗癣。

黄柏

黄柏习称"川黄柏"，以"黄檗"之名始载于《神农本草经》，列为中品。《名医别录》释名黄檗，因其色黄而得名，与黄芩、黄连并称"三黄"。

扫一扫，
看拓展知识

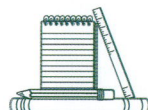

【别名】川黄柏。

【来源】为芸香科植物黄皮树 *Phellodendron chinense* Schneid. 的干燥树皮。

【产地】主产于四川、重庆、湖北、湖南等地。

【采收加工】剥取树皮后，除去粗皮，晒干。

【性状鉴定】

1. 药材　呈板片状或浅槽状，长宽不一，厚 1~6mm。外表面黄褐色至黄棕色，平坦或具纵沟纹，有的可见皮孔痕及残存的灰褐色粗皮。内表面暗黄色或淡棕色，具细密的纵棱纹。体轻，质硬，断面深黄色，纤维性，呈片状分层。气微，味极苦，嚼之有黏性。（图 2-2-30a）

以皮厚、色黄、无栓皮者为佳。

2. 饮片

黄柏丝　呈条丝状。余同药材。（图 2-2-30b）

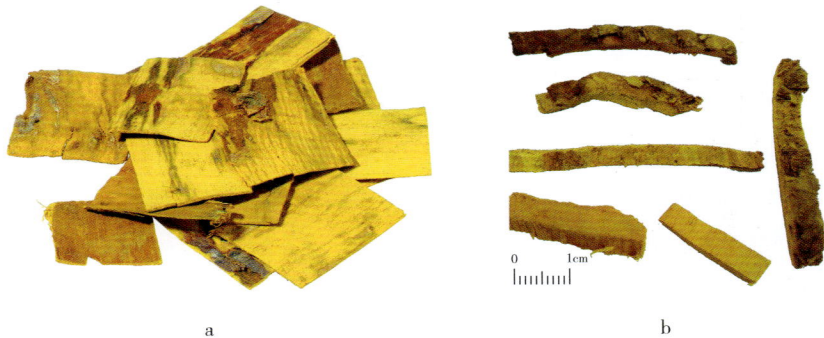

图 2-2-30　黄柏药材及饮片

a. 药材　b. 饮片（黄柏丝）

盐黄柏　形如黄柏丝。表面深黄色，偶有焦斑。味极苦，微咸。

黄柏炭　形如黄柏丝。表面焦黑色，内部深褐色或棕黑色。体轻，质脆，易折断。味苦涩。

【功效】清热燥湿，泻火除蒸，解毒疗疮。

【常见伪品】

1. 紫葳科植物木蝴蝶 *Oroxylum indicum*（L.）Vent. 的干燥树皮。卷筒状或不规则片状，厚 3~11cm。外表面灰黄白色或灰棕黄色，栓皮甚厚，粗糙，有的呈鳞片状。内表面淡黄色或红棕色。质稍轻，断面淡黄色或暗棕黄色。气微，味微苦涩，嚼之渣甚多。本品薄层试验不含小檗碱而含木蝴蝶素 A、黄芩苷等成分。

2. 杨柳科植物山杨 *Populus davidiana* Dode 的树皮加工品。呈微卷曲的丝状，厚 0.2~0.5cm，全体被染成鲜黄色。味淡，嚼之微有麻舌感。

3. 芸香科植物臭辣树 *Erodia fargesii* Dode 的树皮。外表面黄白色或土黄色。体轻，质硬，断面纤维性，呈裂片分层，浅黄色。气微，味苦涩，嚼之稍有黏性。

关黄柏

关黄柏的命名和产地有关，因为它主产于东北地区，故名。

【别名】东黄柏、关柏。

【来源】为芸香科植物黄檗 *Phellodendron amurense* Rupr. 的干燥树皮。

【产地】主产于辽宁、吉林、河北省。此外，黑龙江、内蒙古等地亦产。以辽宁省产量最大。

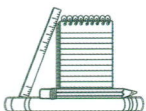

【采收加工】剥取树皮，除去粗皮，晒干。

【性状鉴定】

1. 药材　呈板片状或浅槽状，长宽不一，厚 2～4mm。<u>外表面黄绿色或淡棕黄色</u>，较平坦，具不规则的纵裂纹，皮孔痕小而少见，<u>偶有灰白色粗皮残留。内表面黄色或黄棕色。体轻，质较硬，断面纤维性，有的呈裂片状分层，断面鲜黄色或黄绿色。气微，味极苦。</u>嚼之有黏性。（图 2-2-31a）

以皮厚、色黄者为佳。

2. 饮片　宽丝，宽 0.3~0.6cm，厚 2~4mm。余同药材。（图 2-2-31b）

【功效】清热燥湿，泻火除蒸，解毒疗疮。

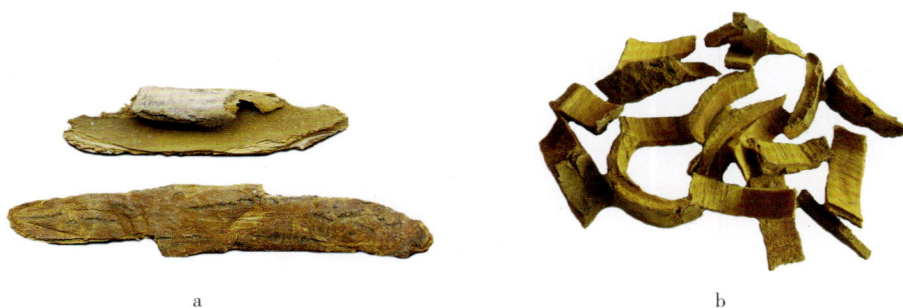

图 2-2-31　关黄柏药材及饮片

a. 药材　b. 饮片

白鲜皮

白鲜皮入药以"白鲜"为名始载于《神农本草经》，被列为中品。

【来源】为芸香科植物白鲜 *Dictamnus dasycarpus* Turcz. 的干燥根皮。

【产地】主产于东北、华北、华东等地。

【采收加工】春、秋两季采挖根部，除去泥沙和粗皮，剥取根皮，干燥。

【性状鉴定】

1. 药材　呈卷筒状，长 5～15cm，直径 1~2cm，厚 0.2~0.5cm。<u>外表面灰白色或淡灰黄色</u>，具细纵皱纹及细根痕，<u>常有突起的颗粒状小点。</u>内表面类白色，有细纵纹。<u>质脆，折断时有粉尘飞扬，断面不平坦，略呈层片状，剥去外层，迎光可见闪烁的小亮点。</u>有羊膻气，味微苦。（图 2-2-32）

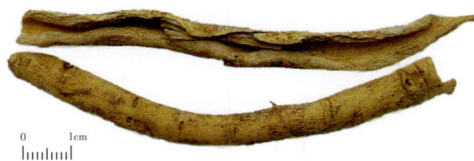

图 2-2-32　白鲜皮药材

以条大、肉厚、色灰白、断面分层、气味浓者为佳。

2. 饮片　呈不规则厚片。其余同药材。

【功效】清热燥湿，祛风解毒。

【常见伪品】

1. 八角枫皮　八角枫科植物八角枫 *Alangium chinense*（Lour.）Harms 的根皮。呈卷筒状或片块状，长 5~20cm，直径 1~3cm，厚 1~2mm。表面青灰白色或灰褐色，具有细纵纹，内表面黄白色，光滑。质脆，断面黄白色。气腥，味苦，有小毒。

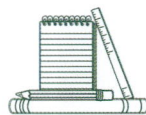

2. 鸡根皮 远志科植物黄花倒水莲 *Polygala fallax* Hemsl. 的干燥根皮。呈卷筒状，长 5～15cm，直径0.8～1.5cm，厚2～4mm。外表面褐色或淡棕黄色，有较深纵纹或纵沟，可见明显圆形脱落的侧根痕。内表面黄白色，具细纵纹。质韧，折断面棕黄色。气微，味微甜、略苦。

五加皮

五加皮始载于《神农本草经》，列为上品。

【别名】 南五加皮、刺五加皮。

【来源】 为五加科植物细柱五加 *Acanthopanax gracilistylus* W. W. Smith 的干燥根皮。

【产地】 主产于湖北、河南、安徽、四川等地。

【采收加工】 夏、秋两季采挖根部，洗净，剥取根皮，晒干。

【性状鉴定】 药材呈不规则卷筒状，长 5～15cm，直径 0.4～1.4cm，厚约 0.2cm。外表面灰褐色，有稍扭曲的纵皱纹及横长皮孔样斑痕。内表面淡黄色或灰黄色，有细纵纹。体轻，质脆，易折断，断面不整齐，灰白色。气微香，味微辣而苦。（图 2-2-33）

【功效】 祛风除湿，补益肝肾，强筋壮骨，利水消肿。

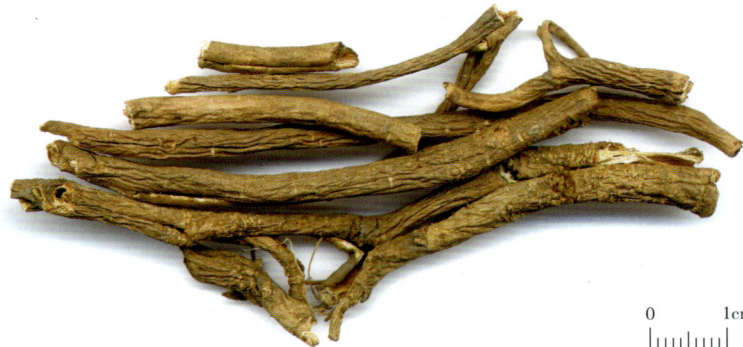

图 2-2-33 五加皮药材

香加皮

香加皮始载于《神农本草经》，列为下品。

【别名】 北五加皮、杠柳皮。

【来源】 为萝藦科植物杠柳 *Periploca sepium* Bge. 的干燥根皮。

【产地】 主产于山西、河南、河北、山东等地。

【采收加工】 春、秋两季采挖，剥取根皮，晒干。

【性状鉴定】 本药材呈卷筒状、槽状或不规则块片状，长 3～10cm，直径 1～2cm，厚 0.2～0.4cm。外表面灰棕色或黄棕色，栓皮松软常呈鳞片状，易剥落（称"糟皮"）。内表面淡黄色或淡黄棕色，较平滑，有细纵纹。体轻，质脆，易折断，断面不整齐，黄白色。有浓厚的特异香气，味苦。（图 2-2-34）

以块大、皮厚、香气浓、无木心者为佳。

【功效】 利水消肿，祛风湿，强筋骨。

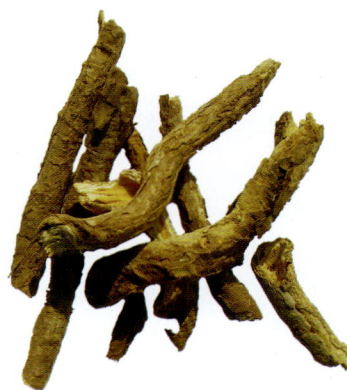

图 2-2-34 香加皮药材

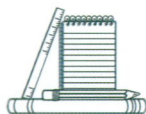

秦皮

秦皮始载于《神农本草经》，列为中品。苏敬在《新修本草》中描述秦皮："此树似檀，叶细，皮有白点而不粗错，取皮渍水便碧色，书纸看之皆青色者是真。"此为荧光现象应用于药材鉴别的最早记载。

【别名】蜡树皮。

【来源】为木犀科植物苦枥白蜡树 *Fraxinus rhynchophylla* Hance、白蜡树 *Fraxinus chinensis* Roxb.、尖叶白蜡树 *Fraxinus szaboana* Lingelsh. 或宿柱白蜡树 *Fraxinus stylosa* Lingelsh. 的干燥枝皮或干皮。

【产地】苦枥白蜡树主产于吉林、辽宁、河北、河南等地。小叶白蜡树主产于辽宁、吉林、河北、河南、内蒙古、陕西、山西、四川等地。秦岭白蜡树主产于四川、湖北、陕西等地。

【采收加工】春、秋两季剥取，晒干。

【性状鉴定】

1. 药材

枝皮　呈卷筒状或槽状，长 10~60cm，厚 1.5~3mm。外表面灰白色、灰棕色至黑棕色或相间呈斑状，平坦或稍粗糙，并有灰白色圆点状皮孔及细斜皱纹，有的具分枝痕。内表面黄白色或棕色，平滑。质硬而脆，断面纤维性，黄白色。气微，味苦。本品用热水浸泡，浸出液在日光下可见碧蓝色荧光（因树皮含有荧光结晶物质秦皮甲、乙素）。

干皮　为长条状块片，厚 3~6mm。外表面灰棕色，有红棕色圆形或横长的皮孔及龟裂状沟纹。质坚硬，断面纤维性较强。余同枝皮药材。（图 2-2-35a）

以条长、外皮薄而光滑者为佳。

2. 饮片　为长短不一的丝条状，切面纤维性。余同药材。（图 2-2-35b）

【功效】清热燥湿，收涩止痢，止带，明目。

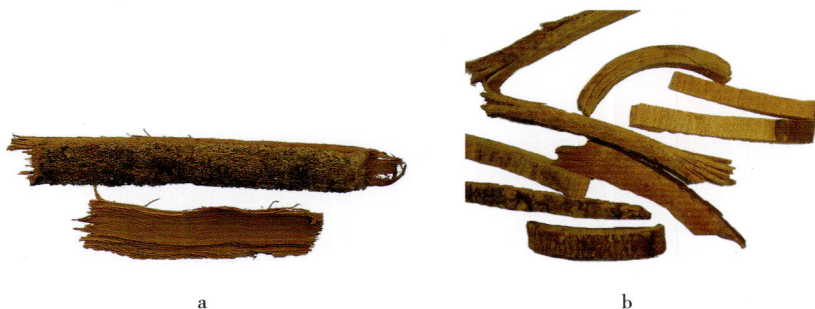

图 2-2-35　秦皮药材及饮片

a. 药材　b. 饮片

地骨皮

地骨皮乃枸杞根皮。《本草纲目》载："枸杞其根乃地骨，甘淡而寒，下焦肝肾虚热者宜之。"

【别名】枸杞根皮、地骨。

【来源】为茄科植物枸杞 *Lycium chinense* Mill. 或宁夏枸杞 *Lycium barbarum* L. 的干燥根皮。

【产地】枸杞全国大部分地区有产。宁夏枸杞主产于甘肃、宁夏等省区。

【采收加工】春初或秋后采挖根部，洗净，剥取根皮，晒干。

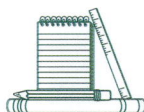

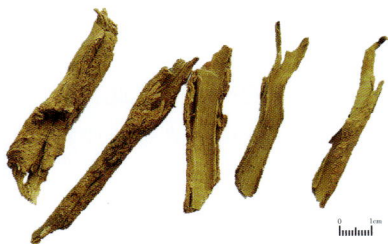

图 2-2-36   地骨皮药材

【性状鉴定】呈筒状或槽状，长 3~10cm，宽 0.5~1.5cm，厚 0.1~0.3cm。外表皮灰黄色至棕黄色，粗糙，有裂纹，易呈鳞片状剥落（称"糟皮"）。内表面黄白色至灰黄色，较平坦，有细纵纹。体轻。质脆，易折断，折断面外层较厚，黄棕色，内层灰白色（称"白里"）。气微，味微甘而后苦。（图 2-2-36）

药材以块大、肉厚、无木心与杂质者为佳。

【功效】凉血除蒸，清肺降火。

【常见伪品】

1. 木犀科植物毛叶探春 *Jasminum giraldii* Diels 的根皮。呈槽状或筒状，无"糟皮白里"特征。质坚硬，气微香，味微苦而涩。

2. 马鞭草科植物大青 *Clerodendrum cyrtophyllum* Turcz. 的根皮。呈管状或半管状卷片。外表面黄棕色或黄橙色，有纵皱纹。内表面黄棕色或黄白色，有细纵纹。折断面外层浅黄棕色，内层棕褐色。气微，味微苦。

3. 萝藦科植物鹅绒藤 *Cynanchum chinense* R. Br. 的干燥根皮。嚼之有渣感。

任务 2-3   叶类及花类中药的性状鉴定

【任务介绍】

有若干批若干数量的叶类及花类中药入库，你作为质检人员将利用性状鉴定方法对这些中药进行入库前质量检查验收，出具质量检验报告。对符合质量要求的下达质量检验合格通知书，同意入库。对存在质量问题者应根据具体情况分别提出加工、挑选、退货等处理意见。

【任务解析】

该项任务应在正确完成取样工作基础上，利用性状鉴定方法准确鉴别叶类及花类中药的真伪优劣，把好该类中药入库质量验收关。要求学生能正确取样，能准确把握该类常用中药的来源、药用部位和性状鉴别要点，并能在质量验收中熟练运用。同时，要求学生具备从事相关职业活动所需要的工作方法、自主学习能力和团队协作精神，具有科学的思维习惯和信息判断与选择能力，能有逻辑性地解决问题。在整个任务完成过程中，既要注意充分发挥学生主体作用，又要注重教师的引导作用。

【任务准备】

1. 课前准备　教师在课前将具体中药品种的入库前质量检查验收任务下达给学生，要求学生以小组为单位，利用本教材及有关标准、工具书拟定该批中药质量验收实施方案，包括取样、性状鉴定等具体实施办法。学生根据课前教师布置作业要求，以小组为单位共同完成该批中药质量验收实施方案的拟定。

2. 现场准备　①常用叶类及花类中药的药材与饮片；②玻璃杯、比色卡或中药标准量化卡、放大镜、刀片；③现行版《中国药典》；④有条件的还可模拟来货现场。

扫一扫，查阅本项目PPT、视频等数字资源

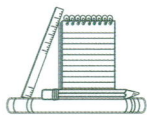

【任务实施】

扮演中药质检人员完成取样、性状鉴定、出具质检报告。

【操作提示】

1. 叶类中药的性状鉴定　叶类中药多质地较薄，常皱缩卷曲或破碎。在进行叶类中药性状观察时，常需将其浸泡在水中使之湿润并展开后观察，必要时可借助解剖镜或放大镜，或对光透视观察。叶类中药性状鉴定一般按下列顺序进行：叶片类型→形状→大小→表面→质地→气味。

（1）**叶片类型**　观察完整叶片是单叶还是复叶的小叶。叶类中药多为单叶，如枇杷叶；少数用复叶的小叶，如番泻叶；有时尚带有部分嫩枝，如侧柏叶等；个别以叶的一部分入药，如桂丁，为肉桂幼嫩的果柄。

（2）**叶片形状**　观察完整叶片的外形、叶缘、叶端、叶基与叶脉的特征，同时注意叶柄、托叶、叶鞘的有无与特征等。叶类药材的形状通常为披针形、长卵形或卵圆形等；叶全缘、微波状或具圆锯齿等；叶端渐尖、急尖或小芒尖等；叶基圆形、狭窄或稍不对称等。

（3）**叶片大小**　观察叶片的长度与宽度。

（4）**叶片表面**　观察叶片上下表面的色泽、光滑或粗糙、有无毛茸、腺点或其他特点等。对光观察有无透明点（油点）或灰色斑点（草酸钙结晶）。有的叶脉凸起或凹下，有的在放大镜下可见凹陷的点状腺鳞等。

（5）**质地**　观察叶片是草质、革质、纸质还是肉质等。

（6）**气味**　对叶类中药进行嗅气尝味，可以直接嗅闻，亦可破碎、搓揉或在热水浸泡后嗅闻与口尝。叶类中药通常气微无臭，味微酸、苦、涩，但某些特殊气味也是叶类药材重要鉴别特征之一，如侧柏叶气清香、味苦涩而微辛；紫苏叶气清香、味微辛等。

2. 花类中药的性状鉴定　花类中药因经过采制、干燥、运输等过程，常干缩破碎。水浸后展开可恢复原有的状态，并有明显的颜色和香气。很小的花或花序，可借助放大镜或解剖镜观察。花类中药性状鉴定一般按下列顺序进行：部位及组成→形状→色泽→气味。

（1）**部位及组成**　首先辨认入药部位及花的组成，利用植物学知识分清是以单花、花序或花的某一部分入药。以花朵入药者，注意观察其花托、萼片、花瓣、雄蕊和雌蕊的数目及其着生位置、形状、颜色、被毛与否、气味等；以花序入药者，除观察花朵外，还需注意花序类别、总苞片或苞片等；菊科植物需观察花托的形状，有无被毛等。

（2）**形状**　观察完整药材的形状，花的各部分组成的形状。花类中药由于药用部位和种类不同，差异较大，常见的有圆锥形、棒状、团簇状、丝状、粉末状等。花萼呈筒状、圆柱状等。花冠呈圆球形、喇叭状等。

（3）**色泽**　观察花类中药各部分色泽。色泽为花类中药质量好坏的标志，色泽变化可以表明内部质量有所变化。

（4）**气味**　嗅气尝味是花类中药性状鉴定的重要内容之一。花类中药气多清香，但味有较大差异，应注意辨别。如丁香味辣，野菊花味苦。

【相关知识】

一、叶类及花类中药概念

1. 叶类中药　药用部位一般为完整而已长成的叶或嫩叶，如竹叶卷心，少数为带嫩枝的叶，

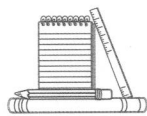

这类中药称叶类中药，其药材称叶类药材。

2. 花类中药 药用部位为完整的花、花序或花的某一部分，这类中药称为花类中药，其药材称花类药材。

二、常用叶类及花类中药的性状鉴定

扫一扫，
看拓展知识

石韦

石韦始载于《神农本草经》。因其生长特性及质地而命名，喜生于岩石上，叶片具有柔韧性，如同鞣制加工了的皮革而谓之"韦"，合为石韦。

【来源】 为水龙骨科植物庐山石韦 *Pyrrosia sheareri*（Bak.）Ching、石韦 *Pyrrosia lingua*（Thunb.）Farwell 或有柄石韦 *Pyrrosia petiolosa*（Christ）Ching 的干燥叶。前两者习称"大叶石韦"，后者习称"小叶石韦"。

【产地】 主产于河北、陕西、江苏、安徽等地。大多为栽培品。

【采收加工】 全年均可采收，除去根茎和根，晒干或阴干。

【性状鉴定】

1. 药材

庐山石韦 叶片多皱缩，展平后呈披针形，长 10～25cm，宽 3～5cm。先端渐尖，基部耳状偏斜，全缘，边缘常向内卷曲；上表面黄绿色或灰绿色，散布有黑色圆形小凹点；下表面密生红棕色星状毛，有的侧脉间布满棕色圆点状的孢子囊群。叶柄具四棱，长 10～20cm，直径 1.5～3mm，略扭曲，有纵槽。叶片革质。气微，味微涩苦。（图 2-3-1a）

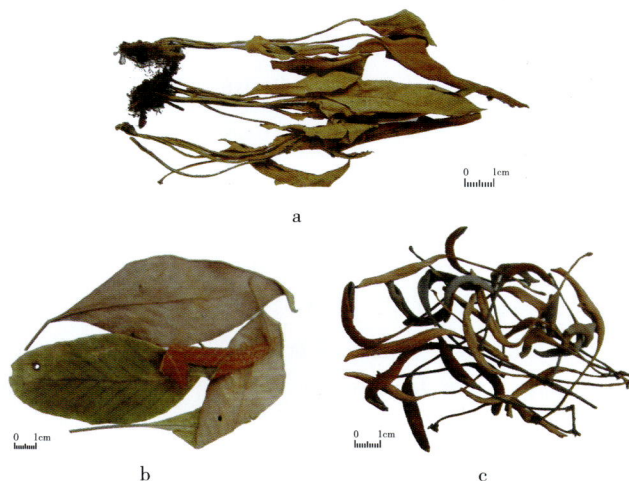

图 2-3-1 石韦药材
a. 庐山石韦 b. 石韦 c. 有柄石韦

石韦 叶片披针形或长圆披针形，长 8～12cm，宽 1～3cm。基部楔形，对称。孢子囊群在侧脉间，排列紧密而整齐。叶柄长 5～10cm，直径约 1.5mm。（图 2-3-1b）

有柄石韦 叶片多卷曲呈筒状，展平后呈长圆形或卵状长圆形，长 3～8cm，宽 1～2.5cm。基部楔形，对称。下表面侧脉不明显，布满孢子囊群。叶柄长 3～12cm，直径约 1mm。（图 2-3-1c）

均以叶厚、完整、杂质少者为佳。

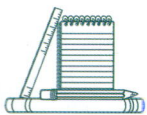

2. 饮片　呈丝条状。上表面黄绿色或灰褐色，下表面密生红棕色星状毛。孢子囊群着生侧脉间或下表面布满孢子囊群。叶全缘。叶片革质。气微，味微涩苦。

【功效】利尿通淋，清肺止咳，凉血止血。

侧柏叶

侧柏叶始载于《名医别录》。侧柏叶因其叶子特定形态特征及药用部位而命名。

【来源】为柏科植物侧柏 *Platycladus orientalis*（L.）Franco 的干燥枝梢和叶。

【产地】全国各地均产，西藏德庆、达孜等地有栽培。

【采收加工】多在夏、秋两季采收，阴干。

【性状鉴定】多分枝，小枝扁平。叶细小鳞片状，交互对生，贴伏于枝上，深绿色或黄绿色。质脆，易折断。气清香，味苦涩、微辛。（图 2-3-2）

以叶嫩、青绿色，无碎末者为佳。

【功效】凉血止血，化痰止咳，生发乌发。

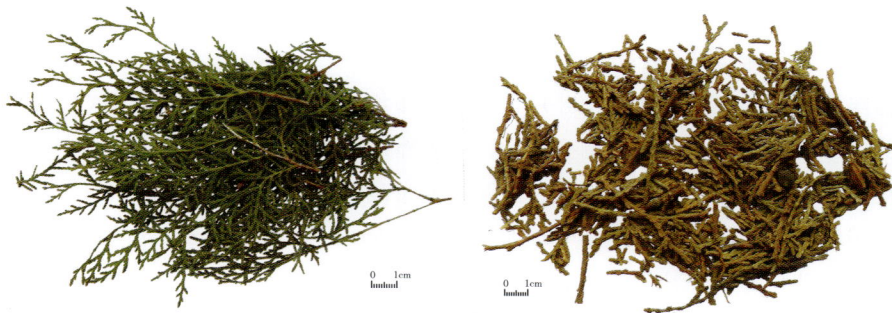

图 2-3-2　侧柏叶药材

桑叶

桑叶始载于《神农本草经》。桑叶因其来源与入药部位而命名。

【别名】霜叶。

【来源】为桑科植物桑 *Morus alba* L. 的干燥叶。

【产地】全国各地有栽培。

【采收加工】初霜后采收，除去杂质，晒干。

【性状鉴定】多皱缩、破碎。完整者有柄，叶片展平后呈卵形或宽卵形，长 8～15cm，宽7～13cm。先端渐尖，基部截形、圆形或心形，边缘有锯齿或钝锯齿，有的不规则分裂。上表面黄绿色或浅黄棕色，有的有小疣状凸起；下表面颜色稍浅，叶脉突出，小脉网状，脉上被疏毛，脉基具簇毛。质脆。气微，味淡、微苦涩。（图 2-3-3）

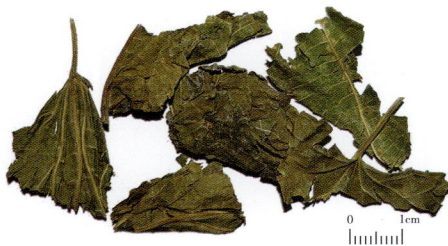

以叶片完整、大而厚、色黄绿、质脆、无杂质者为佳。

【功效】疏散风热，清肺润燥，清肝明目。

图 2-3-3　桑叶药材

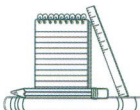

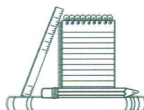

淫羊藿

淫羊藿始载于《神农本草经》。

【来源】 为小檗科植物淫羊藿 *Epimedium brevicornu* Maxim.、箭叶淫羊藿 *Epimedium sagittatum* (Sieb. et Zucc.) Maxim.、柔毛淫羊藿 *Epimedium pubescens* Maxim. 或朝鲜淫羊藿 *Epimedium koreanum* Nakai 的干燥叶。

【产地】 淫羊藿主产于陕西、山西、河南、广西等地。箭叶淫羊藿主产于湖北、四川、浙江等地。柔毛淫羊藿主产于四川省。朝鲜淫羊藿主产于东北地区。

【采收加工】 夏、秋季茎叶茂盛时采收，晒干或阴干。

【性状鉴定】

1. 药材

淫羊藿 二回三出复叶。小叶片卵圆形，长 3~8cm，宽 2~6cm，先端微尖。顶生小叶基部心形，两侧小叶较小，偏心形，外侧较大，呈耳状，边缘具黄色刺毛状细锯齿。上表面黄绿色，下表面灰绿色，主脉 7~9 条，基部有稀疏细长毛，细脉两面突起，网脉明显。小叶柄长 1~5cm。叶片近革质。气微，味微苦。（图 2-3-4a）

箭叶淫羊藿 一回三出复叶。小叶片长卵形至卵状披针形，长 4~12cm，宽 2.5~5cm，先端渐尖。两侧小叶基部明显偏斜，外侧呈箭形，下表面疏被粗短伏毛或近无毛。叶片革质。

柔毛淫羊藿 一回三出复叶。叶下表面及叶柄密被绒毛状柔毛。

朝鲜淫羊藿 二回三出复叶。小叶较大，长 4~10cm，宽 3.5~7cm。先端长尖，叶片较薄。

以色黄绿、叶整齐不碎、身干、杂质少者为佳。

2. 饮片 呈丝片状。上表面绿色、黄绿色或浅黄色，下表面灰绿色，网脉明显，中脉及细脉突出，边缘具黄色刺毛状细锯齿。近革质。气微、味微苦。（图 2-3-4b）

【功效】 补肾阳，强筋骨，祛风湿。

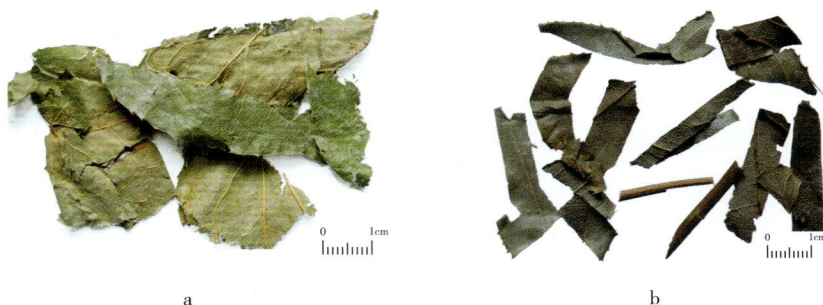

图 2-3-4 淫羊藿药材及饮片

a. 药材 b. 饮片

大青叶（附：蓼大青叶）

大青叶始载于《名医别录》，因其颜色和入药部位命名。大青叶也是提取蓝染颜料的原料之一。

【来源】 为十字花科植物菘蓝 *Isatis indigotica* Fort. 的干燥叶。

【产地】主产于河北、河南、陕西、江苏、安徽等省。

【采收加工】夏、秋两季分 2～3 次采收，除去杂质，晒干。第一次在 6 月中旬，采后及时施肥，第二次在 7 月下旬，如施肥管理得当，9～10 月份可采收第三次。北方地区一般在夏、秋（霜降前后）分 2 次采收。

【性状鉴定】多皱缩卷曲，有的破碎。完整叶片展平后呈长椭圆形至长圆状倒披针形，长 5～20cm，宽 2～6cm，上表面暗灰绿色，有的可见色较深稍突起的小点；先端钝，全缘或微波状，基部狭窄下延至叶柄呈翼状；叶柄长 4～10cm，淡棕黄色。质脆。气微，味微酸、苦、涩。（图 2-3-5）

以叶大、完整、无枝梗、色黑绿者为佳。

【功效】清热解毒，凉血消斑。

附：蓼大青叶

为蓼科植物蓼蓝 *Polygonum tinctorinum* Ait. 的干燥叶。叶多皱缩、破碎。完整者展平后呈椭圆形，蓝绿或蓝黑色，先端钝，基部渐狭，全缘。叶脉浅黄棕色，于下表面略突起。叶柄扁平，偶带膜质托叶鞘。质脆。气微，味微涩而稍苦。

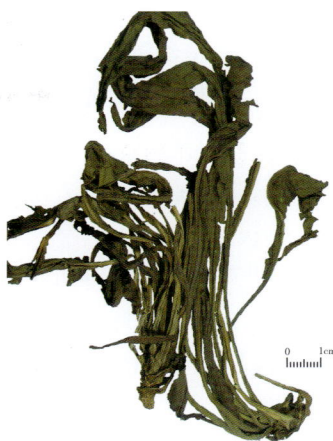

图 2-3-5 大青叶药材

枇杷叶

枇杷叶始载于魏晋南北朝时期《名医别录》。它叶形与乐器"枇杷"（后称为"琵琶"）的外形颇为相似，故名。

【来源】为蔷薇科植物枇杷 *Eriobotrya japonica*（Thunb.）Lindl. 的干燥叶。

【产地】主产于江苏、浙江、广东等地。

【采收加工】全年均可采收，晒至七、八成干时，扎成小把，再晒干。

【性状鉴定】

1. 药材 呈长圆形或倒卵形，长 12～30cm，宽 4～9cm。先端尖，基部楔形，边缘有疏锯齿，近基部全缘。上表面灰绿色、黄棕色或红棕色，较光滑；下表面密被黄色绒毛。主脉于下表面显著突起，侧脉羽状；叶柄极短，被棕黄色绒毛。革质而脆，易折断。气微，味微苦。（图 2-3-6a）

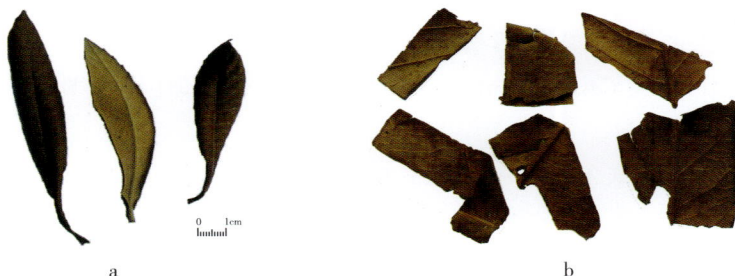

图 2-3-6 枇杷叶药材及饮片

a. 药材 b. 饮片

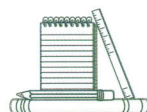

以叶片完整、色灰绿者为佳。

2. 饮片　呈丝条状。表面灰绿色、黄棕色或红棕色，较光滑。下表面可见绒毛，主脉突出。革质而脆。气微，味微苦。（图2-3-6b）

【功效】　清肺止咳，降逆止呕。

番泻叶

番泻叶始载于民国时期《饮片新参》。因其产自于国外"番邦"之地，且具有"泻下"之功，以叶片入药，因此得名番泻叶。

【来源】　为豆科植物狭叶番泻 *Cassia angustifolia* Vahl 或尖叶番泻 *Cassia acutifolia* Delile 的干燥小叶。

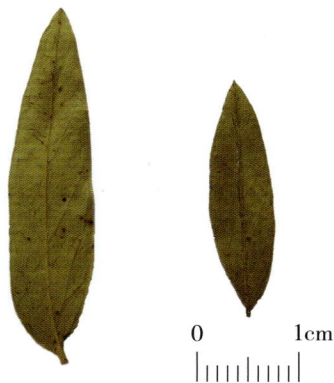

图2-3-7　番泻叶药材

【产地】　狭叶番泻叶主产于红海以东至印度一带，现盛栽于印度南端丁内末利，故商品又名"印度番泻叶"或"丁内末利番泻叶"，现埃及和苏丹亦产。尖叶番泻叶主产于埃及尼罗河上游，由亚历山大港输出，故商品又名"埃及番泻叶"或"亚历山大番泻叶"。现我国广东、海南和云南西双版纳等地均有栽培。

【采收加工】　狭叶番泻叶通常在开花前采摘，阴干后用水压机打包；尖叶番泻叶通常在7~8月果实近成熟时剪去枝条，摘取叶片，晒干，按全叶、碎叶分别包装。

【性状鉴定】

狭叶番泻　呈长卵形或卵状披针形，长1.5~5cm，宽0.4~2cm，叶端急尖，叶基稍不对称，全缘。上表面黄绿色，下表面浅黄绿色，无毛或近无毛，叶脉稍隆起。革质。气微弱而特异，味微苦，稍有黏性（图2-3-7a）。

尖叶番泻　呈披针形或长卵形，略卷曲，叶端短尖或微突，叶基不对称，两面均有细短毛茸（图2-3-7b）。

以叶大、完整、干燥、色绿、梗少、无黄叶、无碎叶及杂质者为佳。

【功效】　泄热行滞，通便，利水。

【常见伪品】

1. 同属植物耳叶番泻 *Cassia auriculata* L. 的小叶。呈卵圆形或倒卵圆形，先端钝圆或微凹陷，具短刺，叶基大多不对称，全缘。表面灰绿色或红棕色，密被灰白色绒毛。

2. 同属植物卵叶番泻 *Cassia obovata* Colladon 的小叶。呈倒卵圆形，具刺尖，被短毛，毛茸壁厚，有细小突起。

近来市场上有用罗布麻 *Apocynum venetum* L. 和紫穗槐 *Amorpha fruticosa* L. 的叶掺入番泻叶中，应注意鉴别。

罗布麻叶

罗布麻叶始载于明代《救荒本草》。罗布麻盛长在新疆罗布平原，其茎纤维丰富类似各种"麻"，以叶片入药，因而得名罗布麻叶。

扫一扫，
看拓展知识

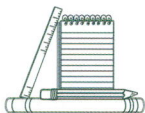

【来源】 为夹竹桃科植物罗布麻 *Apocynum venetum* L. 的干燥叶。

【产地】 主产于东北、华北、西北及河南等地。

【采收加工】 夏季采收，除去杂质，干燥。

【性状鉴定】 多皱缩卷曲，有的破碎。完整叶片展平后呈椭圆状披针形或卵圆状披针形，长 2～5cm，宽 0.5～2cm。淡绿色或灰绿色，先端钝，有小芒尖，基部钝圆或楔形，边缘具细齿，常反卷，两面无毛，叶脉于下表面突起。叶柄细，长约 4mm。质脆。气微，味淡。（图 2-3-8）

图 2-3-8　罗布麻叶药材

以叶片完整、色绿者为佳。

【功效】 平肝安神，清热利水。

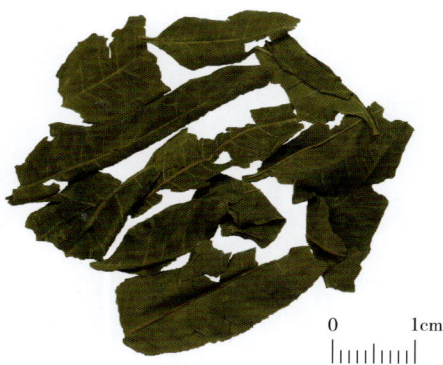

紫苏叶（附：紫苏子、紫苏梗）

紫苏叶始载于魏晋南北朝时期《本草经集注》。紫苏叶因颜色与入药部位命名。

【别名】 苏叶。

【来源】 为唇形科植物紫苏 *Perilla frutescens*（L.）Britt. 的干燥叶（或带嫩枝）。

【产地】 主产于江西、湖南等地。

【采收加工】 夏季枝叶茂盛时采收，除去杂质，晒干。

【性状鉴定】

1. 药材　叶片多皱缩卷曲、破碎，完整者展平后呈卵圆形，长 4～11cm，宽 2.5～9cm。先端长尖或急尖，基部圆形或宽楔形，边缘具圆锯齿。两面紫色或上表面绿色，下表面紫色，疏生灰白色毛，下表面有多数凹点状的腺鳞。叶柄长 2～7cm，紫色或紫绿色。质脆。带嫩枝者，枝的直径 2～5mm，紫绿色，断面中部有髓。气清香，味微辛。（图 2-3-9）

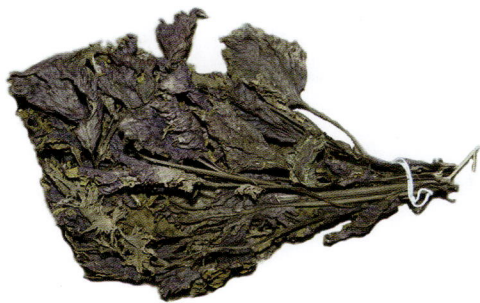

图 2-3-9　紫苏叶药材

以叶完整、色紫、香气浓者为佳。

2. 饮片　呈不规则的段或未切叶。叶多皱缩卷曲、破碎，完整者展平后呈卵圆形。边缘具圆锯齿。两面紫色或上表面绿色，下表面紫色，疏生灰白色毛。叶柄紫色或紫绿色。带嫩枝者，枝的直径 2～5mm，紫绿色，断面中部有髓。气清香，味微辛。

【功效】 解表散寒，行气和胃。

附：紫苏子、紫苏梗

1. 紫苏子　为唇形科植物紫苏 *Perilla frutescens*（L.）Britt. 的干燥成熟果实。主产于河南、湖北、山东、浙江等地。秋季果实成熟时采收，除去杂质，晒干。

药材呈卵圆形或类球形，直径约 1.5mm（野生者粒小，栽培者粒大）。表面灰棕色或灰褐色，有微隆起的暗紫色网纹，基部稍尖，有灰白色点状果梗痕。果皮薄而脆，易压碎。种子黄白色，种皮膜质，子叶 2 枚，类白色，有油性。压碎有香气，味微辛。（图 2-3-10）

以粒饱满、色灰棕、油性足者为佳。

扫一扫，看拓展知识

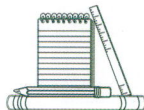

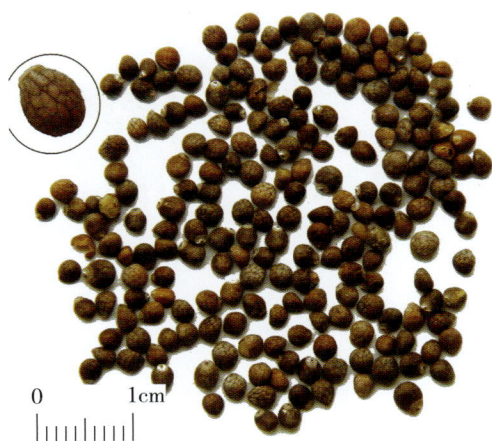

图 2-3-10　紫苏子药材

炒紫苏子表面灰褐色，有细裂口，有焦香气。余同药材。

2. 紫苏梗　别名苏梗。为唇形科植物紫苏 *Perilla frutescens*（L.）Britt. 的干燥茎。主产于江苏、浙江、河北等地，多为栽培。夏季茎叶茂盛（开花时）与紫苏叶同时采收，商品称"嫩苏梗"；秋季果实成熟后与紫苏子同时采收，商品称"冬苏梗"或"老苏梗"。均采割全草，除去杂质，晒干，或趁鲜切片，晒干。

药材呈方柱形，四棱钝圆，长短不一，直径 0.5~1.5cm。表面紫棕色或暗紫色，四面有纵沟和细纵纹，节部稍膨大，有对生的枝痕和叶痕。体轻，质硬，断面裂片状。切片厚 2~5mm，常呈斜长方形，木部黄白色，射线细密，呈放射状，髓部白色，疏松或脱落。气微香，味淡。以外皮色紫棕、有香气者为佳。（图 2-3-11a）

饮片呈类方形的厚片。表面紫棕色或暗紫色，有的可见对生的枝痕和叶痕。切面木部黄白色，有细密的放射状纹理，髓部白色，疏松或脱落。气微香，味淡。（图 2-3-11b）

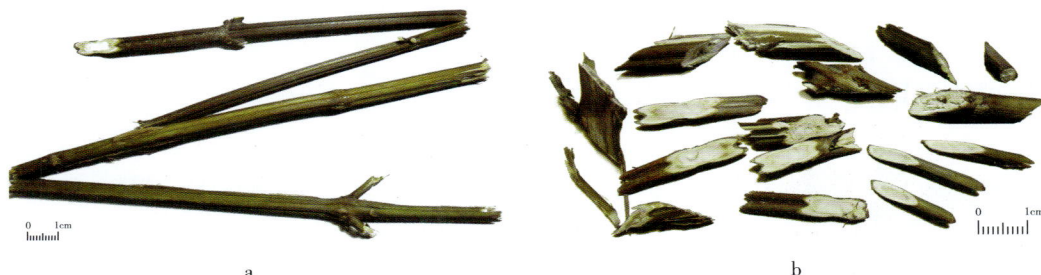

图 2-3-11　紫苏梗药材及饮片

a. 药材　b. 饮片

艾叶

艾叶始载于《名医别录》。李时珍在《本草纲目》释为："此草可乂疾，久而弥善，故字从乂，而名'艾'"。

【别名】陈艾。

【来源】为菊科植物艾 *Artemisia argyi* Lévl. et Vant. 的干燥叶。

【产地】全国各地均产。

【采收加工】夏季花未开时采摘，除去杂质，晒干。

【性状鉴定】多皱缩、破碎，有短柄。完整叶片展平后呈卵状椭圆形，羽状深裂，裂片椭圆状披针形，边缘有不规则的粗锯齿。上表面灰绿色或深黄绿色，有稀疏的柔毛及腺点。下表面密生灰白色绒毛。质柔软。气清香，味苦。（图 2-3-12）

以质柔软、香气浓者为佳。

【功效】温经止血，散寒止痛。

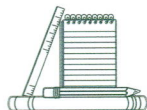

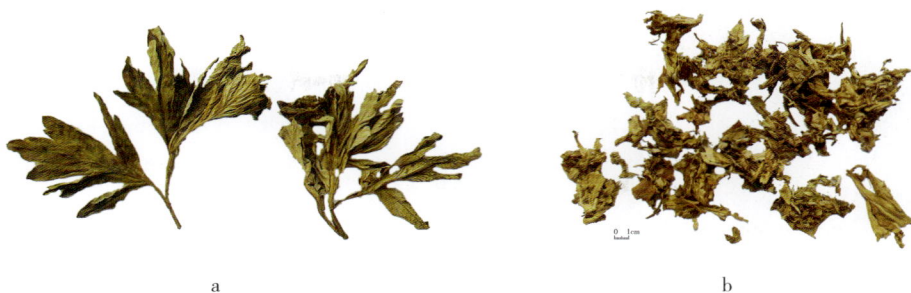

图 2-3-12　艾叶药材及饮片

a. 药材　b. 饮片

松花粉

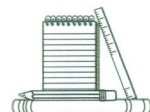

　　松花粉始载于《神农本草经》。因其来源于松树的雄性花蕊中的花药，细粉淡黄色，因此得名。

　　【来源】　为松科植物马尾松 *Pinus massoniana* Lamb.、油松 *Pinus tabuliformis* Carr. 或同属数种植物的干燥花粉。

　　【产地】　马尾松主产于长江流域各地；油松主产于东北、华北和西北各地。

　　【采收加工】　春季花刚开时，采摘花穗，晒干，收集花粉，除去杂质。

　　【性状鉴定】　为淡黄色的细粉。体轻，易飞扬，手捻有滑润感。气微，味淡。入水不沉，加热亦不沉。置火中燃烧，不发生爆鸣声和闪光，燃烧后有烟雾和焦臭味，残留黑色灰烬。（图2-3-13）

　　以色鲜黄、细腻、无杂质、流动性强者为佳。

　　【功效】　收敛止血，燥湿敛疮。

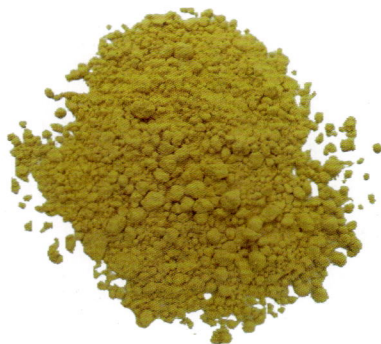

图 2-3-13　松花粉药材

辛夷

　　辛夷始载于《神农本草经》。因其花蕾初生时如嫩芽——黄，且其味辛，故名。

　　【来源】　为木兰科植物望春花 *Magnolia biondii* Pamp.、玉兰 *Magnolia denudata* Desr. 或武当玉兰 *Magnolia sprengeri* Pamp. 的干燥花蕾。

　　【产地】　主产于湖南、湖北、安徽、浙江、河南等地。

　　【采收加工】　冬末春初花未开放时采收，除去枝梗，阴干。

　　【性状鉴定】

　　望春花　呈长卵形，似毛笔头，长 1.2~2.5cm，直径 0.8~1.5cm。基部常具短梗，长约 5mm，梗上有类白色点状皮孔。苞片 2~3 层，每层 2 片，两层苞片间有小鳞芽，苞片外表面密被灰白色或灰绿色茸毛，内表面类棕色，无毛。花被片 9，棕色，外轮花被片 3，条形，约为内两轮长的1/4，呈萼片状，内两轮花被片6，每轮3，轮状排列。雄蕊和雌蕊多数，螺旋状排列。体轻，质脆。气芳香，味辛凉而稍苦。

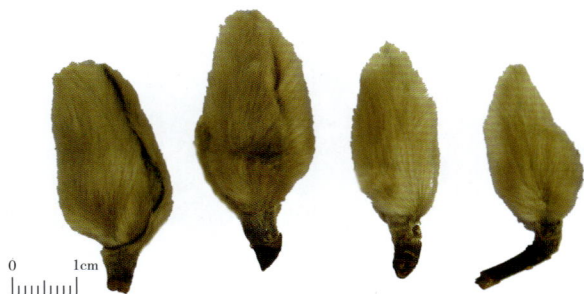

图 2-3-14 辛夷药材

玉兰 长 1.5~3cm，直径 1~1.5cm。基部枝梗较粗壮，皮孔浅棕色。苞片外表面密被灰白色或灰绿毛茸毛。花被片 9，内外轮同型。（图 2-3-14）

武当玉兰 长 2~4cm，直径 1~2cm。基部枝梗粗壮，皮孔红棕色。苞片外表面密被淡黄色或淡黄绿色茸毛，有的最外层苞片茸毛已脱落而呈黑褐色。花被片 10~12（15），内外轮无显著差异。

以完整、内瓣紧密、无枝梗、油性足、香气浓者为佳。

【功效】散风寒，通鼻窍。

扫一扫，
看拓展知识

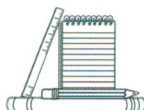

月季花

月季花始载于明代《本草纲目》。

【来源】为蔷薇科植物月季 *Rosa chinensis* Jacq. 的干燥花。

【产地】主产于江苏、河南、山东等地。

【采收加工】全年均可采收，花微开时采摘，阴干或低温干燥。

【性状鉴定】呈类球形，直径 1.5~2.5cm。花托长圆形，萼片 5，暗绿色，先端尾尖。花瓣呈履瓦状排列，有的散落，长圆形，紫红色或淡紫红色。雄蕊多数，黄色。体轻，质脆。气清香，味淡、微苦。（图 2-3-15）

以紫红色、半开放的花蕾、不散瓣、气味清香者为佳。

【功效】活血调经，疏肝解郁。

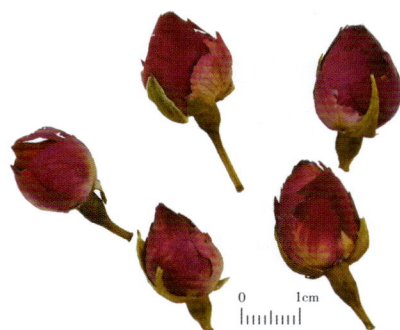

图 2-3-15 月季花药材

玫瑰花

玫瑰花始载于《食物本草》。

【来源】为蔷薇科植物玫瑰 *Rosa rugosa* Thunb. 的干燥花蕾。

【产地】全国各地均有栽培，以山东、江苏、浙江及广东省为多。

【采收加工】春末夏初花将开放时分批采摘，及时低温干燥。

【性状鉴定】略呈半球形或不规则团状，直径 0.7~1.5cm。残留花梗上被细柔毛，花托半球形，与花萼基部合生。萼片 5，披针形，黄绿色或棕绿色，被有细柔毛。花瓣多皱缩，展平后宽卵形，呈履瓦状排列，紫红色，有的黄棕色。雄蕊多数，黄褐色。花柱多数，柱头在花托口集成头状，略突出，短于雄蕊。体轻，质脆。气芳香浓郁，味微苦涩。（图 2-3-16）

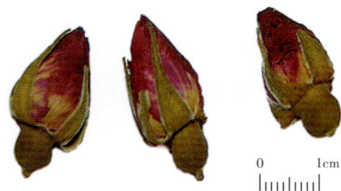

以花朵大、完整、瓣厚、色紫、色泽鲜、不露蕊、香气浓者为佳。

【功效】行气解郁，和血，止痛。

扫一扫，
看拓展知识

图 2-3-16 玫瑰花药材

槐花（附：槐角）

槐花始载于《日华子本草》。

【来源】为豆科植物槐 *Sophora japonica* L. 的干燥花及花蕾。

【产地】主产于辽宁、河北、河南、山东等地。

【采收加工】夏季花开放或花蕾形成时采收，及时干燥，除去枝、梗及杂质。前者习称"槐花"，后者习称"槐米"。

【性状鉴定】

槐花　<u>皱缩而卷曲，花瓣多散落</u>。完整者<u>花萼钟状，黄绿色，先端 5 浅裂</u>。花瓣 5，黄色或黄白色，1 片较大，近圆形，先端微凹，其余 4 片长圆形。<u>雄蕊 10，其中 9 个基部联合，花丝细长</u>。雌蕊圆柱形，弯曲。<u>体轻</u>。气微、味微苦。（图 2-3-17a）

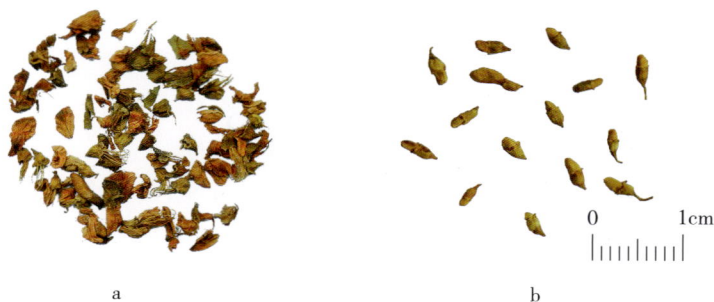

图 2-3-17　槐花药材

a. 槐花　b. 槐米

槐米　<u>卵形或椭圆形</u>，长 2~6mm，直径约 2mm。花萼下部有数条纵纹，萼的上方为<u>黄白色未开放的花瓣</u>。花梗细小。<u>体轻，手捻即碎</u>。气微，味微苦涩。（图 2-3-17b）

槐花以黄白色、整齐、无枝梗者为佳；槐米以粒大、紧缩、色黄绿者为佳。

【功效】凉血止血，清肝泻火。

附：槐角

为豆科植物槐 *Sophora japonica* L. 的干燥成熟果实。全国大部分地区均产。冬季采收，除去杂质，干燥。

药材呈<u>连珠状</u>，长 1~6cm，直径 0.6~1cm。<u>表面黄绿色或黄褐色</u>，皱缩而粗糙，<u>背缝线一侧呈黄色</u>。<u>质柔润</u>，干燥皱缩，易在收缩处折断，<u>断面黄绿色，有黏性</u>。种子 1~6 粒，肾形，长约 8mm，表面光滑，棕黑色，一侧有灰白色圆形种脐；质坚硬，子叶 2，黄绿色。果肉气微，味苦，种子嚼之有豆腥气。（图 2-3-18）

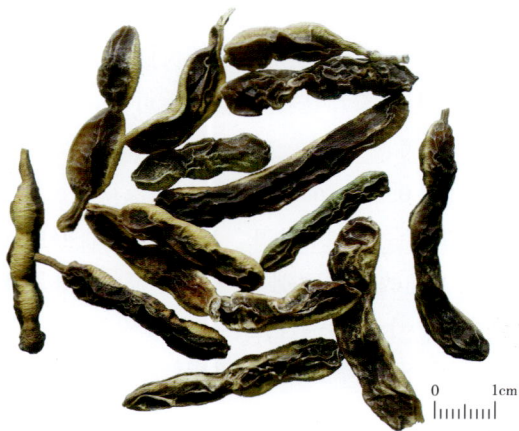

图 2-3-18　槐角药材

芫花

芫花药用始载于《神农本草经》。"芫"字有始之意，因为芫花在初春开花，是一年伊始，

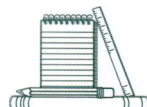

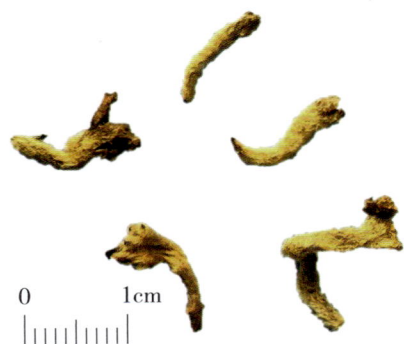

图 2-3-19 芫花药材

而且"花始于叶",故名芫花。

【来源】 为瑞香科植物芫花 *Daphne genkwa* Sieb. et Zucc. 的干燥花蕾。

【产地】 主产于河南、山东、安徽等地。

【采收加工】 春季花未开放时采收,除去杂质,干燥。

【性状鉴定】 常为 3~7 朵簇生于短花轴上,基部有苞片 1~2 片,多脱落为单朵。单朵呈棒槌状,多弯曲,长 1~1.7cm,直径约 1.5mm。花被筒表面淡紫色或灰绿色,密被短柔毛,先端 4 裂,裂片淡紫色或黄棕色。质软。气微,味甘、微辛。(图 2-3-19)

以花蕾多而整齐、淡紫色、无杂质者为佳。

【功效】 泻水逐饮。

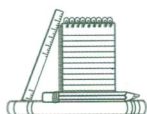

丁香(附:母丁香)

丁香药用始载于《开宝本草》。丁香的花冠管圆柱形或漏斗状,合瓣花开而不绽,这种形状与汉字"丁"字有相似之处,并具有浓烈香味,因此被称为丁子香或丁香。

【别名】 丁子香、公丁。

【来源】 为桃金娘科植物丁香 *Eugenia caryophyllata* Thunb. 的干燥花蕾。

【产地】 主产于坦桑尼亚、马来西亚、印度尼西亚等国;我国海南、广东、广西等地有栽培。

【采收加工】 当花蕾由绿色转红时采摘,晒干。

【性状鉴定】 略呈研棒状,长 1~2cm。花冠圆球形,直径 0.3~0.5cm,花瓣 4,覆瓦状抱合,棕褐色或褐黄色,花瓣内为雄蕊和花柱,搓碎后可见众多黄色细粒状的花药。萼筒圆柱状,略扁,有的稍弯曲,长 0.7~

图 2-3-20 丁香药材

1.4cm,直径 0.3~0.6cm,红棕色或棕褐色,上部有 4 枚三角状的萼片,十字状分开。质坚实,富油性。气芳香浓烈,味辛辣、有麻舌感。入水则萼管下沉(与已去油的丁香区别),花冠上浮。(图 2-3-20)

以完整、个大、油性足、色深红、香气浓郁、入水下沉者为佳。

【功效】 温中降逆,补肾助阳。

附:母丁香

又名鸡舌香。为桃金娘科植物丁香 *Eugenia caryophyllata* Thunb. 的干燥成熟果实。主产于坦桑尼亚、马来西亚、印度尼西亚等国。以坦桑尼亚桑的巴尔岛产量大,质量佳。我国海南、广东、广西等省区有栽培。果实成熟时采收,晒干。

本品呈卵圆形或长椭圆形,长 1.5~3cm,直径 0.5~1cm,表面黄棕色或褐棕色,有细皱纹;顶端有四个宿存萼片向内弯曲成钩状;基部有果梗痕;果皮与种仁可剥离,种仁由两片子叶合抱而成,棕色或暗棕色,显油性,中央具一明显的纵沟;内有胚,呈细杆状。质较硬,难折断。气香,味麻辣。(图 2-3-21)

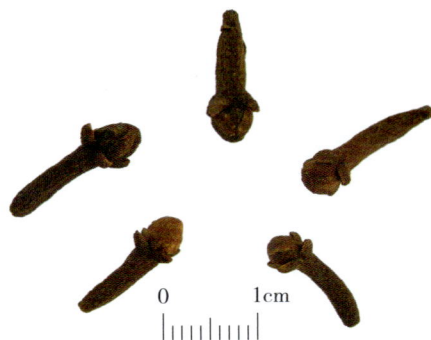

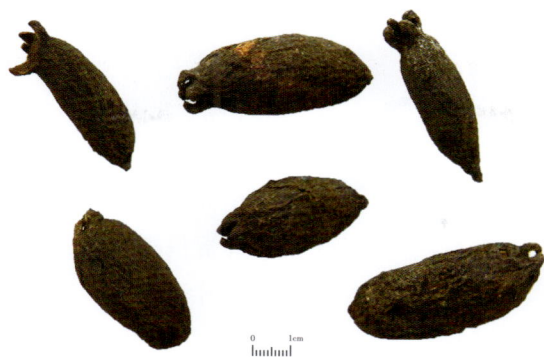

图 2-3-21　母丁香药材

密蒙花

密蒙花药用始载于《开宝本草》，花序呈圆锥状，花蕾密聚，茸毛多，因而有"密蒙花"之名。

【别名】蒙花。

【来源】为马钱科植物密蒙花 *Buddleja officinalis* Maxim. 的干燥花蕾和花序。

【产地】全国各地均有。

【采收加工】春季花未开放时采收，除去杂质，干燥。

【性状鉴定】多为花蕾密聚的花序小分枝，呈不规则圆锥状，长 1.5~3cm。表面灰黄色或棕黄色，密被茸毛。花蕾呈短棒状，上端略大，长 0.3~1cm，直径 0.1~0.2cm。花萼钟状，先端 4 齿裂。花冠筒状，与萼等长或稍长，先端 4 裂，裂片卵形。雄蕊 4，着生在花冠管中部。质柔软。气微香，味微苦、辛。（图 2-3-22）

以花蕾密聚、色灰黄、有茸毛、质柔软者为佳。

【功效】清热泻火，养肝明目，退翳。

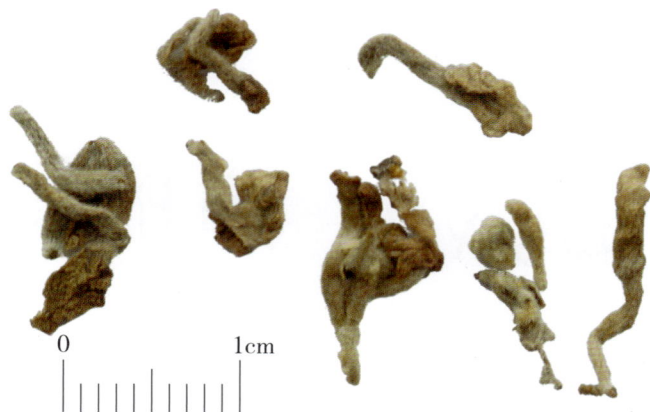

图 2-3-22　密蒙花药材

洋金花

洋金花药用始载于《本草纲目》。洋金花为外来之药，干燥后颜色黄，故名。

【来源】为茄科植物白花曼陀罗 *Datura metel* L. 的干燥花。

【产地】主产于江苏、浙江、福建等地。

扫一扫，
看拓展知识

扫一扫，
看拓展知识

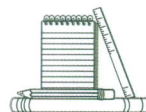

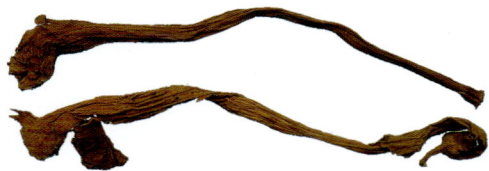

图 2-3-23 洋金花药材

【采收加工】4～11月花初开时采收，晒干或低温干燥。

【性状鉴定】多皱缩呈条状，完整者长 9～15cm。花萼呈筒状，长为花冠的 2/5，灰绿色或灰黄色，先端 5 裂，基部具纵脉纹 5 条，表面微有茸毛。花冠呈喇叭状，淡黄色或黄棕色，先端 5 浅裂，裂片有短尖，短尖下有明显的纵脉纹 3 条，两裂片之间微凹。雄蕊 5，花丝贴生于花冠筒内，长为花冠的 3/4。雌蕊 1，柱头棒状。烘干品质柔韧，气特异；晒干品质脆，气微，味微苦。（图 2-3-23）

以朵大、不破碎、花冠肥厚者为佳。

【功效】平喘止咳，解痉定痛。

山银花

【来源】为忍冬科植物灰毡毛忍冬 *Lonicera macranthoides* Hand. -Mazz.、红腺忍冬 *Lonicera hypoglauca* Miq.、华南忍冬 *Lonicera confusa* DC. 或黄褐毛忍冬 *Lonicera fulvotomentosa* Hsu et S. C. Cheng 的干燥花蕾或带初开的花。

【产地】产于四川、广东、广西、湖南、贵州、云南、安徽、浙江等地。

【采收加工】夏初花开放前采收，干燥。

【性状鉴定】

灰毡毛忍冬 呈棒状而稍弯曲，长 3～4.5cm，上部直径约 2mm，下部直径约 1mm。表面黄色或黄绿色。总花梗集结成簇，开放者花冠裂片不及全长之半。质稍硬，手捏之稍有弹性。气清香，味微苦甘。（图 2-3-24a）

红腺忍冬 长 2.5～4.5cm，直径 0.8～2mm。表面黄白至黄棕色，无毛或疏被毛，萼筒无毛，先端 5 裂，裂片长三角形，被毛，开放者花冠下唇反转，花柱无毛。（图2-3-24b）

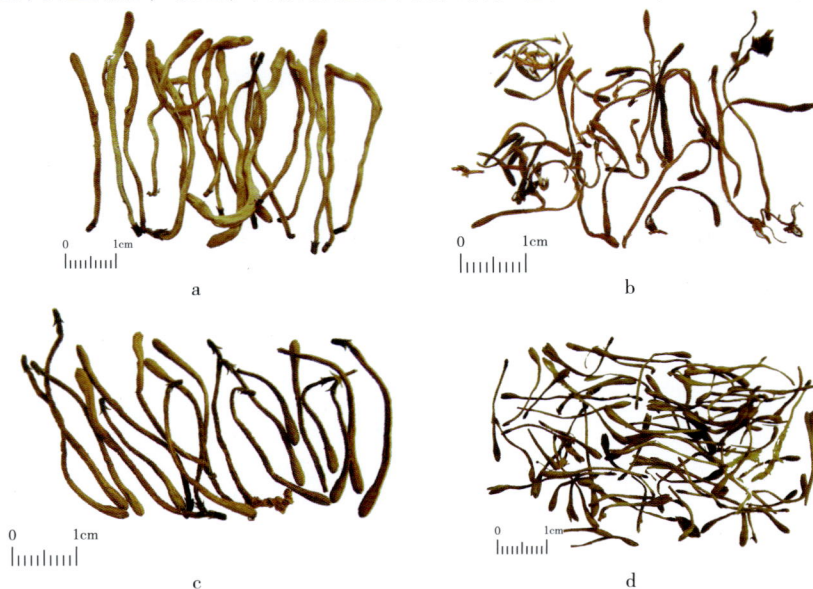

图 2-3-24 山银花药材

a. 灰毡毛忍冬花　b. 红腺忍冬花　c. 华南忍冬花　d. 黄褐毛忍冬花

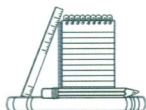

华南忍冬　长 1.6~3.5cm，直径 0.5~2mm。萼筒和花冠密被灰白色毛。（图 2-3-24c）

黄褐毛忍冬　长 1~3.4cm，直径 1.5~2mm。花冠表面淡黄棕色或黄棕色，密被黄色茸毛。（图 2-3-24d）

以气清香、味淡微苦、无梗叶、杂质、虫蛀、霉变者为佳。

【功效】清热解毒，疏散风热。

金银花

金银花最早载于《肘后备急方》，《本草纲目》谓："花初开者，蕊瓣俱色白，经二三日，则色变黄，新旧相参，黄白相映，故名金银花。"

【别名】银花、双花。

【来源】为忍冬科植物忍冬 *Lonicera japonica* Thunb. 的干燥花蕾或带初开的花。

【产地】主产于山东、河南等地，多为栽培。山东产者，称"东银花"或"济银花"；河南产者，称"密银花"或"怀银花"，均品质优良。

【采收加工】夏初花将开放前采收，干燥。

【性状鉴定】呈棒状，上粗下细，略弯曲，长 2~3cm，上部直径约 3mm，下部直径约 1.5mm，表面黄白色或绿白色（贮久色渐深），密被短柔毛。偶见叶状苞片。花萼绿色、先端 5 裂，裂片有毛，长约 2mm，开放者花冠筒状，先端二唇形。雄蕊 5，附于筒壁，黄色。雌蕊 1，子房无毛。气清香，味淡、微苦。（图 2-3-25）

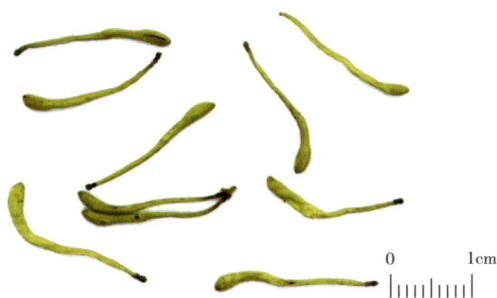

图 2-3-25　金银花药材

以花未开放、花蕾肥壮、色泽青绿微白、身干、无枝叶、气清香者为佳。

【功效】清热解毒，疏散风热。

红花

红花药用最早记载于《开宝本草》。其花瓣通常为红色或橘红色。《图经本草》中有记载："红蓝花，即红花也。花红色，叶颇似蓝，故有蓝名，俗称红花。"

【别名】草红花。

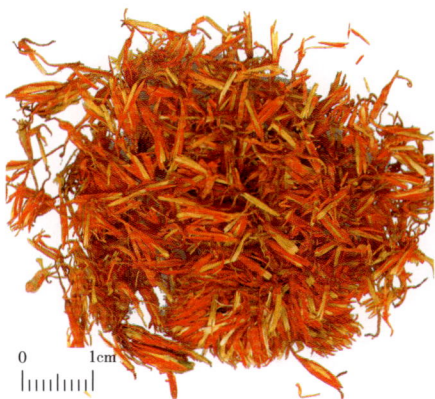

图 2-3-26　红花药材

【来源】为菊科植物红花 *Carthamus tinctorius* L. 的干燥花。

【产地】主产于河南、四川、重庆、云南、浙江、新疆等地。

【采收加工】夏季花由黄变红时采摘，阴干或晒干。

【性状鉴定】为不带子房的管状花，长 1~2cm，表面红黄色或红色。花冠筒细长，先端 5 裂，裂片呈狭条形，长 5~8mm。雄蕊 5，花药聚合成筒状，黄白色。柱头长圆柱形，顶端微分叉。质柔软。气微香，味微苦。花浸入水中，水染成金黄色，花不褪色。（图 2-3-26）

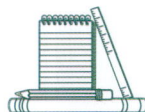

以花冠色红黄而鲜艳、无枝叶杂质（不得过 2%）、质柔软者为佳。

【功效】活血通经，散瘀止痛。

野菊花

野菊花药用最早记载于《神农本草经》。

【来源】为菊科植物野菊 *Chrysanthemum indicum* L. 的干燥头状花序。

【产地】全国各地均有野生分布。

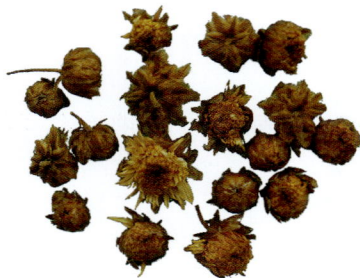

【采收加工】秋、冬两季花初开放时采摘，晒干，或蒸后晒干。

【性状鉴定】呈类球形，直径 0.3～1cm，棕黄色。总苞由 4～5 层苞片组成，外层苞片卵形或条形。外表面中部灰绿色或浅棕色，通常被白毛，边缘膜质；内层苞片长椭圆形，膜质，外表面无毛。总苞基部有的残留总花梗。舌状花 1 轮，黄色至棕黄色，皱缩卷曲；管状花多数，深黄色。体轻。气芳香，味苦。（图 2-3-27）

图 2-3-27　野菊花药材

以色黄无梗、完整、气香、花未全开者为佳。

【功效】清热解毒，泻火平肝。

菊花

菊花药用最早记载于《神农本草经》。

【来源】为菊科植物菊 *Chrysanthemum morifolium* Ramat. 的干燥头状花序。

【产地】主产于安徽、浙江、江苏、河南等地。

【采收加工】9～11 月花盛开时分批采收，阴干或焙干，或熏、蒸后晒干。药材按产地和加工方法不同，分为"亳菊"（阴干）、"滁菊"（熏）、"贡菊"（焙干）、"杭菊"（蒸后晒干）、怀菊。

【性状鉴定】

亳菊　呈倒圆锥形或圆筒形，有时稍压扁呈扇形，直径 1.5～3cm，离散。总苞碟状；总苞片 3～4 层，卵形或椭圆形，草质，黄绿色或褐绿色，外面被柔毛，边缘膜质。花托半球形，无托片或托毛。舌状花数层，雌性，位于外围，类白色，劲直，上举，纵向折缩，散生金黄色腺点；管状花多数，两性，位于中央，为舌状花所隐藏，黄色，顶端 5 齿裂。瘦果不发达，无冠毛。体轻，质柔润，干时松脆。气清香，味甘、微苦。

滁菊　呈不规则球形或扁球形，直径 1.5～2.5cm。舌状花类白色，不规则扭曲，内卷，边缘皱缩，有时可见淡褐色腺点；管状花大多隐藏。（图 2-3-28a）

贡菊　呈扁球形或不规则球形，直径 1.5～2.5cm。舌状花白色或类白色，斜升，上部反折，边缘稍内卷而皱缩，通常无腺点，管状花少，外露。（图 2-3-28b）

杭菊　呈碟形或扁球形，直径 2.5～4cm。常数个相连成片。舌状花类白色或黄色，平展或微折叠，彼此粘连，通常无腺点；管状花多数，外露。（图 2-3-28c）

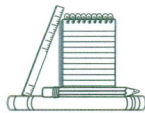

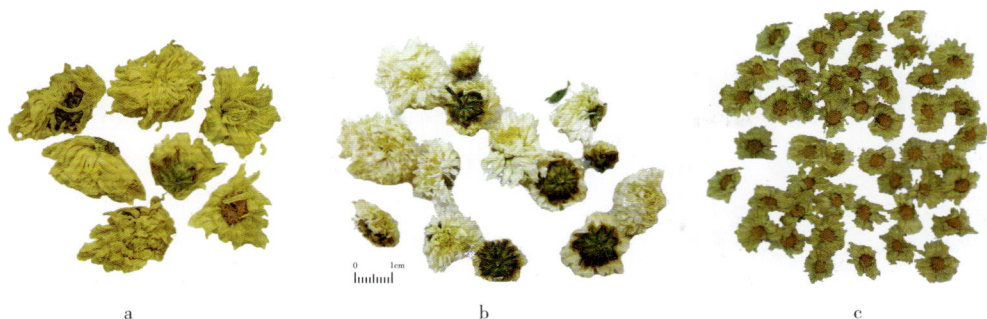

图 2-3-28　菊花药材
a. 滁菊　b. 贡菊　c. 杭菊

怀菊　呈不规则球形或扁球形，直径 1.5~2.5cm。多数为舌状花，舌状花类白色或黄色，不规则扭曲，内卷，边缘皱缩，有时可见腺点；管状花大多隐藏。

均以身干、花朵完整不散、颜色新鲜、气清香、少梗叶者为佳。

【功效】散风清热，平肝明目，清热解毒。

旋覆花

旋覆花药用最早记载于《神农本草经》。据北宋寇宗奭《本草衍义》记载，旋覆花花朵呈淡黄绿色，繁茂且形圆，向上开放，舌状花与中间的管状花重重叠叠，因此得名。

【别名】覆花、金佛花。

【来源】为菊科植物旋覆花 *Inula japonica* Thunb. 或欧亚旋覆花 *Inula britannica* L. 的干燥头状花序。

【产地】主产于河南、河北、江苏等地。

【采收加工】夏、秋两季花开放时采收，除去杂质，阴干或晒干。

【性状鉴定】呈扁球形或类球形，直径 1~2cm。总苞由多数苞片组成，呈覆瓦状排列，苞片披针形或条形，灰黄色，长 4~11mm，总苞基部有时残留花梗，苞片及花梗表面被白色茸毛。舌状花 1 列，黄色，长约 1cm，多卷曲，常脱落，先端 3 齿裂。管状花多数，棕黄色，长约 5mm，先端 5 齿裂。子房顶端有多数白色冠毛，长 5~6mm，有的可见椭圆形小瘦果。体轻，易散碎。气微，味微苦。（图 2-3-29）

图 2-3-29　旋覆花药材

以朵大、色黄绿、有白绒毛、无枝梗者为佳。

【功效】降气、消痰、行水、止呕。

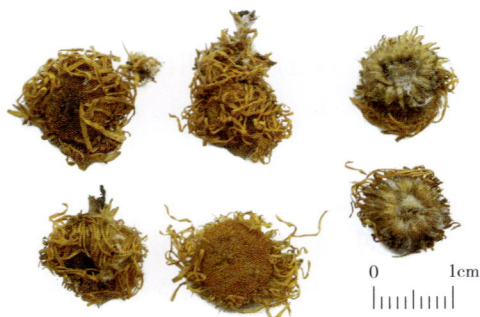

款冬花

款冬花药用最早记载于《神农本草经》。其花至冬而开，非常耐寒，故名款冬花。

【别名】冬花。

【来源】为菊科植物款冬 *Tussilago farfara* L. 的干燥花蕾。

【产地】主产于陕西、山西、河南、甘肃等地。

【采收加工】12 月或地冻前当花尚未出土时采挖，除去花梗和泥沙，阴干。

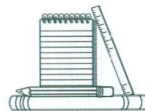

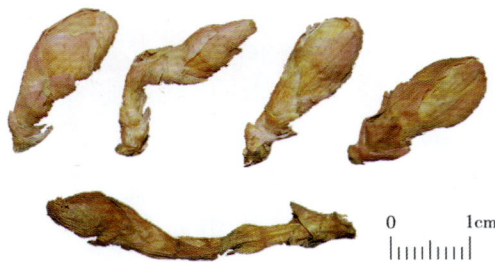

图 2-3-30　款冬花药材

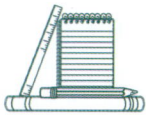

【性状鉴定】呈长圆棒状，单生或 2~3 个基部连生。长 1~2.5cm，直径 0.5~1cm。上端较粗，下端渐细或带有短梗，外面被有多数鱼鳞状苞片。苞片外表面紫红色或淡红色，内表面密被白色絮状茸毛。体轻，撕开后可见白色茸毛。气香，味微苦而辛。（图 2-3-30）

以朵大、色紫红、无花梗者为佳。

【功效】润肺下气，止咳化痰。

谷精草

谷精草药用最早记载于《开宝本草》。

【来源】为谷精草科植物谷精草 *Eriocaulon buergerianum* Koern. 干燥带花茎的头状花序。

【产地】主产于江苏、浙江等地。

【采收加工】秋季采收，将花序连同花茎拔出，晒干。

【性状鉴定】为头状花序，呈半球形，直径 4~5mm；底部有苞片层层紧密排列，苞片淡黄绿色，有光泽，上部边缘密生白色短毛；花序顶部灰白色。揉碎花序，可见多数黑色花药和细小黄绿色未成熟的果实。花茎纤细，长短不一，直径不及 1mm，淡黄绿色，有数条扭曲的棱线。质柔软。气微，味淡。（图 2-3-31）

以花序大而紧密、干燥、色灰白、花茎短、无杂质者为佳。

【功效】疏散风热，明目退翳。

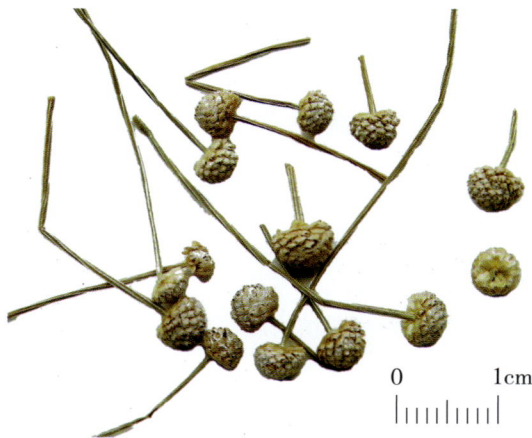

图 2-3-31　谷精草药材

西红花

西红花最早记载于《本草纲目》。

【别名】番红花、藏红花。

【来源】为鸢尾科植物番红花 *Crocus sativus* L. 的干燥柱头。

【产地】原产伊朗，后传播到西班牙、希腊、波斯等地，我国历史上一直从外国进口，从印度经我国西藏进入内地。现已在浙江、江苏、上海等地引种成功。

【采收加工】花期摘取柱头，摊放在竹匾内，上盖一张薄吸水纸后晒干，或 40~50℃烘干，或在通风处晾干。

【性状鉴定】呈线形，三分枝，长约 3cm。暗红色，上部较宽而略扁平，顶端边缘显不整齐的齿状，内侧有一短裂隙，下端有时残留一小段黄色花柱。体轻，质松软，无油润光泽，干燥后质脆易断。气特异，微有刺激性，味微苦。取本品浸水中，可见橙黄色成直线下降，并逐渐扩散，水被染成黄色，无沉淀。柱头呈喇叭状，有短缝，在短时间内，用针拨之不破碎。（图 2-3-32）

以柱头色棕红、黄色花柱少、无杂质者为佳。

【功效】活血化瘀，凉血解毒，解郁安神。

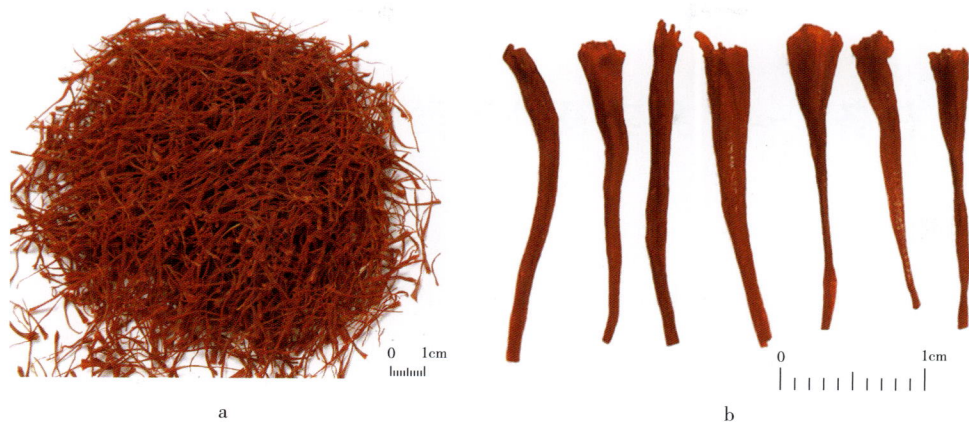

图 2-3-32 西红花药材

a. 药材 b. 放大的药材

【常见伪品】①用莲须、金针菜或菊花染色冒充者，呈条片状，而非花柱状或喇叭状。全体红色，无黄色部分，用水浸泡，水被染成红色。②用印度西朗草冒充者，其条粗硬，不呈花柱形，色紫红，无光泽。③用化学纸浆做成丝状，外包一层淀粉，经染色并加少许油质冒充者，浸在水中不成喇叭状，加碘试液可变成蓝色。④掺有合成染料或其他色素，则水溶液常呈红色或橙黄色，而非黄色。⑤淀粉及糊精等的掺伪，可用碘试液检识。⑥若有矿物油或植物油掺杂，则在纸上留有油质。⑦若有甘油、硝酸铵等水溶性物质掺杂，则水溶性浸出物含量增高。⑧掺杂非挥发性盐类，则灰分含量增高。⑨市场上有将红花充作西红花出售者，应注意鉴别。

蒲黄

蒲黄药用最早记载于《神农本草经》。

【来源】 为香蒲科植物水烛香蒲 *Typha angustifolia* L.、东方香蒲 *Typha orientalis* Presl 或同属植物的干燥花粉。

【产地】 主产于江苏、浙江、山东、安徽等地。

【采收加工】 夏季采收蒲棒上部的黄色雄花序，晒干后碾轧，筛取花粉，即为"净蒲黄"。剪取雄花后，晒干，成为带有雄花的花粉，即为"草蒲黄"。

【性状鉴定】 为黄色粉末。体轻，放水中则漂浮水面。手捻有滑腻感，易附着手指上。气微，味淡。（图 2-3-33）

以粉细、质轻、色鲜黄、滑腻感强、杂质少（不得过 10%）者为佳。

【功效】 止血，化瘀，通淋。

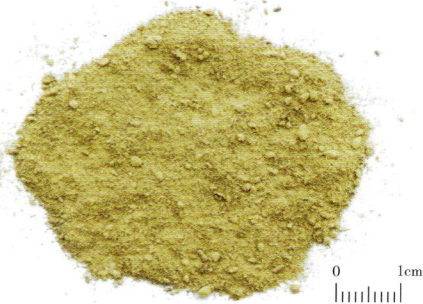

图 2-3-33 蒲黄药材

三、叶类及花类中药其他品种

中药名称	来源	简介
杜仲叶	为杜仲科植物杜仲 *Eucommia ulmoides* Oliv. 的干燥叶	
厚朴花	为木兰科植物厚朴 *Magnolia officinalis* Rehd. et Wils. 或凹叶厚朴 *Magnolia officinalis* Rehd. et Wils. var. *biloba* Rehd. et Wils. 的干燥花蕾	

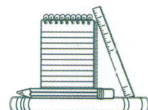

任务 2-4　果实及种子类中药的性状鉴定

【任务介绍】

有若干批若干数量的果实及种子类中药入库，你作为质检人员将利用性状鉴定方法对这些中药进行入库前质量检查验收，出具质量检验报告。对符合质量要求的下达质量检验合格通知书，同意入库。对存在质量问题者应根据具体情况分别提出加工、挑选、退货等处理意见。

【任务解析】

该项任务应在正确完成取样工作基础上，利用性状鉴定方法准确鉴别果实及种子类中药的真伪优劣，把好该类中药入库质量验收关。要求学生能正确取样，能准确把握该类常用中药的来源、药用部位和性状鉴别要点，并能在质量验收中熟练运用。同时，要求学生具备从事相关职业活动所需要的工作方法、自主学习能力和团队协作精神，具有科学的思维习惯和信息判断与选择能力，能有逻辑性地解决问题。在整个任务完成过程中，既要注意充分发挥学生的主体作用，又要注重教师的引导作用。

【任务准备】

1. 课前准备　教师在课前将具体中药品种的入库前质量检查验收任务下达给学生，要求学生以小组为单位，利用本教材及有关标准、工具书拟定该批中药质量验收实施方案，包括取样、性状鉴定等具体实施办法。学生根据课前教师布置的作业要求以小组为单位共同完成该批中药质量验收实施方案的拟定。

2. 现场准备　①常用果实及种子类中药的药材与饮片；②比色卡或中药标准量化卡、放大镜、刀片；③现行版《中国药典》；④有条件的还可模拟来货现场。

【任务实施】

学生扮演中药质检人员完成取样、性状鉴定、出具质检报告。

【操作提示】

1. 果实及种子类药材的性状鉴定　应注意观察其形状、大小、色泽、顶端、基部、表面、质地、断面及气味等特征。性状鉴定一般按下列顺序进行：形状→表面→质地→断面→气味。其中，形状、断面和气味特征一般比较稳定，往往是鉴别真伪的重要依据。果实及种子类药材一般以身干、个大、固有色泽及气味明显者为佳。

（1）观察形状　果实类药材通常为类球形、长椭圆形，如五味子、肉豆蔻、山楂常为圆形等；有的呈半球形或半椭圆形，如枳壳、木瓜等；有的呈不规则多角形，如八角茴香。种子类药材多呈不规则圆球形、类圆球形或扁圆球形，少数种子呈梭形、纺锤形或心形等。

（2）观察表面　果实及种子类药材表面常有各种纹理、皱纹或光泽；有的具凹下的油点，如吴茱萸；有的具隆起的棱线，如小茴香；或具纵直的棱角，如使君子。果实类药材顶端常有花柱基，基部残留果梗或果梗痕，有的具宿萼或花被；种子类药材表面通常可见合点、种脐和种

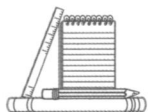

脊，少数种子还有种阜存在。

（3）观察质地　果实及种子类药材的质地常因品种和药用部位不同而异。有的质坚硬（如木瓜），有的质软（如柏子仁），有的质脆（如紫苏子），有的质柔韧（如枸橼、香橼）。

（4）观察断面特征　果实及种子类药材的断面特征常因品种和药用部位不同而异。完整果实的断面可观察果皮、子房室、种子等的特征。种子断面也因品种不同而异，有的白色，粉性（如芡实），有的显棕黄色相杂的大理石花纹（如肉豆蔻），有的可见棕色种皮与白色胚乳相间的大理石样花纹（如槟榔）。

（5）嗅气尝味　某些特殊气味是果实及种子类药材的重要鉴别特征之一，如砂仁气芳香而浓烈，味辛凉、微苦；枸杞子味甜，鸦胆子味极苦，乌梅味极酸；五味子果肉气微，味酸，种子破碎后，有香气，味辛、微苦等。因此，嗅气尝味是果实及种子药材性状鉴定的重要手段和方法。剧毒中药，如马钱子、巴豆等，不能口尝，应特别注意安全。

2. 果实及种子类中药饮片的性状鉴定　果实及种子类中药饮片多不切制，经净选或炒炙后直接入药，也有个较大的切为片状（如木瓜、槟榔饮片）或丝状（如陈皮饮片）。鉴别此类饮片主要观察其片和丝的形状、颜色、切面特征、质地、气味等。

【相关知识】

一、果实及种子类中药概念

果实及种子类中药是指以植物的果实或种子为药用部位的一类中药，其药材称果实及种子类药材。但在商品药材中二者并未严格区分，大多数是果实与种子一起入药，如栀子、枸杞子等；亦有只用种子，如决明子、沙苑子等；少数以果实的形式贮存、销售，临用时再剥去果皮取出种子入药，如巴豆等。

二、常用果实及种子类中药的性状鉴定

柏子仁

柏子仁始载于《神农本草经》，列为上品。为侧柏的种仁，故名柏子仁。

【别名】柏子、柏仁、侧柏子。

【来源】为柏科植物侧柏 *Platycladus orientalis* （L.）Franco 的干燥成熟种仁。

【产地】主产于山东、河南、河北、山西、陕西、江苏等地。

【采收加工】秋、冬两季采收成熟种子，晒干，除去种皮，收集种仁。

【性状鉴定】

1. 药材　呈长卵形或长椭圆形，长 4~7mm，直径 1.5~3mm。表面黄白色或淡黄棕色，外包膜质内种皮，顶端略尖，有深褐色的小点，基部钝圆。质软，富油性。气微香，味淡。（图 2-4-1）

以粒饱满、色黄白、油性大而不泛油者为佳。

2. 饮片（柏子仁霜）　为均匀、疏松的淡黄色粉

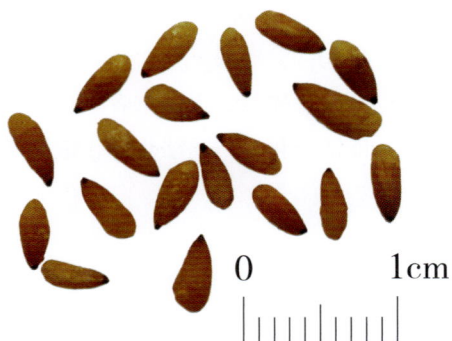

图 2-4-1　柏子仁药材

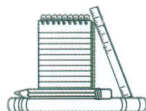

末，微显油性，气微香。

【功效】 养心安神，润肠通便，止汗。

白果（附：银杏叶）

白果作为中药最早记载于元代吴瑞所著的《日用本草》。《本草纲目》载："原生江南，叶似鸭掌，因名鸭脚。宋初始入贡，改呼银杏，因其形似小杏而核色白也。今名白果。"

【别名】 鸭脚子、灵眼、银杏子。

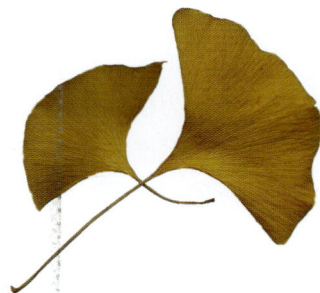

图 2-4-2　白果药材及饮片

a. 药材　b. 饮片

【来源】 为银杏科植物银杏 *Ginkgo biloba* L. 的干燥成熟种子。

【产地】 主产于广西、四川、河南、山东、湖北、辽宁等省地。

【采收加工】 秋季种子成熟时采收，除去肉质外种皮，洗净，稍蒸或略煮后，烘干。

【性状鉴定】

1. 药材　略呈椭圆形，一端稍尖，另端钝，长 1.5～2.5cm，宽 1～2cm，厚约 1cm。表面黄白色或淡棕黄色，平滑，具 2～3 条棱线。中种皮（壳）骨质，坚硬。内种皮膜质，种仁宽卵球形或椭圆形，一端淡棕色，另一端金黄色，横断面胶质样，内层淡黄色或淡绿色，粉性，中间有空隙。气微，味甘、微苦。（图 2-4-2a）

以颗粒大而均匀、黄白色、种仁不霉坏者为佳。

2. 饮片（白果仁）　种仁宽卵球形或椭圆形，有残留膜质内种皮。一端淡棕色，另一端金黄色。质地较硬。横断面胶质样，外层黄色，内层淡黄色或淡绿色，粉性，中间有空隙。气微，味甘、微苦。（图 2-4-2b）

【功效】 敛肺定喘，止带缩尿。

附：银杏叶

为银杏科植物银杏 *Ginkgo biloba* L. 的干燥叶。主产于江苏省。秋季叶尚绿时采收，及时干燥。

多皱折或破碎，完整者呈扇形，长 3～12cm，宽 5～15cm。黄绿色或浅棕黄色，上缘呈不规则的波状弯曲，有的中间凹入，深者可达叶长的 4/5。具二叉状平行叶脉，细而密，光滑无毛，易纵向撕裂。叶基楔形，叶柄长 2～8cm。体轻。气微，味微苦。（图 2-4-3）

以叶嫩、完整、无碎末者为佳。

功能活血化瘀，通络止痛，敛肺平喘，化浊降脂。

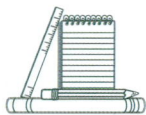

图 2-4-3　银杏叶药材

王不留行

王不留行始载于《神农本草经》，列为上品。《本草纲目》记载："此物性走而不住，虽有王命不能留其行，故名。"

【别名】 王不留、麦蓝子。

【来源】 为石竹科植物麦蓝菜 *Vaccaria segetalis*（Neck.）Garcke 的干燥成熟种子。

【产地】 主产于江苏、河北、河南、陕西等地。

【采收加工】 夏季果实成熟，果皮尚未开裂时采割植株，晒干，打下种子，除去杂质，再晒干。

【性状鉴定】

1. 药材　呈球形，直径约 2mm。表面黑色，少数红棕色，略有光泽，有细密颗粒状突起，一侧有 1 凹陷的纵沟。质硬。胚乳白色，胚弯曲成环，子叶 2。气微，味微涩、苦。（图 2-4-4a）

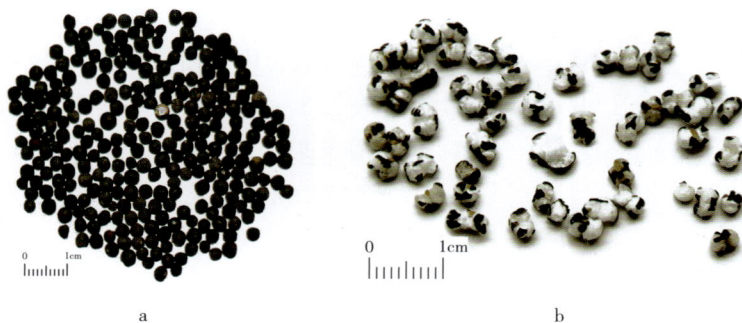

以粒均匀、饱满、色黑者为佳。

图 2-4-4　王不留行药材及饮片

a. 药材　b. 饮片

2. 饮片（炒王留行）　呈类球形爆花状。表面白色，质松脆。（图 2-4-4b）

【功效】 活血通经，下乳消肿，利尿通淋。

地肤子

地肤子始载于《神农本草经》，列为上品。《本草纲目》记载："地肤嫩苗，性最柔弱。"此草茎叶敷布于地面而得名，又名"地面草"。

【别名】 地葵、扫帚子、落帚子。

【来源】 为藜科植物地肤 *Kochia scoparia* （L.）Schrad. 的干燥成熟果实。

【产地】 主产于山东、江苏、河南、河北等地。

【采收加工】 秋季果实成熟时采收植株，晒干，打下果实，除去杂质。

【性状鉴定】 呈扁球状五角星形，直径 1~3mm。外被宿存花被，表面灰绿色或浅棕色，周围具膜质小翅 5 枚，背面中心有微突起的点状果梗痕及放射状脉纹 5~10 条。剥离花被，可见膜质果皮，半透明。种子扁卵形，长约 1mm，黑色。气微，味微苦。（图 2-4-5）

以饱满、色灰绿、无枝叶杂质者为佳。

图 2-4-5　地肤子药材

【功效】 清热利湿，祛风止痒。

【常见伪品】 华东及湖南、湖北等地曾误将同科植物藜 *Chenopodium album* L. 的果实当地肤子用。与地肤子的主要区别为，果实黄绿色，无翅。种子圆球形，稍压扁。

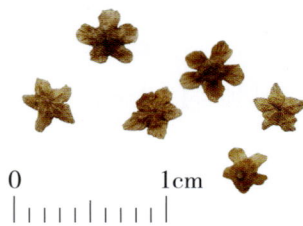

八角茴香

八角茴香始载于《本草品汇精要》，原从海外引进。《本草纲目》称其"形色与中国茴香迥别，但气味同尔"，故有茴香之名。其果实多以 8 个蓇葖果聚合成八角放射状，因得"八角"之称。

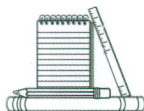

【别名】八角、大茴香、大料。

【来源】为木兰科植物八角茴香 *Illicium verum* Hook. f. 的干燥成熟果实。

【产地】主产于广西、云南、福建等省区。

【采收加工】秋、冬两季果实由绿变黄时采摘，置沸水中略烫后干燥或直接干燥。

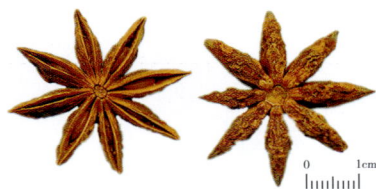

图 2-4-6 八角茴香药材

【性状鉴定】为聚合果，多由 8 个蓇葖果组成，放射状排列于中轴上。蓇葖果长 1~2cm，宽 0.3~0.5cm，高 0.6~1cm。外表面红棕色，有不规则皱纹。顶端呈鸟喙状，上侧多开裂；内表面淡棕色，平滑，有光泽。质硬而脆。果梗长 3~4cm，连于果实基部中央，弯曲，常脱落。每个蓇葖果含种子 1 粒，扁卵圆形，长约 6mm，红棕色或黄棕色，光亮，尖端有种脐。胚乳白色，富油性。气芳香，味辛、甜。（图 2-4-6）

以个大、完整、红棕色、香气浓者为佳。

【功效】温阳散寒，理气止痛。

【常见伪品】市场上销售的八角茴香中掺假品种较多，主要有红茴香、多蕊红茴香、野八角、莽草和短柱八角。其中，莽草和短柱八角有毒，应特别注意。以上伪品鉴别要点如下：①红茴香：蓇葖果 7~8 个，先端渐尖，略弯曲鸟嘴状。②多蕊红茴香：蓇葖果较宽（0.6~0.9cm），余同红茴香。③莽草：蓇葖果 10~13 个，先端渐长，向后弯曲小艇形。④野八角：蓇葖果 10~14 个，先端渐尖，略弯曲鸟嘴状。⑤短柱八角：蓇葖果 10~13 个，先端急尖，不弯曲小艇形。

荜澄茄

荜澄茄以山胡椒之名首载于《滇南本草》。《植物名实图考长编》记载："山胡椒，夏月全州人以代茗饮，大能清暑益气，或以为即荜澄茄。"此后，荜澄茄取代山胡椒成为本品之名。

【别名】澄茄子、山胡椒、山鸡椒、木姜子、臭樟子。

【来源】为樟科植物山鸡椒 *Litsea cubeba*（Lour.）Pers. 的干燥成熟果实。

【产地】主产于广西、浙江、四川等地，广东、云南、江西、福建等地亦产。

【采收加工】秋季果实成熟时采收，除去杂质，晒干。

【性状鉴定】呈类球形，直径 4~6mm。表面棕褐色至黑褐色，有网状皱纹。基部偶有宿萼及细果梗。除去外皮可见硬脆的果核，种子 1，子叶 2，黄棕色，富油性。气芳香，味稍辣而微苦。（图 2-4-7）

图 2-4-7 荜澄茄药材

以个大、粒圆、气味浓厚、富油质者为佳。

【功效】温中散寒，行气止痛。

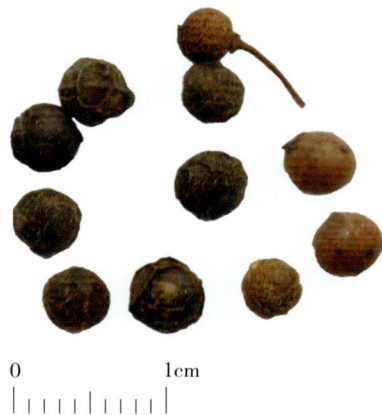

火麻仁

火麻仁始载于《神农本草经》，列为上品。

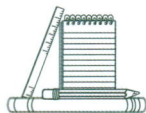

【别名】麻子仁、大麻仁、火麻子。

【来源】为桑科植物大麻 *Cannabis sativa* L. 的干燥成熟果实。

【产地】主产于黑龙江、辽宁、吉林、四川、云南、江苏、浙江等地。

【采收加工】秋季果实成熟时采收，除去杂质，晒干。

【性状鉴定】

1. 药材　呈卵圆形，长 4~5.5mm，直径 2.5~4mm。表面灰绿色或灰黄色，有微细的白色或棕色网纹，两边有棱，顶端略尖，基部有 1 圆形果梗痕。果皮薄而脆，易破碎。种皮绿色，子叶 2，乳白色，富油性。气微，味淡。（图 2-4-8a）

以颗粒饱满、种仁色乳白者为佳。

2. 饮片（炒火麻仁）　形如火麻仁药材，色加深，有的果皮破裂，微具香气。（图 2-4-8b）

【功效】润肠通便。

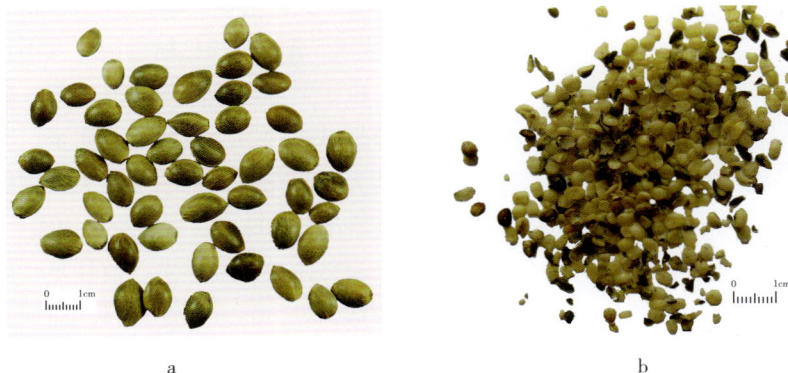

图 2-4-8　火麻仁药材及饮片

a. 药材　b. 饮片

桑椹

桑最早记载于《诗经》，在《神农本草经》中列为中品。桑椹入药，始载于《新修本草》。

【别名】桑实、桑椹子、斌实。

【来源】为桑科植物桑 *Morus alba* L. 的干燥果穗。

【产地】全国大部分地区均产，南方产量较大。

【采收加工】4~6 月果实变红时采收，晒干，或略蒸后晒干。

【性状鉴定】为聚花果，由多数小瘦果集合而成，呈长圆形，长 1~2cm，直径 0.5~0.8cm。黄棕色、棕红色至暗紫色。有短果序梗。小瘦果卵圆形，稍扁，长约 2mm，宽约 1mm，外具肉质花被片 4 枚。气微，味微酸而甜。（图 2-4-9）

以个大、色暗紫、肉厚、糖性大、完整者为佳。

【功效】滋阴补血，生津润燥。

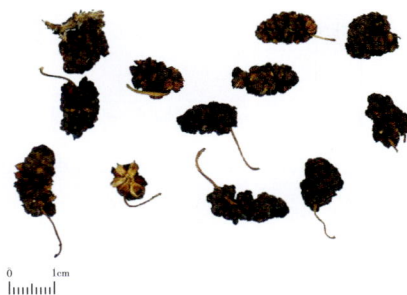

图 2-4-9　桑椹药材

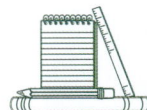

肉豆蔻

肉豆蔻作为外来药物始载于《药性论》。《本草纲目》记载："肉豆蔻生胡国，胡名迦拘勒。大舶来即有，中国无之。其形圆小，皮紫紧薄，中肉辛辣。"

【别名】肉果、玉果。

【来源】为肉豆蔻科植物肉豆蔻 *Myristica fragrans* Houtt. 的干燥种仁。

【产地】主产于马来西亚、印度尼西亚、斯里兰卡等国。此外西印度群岛亦产。

【采收加工】4~6 月和 11~12 月各采 1 次。清晨摘取成熟果实，剖开果皮，剥去假种皮，再打破壶状种皮，取出种仁，用石灰乳浸渍 1 天后，缓火焙干。

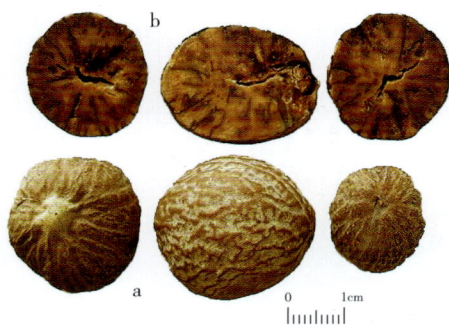

图 2-4-10　肉豆蔻药材

a. 药材　b. 断面

【性状鉴定】

1. 药材　呈卵圆形或椭圆形，长 2~3cm，直径 1.5~2.5cm。表面灰棕色或灰黄色，有时外被白粉（石灰粉末）。全体有浅色纵行沟纹及不规则网状沟纹。种脐位于宽端，呈浅色圆形突起，合点呈暗凹陷。种脊呈纵沟状，连接两端。质坚，断面显棕黄色相杂的大理石花纹，宽端可见干燥皱缩的胚，富油性。气香浓烈，味辛。（图 2-4-10）

以个大、体重、质坚实、油性足、破开后香气强烈者为佳。

2. 饮片（麸煨肉豆蔻）　形如肉豆蔻。表面为棕褐色，有裂隙。气香，味辛。

【功效】温中行气，涩肠止泻。

五味子（附：南五味子）

五味子始载于《神农本草经》，列为上品。《新修本草》记载："五味，皮肉甘、酸，核中辛、苦，都有咸味，此则五味具也。"故而得名。

【别名】北五味子、北五味、山花椒。

【来源】为木兰科植物五味子 *Schisandra chinensis*（Turcz.）Baill. 的干燥成熟果实。习称"北五味子"。

【产地】主产于辽宁、吉林、黑龙江等地，河北亦产。

【采收加工】秋季果实成熟时采摘，晒干或蒸后晒干，除去果梗和杂质。

【性状鉴定】

1. 药材　呈不规则的球形或扁球形，直径 5~8mm。表面红色、紫红色或暗红色，皱缩，显油润；有的表面呈黑红色或出现"白霜"。果肉柔软，种子 1~2，肾形，表面棕黄色，有光泽，种皮薄而脆。果肉气微，味酸。种子破碎后，有香气，味辛、微苦。（图 2-4-11）

以粒大、果皮紫红、肉厚、柔润者为佳。

2. 饮片（醋五味子）　形如五味子，表面乌黑色，油润，稍有光泽，有醋香气。

【功效】收敛固涩，益气生津，补肾宁心。

附：南五味子

为木兰科植物华中五味子 *Schisandra sphenanthera* Rehd. et Wils. 的干燥成熟果实。药材呈球形或扁球形，直径 4~6mm。表面棕红色至暗棕色，干瘪，皱缩，果肉常紧贴于种子上。种子

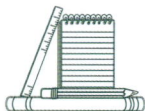

1～2，肾形，表面棕黄色，有光泽，种皮薄而脆。果肉气微，味微酸。（图 2-4-12）

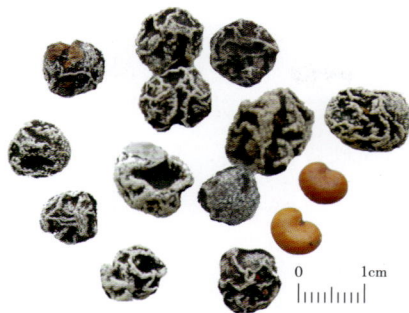

| 图 2-4-11   五味子药材 | 图 2-4-12   南五味子药材 |

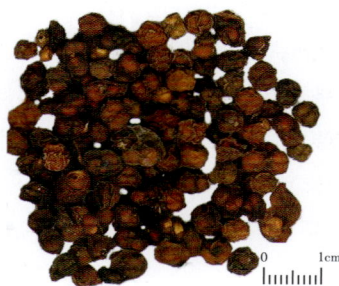

芡实

芡实始载于《神农本草经》，称为"鸡头实、雁喙实"，列为上品。因"其苞形类鸡、雁头，故有诸名。"

【别名】鸡头米、鸡头实、鸡头、黄实等。

【来源】为睡莲科植物芡 *Euryale ferox* Salisb. 的干燥成熟种仁。

【产地】主产于江苏、山东、湖南、湖北、安徽等地。

【采收加工】秋末冬初采收成熟果实，除去果皮，取出种子，洗净，再除去硬壳（外种皮），晒干。

【性状鉴定】

1. 药材   呈类球形，多为破粒，完整者直径 5～8mm。表面有棕红色或红褐色内种皮，一端黄白色，约占全体 1/3，有凹点状的种脐痕，除去内种皮显白色。质较硬，断面白色，粉性。气微，味淡。（图 2-4-13）

以个大、粉性足者为佳。

图 2-4-13   芡实药材

2. 饮片（麸炒芡实）   形如芡实，表面黄色或微黄色。味淡，微酸。

【功效】益肾固精，补脾止泻，除湿止带。

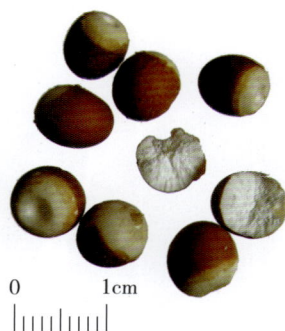

莲子（附：莲房）

莲子最早记载于《尔雅》，称为"菂"。以"藕实"之名作为药物始载于《神农本草经》，列为上品，《本草经集注》始称"莲子"。

【别名】莲米、莲实、莲蓬子。

【来源】为睡莲科植物莲 *Nelumbo nucifera* Gaertn. 的干燥成熟种子。

【产地】主产于湖南、湖北、福建、江苏、浙江、江西、山东等地。以湖南、福建省产品质佳。

【采收加工】秋季果实成熟时采割莲房，取出果实，除去果皮，干燥，或除去莲子心后干燥。

【性状鉴定】

1. 药材   略呈椭圆形或类球形，长 1.2～1.8cm，直径 0.8～1.4cm。表面红棕色，有细纵纹和较宽的脉纹。一端中心呈乳头状突起，棕褐色，多有裂口，其周边略下陷。质硬，种皮薄，不

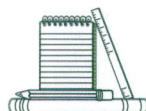

易剥离。子叶 2，黄白色，肥厚，中有空隙，具绿色莲子心或底部具有一小孔，不具莲子心。气微，味甘、微涩；莲子心味苦。（图 2-4-14a）

以个大，饱满，无碎粒者为佳。

2. 饮片　略呈椭圆形、类球形或类半球形，表面红棕色，有细纵纹和较宽的脉纹。一端中心呈乳头状突起，棕褐色，多有裂口，其周边略下陷，质硬，种皮薄，不易剥离，子叶黄白色，肥厚，中有空隙。气微，味微甘，微涩。

【功效】补脾止泻，止带，益肾涩精，养心安神。

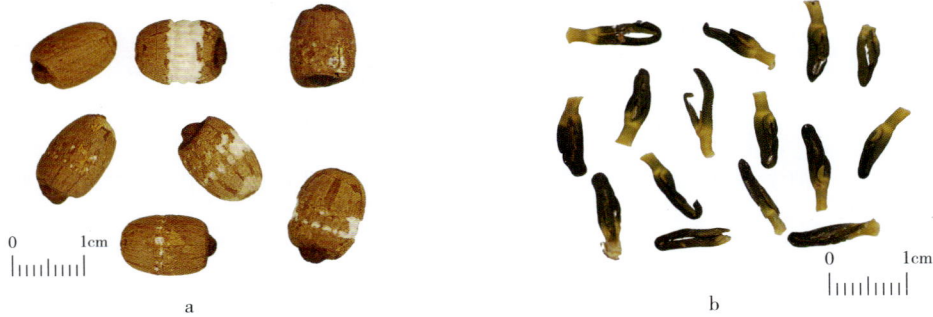

图 2-4-14　莲子药材
a. 莲子　b. 莲子心

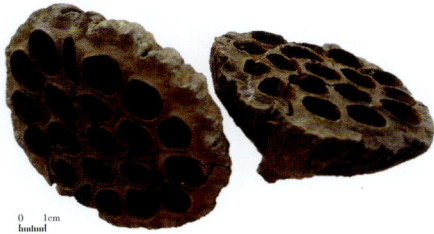

图 2-3-15　莲房药材

附：莲房

为睡莲科植物莲 *Nelumbo nueifera* Gaertn. 的干燥花托，秋季果实成熟时采收，除去果实，晒干。药材呈倒圆锥状或漏斗状，多撕裂，直径 5~8cm，高 4.5~6cm。表面灰棕色至紫棕色，具细纵纹和皱纹。顶面有多数圆形孔穴，基部有花梗残基，质疏松，破碎面海绵样，棕色。气微，味微涩。（图 2-3-15）

多炮制为莲房炭，功能化瘀止血。

胡椒

胡椒为外来药物，原产于东南亚，始载于《新修本草》。《本草纲目》记载："胡椒，因其辛辣似椒，故得椒名。"

【别名】浮椒、玉椒。

【来源】为胡椒科植物胡椒 *Piper nigrum* L. 干燥近成熟或成熟果实。

【产地】主产于海南、广东、广西及云南等地。

【采收加工】秋末至次春果实呈暗绿色时采收，晒干，为黑胡椒；果实变红时采收，用水浸渍数日，擦去果肉，晒干，为白胡椒。

【性状鉴定】

1. 黑胡椒　呈球形，直径 3.5~5mm。表面黑褐色，具隆起网状皱纹，顶端有细小花柱残迹，基部有自果轴脱落的疤痕。质硬，外果皮可剥离，内果皮灰白色或淡黄色。断面黄白色，粉性，中有小空隙。气芳香，味辛辣。（图 2-4-16a）

以粒大、饱满、色黑皮皱、气味强烈者为佳。

2. 白胡椒　表面灰白色或淡黄白色，平滑，顶端与基部间有多数浅色线状条纹。（图 2-4-

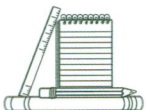

16b)

以个大粒圆、坚实、色白、气味强烈者为佳。

【功效】温中散寒，下气，消痰。

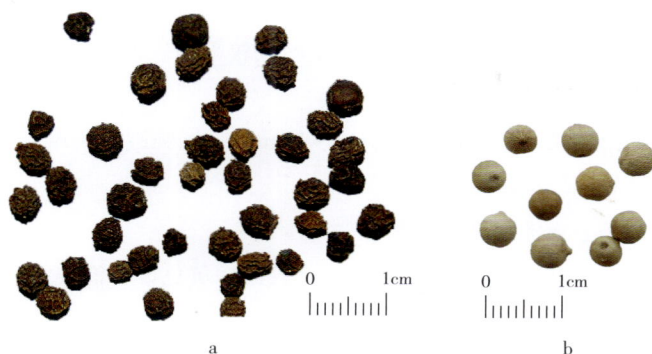

图 2-4-16　胡椒药材

a. 黑胡椒　b. 白胡椒

荜茇

荜茇为外来药物，始载于《雷公炮炙论》。《本草纲目》记载："荜茇，出《南方草木状》，番语也。陈藏器《本草》作毕勃，《扶南传》作逼拨，《大明会典》作荜茇。"均为拉丁语 piper 的不同译写。

【别名】鼠尾、毕勃。

【来源】为胡椒科植物荜茇 *Piper longum* L. 的干燥近成熟或成熟果穗。

【产地】原产于印度尼西亚的苏门答腊及菲律宾、越南。云南、海南省有栽培。

【采收加工】果穗由绿变黑时采收，除去杂质，晒干。

【性状鉴定】

1. 药材　呈圆柱形，稍弯曲，由多数小浆果集合而成，长 1.5~3.5cm，直径 0.3~0.5cm。表面黑褐色或棕色，有斜向排列整齐的小突起，基部有果穗梗残存或脱落。质硬而脆，易折断，断面不整齐，颗粒状。小浆果球形，直径约 0.1cm。有特异香气，味辛辣。

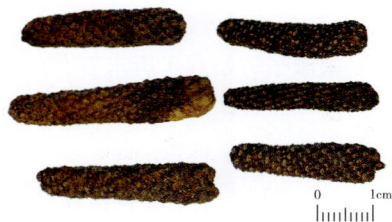

以条肥大、色黑褐、质坚、断面稍红、气味浓者为佳。（图 2-4-17）

图 2-4-17　荜茇药材

2. 饮片　同药材，除去杂质，用时捣碎。

【功效】温中散寒，下气止痛。

葶苈子

葶苈子始载于《神农本草经》，原称"亭历"。"亭"意为水积聚不流通。"历"意为"行"，以功效而命名，故名葶苈子。

【来源】为十字花科植物播娘蒿 *Descurainia sophia*（L.）Webb. ex Prantl. 或独行菜 *Lepidium apetalum* Willd. 的干燥成熟种子。前者习称"南葶苈子"，后者习称"北葶苈子"。

【产地】南葶苈子主产于华东、中南等地区；北葶苈子以华北、东北为主要产区。

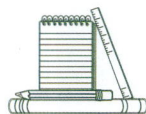

【采收加工】夏季果实成熟时采割植株，晒干，搓出种子，除去杂质。

【性状鉴定】

1. 药材

南葶苈子　呈长圆形，略扁，长 0.8~1.2mm，宽约 0.5mm。表面棕色或红棕色，微有光泽，具纵沟 2 条，其中 1 条较明显。一端钝圆，另端微凹或较平截，种脐类白色，位于凹入端或平截处。气微，味微辛、苦，略带黏性。（图 2-4-18a）

北葶苈子　呈扁卵形，长 1~1.5mm，宽 0.5~1mm。一端钝圆，另端尖而微凹，种脐位于凹入端。味微辛辣，黏性较强。（图 2-4-18b）

均以身干、子粒饱满、无泥屑杂质者为佳。

2. 饮片（炒葶苈子）　形如葶苈子，微鼓起，表面棕黄色，有油香气，不带黏性。

【功效】泻肺平喘，行水消肿。

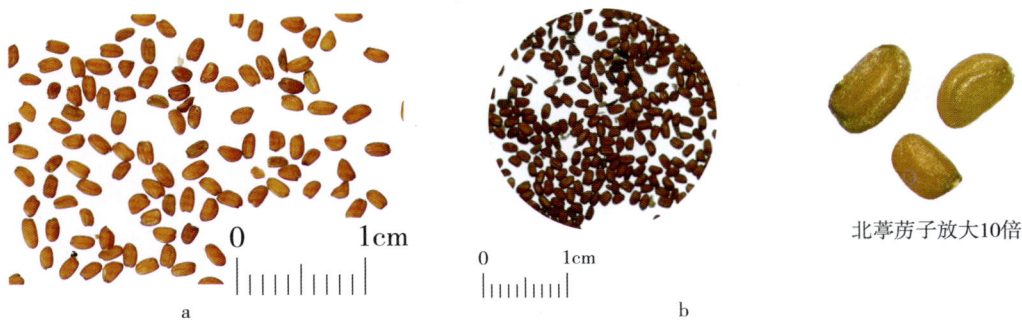

北葶苈子放大10倍

图 2-4-18　葶苈子药材

a. 南葶苈子　b. 北葶苈子

莱菔子

莱菔子，始载于唐末五代时期的《日华子本草》。《尔雅·释草》中记载："葵，芦萉。""芦萉"即"莱菔"。

【别名】萝卜子。

【来源】为十字花科植物萝卜 *Raphanus sativus* L. 的干燥成熟种子。

图 2-4-19　莱菔子药材

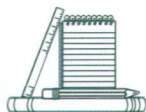

【产地】主产于河北、河南、浙江、黑龙江等地。

【采收加工】夏季果实成熟时采割植株，晒干，搓出种子，除去杂质，再晒干。

【性状鉴定】

1. 药材　呈类卵圆形或椭圆形，稍扁，长 2.5~4mm，宽 2~3mm。表面黄棕色、红棕色或灰棕色。一端有深棕色圆形种脐，一侧有数条纵沟。种皮薄而脆，子叶 2，黄白色，有油性。气微，味淡、微苦辛。（图 2-4-19）

以颗粒大、饱满均匀、红棕色者为佳。

2. 饮片（炒莱菔子）　形如莱菔子，表面

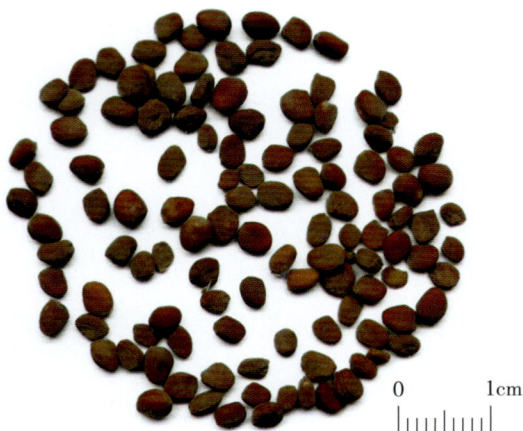

微鼓起，色泽加深，质酥脆，气微香。

【功效】消食除胀，降气化痰。

芥子

芥子始载于《名医别录》。《本草纲目》引王祯《农书》云：芥"其气味辛烈，菜中之介然者，食之有刚介之象，故字从介。"

【别名】芥菜子。

【来源】为十字花科植物白芥 Sinapis alba L. 或芥 Brassica juncea（L.）Czern. et Coss. 的干燥成熟种子。前者习称"白芥子"，后者习称"黄芥子"。

【产地】白芥子主产于四川、安徽、河南、陕西等地，全国各地多有栽培；黄芥子全国各地多有栽培。

【采收加工】夏末秋初果实成熟时采割植株，晒干，打下种子，除去杂质。

【性状鉴定】

1. 药材

白芥子　呈球形，直径 1.5～2.5mm。表面灰白色至淡黄色，具细微的网纹，有明显的点状种脐。种皮薄而脆，破开后内有白色折叠的子叶，有油性。气微，味辛辣。（图 2-4-20a）

以粒均匀、饱满、色白者为佳。

黄芥子　较小，直径 1～2mm。表面黄色至棕黄色，少数呈暗红棕色。研碎后加水浸湿，则产生辛烈的特异臭气。（图 2-4-20b）

以粒均匀、饱满、色黄者为佳。

2. 饮片（炒芥子）

形如芥子，表面淡黄色至深黄色（炒白芥子），或深黄色至棕褐色（炒黄芥子），偶有焦斑，有香辣气。

【功效】温肺豁痰利气，散结通络止痛。

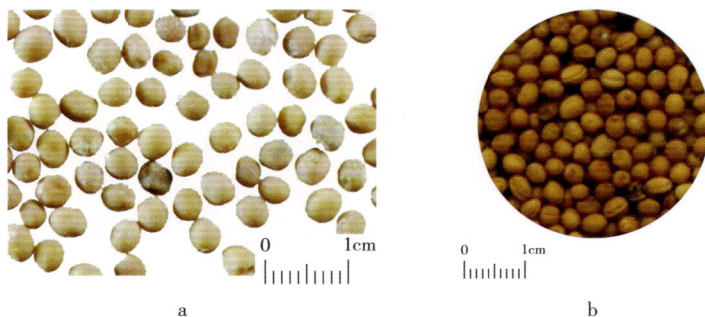

图 2-4-20　芥子药材
a. 白芥子　b. 黄芥子

路路通

路路通进入本草典籍较晚，始载于《本草纲目拾遗》。因蒴果表面多数蜂窝状小孔相互交通而得名，是利水、通经与通乳的良药。

【别名】枫香果、枫实、九空子。

【来源】为金缕梅科植物枫香树 Liquidambar formosana Hance 的干燥成熟果序。

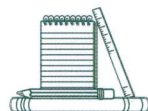

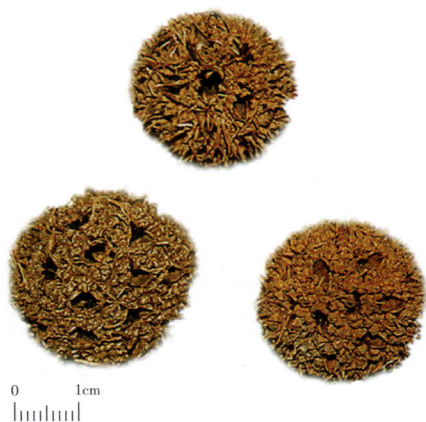

图 2-4-21　路路通药材

【产地】主产于江苏、浙江、江西、福建、广东等地。

【采收加工】冬季果实成熟后采收，除去杂质，干燥。

【性状鉴定】为聚花果，由多数小蒴果集合而成，呈球形，直径 2~3cm。基部有总果梗。表面灰棕色或棕褐色，有多数尖刺及喙状小钝刺，长 0.5~1mm，常折断，小蒴果顶部开裂，呈蜂窝状小孔。体轻，质硬，不易破开。气微，味淡。（图 2-4-21）

以个大、无泥土者为佳。

【功效】祛风活络，利水，通经。

桃仁

桃仁始载于《神农本草经》，列为下品。

【来源】为蔷薇科植物桃 *Prunus persica*（L.）Batsch 或山桃 *Prunus davidiana*（Carr.）Franch. 的干燥成熟种子。

【产地】主产于山东、山西、河北、河南、甘肃、辽宁等地，全国大部分地区均产。

【采收加工】果实成熟后采收，除去果肉及核壳，取出种子，晒干。

【性状鉴定】

1. 药材

桃仁　呈扁长卵形，长 1.2~1.8cm，宽 0.8~1.2cm，厚 0.2~0.4cm。表面黄棕色至红棕色，密布颗粒状突起。一端尖，中部膨大，另端钝圆稍偏斜，边缘较薄。尖端一侧有短线形种脐，圆端有颜色略深不甚明显的合点，自合点处散出多数纵向维管束。种皮薄，子叶 2，类白色，富油性。气微，味微苦。（图 2-4-22a）

山桃仁　呈类卵圆形，较小而肥厚，长约 0.9cm，宽约 0.7cm，厚约 0.5cm。（图2-4-22b）

均以颗粒饱满、均匀、完整者为佳。

2. 饮片

焯桃仁　呈扁长卵形，无种皮，表面浅黄白色，气微香。余同药材。（图2-4-22c）

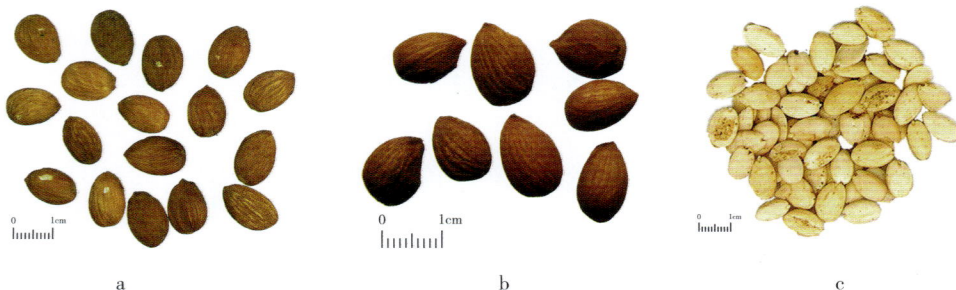

a　　　　　　　　　　b　　　　　　　　　　c

图 2-4-22　桃仁药材及饮片

a. 药材（桃仁）　b. 药材（山桃仁）　c. 饮片（焯桃仁）

炒桃仁　呈扁长卵形，无种皮，表面黄色至棕黄色，可见焦斑，气微香。余同药材。

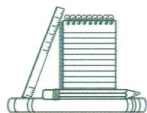

【功效】活血祛瘀，润肠通便，止咳平喘。

苦杏仁

苦杏仁始载于《神农本草经》，列为下品。苦杏仁须与甜杏仁进行区分，二者商品规格及药效均有差异。

【别名】杏仁、杏子。

【来源】为蔷薇科植物山杏 *Prunus armeniaca* L. var. *ansu* Maxim. 、西伯利亚杏 *Prunus sibirca* L. 、东北杏 *Prunus mandshurica*（Maxim.）Koehne 或杏 *Prunus armeniaca* L. 的干燥成熟种子。

【产地】山杏主产于辽宁、河北、内蒙古、山东等地，多野生，亦有栽培。西伯利亚杏主产于东北、华北地区，系野生。东北杏主产于东北各地，系野生。杏主产于东北、华北及西北等地区，系栽培。

【采收加工】夏季采收成熟果实，除去果肉及核壳，取出种子，晒干。

【性状鉴定】

1. 药材　呈扁心形，长 1～1.9cm，宽 0.8～1.5cm，厚 0.5～0.8cm。表面黄棕色至深棕色，一端尖，另端钝圆，肥厚，左右不对称。尖端一侧有短线形种脐，圆端合点处向上具多数深棕色的脉纹。种皮薄，子叶 2，乳白色，富油性。气微，味苦。（图2-4-23a）

以颗粒饱满、完整、味苦者为佳。

2. 饮片

焯苦杏仁　呈扁心形，无种皮，表面乳白色或黄白色。有特异的香气。余同药材。（图 2-4-23b）

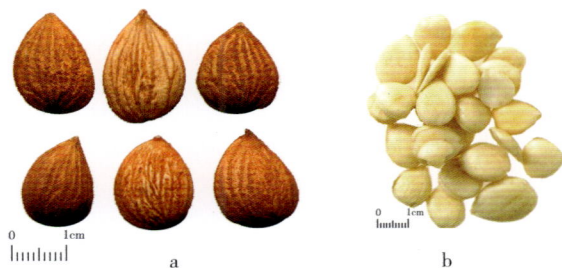

图 2-4-23　苦杏仁药材及饮片

a. 药材　b. 饮片

炒苦杏仁　形如焯苦杏仁，表面黄色至棕黄色，微带焦斑，有香气，味苦。

【功效】降气止咳平喘，润肺通便。

郁李仁

郁李仁始载于《神农本草经》，列为下品。《本草纲目》记载："郁，《山海经》作栯，馥郁也。花、实俱香，故以名之。"

【来源】为蔷薇科植物欧李 *Prunus humilis* Bge. 、郁李 *Prunus japonica* Thunb. 或长柄扁桃 *Prunus pedunculata* Maxim. 的干燥成熟种子。前两种习称"小李仁"，后一种习称"大李仁"。

【产地】欧李主产于辽宁、黑龙江、河北、山东等地。郁李主产于华东及河北、河南、山西、广东等地。长柄扁桃主产于内蒙古等地。

【采收加工】夏、秋两季采收成熟果实，除去果肉及核壳，取出种子，干燥。

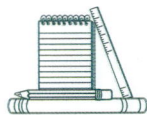

【性状鉴定】

小李仁　呈卵形，长5~8mm，直径3~5mm。表面黄白色或浅棕色，一端尖，另端钝圆。尖端一侧有线形种脐，圆端中央有深色合点，自合点处向上具多条纵向维管束脉纹。种皮薄，子叶2，乳白色，富油性。气微，味微苦。

大李仁　长6~10mm，直径5~7mm。表面黄棕色。（图2-4-24）

均以颗粒饱满、完整、色黄白者为佳。

【功效】润肠通便，下气利水。

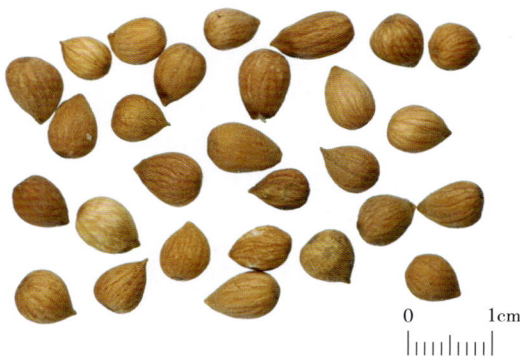

图2-4-24　郁李仁药材

山楂（附：南山楂）

山楂始载于《本草经集注》。

【别名】山里红果、鼠楂。

【来源】为蔷薇科植物山里红 *Crataegus pinnatifida* Bge. var. *major* N. E. Br. 或山楂 *Crataegus pinnatifida* Bge. 的干燥成熟果实。

【产地】主产于山东、河北、河南、辽宁、山西等地，商品称"北山楂"。

【采收加工】秋季果实成熟时采收，切片，干燥。

【性状鉴定】

1. 药材　为圆形片，皱缩不平，直径1~2.5cm，厚0.2~0.4cm。外皮红色，具皱纹，有灰白色小斑点。果肉深黄色至浅棕色。中部横切片具5粒浅黄色果核，但核多脱落而中空。有的片上可见短而细的果梗或花萼残迹。气微清香，味酸、微甜。（图2-4-25a）

2. 饮片

炒山楂　形如山楂片，果肉黄褐色，偶见焦斑。气清香，味酸，微甜。（图2-4-25b）

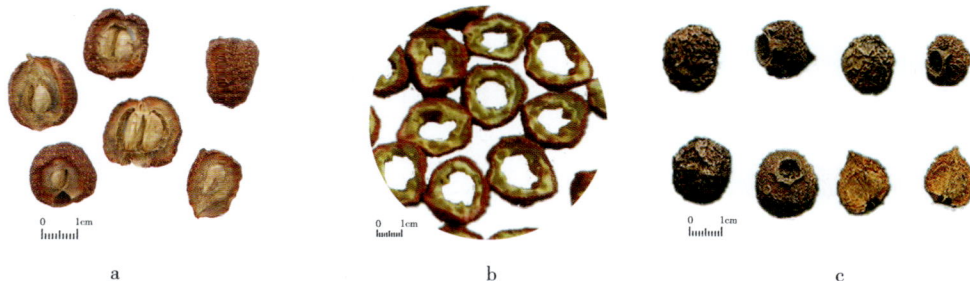

图2-4-25　山楂药材及饮片

a. 药材（北山楂）　b. 饮片　c. 药材（南山楂）

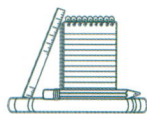

焦山楂　形如山楂片，表面焦褐色，内部黄褐色，有焦香气。

【功效】消食健胃，行气散瘀，化浊降脂。

附：南山楂

南山楂为蔷薇科植物野山楂 *Crataegus cuneata* Sieb. et Zucc. 的干燥成熟果实。秋季果实成熟时采收，置沸水中略烫后干燥或直接干燥。本品呈类球形，直径 0.8～1.4cm，有的压成饼状。表面棕色至棕红色，并有细密皱纹，顶端凹陷，有花萼残迹，基部有果梗或已脱落，质硬，果肉薄，无臭味，微酸涩。（图 2-4-25c）

木瓜

木瓜最早载于《尔雅》，谓之"楙"，《名医别录》谓之"木瓜实"，《清异录》谓之"铁脚梨"。因其外形如瓜，果肉木质而得名。宣城木瓜作为道地药材已有一千多年历史。

【别名】皱皮木瓜、酸木瓜、铁脚梨。

【来源】为蔷薇科植物贴梗海棠 *Chaenomeles speciosa*（Sweet）Nakai 的干燥近成熟果实。

【产地】主产于安徽、湖北、重庆、浙江等地。以安徽宣城所产木瓜最为有名，习称"宣木瓜"。

【采收加工】夏、秋两季果实绿黄时采收，置沸水中烫至外皮灰白色，对半纵剖，晒干。

【性状鉴定】

1. 药材　呈长圆形，多纵剖成两半，长 4～9cm，宽 2～5cm，厚 1～2.5cm。外表面紫红色或红棕色，有不规则的深皱纹。剖面边缘向内卷曲，果肉红棕色，中心部分凹陷，棕黄色。种子扁长三角形，多脱落。质坚硬。气微清香，味酸。（图 2-4-26a）

以外皮皱缩、颜色紫红、质坚实、味酸者为佳。

2. 饮片　呈类月牙形薄片，外表紫红色或红棕色，有不规则的深皱纹。切面棕红色。气微清香，味酸。（图 2-4-26b）

【功效】舒筋活络，和胃化湿。

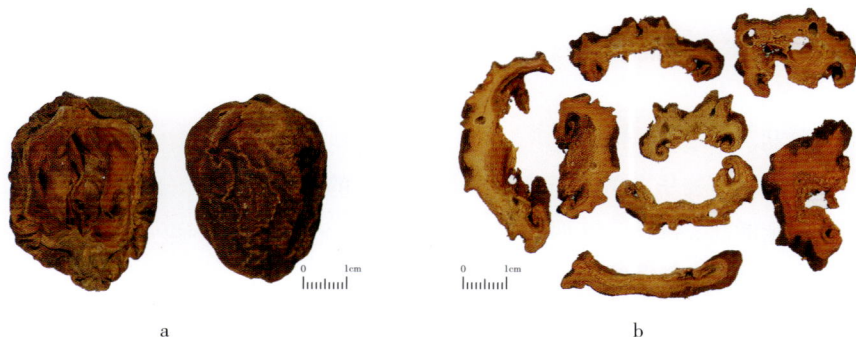

图 2-4-26　皱皮木瓜药材及饮片

a. 药材　b. 饮片

金樱子

金樱子始载于《雷公炮炙论》。《本草纲目》记载："金樱当作金罂，其子形如黄罂也。"罂为古时一种盛酒瓦器，本品形与罂相似，色红黄至红棕，故得名。《图经本草》谓其"形似小石榴"，别称"山石榴"。又因表面密被刺毛，称"刺梨子"。

【别名】刺榆子、刺梨子、金罂子、山石榴等。

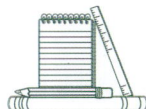

【来源】 为蔷薇科植物金樱子 *Rosa laevigata* Michx. 的干燥成熟果实。

【产地】 主产于江西、湖南、湖北、浙江、安徽、福建、广东、广西等地。

【采收加工】 10~11 月果实成熟变红时采收，干燥，除去毛刺。

【性状鉴定】

1. 药材 为花托发育而成的假果，呈倒卵形，长 2~3.5cm，直径 1~2cm。表面红黄色或红棕色，有突起的棕色小点，系毛刺脱落后的残基。顶端有盘状花萼残基，中央有黄色柱基，下部渐尖。质硬。切开后，花托壁厚 1~2mm，内有多数坚硬的小瘦果，内壁及瘦果均有淡黄色绒毛。气微，味甘、微涩。（图 2-4-27a）

以个大、肥实、色红黄者为佳。

2. 饮片（金樱子肉） 呈倒卵形纵剖瓣。表面红黄色或红棕色，有突起的棕色小点，顶端有花萼残基，下部渐尖。花托壁厚 1~2mm，内面淡黄色，残存淡黄色绒毛。气微，味甘、微涩。（图 2-4-27b）

【功效】 固精缩尿，固崩止带，涩肠止泻。

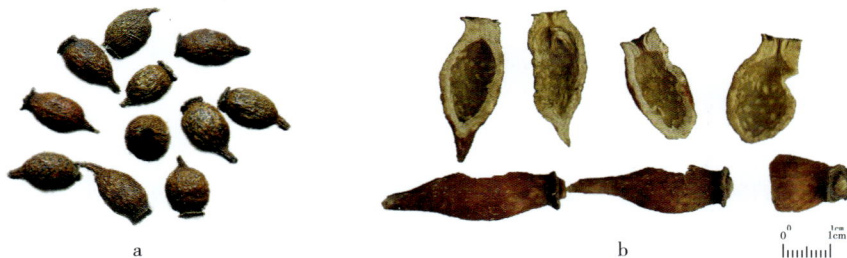

图 2-4-27 金樱子药材及饮片

a. 药材 b. 饮片

覆盆子

覆盆子始载于《本草经集注》。《本草衍义》记载其"益肾脏，缩小便，服之当覆其溺器，如此取名也。"

【别名】 硬覆盆。

【来源】 为蔷薇科植物华东覆盆子 *Rubus chingii* Hu 的干燥果实。

【产地】 主产于浙江、湖北、江西、福建等地。

【采收加工】 夏初果实由绿变绿黄时采收，除去梗、叶，置沸水中略烫或略蒸，取出，干燥。

【性状鉴定】 为聚合果，由多数小核果聚合而成，呈圆锥形或扁圆锥形，高 0.6~1.3cm，直径 0.5~1.2cm。表面黄绿色或淡棕色，顶端钝圆，基部中心凹入。宿萼棕褐色，下有果梗痕。小果易剥落，每个小果呈半月形，背面密被灰白色茸毛，两侧有明显的网纹，腹部有突起的棱线。体轻，质硬。气微，味微酸涩。（图 2-4-28a）

以粒完整、饱满、坚实、色黄绿、具酸味者为佳。

【功效】 益肾固精缩尿，养肝明目。

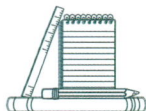

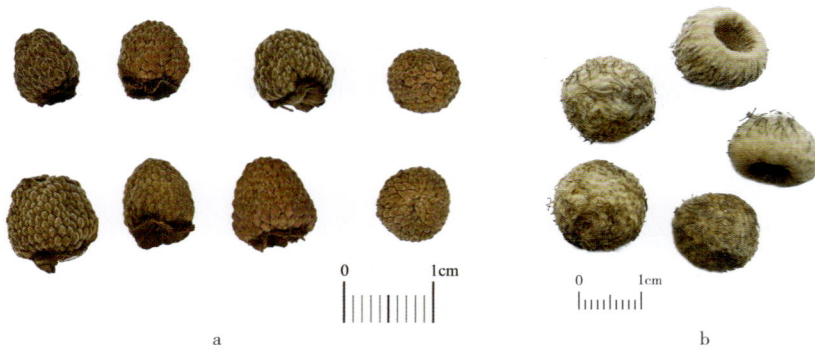

图 2-4-28　覆盆子药材及混用品

a. 药材　b. 混用品（软覆盆）

乌梅

乌梅始载于《神农本草经》，称"梅实"，列为中品。《本草纲目》云："梅实采半黄者，以烟熏之为乌梅。"

【来源】为蔷薇科植物梅 *Prunus mume*（Sieb.）Sieb. et Zucc. 的干燥近成熟果实。

【产地】主产于四川、云南、福建、浙江、广东等地。

【采收加工】夏季果实近成熟时采收，低温烘干后闷至色变黑。

图 2-4-29　乌梅药材

a. 药材　b. 乌梅果核（示凹点）

【性状鉴定】呈类球形或扁球形，直径 1.5～3cm。表面乌黑色或棕黑色，皱缩不平，基部有圆形果梗痕。果核坚硬，椭圆形，棕黄色，表面有凹点。种子扁卵形，淡黄色。气微，味极酸。（图 2-4-29）

以个大、肉厚、柔润、外皮乌黑、味酸者为佳。

【功效】敛肺，涩肠，生津，安蛔。

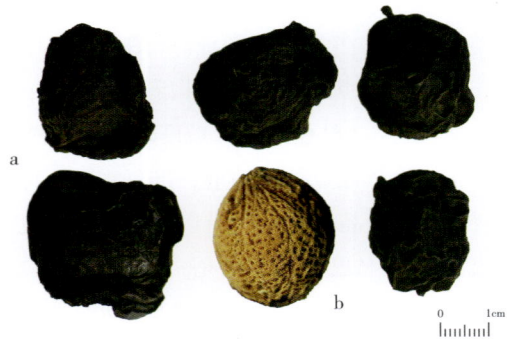

青果

青果，原名橄榄，始载于《食疗本草》。"青果"是因为其果实即使成熟仍然保持青色。

【来源】为橄榄科植物橄榄 *Canarium album* Raeusch. 的干燥成熟果实。

【产地】主产于福建、四川、广东等地。

【采收加工】秋季果实成熟时采收，干燥。

【性状鉴定】呈纺锤形，两端钝尖，长 2.5～4cm，直径 1～1.5cm。表面棕黄色或黑褐色，有不规则皱纹。果肉灰棕色或棕褐色，质硬。果核梭形，暗红棕色，具纵棱。内分 3 室，各有种子 1 粒。气微，果肉味涩，久嚼微甜。（图 2-4-30）

以个粒均匀、无破碎、果肉厚者为佳。

【功效】清热解毒，利咽，生津。

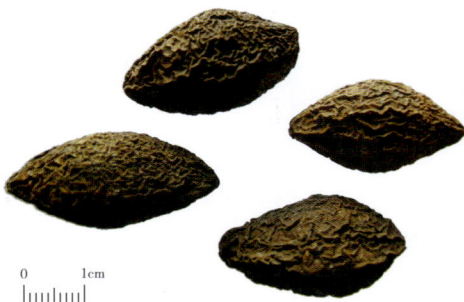

图 2-4-30　青果药材

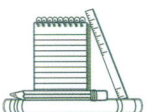

巴豆

巴豆始载于《神农本草经》，列为下品。李时珍谓："此物出巴蜀，而形如菽豆，故以名之。"

【别名】江子。

【来源】为大戟科植物巴豆 *Croton tiglium* L. 的干燥成熟果实。

【产地】主产于四川、重庆、贵州、云南、广西等地。多系栽培。

【采收加工】秋季果实成熟时采收，堆置 2~3 天，摊开，干燥。

【性状鉴定】

1. 药材　呈卵圆形，一般具三棱，长 1.8~2.2cm，直径 1.4~2cm。表面灰黄色或稍深，粗糙，有纵线 6 条，顶端平截，基部有果梗痕。破开果壳，可见 3 室，每室含种子 1 粒。种子呈略扁的椭圆形，长 1.2~1.5cm，直径 0.7~0.9cm，表面棕色或灰棕色，一端有小点状的种脐及种阜的疤痕，另端有微凹的合点，其间有隆起的种脊；外种皮薄而脆，内种皮呈白色薄膜；种仁黄白色，油质。气微，味辛辣。（图 2-4-31a）

以种子饱满、种仁色黄白者为佳。

2. 饮片（巴豆霜）　粒度均匀，疏松的淡黄色粉末，显油性。（图 2-4-31b）

【功效】巴豆外用蚀疮；巴豆霜峻下冷积，逐水退肿，豁痰利咽。

【常见伪品】市场上有以同属毛果巴豆 *Croton lachnocarpus* Benth. 的干燥果实冒充巴豆，应注意鉴别。其与巴豆的区别是：果实多已开裂，果皮呈淡棕黄色，稍弯曲。种子呈椭圆形，具四棱，个较小，棕褐色，断面略呈菱形。味微苦，稍辛辣。

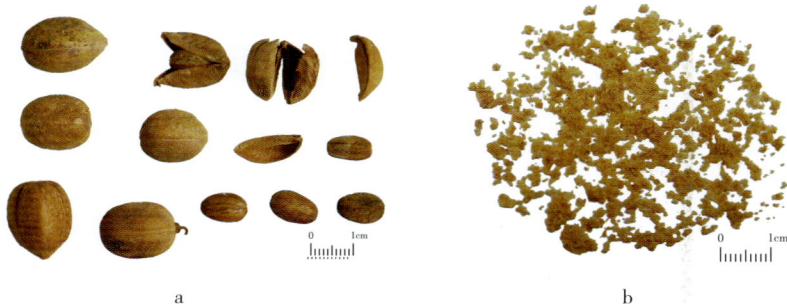

图 2-4-31　巴豆药材及饮片

a. 药材　b. 饮片（巴豆霜）

沙苑子

沙苑子始载于《图经本草》，寇宗奭《本草衍义》云："出同州（今大荔县）沙苑牧马处，子如羊内肾，大如黍粒，补肾药。"

【别名】潼蒺藜、沙苑蒺藜。

【来源】为豆科植物扁茎黄芪 *Astragalus complanatus* R. Br. 的干燥成熟种子。

【产地】主产于陕西渭南的大荔县、合阳县、韩城市。内蒙古、辽宁、河北等地亦产。

【采收加工】秋末冬初果实成熟尚未开裂时采割植株，晒干，打下种子，除去杂质，晒干。

【性状鉴定】略呈肾形而稍扁，长 2~2.5mm，宽 1.5~2mm，厚约 1mm。表面光滑，褐绿色或灰褐色，边缘一侧微凹处具圆形种脐。质坚硬，不易破碎。子叶 2，淡黄色，胚根弯曲，长约

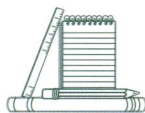

1mm。气微味淡，嚼之有豆腥味。（图 2-4-32）

以颗粒饱满、色绿褐者为佳。

【功效】补肾助阳，固精缩尿，养肝明目。

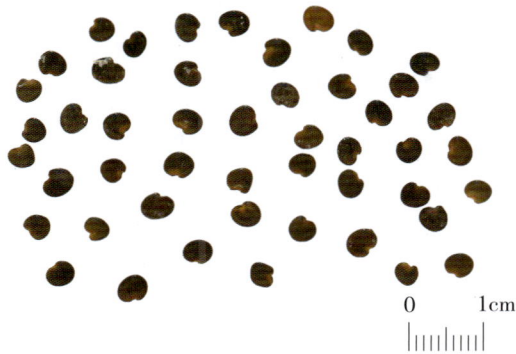

图 2-4-32　沙苑子药材

【常见伪品】

1. 同属植物紫云英 Astragalus. sinicus L. 的干燥种子。本品呈斜方状肾形，两侧压扁，长 3～3.5mm，宽 1.5～2mm。表面黄绿色或棕黄色，种脐长条形。（图 2-4-33a）

2. 同属植物华黄芪 Astragalus chinensis L. 的干燥种子。本品呈规则的肾形而饱满，长 2～2.8mm，宽 1.8～2mm。表面暗绿色或棕绿色，种脐长条形。（图 2-4-33b）

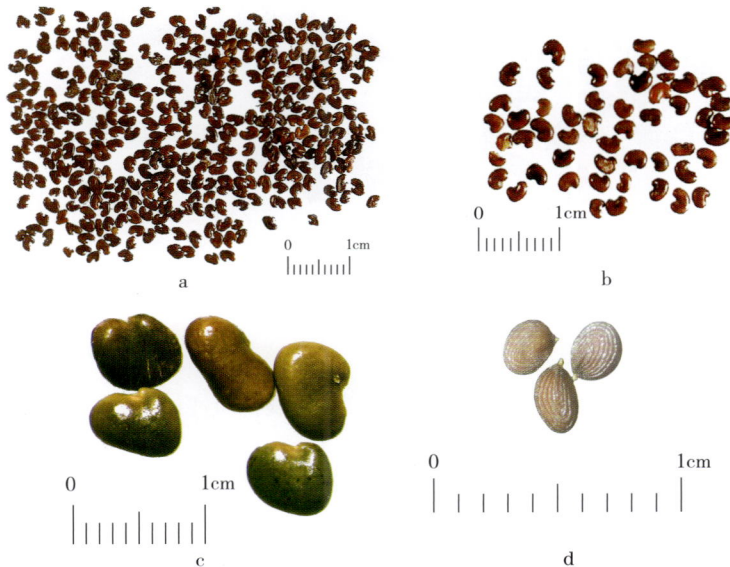

图 2-4-33　沙苑子药材伪品

a. 紫云英种子　b. 华黄芪种子　c. 猪屎豆　d. 菥蓂种子

3. 同科植物猪屎豆 Crotalaria mucronata Desv. 的干燥种子。本品呈三角状肾形，一端较宽，圆截形而下弯或钩状，长 2.5～3.5mm，宽 2～2.5mm。表面黄绿色或淡黄绿色，种脐三角形。（图 2-4-34c）

4. 十字花科菥蓂 Thlaspi arvense L. 的种子。本品呈倒卵形，稍扁平，一端较尖，长约 2mm。灰褐色，两面均有规则的环纹。（图 2-4-34d）

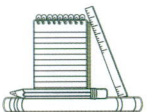

决明子

决明子始载于《神农本草经》，列为上品。因其种子入药，善于明目，故而得名。

【别名】草决明、马蹄决明。

【来源】为豆科植物钝叶决明 *Cassia obtusifolia* L. 或决明（小决明）*Cassia tora* L. 的干燥成熟种子。

【产地】主产于河南、河北、湖北、广西、安徽、四川等地。

【采收加工】秋季采收成熟果实，晒干，打下种子，除去杂质。

【性状鉴定】

1. 药材

决明　略呈菱方形或短圆柱形，两端平行倾斜，长3~7mm，宽2~4mm。表面绿棕色或暗棕色，平滑有光泽。一端较平坦，另端斜尖，背腹面各有1条突起的棱线，棱线两侧各有1条斜向对称而色较浅的线形凹纹。质坚硬，不易破碎。种皮薄，子叶2，黄色，呈"S"形折曲并重叠。气微，味微苦。（图2-4-34a）

小决明　呈短圆柱形，较小，长3~5mm，宽2~3mm。表面棱线两侧各有1片宽广的浅黄棕色带。（图2-4-34b）

均以粒饱满、色绿棕者为佳。

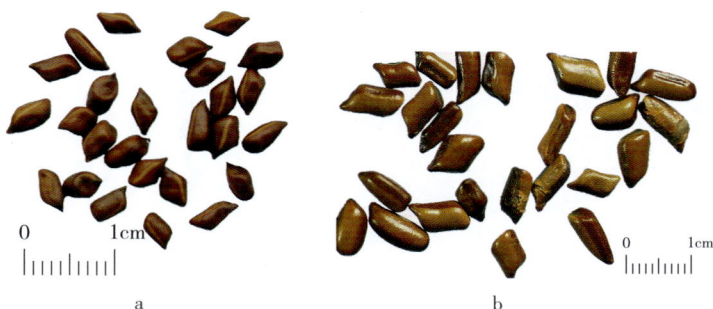

图 2-4-34　决明子药材

a. 决明　b. 小决明

2. 饮片（炒决明子）

形如决明子，微鼓起，表面绿褐色或暗棕色，偶见焦斑。微有香气。

【功效】清热明目，润肠通便。

白扁豆

图 2-4-35　白扁豆药材

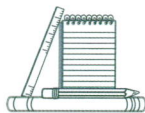

白扁豆原产于印度、印度尼西亚等地，在汉、晋时期引入我国，始载于《名医别录》。

【别名】扁豆。

【来源】为豆科植物扁豆 *Dolichos lablab* L. 的干燥成熟种子。

【产地】主产于云南、四川、安徽、河南、浙江等地，全国各地均有栽培。

【采收加工】秋、冬两季采收成熟果实，晒干，取出种子，再晒干。

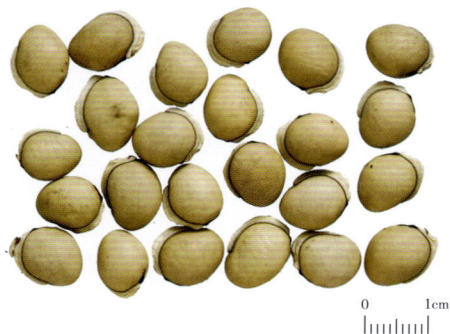

【性状鉴定】呈扁椭圆形或扁卵圆形，长 8~13mm，宽 6~9mm，厚约 7mm。表面淡黄白色或淡黄色，平滑，略有光泽，一侧边缘有隆起的白色眉状种阜。质坚硬。种皮薄而脆，子叶 2，肥厚，黄白色。气微，味淡，嚼之有豆腥气。（图 2-4-35）

以身干、粒大、饱满、色白者为佳。

【功效】健脾化湿，和中消暑。

补骨脂

补骨脂始载于《雷公炮炙论》。

【来源】为豆科植物补骨脂 *Psoralea corylifolia* L. 的干燥成熟果实。

【产地】全国大部分地区有出产，以河南及四川所产质量最佳。近年商品多从缅甸进口。

【采收加工】秋季果实成熟时采收果序，晒干，搓出果实，除去杂质。

【性状鉴定】呈肾形，略扁，长 3~5mm，宽 2~4mm，厚约 1.5mm。表面黑色、黑褐色或灰褐色，具细微网状皱纹。顶端圆钝，有一小突起，凹侧有果梗痕。质硬。果皮薄，与种子不易分离；种子 1 枚，子叶 2，黄白色，有油性。气香，味辛、微苦。（图 2-4-36）

以粒大、饱满、色黑者为佳。

【功效】温肾助阳，纳气平喘，温脾止泻；外用消风祛斑。

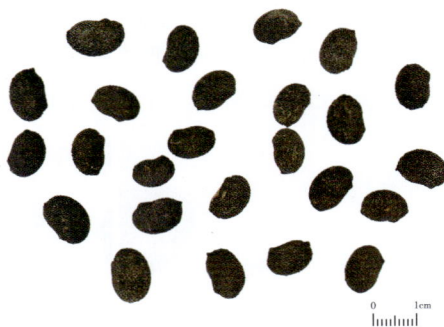

图 2-4-36　补骨脂药材

胡芦巴

胡芦巴原产于北非，汉朝时作为香料传入中国，供药用始载于《嘉祐本草》。

【别名】芦巴子。

【来源】为豆科植物胡芦巴 *Trigonella foenum-graecum* L. 的干燥成熟种子。

【产地】主产于安徽、河南、河北、四川等地。

【采收加工】夏季果实成熟时割取全株，晒干，搓下种子，除去杂质。

【性状鉴定】略呈斜方形或矩形，长 3~4mm，宽 2~3mm，厚约 2mm。表面黄绿色或黄棕色，平滑，两侧各具一深斜沟，两沟相交处有点状种脐。质坚硬，不易破碎。种皮薄，胚乳呈半透明状，具黏性；子叶 2 片，淡黄色，胚根弯曲，肥大而长。气香，味微苦。（图 2-4-37）

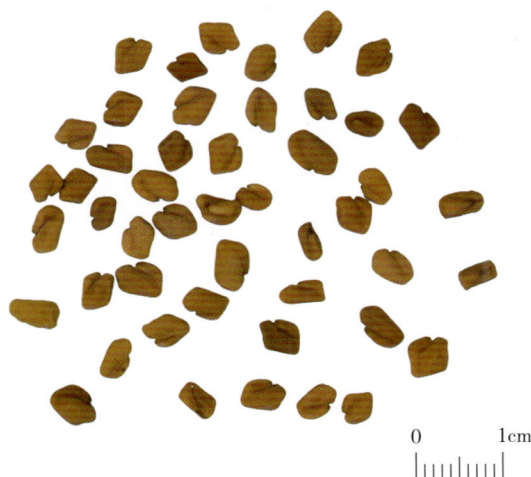

以种子成熟饱满、个大均匀者为佳。

【功效】温肾助阳，祛寒止痛。

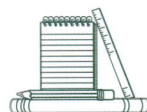

图 2-4-37　胡芦巴药材

川楝子

川楝子始载于《神农本草经》，列为下品。

【别名】金铃子。

【来源】为楝科植物川楝 *Melia toosendan* Sieb. et Zucc. 的干燥成熟果实。

【产地】主产于四川、重庆、云南、贵州等地。

【采收加工】冬季果实成熟时采收，除去杂质，干燥。

【性状鉴定】

1. 药材　呈类球形，直径 2～3.2cm。表面金黄色至棕黄色，微有光泽，少数凹陷或皱缩，具深棕色小点。顶端有花柱残痕，基部凹陷，有果梗痕。外果皮革质，与果肉间常成空隙，果肉松软，淡黄色，遇水润湿显黏性。果核球形或卵圆形，质坚硬，两端平截，有6～8条纵棱，内分6～8室，每室含黑棕色长圆形的种子1粒。气特异，味酸、苦。（图 2-4-38）

以个大、饱满、外皮色金黄、果肉色黄白者为佳。

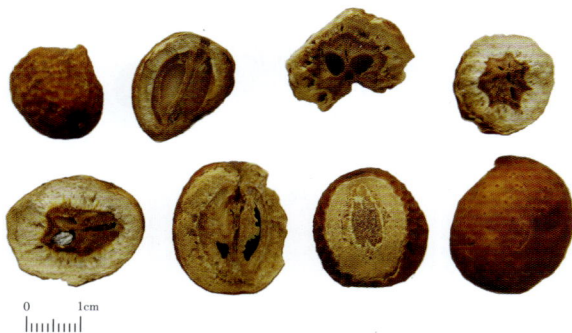

图 2-4-38　川楝子药材

2. 饮片（炒川楝子）　呈半球状、厚片或不规则的碎块，表面焦黄色，偶见焦斑。气焦香，味酸、苦。

【功效】疏肝泄热，行气止痛，杀虫。

青皮

青皮始载于《珍珠囊》。李时珍曰："青橘皮，古无用者，至宋时医家始用之。"

【来源】为芸香科植物橘 *Citrus reticulata* Blanco 及其栽培变种的干燥幼果或未成熟果实的果皮。

【产地】主产于福建、重庆、四川、广东、广西、江西、湖南、浙江等地，全国各地产橘区均产。

【采收加工】5～6月收集自落的幼果，晒干，习称"个青皮"；7～8月采收未成熟的果实，在果皮上纵剖成四瓣至基部，除尽瓤瓣，晒干，习称"四花青皮"。

【性状鉴定】

1. 药材

四花青皮　果皮剖成4裂片，裂片长椭圆形，长 4～6cm，厚 0.1～0.2cm。外表面灰绿色或黑绿色，密生多数油室；内表面类白色或黄白色，粗糙，附黄白色或黄棕色小筋络。质稍硬，易折断，断面外缘有油室1～2列。气香，味苦、辛。（图 2-4-39a）

个青皮　呈类球形，直径 0.5～2cm。表面灰绿色或黑绿色，微粗糙，有细密凹下的油室，

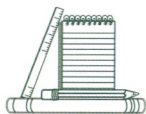

顶端有稍突起的柱基，基部有圆形果梗痕。质硬，断面果皮黄白色或淡黄棕色，厚 0.1~0.2cm，外缘有油室 1~2 列；瓤囊 8~10 瓣，淡棕色。气清香，味酸、苦、辛。（图 2-4-39b）

2. 饮片

呈类圆形厚片或不规则丝状。表面灰绿色或黑绿色，密生多数油室，切面黄白色或淡黄棕色，有时可见瓤囊 8~10 瓣，淡棕色。气香，味苦、辛。

【功效】疏肝破气，消积化滞。

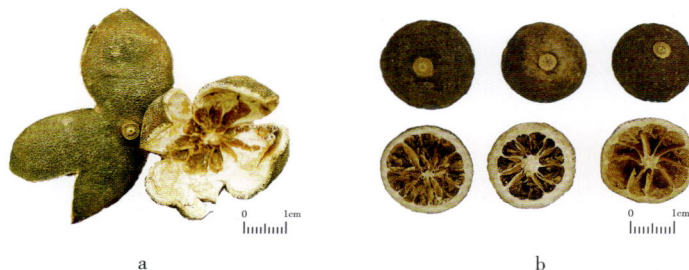

图 2-4-39 青皮药材
a. 四花青皮   b. 个青皮药材及横切面

陈皮（附：橘核、橘红）

陈皮始载于《神农本草经》，列为上品。

【来源】为芸香科植物橘 *Citrus reticulata* Blanco 及其栽培变种的干燥成熟果皮。药材分"陈皮"和"广陈皮"。

【产地】陈皮主产于福建、重庆、四川、浙江、江西、湖南等地。广陈皮主产于广东江门新会区。

【采收加工】采摘成熟果实，剥取果皮，晒干或低温干燥。

【性状鉴定】

1. 药材

陈皮 常剥成数瓣，基部相连，有的呈不规则的片状，厚 1~4mm。外表面橙红色或红棕色，有细皱纹及凹下的点状油室；内表面浅黄白色，粗糙，附黄白色或黄棕色筋络状维管束。质稍硬而脆。气香，味辛、苦。（图 2-4-40）

广陈皮 常 3 瓣相连，形状整齐，厚度均匀，约 1mm。外表面橙黄色至棕褐色，点状油室较大，对光照视，透明清晰。质较柔软。

均以瓣大、整齐、外皮色深红、内面白色、肉厚、油性大、质柔软、香气浓郁者为佳。

图 2-4-40 陈皮药材

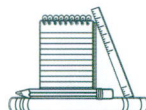

2. 饮片 呈不规则的条状或丝状。余同药材。

【功效】理气健脾，燥湿化痰。

附：

1. 橘核 为芸香科植物橘 *Citrus reticulata* Blanco 及其栽培变种的干燥成熟种子。果实成熟后收集，洗净，晒干。本品略呈卵形，长 0.8~1.2cm，直径 0.4~0.6cm。表面淡黄白色或淡灰白色，光滑，一侧有种脊棱线，一端钝圆，另端渐尖成小柄状。外种皮薄而韧，内种皮菲薄，淡棕

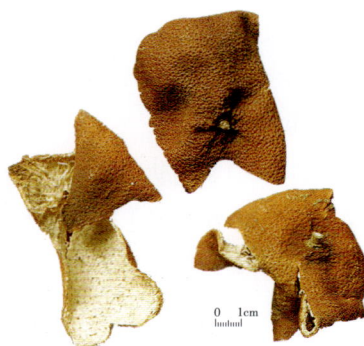

色，子叶2，黄绿色，有油性。气微，味苦。功能理气，散结，止痛。（图2-4-41）

2. 橘红　为芸香科植物橘 *Citrus reticulata* Blanco 及其栽培变种的干燥外层果皮。秋末冬初果实成熟后采收，用刀削下外果皮，晒干或阴干。本品呈长条形或不规则薄片状，边缘皱缩向内卷曲。外表面黄棕色或橙红色，存放后呈棕褐色，密布黄白色突起或凹下的油室。内表面黄白色，密布凹下透光小圆点。质脆易碎。气芳香，味微苦、麻。功能理气宽中，燥湿化痰。（图2-4-42）

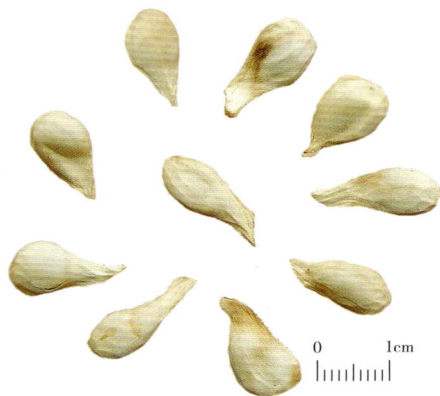

图 2-4-41　橘核药材

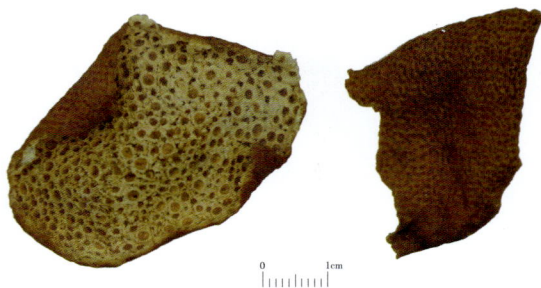

图 2-4-42　橘红药材

化橘红

化橘红始载于《本草纲目拾遗》，是一种岭南特色中药。

【来源】　为芸香科植物化州柚 *Citrus grandis* 'Tomentosa' 或柚 *Citrus grandis* （L.） Osbeck 的未成熟或近成熟的干燥外层果皮。前者习称"毛橘红"，后者习称"光七爪""光五爪"。

【产地】　主产于广东、广西等地。

【采收加工】　夏季果实未成熟时采收，置沸水中略烫后，将果皮割成5瓣或7瓣，除去果瓤及部分中果皮，压制成形，干燥。

【性状鉴定】

化州柚　呈对折的七角或展平的五角星状，单片呈柳叶形。完整者展平后直径15～28cm，厚0.2～0.5cm。外表面黄绿色，密布茸毛，有皱纹及小油室；内表面黄白色或淡黄棕色，有脉络纹。质脆，易折断，断面不整齐，外缘有1列不整齐的下凹的油室，内侧稍柔而有弹性。气芳香，味苦、微辛。（图2-4-43a）

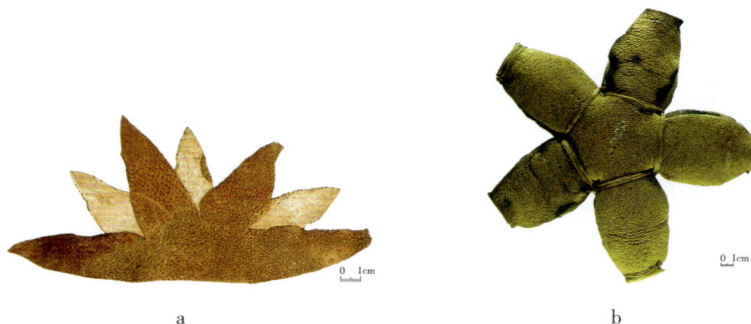

a

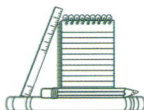

b

图 2-4-43　化橘红药材

a. 毛橘红　b. 光五爪

柚　外表面黄绿色至黄棕色，无毛。（图 2-4-43b）

均以片薄、均匀、气味浓者为佳。

【功效】理气宽中，燥湿化痰。

佛手

佛手因其像观音的手得名，始载于《滇南本草》。

【来源】为芸香科植物佛手 *Citrus medica* L. var. *sarcodactylis* Swingle 的干燥果实。

【产地】主产于四川（称"川佛手"）、广东、广西（称"广佛手"）、云南等地。

【采收加工】秋季果实尚未变黄或变黄时采收，纵切成薄片，晒干或低温干燥。

【性状鉴定】

1. 药材　为类椭圆形或卵圆形的薄片，常皱缩或卷曲，长 6~10cm，宽 3~7cm，厚 0.2~0.4cm。顶端稍宽，常有 3~5 个手指状的裂瓣，基部略窄，有的可见果梗痕。外皮黄绿色或橙黄色，有皱纹及油点。果肉浅黄白色或浅黄色，散有凹凸不平的线状或点状维管束。质硬而脆，受潮后柔韧。气香，味微甜后苦。（图 2-4-44）

以片大、皮黄绿、肉白、香气浓者为佳。

图 2-4-44　佛手药材

2. 饮片　类椭圆形、卵圆形的薄片或不规则的丝条，常皱缩或卷曲。薄片长 6~10cm，宽 3~7cm，厚 0.2~0.4cm；顶端稍宽，常有 3~5 个手指状的裂瓣，基部略窄，有的可见果梗痕。丝长 0.4~10cm，宽 0.2~1cm，厚 0.2~0.4cm。外皮黄绿色或橙黄色，有皱纹和油点。果肉浅黄白色或浅黄色，散有凹凸不平的线状或点状维管束。质硬而脆，受潮后柔韧。气香，味微甜后苦。

【功效】疏肝理气，和胃止痛，燥湿化痰。

【常见伪品】市场上有以葫芦科植物佛手瓜 *Sechium edule* Swrtz 的果实充作佛手出售。呈长圆形切片，顶端多裂为 2~5 瓣（伪造），但不呈指状分裂。外表黄白色，具有不规则纵皱纹，但无油点。果肉类白色，散有点状维管束。果片中央具有明显中脉，上半部有大型的子房室，有时含有一枚种子。

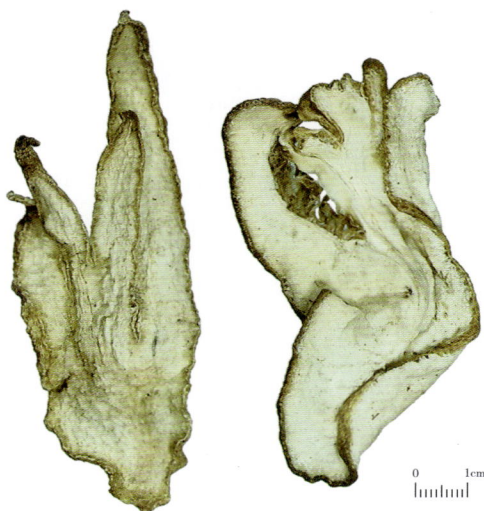

枳壳

枳壳始载于《雷公炮炙论》。

【来源】为芸香科植物酸橙 *Citrus aurantium* L. 及其栽培变种的干燥未成熟果实。

【产地】主产于江西、湖南、重庆、湖北、四川、浙江等地。

【采收加工】7 月果皮尚绿时采收，自中部横切为两半，晒干或低温干燥。

【性状鉴定】

1. 药材　呈半球形，直径 3~5cm。外果皮棕褐色至褐色，有颗粒状突起，突起的顶端有凹点状油室；有明显的花柱残迹或果梗痕。切面中果皮黄白色，光滑而稍隆起（习称"白口"），厚 0.4~1.3cm，边缘散有 1~2 列油室，瓤囊 7~12 瓣，少数至 15 瓣，汁囊干缩呈棕色至棕褐色，内藏种子。质坚硬，不易折断。气清香，味苦、微酸。（图 2-4-45a）

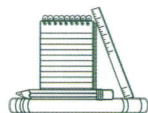

以个大、果肉厚、色白、质坚实、香气浓者为佳。

2. 饮片

枳壳片 呈不规则弧状条形薄片。切面外果皮棕褐色至褐色，中果皮黄白色至黄棕色，近外缘有1~2列点状油室，内侧有的有少量紫褐色瓤囊。（图2-4-45b）

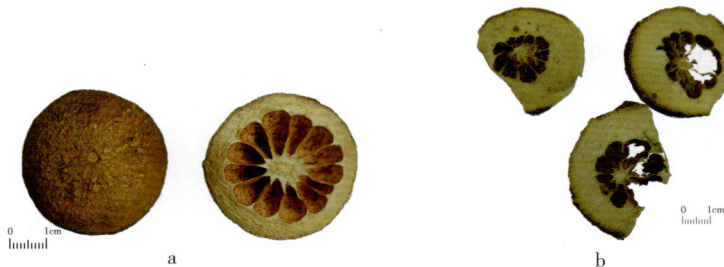

图2-4-45 枳壳药材及饮片

a. 药材　b. 饮片（枳壳片）

麸炒枳壳 形如枳壳片，色较深，偶有焦斑。

【功效】理气宽中，行滞消胀。

【附注】

1. 酸橙栽培变种主要有黄皮酸橙 *Citrus aurantium* 'Huangpi'、代代花 *Citrus aurantium* 'Daidai'、朱栾 *Citrus aurantium* 'Chuluan'、塘橙 *Citrus aurantiu* 'Tangcheng'。代代花枳壳又名苏枳壳。主产于江苏，药材直径35.5cm，外皮绿褐色或棕褐色，基部常带有残存的宿萼和果柄残基。中心柱直径0.5~1cm。

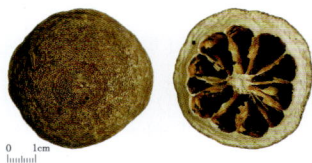

2. 同属植物香圆 *Citrus wilsonii* Tanaka 的果实。产于陕西等地。药材直径4~7cm，外皮灰绿色，常有棕黄色斑块，表面粗糙。果顶具金钱环，中心柱直径0.4~1cm。（图2-4-46）

3. 同科植物枸橘 *Poncirus trifoliate*（L.）Rafin 的果实。商品称"绿衣枳壳""建枳壳"，产于福建等地。药材直径2.5~3cm，外皮灰绿色，有细柔毛。中心柱直径2~5mm。

图2-4-46 香圆枳壳

枳实

枳实始载于《神农本草经》，列为中品。

【来源】为芸香科植物酸橙 *Citrus aurantium* L. 及其栽培变种或甜橙 *Citrus sinensis* Osbeck 的干燥幼果。

【产地】主产于江西、湖南、四川、重庆等地。

【采收加工】5~6月收集自落的果实，除去杂质，自中部横切为两半，晒干或低温干燥，较小者直接晒干或低温干燥。

【性状鉴定】呈半球形，少数为球形，直径0.5~2.5cm。外果皮黑绿色或棕褐色，具颗粒状突起和皱纹，有明显的花柱残迹或果梗痕。切面中果皮略隆起，厚0.3~1.2cm，黄白色或黄褐色，边缘有1~2列油室，瓤囊棕褐色。质坚硬。气清香，味苦、微酸。（图2-4-47）

以外果皮黑绿色、肉厚色白、瓤小、质坚实、香气浓者为佳。

【功效】破气消积，化痰散痞。

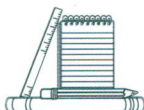

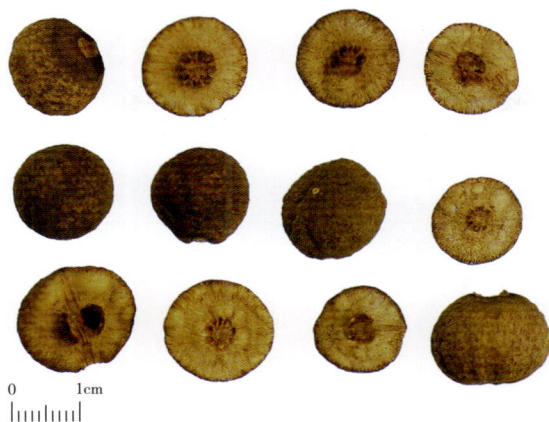

图 2-4-47　枳实药材

吴茱萸

吴茱萸始载于《神农本草经》，列为中品。

【别名】吴萸。

【来源】 为芸香科植物吴茱萸 *Euodia rutaecarpa*（Juss.）Benth.、石虎 *Euodia rutaecarpa*（Juss.）Benth. var. *officinalis*（Dode）Huang 或疏毛吴茱萸 *Euodia rutaecarpa*（Juss.）Benth. var. *bodinieri*（Dode）Huang 的干燥近成熟果实。

【产地】 主产于贵州、广西、湖南、云南等地。多系栽培。以贵州、广西产量较大，湖南常德产者质量较佳。

【采收加工】 8~11月果实尚未开裂时，剪下果枝，晒干或低温干燥，除去枝、叶、果梗等杂质。

【性状鉴定】

1. 药材　呈球形或略呈五角状扁球形，直径 2~5mm。表面暗黄绿色至褐色，粗糙，有多数点状突起或凹下的油点。顶端有五角星状的裂隙，基部残留被有黄色茸毛的果梗。质硬而脆，横切面可见子房 5 室，每室有淡黄色种子 1 粒。气芳香浓郁，味辛辣而苦。（图 2-4-48）

以饱满坚实、身干、香气浓烈者为佳。

2. 饮片（制吴茱萸）　形如吴茱萸，表面棕褐色至暗褐色。

图 2-4-48　吴茱萸药材

【功效】 散寒止痛，降逆止呕，助阳止泻。

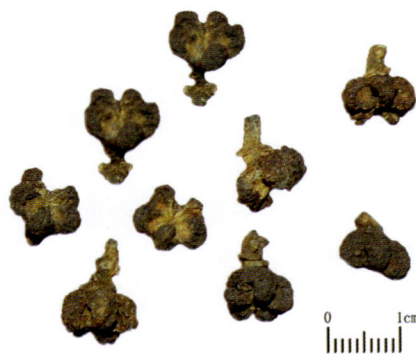

鸦胆子

鸦胆子始载于《本草纲目拾遗》。

【来源】 为苦木科植物鸦胆子 *Brucea javanica*（L.）Merr. 的干燥成熟果实。

【产地】 主产于广西、广东、海南、云南等地。

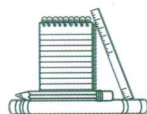

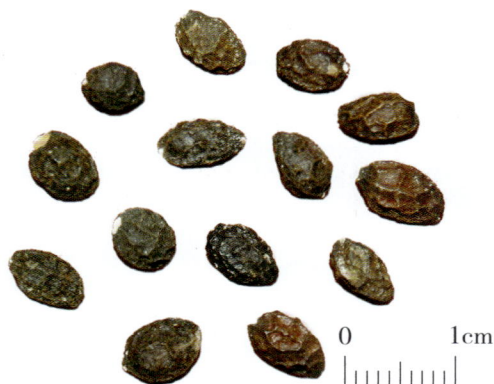

图 2-4-49 鸦胆子药材

【采收加工】秋季果实成熟时采收，除去杂质，晒干。

【性状鉴定】呈卵形，长 6~10mm，直径 4~7mm。表面黑色或棕色，<u>有隆起的网状皱纹，网眼呈不规则的多角形，两侧有明显的棱线，顶端渐尖</u>，基部有凹陷的果梗痕。果壳质硬而脆，种子卵形，长 5~6mm，直径 3~5mm，表面类白色或黄白色，具网纹。种皮薄，<u>子叶乳白色，富油性</u>。气微，味极苦。（图 2-4-49）

以粒大、饱满、种仁色白、油性足者为佳。

【功效】清热解毒，截疟，止痢；外用腐蚀赘疣。

蒺藜

蒺藜始载于《神农本草经》，列为上品。《本草纲目》曰："蒺，疾也；藜，利也；茨，刺也，其刺伤人甚疾而利也。"

【别名】刺蒺藜。

【来源】为蒺藜科植物蒺藜 *Tribulus terrestris* L. 的干燥成熟果实。

【产地】全国各地均产，以长江以北产量较大。主产于河南、河北、山东、安徽、江苏、四川、山西、陕西等地。

【采收加工】秋季果实成熟时采割植株，晒干，打下果实，除去杂质。

【性状鉴定】

1. 药材 由 5 个分果瓣组成，呈放射状排列，直径 7~12mm。常裂为单一的分果瓣，分果瓣呈斧状，长 3~6mm；背部黄绿色，隆起，<u>有纵棱及多数小刺，并有对称的长刺和短刺各 1 对</u>，两侧面粗糙，有网纹，灰白色。质坚硬。气微，味苦、辛。（图 2-4-50）

图 2-4-50 蒺藜药材

2. 饮片

炒蒺藜 单一的分果瓣，分果瓣呈斧状，长 3~6mm；背部棕黄色，隆起，有纵棱，两侧面粗糙，有网纹。气微香，味苦、辛。

以饱满、质坚实、背部色黄绿、无杂质者为佳。

【功效】平肝解郁，活血祛风，明目，止痒。

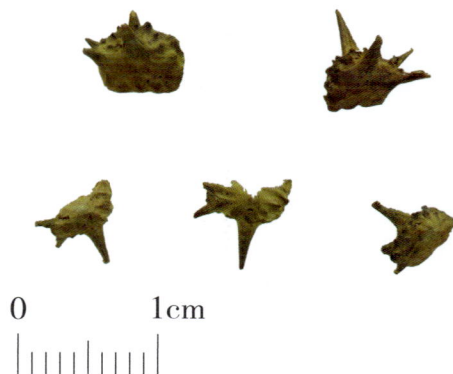

木鳖子

木鳖子始载于《开宝本草》。因种子灰黑色，外观酷似龟背板，故而得名。

【来源】为葫芦科植物木鳖 *Momordica cochinchinensis*（Lour.）Spreng. 的干燥成熟种子。

【产地】主产于广西、四川、湖北、湖南等地，南方大部分地区有产。

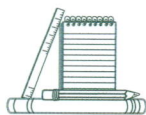

【采收加工】冬季采收成熟果实，剖开，晒至半干，除去果肉，取出种子，干燥。

【性状鉴定】

1. 药材　呈扁平圆板状，中间稍隆起或微凹陷，直径 2~4cm，厚约 0.5cm。表面灰棕色至黑褐色，有网状花纹，在边缘较大的一个齿状突起上有浅黄色种脐。外种皮质硬而脆，内种皮灰绿色，绒毛样。子叶 2，黄白色，富油性。有特殊的油腻气，味苦。（图 2-4-51）

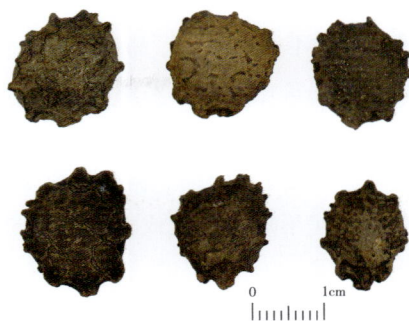

2. 饮片

木鳖子仁　木鳖子仁 内种皮灰绿色，绒毛样。子叶 2，黄白色，富油性。有特殊的油腻气，味苦。

【功效】散结消肿，攻毒疗疮。

图 2-4-51　木鳖子药材

罗汉果

罗汉果始载于《药物出产辨》。其果实常十八颗相连，如同十八罗汉，故名。

【来源】为葫芦科植物罗汉果 *Siraitia grosvenorii* (Swingle) C. Jeffrey ex A. M. Lu et Z. Y. Zhang 的干燥果实。

【产地】主产于广西、广东、云南等地。广西有大量栽培。

【采收加工】秋季果实由嫩绿变深绿色时采收，晾数天后，低温干燥。

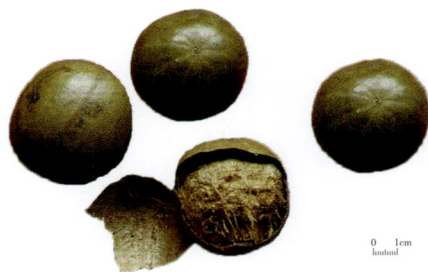

图 2-4-52　罗汉果药材

【性状鉴定】呈卵形、椭圆形或球形，长 4.5~8.5cm，直径 3.5~6cm。表面褐色、黄褐色或绿褐色，有深色斑块和黄色柔毛，有的具 6~11 条纵纹。顶端有花柱残痕，基部有果梗痕。体轻，质脆，果皮薄，易破。果瓤（中、内果皮）海绵状，浅棕色。种子扁圆形，多数，长约 1.5cm，宽约 1.2cm；浅红色至棕红色，两面中间微凹陷，四周有放射状沟纹，边缘有槽。气微，味甜。（图 2-4-52）

以个大形圆、色泽黄褐、手摇不响、果壳不破不焦、甜味浓者为佳。

【功效】清热润肺，利咽开音，滑肠通便。

瓜蒌（附：瓜蒌皮、瓜蒌子）

瓜蒌始载于《神农本草经》，列为中品。

【别名】全瓜蒌。

【来源】为葫芦科植物栝楼 *Trichosanthes kirilowii* Maxim. 或双边栝楼 *Trichosanthes rosthornii* Harms 的干燥成熟果实。

【产地】主产于山东、河北、江苏、安徽等地。

【采收加工】秋季果实成熟时，连果梗剪下，置通风处阴干。

【性状鉴定】

1. 药材　呈类球形或宽椭圆形，长 7~15cm，直径 6~10cm。表面橙红色或橙黄色，皱缩或

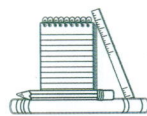

较光滑，顶端有圆形花柱残基，基部略尖，具残存的果梗。轻重不一。质脆，易破开，果皮内表面黄白色，有红黄色丝络，<u>果瓤橙黄色，黏稠，与多数种子黏结成团</u>。具焦糖气，味微酸、甜。

以完整、果皮厚、皱缩、糖分足者为佳。

2. 饮片　呈不规则的丝或块状。余同药材。（图2-4-53）

【功效】清热涤痰，宽胸散结，润燥滑肠。

附：

1. 瓜蒌皮　为葫芦科植物栝楼 *Trichosanthes kirilowii* Maxim. 或双边栝楼 *Trichosanthes rosthornii* Harms 的干燥成熟果皮。秋季采摘成熟果实，剖开，除去果瓤及种子，阴干。本品常切成2至数瓣，边缘向内卷曲，长6~12cm。<u>外表面橙红色或橙黄色</u>，皱缩，有的有残存果梗；内表面黄白色。质较脆，易折断。<u>具焦糖气</u>，味淡、微酸。功能清热化痰，利气宽胸。（图2-4-54）

2. 瓜蒌子　为葫芦科植物栝楼 *Trichosanthes kirilowii* Maxim. 或双边栝楼 *Trichosanthes rosthornii* Harms 的干燥成熟种子。秋季采摘成熟果实，剖开，取出种子，洗净，晒干。栝楼种子<u>呈扁平椭圆形</u>，长12~15mm，宽6~10mm，厚约3.5mm。<u>表面浅棕色至棕褐色，平滑，沿边缘有1圈沟纹</u>。顶端较尖，有种脐，基部钝圆或较狭。种皮坚硬；内种皮膜质，灰绿色，子叶2，黄白色，富油性。气微，味淡。双边栝楼种子较大且扁，长15~19mm，宽8~10mm，厚约2.5mm。<u>表面棕褐色，沟纹明显而环边较宽。顶端平截</u>。功能润肺化痰，滑肠通便。（图2-4-55）

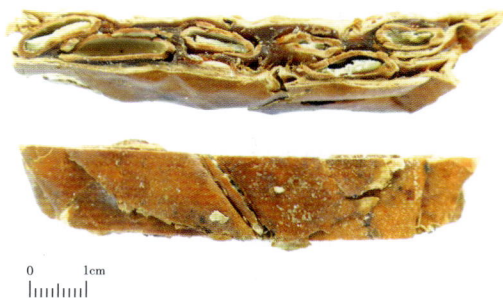

图2-4-53　瓜蒌饮片

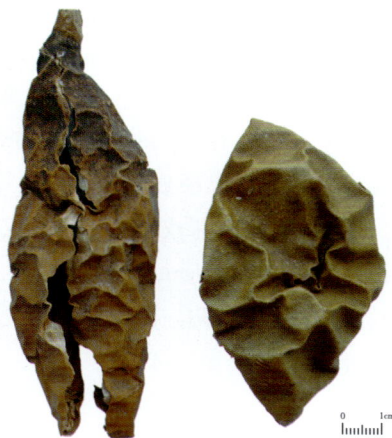

图2-4-54　瓜蒌皮药材　　图2-4-55　瓜蒌子药材

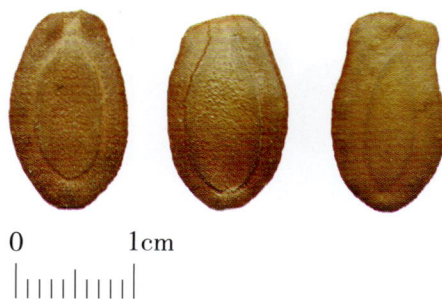

酸枣仁

酸枣仁始载于《神农本草经》，列为上品。

【别名】枣仁。

【来源】为鼠李科植物酸枣 *Ziziphus jujuba* Mill. var. *spinosa*（Bunge）Hu ex H. F. Chou 的干燥成熟种子。

【产地】主产于河北、陕西、河南、山西、辽宁、山东等地。

【采收加工】秋末冬初采收成熟果实，除去果肉及核壳，收集种子，晒干。

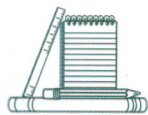

【性状鉴定】

1. 药材　呈扁圆形或扁椭圆形，长 5~9mm，宽 5~7mm，厚约 3mm。表面紫红色或紫褐色，平滑有光泽，有的有裂纹。有的两面均呈圆隆状突起；有的一面较平坦，中间有 1 条隆起的纵线纹；另一面稍突起。一端凹陷，可见线形种脐；另一端有细小突起的合点。种皮较脆，胚乳白色，子叶 2，浅黄色，富油性。气微，味淡。（图 2-4-56）

以粒大饱满、外皮紫红、有光泽者为佳。

2. 饮片

炒酸枣仁　形如酸枣仁。表面微鼓起，微具焦斑。略有焦香气，味淡。

【功效】养心补肝，宁心安神，敛汗，生津。

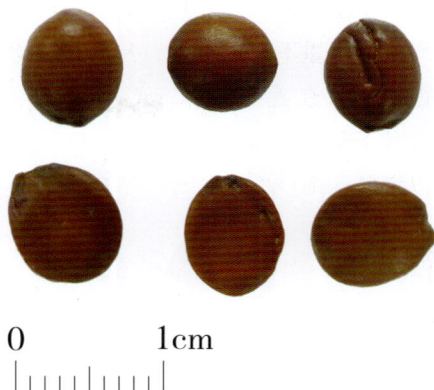

图 2-4-56　酸枣仁药材

胖大海

胖大海始载于《本草纲目拾遗》。因遇水膨大成海绵状而得名。

【别名】通大海、大海、安南子。

【来源】为梧桐科植物胖大海 *Sterculia lychnophora* Hance 的干燥成熟种子。

【产地】主产于越南、泰国、印度尼西亚和马来西亚等国。以越南产的品质最佳。

【采收加工】4~6 月果实开裂时采收成熟的种子，晒干。

【性状鉴定】呈纺锤形或椭圆形，长 2~3cm，直径 1~1.5cm。先端钝圆，基部略尖而歪，具浅色的圆形种脐。表面棕色或暗棕色，微有光泽，具不规则的干缩皱纹。外层种皮极薄，质脆，易脱落。中层种皮较厚，黑褐色，质松易碎，遇水膨胀成海绵状。断面可见散在的树脂状小点。内层种皮可与中层种皮剥离，稍革质，内有 2 片肥厚胚乳，广卵形；子叶 2 枚，菲薄，紧贴于胚乳内侧，与胚乳等大。气微，味淡，嚼之有黏性。（图 2-4-57）

以个大、色黄棕、外表皮细、有细皱及光泽、洁净、无破皮、水浸膨胀性强者为佳。

图 2-4-57　胖大海药材

【功效】清热润肺，利咽开音，润肠通便。

【常见伪品】市场上曾以同科植物圆粒苹婆 *Sterculia scaphigera* Wall. 的干燥成熟种子充作胖大海出售。呈类圆球状，表面棕黄色或黄褐色，具光泽和较紧密的皱纹。子叶肥厚，无胚乳。手摇有响声。水浸泡膨胀较慢，可膨胀至原体积的 2~4 倍。

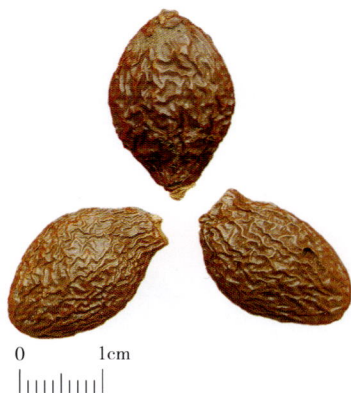

使君子

使君子始载于《开宝本草》，为常用的驱虫消积药。

【来源】为使君子科植物使君子 *Quisqualis indica* L. 的干燥成熟果实。

【产地】主产于四川、广东、福建、广西等地。

【采收加工】秋季果皮变紫黑色时采收，除去杂质，干燥。

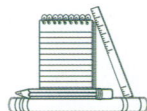

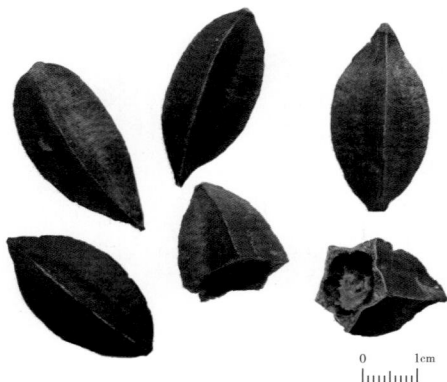

图 2-4-58 使君子药材

【性状鉴定】

1. 药材 呈椭圆形或卵圆形，具 5 条纵棱，偶有 4~9 棱，长 2.5~4cm，直径约 2cm。表面黑褐色至紫黑色，平滑，微具光泽。顶端狭尖，基部钝圆，有明显圆形的果梗痕。质坚硬，横切面多呈五角星形，棱角处壳较厚，中间呈类圆形空腔。种子长椭圆形或纺锤形，长约 2cm，直径约 1cm；表面棕褐色或黑褐色，有多数纵皱纹；种皮薄，易剥离；子叶 2，黄白色，有油性，断面有裂隙。气微香，味微甜。（图 2-4-59）

以个大、颗粒饱满、种仁色黄、味香甜而带油性者为佳。

2. 饮片

使君子仁 呈长椭圆形或纺锤形，长约 2cm，直径约 1cm。表面棕褐色或黑褐色，种皮脱落处为黄白色，有多数纵皱纹。种皮薄，易剥离，子叶 2，黄白色，有油性，断面有裂隙。气微香，味微甜。

【功效】 杀虫清积。

诃子

诃子之名首见于五代李珣的《海药本草》，其原名为诃黎勒，为外来语音译，也被翻译为"诃黎勒""诃黎""诃利勒"等。诃子在藏医药名著《晶珠本草》中被称为"藏药之王"。

【来源】 为使君子科植物诃子 Terminalia chebula Retz. 或绒毛诃子 Terminalia chebula Retz. var. tomentella Kurt. 的干燥成熟果实。

【产地】 主产于云南、西藏、广东、广西等地。

【采收加工】 秋、冬两季果实成熟时采收，除去杂质，晒干。

【性状鉴定】 为长圆形或卵圆形，长 2~4cm，直径 2~2.5cm。表面黄棕色或暗棕色，略具光泽，有 5~6 条纵棱线及不规则的皱纹，基部有圆形果梗痕。质坚实。果肉厚 0.2~0.4cm，黄棕色或黄褐色。果核长 1.5~2.5cm，直径 1~1.5cm，浅黄色，粗糙，坚硬。种子狭长纺锤形，长约 1cm，直径 0.2~0.4cm，种皮黄棕色，子叶 2，白色，相互重叠卷旋。气微，味酸涩后甜。（图 2-4-59）

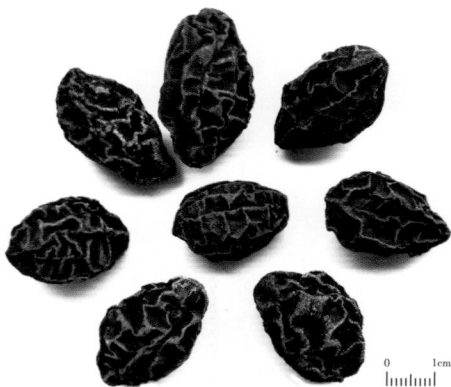

图 2-4-59 诃子药材

以黄棕色、有光泽、坚实者为佳。

【功效】 涩肠止泻，敛肺止咳，降火利咽。

山茱萸

山茱萸始载于《神农本草经》，列为中品。

【别名】枣皮。

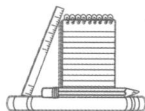

【来源】为山茱萸科植物山茱萸 *Cornus officinalis* Sieb. et Zucc. 干燥成熟果肉。

【产地】主产于浙江、河南、安徽等地。以浙江产量大，品质优，有"杭萸肉""淳萸肉"之称。

【采收加工】秋末冬初果皮变红时采收果实，用文火烘或置沸水中略烫后，及时除去果核，干燥。

【性状鉴定】

1. 药材　呈不规则的片状或囊状，长 1～1.5cm，宽 0.5～1cm。表面紫红色至紫黑色，皱缩，有光泽。顶端有的有圆形宿萼痕，基部有果梗痕。质柔软。气微，味酸、涩、微苦。（图 2-4-60）

以肉质肥厚、色红、油润者为佳。

2. 饮片

酒萸肉　形如山茱萸，表面紫黑色或黑色，质滋润柔软。微有酒香气。

【功效】补益肝肾，收涩固脱。

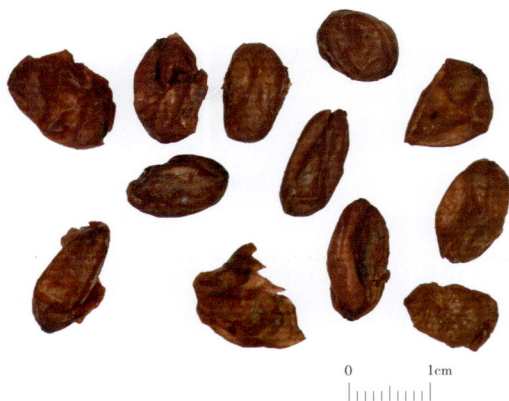

图 2-4-60　山茱萸药材

小茴香

小茴香始载于《新修本草》。陶弘景谓："煮臭肉，下少许，无臭气，臭酱入末亦香，故曰茴香。"果实（小茴香）作香料用。

【别名】茴香。

【来源】为伞形科植物茴香 *Foeniculum vulgare* Mill. 的干燥成熟果实。

【产地】我国各地均有栽培。原产欧洲，现主产于内蒙古、山西、黑龙江等地。

【采收加工】秋季果实初熟时采割植株，晒干，打下果实，除去杂质。

【性状鉴定】本品为双悬果，呈圆柱形，有的稍弯曲，长 4～8mm，直径 1.5～2.5mm。表面黄绿色或淡黄色，两端略尖，顶端残留有黄棕色突起的柱基，基部有时有细小的果梗。分果呈长椭圆形，背面有纵棱 5 条，接合面平坦而较宽。横切面略呈五边形，背面的四边约等长。有特异香气，味微甜、辛。（图 2-4-61）

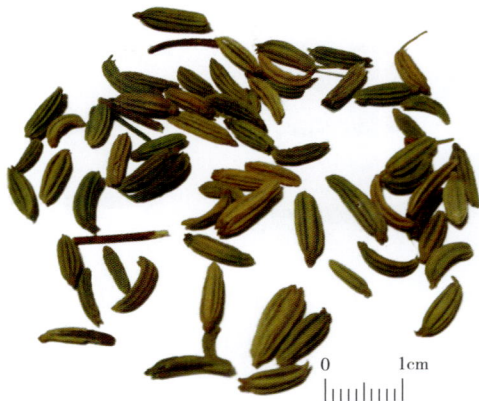

以颗粒大而饱满、色黄绿、气味浓者为佳。

【功效】散寒止痛，理气和胃。

【常见伪品】

1. 同科植物葛缕子 *Carum carvi* L. 的干燥果实。呈细圆柱形，微弯曲。长 3～4mm，直径约 1mm。分果背面纵棱线 5 条，棱线色淡，合生面平坦，有浅沟纹。分果横断面略呈五边形或六边形，中心黄白色，具有油性。气香特异，麻辣。

2. 同科植物孜然芹 *Cuminum cyminum* L. 的干燥果实。双悬果体或分果体较纵直而不弯曲，长 4～6mm，疏被绒毛。其双悬果大多数粘连不易分

图 2-4-61　小茴香药材

扫一扫，
看拓展知识

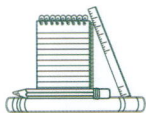

离或上部有分离。气特异，味微辛辣。

3. 同科植物防风 *Saposhnikovia divaricata*（Turcz.）Schischk. 的干燥果实。双悬果呈狭椭圆形或椭圆形，略扁。长 4.2~5.7mm，直径 2~2.6mm。表面灰棕色，稍粗糙，顶端有 3~5 枚三角形萼齿。分果切面略扁或呈类圆形，有特异香气，味微甜、辛。

4. 同科植物莳萝 *Anethum graveolens* L. 的果实。多已成分果，呈广椭圆形，扁平，长 3~4mm，直径 2~3mm，厚约 1mm，背面有 3 条微隆起的肋线，边缘肋线浅棕色延展呈翅状，腹面中央有 1 条棱线。有特异香气，味微甜、辛。

蛇床子

蛇床子，入药首载于《神农本草经》。李时珍云："蛇喜卧其下，食其子，故有蛇粟之名。"

【来源】 为伞形科植物蛇床 *Cnidium monnieri*（L.）Cuss. 的干燥成熟果实。

【产地】 主产于河北、山东、广西、浙江等地。

【采收加工】 夏、秋两季果实成熟时采收，除去杂质，晒干。

【性状鉴定】 本品为双悬果，呈椭圆形，长 2~4mm，直径约 2mm。表面灰黄色或灰褐色，顶端有 2 枚向外弯曲的柱基，基部偶有细梗。分果的背面有薄而突起的纵棱 5 条，接合面平坦，有 2 条棕色略突起的纵棱线。果皮松脆，揉搓易脱落。种子细小，灰棕色，显油性。气香，味辛凉，有麻舌感。（图 2-4-62）

本品以籽粒饱满、色黄绿、手搓之有辛辣香气者为佳。

【功效】 燥湿祛风，杀虫止痒，温肾壮阳。

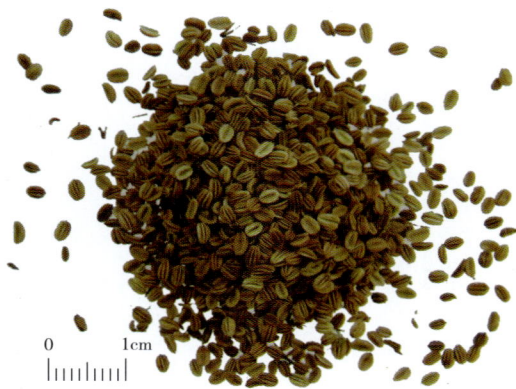

图 2-4-62　蛇床子药材

鹤虱

鹤虱始载于《新修本草》，列为下品。

【别名】 北鹤虱。

【来源】 为菊科植物天名精 *Carpesium abrotanoides* L. 的干燥成熟果实。

【产地】 主产于河南、山西、陕西等地。

【采收加工】 秋季果实成熟时采收，晒干，除去杂质。

【性状鉴定】 本品呈圆柱状，细小，长 3~4mm，直径不及 1mm。表面黄褐色或暗褐色，具多数纵棱。顶端收缩呈细喙状，先端扩展成灰白色圆环；基部稍尖，有着生痕迹。果皮薄，纤维性，种皮菲薄透明，子叶 2，类白色，稍有油性。气特异，味微苦。（图 2-4-63）

以颗粒饱满、均匀、气味浓者为佳。

【功效】 杀虫消积。

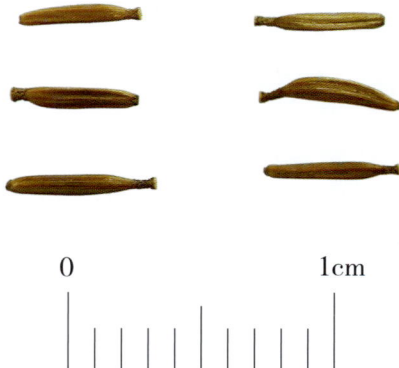

图 2-4-63　鹤虱药材

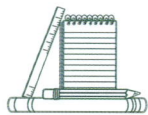

南鹤虱

南鹤虱出自《救荒本草》。

【来源】　为伞形科植物野胡萝卜 *Daucus carota* L. 的干燥成熟果实。

【产地】　主产于江苏、安徽、浙江、河南、山西、陕西等地。

【采收加工】　秋季果实成熟时割取果枝，晒干，打下果实，除去杂质。

【性状鉴定】　本品为双悬果，呈椭圆形，多裂为分果，分果长3~4mm，宽1.5~2.5mm。表面淡绿棕色或棕黄色，顶端有花柱残基，基部钝圆。背面隆起，具4条窄翅状次棱，翅上密生1列黄白色钩刺，刺长约1.5mm，次棱间的凹下处有不明显的主棱，其上散生短柔毛，接合面平坦，有3条脉纹，上具柔毛。种仁类白色，有油性。体轻，搓碎时有特异香气，味微辛、苦。（图2-4-64）

以籽粒充实、种仁类白色、有油性者为佳。

【功效】　杀虫消积。

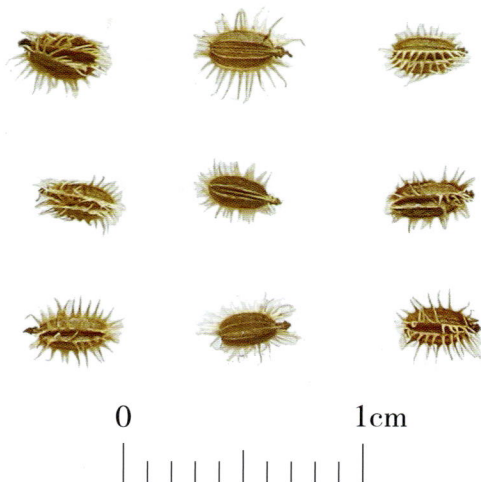

图2-4-64　南鹤虱药材

菟丝子

菟丝子始载《神农本草经》，被列为上品。

【来源】　为旋花科植物南方菟丝子 *Cuscuta australis* R. Br. 或菟丝子 *Cuscuta chinensis* Lam. 的干燥成熟种子。

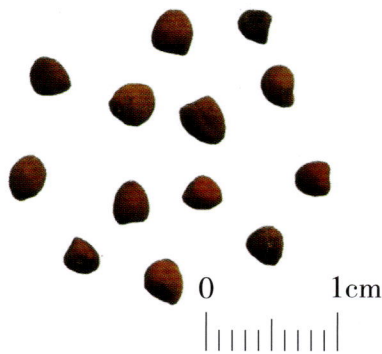

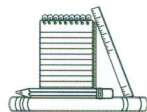

【产地】　主产于河北、山东、河南、山西、江苏、辽宁、吉林等地。

【采收加工】　秋季果实成熟时采收植株，晒干，打下种子，除去杂质。

【性状鉴定】

1. 药材　本品呈类球形，直径1~2mm。表面灰棕色至棕褐色粗糙，种脐线形或扁圆形。质坚实，不易以指甲压碎。气微，味淡。取本品少量，加沸水浸泡后，表面有黏性；加热煮至种皮破裂时，可露出黄白色卷旋状的胚，形如吐丝。（图2-4-65）

以粒饱满、质坚实者为佳。

图2-4-65　菟丝子药材

2. 饮片　形如菟丝子，表面棕黄色，裂开，略有香气。

【功效】　补益肝肾，固精缩尿，安胎，明目，止泻；外用消风祛斑。

【常见伪品】　菟丝子伪品主要有：①同属植物欧洲菟丝子 *Cuscuta europaea* L. 的干燥成熟种子。种子多两粒黏结在一起，单粒呈卵圆形或不规则多面体，直径约1mm。表面灰棕色或灰绿色，常有2~3个深凹陷。种子一端有黑色小圆点，圆点中央有白色线状种脐。两粒种子黏结于一体时，种脐位于同侧且相对。质不甚坚实，可以指甲压碎。加热煮至种皮破裂，露出黄白色卷旋状的胚，形如吐丝。气微，味微苦。②同属植物日本菟丝子（金灯藤）*Cuscuta japonica* Choisy 的干燥种子，又称大菟丝子。呈类椭圆形，有明显的喙状突起，直径2～3mm，表面淡褐色或黄棕色，具光泽，可见条纹状纹理。种脐下陷，线形乳白色，胚黄色，螺旋状，无胚根及子叶，内胚乳坚硬，半透明状。沸水煮之不易破裂，无吐丝现象。气微，味苦，微甘。

牵牛子

牵牛子始载于《名医别录》。

【别名】丑牛子、二丑、黑白丑。

【来源】为旋花科植物裂叶牵牛 *Pharbitis nil*（L.）Choisy 或圆叶牵牛 *Pharbitis purpurea*（L.）Voigt 的干燥成熟种子。

【产地】主产于辽宁省。此外全国各省区均有野生或栽培。

【采收加工】秋末果实成熟、果壳未开裂时采割植株，晒干，打下种子，除去杂质。

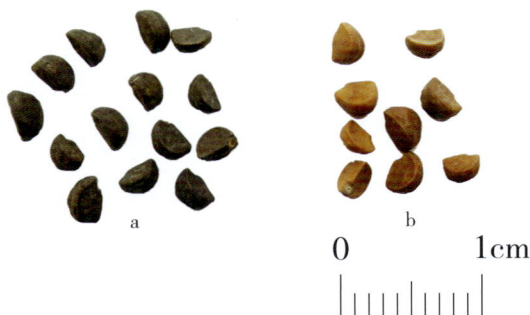

图 2-4-66　牵牛子药材

a. 黑丑　　b. 白丑

【性状鉴定】

1. 药材　本品似橘瓣状，长 4～8mm，宽 3～5mm。表面灰黑色（黑丑）或淡黄白色（白丑），背面有一条浅纵沟，腹面棱线的下端有一点状种脐，微凹。质硬，横切面可见淡黄色或黄绿色皱缩折叠的子叶，微显油性。气微，味辛、苦，有麻感。取本品少量，加水浸泡后种皮呈龟裂状，手捻有明显的黏滑感。（图 2-4-66）

以颗粒饱满者为佳。

2. 饮片（炒牵牛子）　形如牵牛子，表面黑褐色或黄棕色，稍鼓起，微具香气。

【功效】泻水通便，消痰涤饮，杀虫攻积。

马钱子

马钱子始载于《本草纲目》。

【通行别名】番木鳖、苦实。

【来源】为马钱科植物马钱 *Strychnos nux-vomica* L. 的干燥成熟种子。

【产地】进口马钱子主产于印度、越南、缅甸、泰国等地。国产马钱子主产于云南、海南、广西、四川等地。

【采收加工】冬季采收成熟果实，取出种子，晒干。

【性状鉴定】呈纽扣状圆板形，常一面隆起，一面稍凹下，直径1.5～3cm，厚0.3～0.6cm。表面密被灰棕色或灰绿色绢状茸毛，自中间向四周呈辐射状排列，有丝样光泽。边缘稍隆起，较厚，有突起的珠孔，底面中心有突起的圆点状种脐。质坚硬，平行剖面可见淡黄白色胚乳，角质状，子叶心形，叶脉5～7条。气微，味极苦。（图 2-4-67）

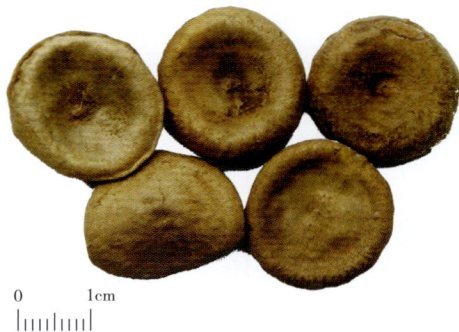

图 2-4-67　马钱子药材

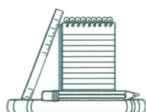

以个大、饱满、质坚、色灰黄、有细密毛茸为佳。

【功效】通络止痛，散结消肿。

扫一扫，
看拓展知识

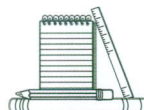

连翘

连翘首载于《神农本草经》。由于连翘的果实成熟后基部相连，顶端翘起，形态类似古代交通工具"翘车"（一种具有翘起结构的车子），故名"连翘"。

【来源】为木犀科植物连翘 *Forsythia suspensa*（Thunb.）Vahl 的干燥果实。

【产地】主产于山西、陕西、河南等省，多为野生或栽培。

【采收加工】秋季果实初熟尚带绿色时采收，除去杂质，蒸熟，晒干，习称"青翘"；果实熟透时采收，晒干，除去杂质，习称"老翘"。

【性状鉴定】

青翘　顶端多不开裂，表面绿褐色，凸起的灰白色小斑点较少。质硬。种子多数，黄绿色，细长，一侧有翅。（图 2-4-68a）

老翘　呈长卵形至卵形，稍扁，长 1.5～2.5cm，直径 0.5～1.3cm。表面有不规则的纵皱纹及多数突起的小斑点，两面各有 1 条明显的纵沟。顶端锐尖，自顶端开裂或裂成两瓣，基部有小果梗或已脱落后的果柄痕。表面黄棕色或红棕色，内表面多为浅黄棕色，平滑，具一纵隔。质脆。种子棕色，多已脱落。气微香，味苦。（图 2-4-68b）

图 2-4-68　连翘药材
a. 青翘　b. 老翘

青翘以色较绿、不开裂者为佳；老翘以色较黄、瓣大、壳厚者为佳。

【功效】清热解毒，消肿散结，疏散风热。

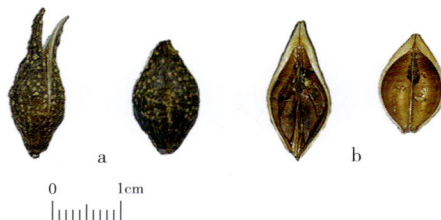

女贞子

女贞子始载于《神农本草经》，列为上品。《本草纲目》曰："此木凌冬青翠，有贞守之操，故以贞女状之。"

【别名】冬青子。

【来源】为木犀科植物女贞 *Ligustrum lucidum* Ait. 的干燥成熟果实。

【产地】主产于浙江、江苏、福建、湖南、四川等地。

【采收加工】冬季果实成熟时采收，除去枝叶，稍蒸或置沸水中略烫后，干燥；或直接干燥。

图 2-4-69　女贞子药材

【性状鉴定】

1. 药材　呈卵形、椭圆形或肾形，长 6～8.5mm，直径 3.5～5.5mm。表面黑紫色或灰黑色，皱缩不平，基部有果梗痕或具宿萼及短梗，体轻。外果皮薄，中果皮较松软，易剥离，内果皮木质，黄棕色，具纵棱，破开后种子通常为 1 粒，肾形，紫黑色，油性。气微，味甘、微苦涩。（图 2-4-69）

以粒大、饱满、色灰黑、质坚实者为佳。

2. 饮片（酒女贞子）　形如女贞子，表面黑褐色或灰黑色，常附有白色粉霜，微有酒香气。

【功效】滋补肝肾，明目乌发。

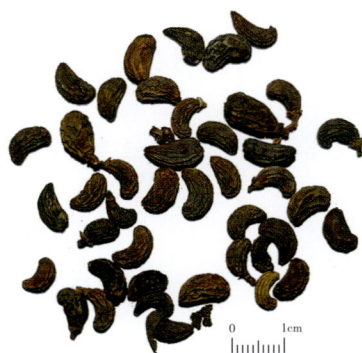

【常见伪品】

1. 同科植物小蜡 *Ligustrum sinense* Lour. 的干燥果实。呈类球形，长 4~7mm，直径4~5mm。表面黑紫色或灰黑色，皱缩，基部具宿萼，其下有果柄痕或短果柄。体轻。外果皮薄，中果皮松软，易剥离，内果皮木质，棕褐色，破开后种子通常为 2 粒，有时 1 粒，椭圆形，油性。气微，味甘、微苦涩。

2. 忍冬科植物陕西荚蒾 *Viburnum schensianum* Maxim. 的干燥果实。呈扁卵圆形，长6~8mm，宽 4~5mm。表面暗红棕色或紫红色，皱缩。有的先端具花柱残迹。核扁圆形，背具 2 浅槽，腹具 3 浅槽。气微，味酸、涩。

3. 忍冬科植物蒙古荚蒾 *Viburnum mongolicum*（Pall.）Rehd. 的干燥果实。呈卵圆形，长 6~8mm，宽 5~7mm。表面棕色，皱缩。有的先端具花柱残迹，基部有果梗，长约 1mm。果皮不易剥离。气微，味淡。

栀子

栀子始载于《神农本草经》，列为中品，是秦汉以前应用最广的黄色染料。栀子的名称来历与其果实形状有关。其果实像青铜酒器"卮"，"卮"与"栀"同音，因此古人将其称为"栀子"。

【通行别名】 黄栀子、山栀。

【来源】 为茜草科植物栀子 *Gardenia jasminoides* Ellis 的干燥成熟果实。

【产地】 主产于湖南、江西、湖北等地。

【采收加工】 9~11 月果实成熟呈红黄色时采收，除去果梗和杂质，蒸至上汽或置沸水中略烫，取出，干燥。

【性状鉴定】

1. 药材 本品呈长卵圆形或椭圆形，长 1.5~3.5cm，直径 1~1.5cm。表面红黄色或棕红色，具 6 条翅状纵棱，棱间常有 1 条明显的纵脉纹，并有分枝。顶端残存萼片，基部稍尖，有残留果梗。果皮薄而脆，略有光泽；内表面色较浅，有光泽，具 2~3 条隆起的假隔膜。种子多数，扁卵圆形，集结成团，深红色或红黄色，表面密具细小疣状突起。气微，味微酸而苦。（图 2-4-70）

以皮薄、饱满、色红黄者为佳。

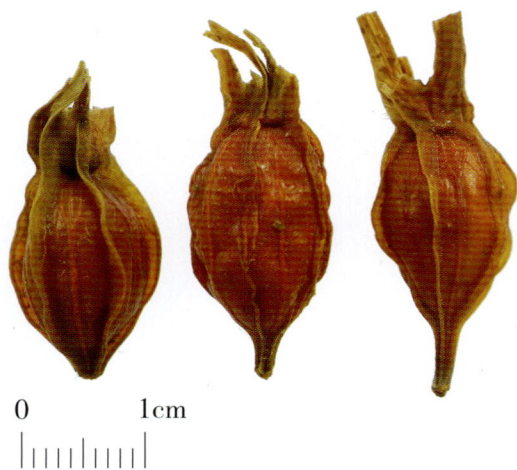

0   1cm

图 2-4-70 栀子药材

2. 饮片

栀子 呈不规则的碎块。果皮表面红黄色或棕红色，有的可见翅状纵棱。种子多数，扁卵圆形，深红色或红黄色。气微，味微酸而苦。

炒栀子 形如栀子碎块，黄褐色。

【功效】 泻火除烦，清热利湿，凉血解毒，外用消肿止痛。

【常见伪品】

1. 同科植物水栀子 *Gardenia jasminoides* Ellis var. *grandiflora* Nakai 的干燥果实。呈长椭圆形。长 3~5.5cm，直径 1.5~2cm，果柄长 0.5~1cm。外表面红褐色、橙红色或红黄色，略具光泽，

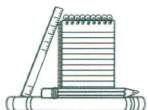

果皮表面散在小的疣状突起，顶端具宿萼残基，长约0.6cm，颜色较暗。基部稍尖，有残留果柄。果皮稍厚，内表面红黄色或鲜黄色，亦有的颜色不鲜明。折断面鲜黄色，种子团含种子110～250粒，单粒种子扁卵圆形，深红棕色，表面密具细小疣状突起。气微，味微酸而苦。（图2-4-71）

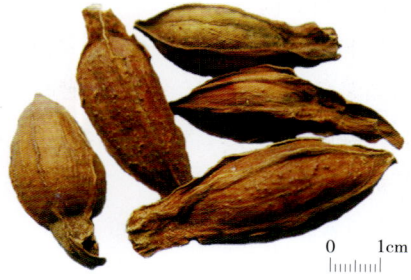

图2-4-71 水栀子

2. 同科植物大黄花栀子 *Gardenia soontepense* Hutch. 的干燥果实。呈圆形、椭圆形或长椭圆形，长2.5～5cm，直径1.8～3cm，果柄长0.7～1cm。表面棕色或褐色，较光滑。顶端突存萼筒，长约0.5cm，基部有残留果柄。果皮厚而坚硬，厚约0.18cm，内表面淡黄色，有光泽。种子多数，扁卵圆形，集结成团，暗红棕色或褐色，表面密具细小疣状突起。气微，味淡。

蔓荆子

蔓荆子始载于《神农本草经》，列为上品。

【来源】 为马鞭草科植物单叶蔓荆 *Vitex trifolia* L. var. *simplicifolia* Cham. 或蔓荆 *Vitex trifolia* L. 的干燥成熟果实。

【产地】 单叶蔓荆主产于山东、江西、浙江等地。蔓荆主产于广东、广西等地。

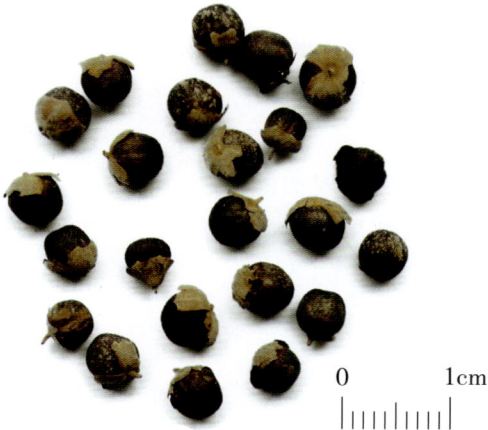

图2-4-72 蔓荆子药材

【采收加工】 秋季果实成熟时采收，除去杂质，晒干。

【性状鉴定】

1. 药材 呈球形，直径4～6mm。表面灰黑色或黑褐色，被灰白色粉霜状茸毛，有纵向浅沟4条，顶端微凹，基部有灰白色宿萼及短果柄。萼长为果实的1/3～2/3，5齿裂，其中2裂较深，密被茸毛。体轻，质坚韧，不易破碎。横切面可见4室，每室有种子1枚。气特异而芳香，味淡、微辛。（图2-4-72）

以粒大饱满、气香者为佳。

2. 饮片（炒蔓荆子） 形如蔓荆子，表面黑色或黑褐色，基部有的可见残留宿萼和短果梗，气特异而芳香。味淡，微辛。

【功效】 疏散风热，清利头目。

【常见伪品】 蔓荆子伪品主要有：

1. 黄荆子 为同属植物黄荆 *Vitex negndo* L. 的干燥成熟果实。该品呈圆球形。直径约2mm。表面密被棕色细茸毛，有多条不明显纵沟。基部有薄膜状宿萼或小果柄，宿萼包被果实2/3，但多易脱落。体轻，质坚硬，不易破碎。横切面果皮较薄，内藏白色种子数枚，有油性，气香，味苦微涩。

2. 牡荆子 为同属植物牡荆 *Vitex negundo* L. var. *cannabifolia*（Sieb. et Zucc）Hand. -Mazz. 的干燥成熟果实。该品呈梨形或卵形。长3～4mm，直径2～3mm。表面棕色，光滑或有不明显的纵纹。顶端截形，有花柱脱落的凹痕。底部呈短尖状，被灰褐色宿萼，萼筒顶端5齿裂，包被果实2/3以上。质坚硬，不易破碎。横切面果皮薄，外层棕褐色，内层黄白色，两层间有棕色油点

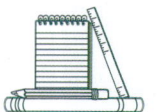

排列成环状。内分 4 室，每室种子 1 枚。

木蝴蝶

木蝴蝶始载于《本草纲目拾遗》。因其种子薄而扁平，有白色透明的翅，状如薄纸，形似蝴蝶，故名。

【别名】千张纸、云故纸。

【来源】为紫葳科植物木蝴蝶 *Oroxylum indicum*（L.）Vent. 的干燥成熟种子。

【产地】主产于云南、广西、贵州等地，福建、广东、四川等地也有分布。

图 2-4-73　木蝴蝶药材

【采收加工】秋、冬两季采收成熟果实，暴晒至果实开裂，取出种子，晒干。

【性状鉴定】本品为蝶形薄片，除基部外三面延长成宽大菲薄的翅，长 5~8cm，宽 3.5~4.5cm。表面浅黄白色，翅半透明，有绢丝样光泽，上有放射状纹理，边缘多破裂。体轻，剥去种皮，可见一层薄膜状的胚乳紧裹于子叶之外。子叶 2，蝶形，黄绿色或黄色，长径 1~1.5cm。气微，味微苦。（图 2-4-73）

以色白、大而完整者为佳。

【功效】清肺利咽，疏肝和胃。

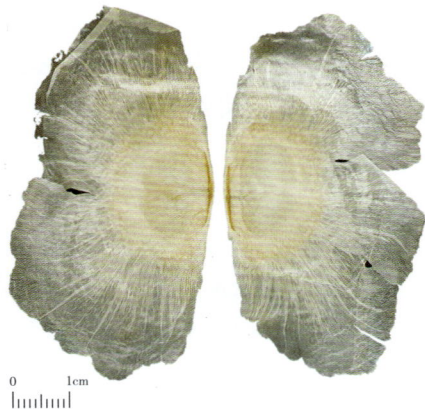

夏枯草

夏枯草始载于《神农本草经》，列为下品。因冬至生、夏至枯而得名。

【来源】为唇形科植物夏枯草 *Prunella vulgaris* L. 的干燥果穗。

【产地】主产于江苏、浙江、安徽、河南等地。

【采收加工】夏季果穗呈棕红色时采收，除去杂质，晒干。

【性状鉴定】本品呈圆柱形，略扁，长 1.5~8cm，直径 0.8~1.5cm。淡棕色至棕红色。全穗由数轮至 10 数轮宿萼与苞片组成，每轮有对生苞片 2 片，呈扇形，先端尖尾状，脉纹明显，外表面有白毛。每一苞片内有花 3 朵，花冠多已脱落，宿萼二唇形，内有小坚果 4 枚，卵圆形，棕色，尖端有白色突起。体轻。气微，味淡。（图 2-4-74）

以穗大、色棕红、摇之作响者为佳。

【功效】清肝泻火，明目，散结消肿。

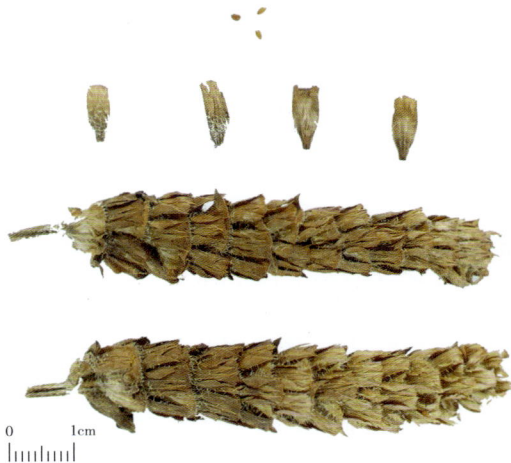

图 2-4-74　夏枯草药材

枸杞子

枸杞子首载于《神农本草经》，列为上品。

【来源】为茄科植物宁夏枸杞 *Lycium barbarum* L. 的干燥成熟果实。

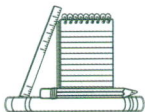

【产地】主产于宁夏、青海、新疆、甘肃、陕西等地，以宁夏中宁量大质优。

【采收加工】夏、秋两季果实呈红色时采收，热风烘干，除去果梗。或晾至皮皱后，晒干，除去果梗。

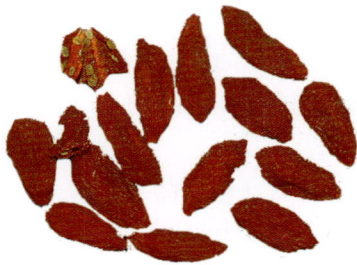

图 2-4-75　枸杞子药材

【性状鉴定】本品呈类纺锤形或椭圆形，长 6～20mm，直径 3～10mm。表面红色或暗红色，顶端有小突起状的花柱痕，基部有白色的果梗痕。果皮柔韧，皱缩；果肉肉质，柔润。种子 20～50 粒，类肾形，扁而翘，长 1.5～1.9mm，宽 1～1.7mm，表面浅黄色或棕黄色。气微，味甜。（图2-4-75）

以粒大、色红、肉厚、质柔润、味甜者为佳。

【功效】滋补肝肾，益精明目。

【常见伪品】

1. 同科植物枸杞 Lycium chinensis Mill. 的干燥果实。呈椭圆形或类球形，果皮薄而无光泽，隔皮可见种子。种子 10～30 粒，稍小，长 0.1cm 以下。味微甜、苦。

2. 同科植物北方枸杞 Lycium chinense Mill var. potaninii（Pojark.）A. M. Lu 的干燥果实。果实长条状椭圆形，果皮薄而少，隔皮可见种子，种子较大，长 2cm 以下，种子 20 粒以下。味微苦。

3. 同科植物新疆枸杞 Lycium dasystemum Jojank. 的干燥果实。果实椭圆形或类球形，隔皮不可见种子，肉少，长 1cm 以下，种子 20 粒以下或更少。味微甜。

4. 同科植物珊瑚樱 Solanum pseudocapsiom L. 的干燥果实。果实椭圆形或圆球形，两端钝圆，长 8～15mm，直径 6～8mm。表面暗棕色或黄棕色，具光泽，基部有深色凸起果梗痕。果皮薄而稍硬，极皱缩，半透明，可见里面种子。种子较多而大。气微香、味微酸。

牛蒡子

牛蒡子始载于《名医别录》，列为中品。

【别名】大力子、鼠黏子。

【来源】为菊科植物牛蒡 Arctium lappa L. 的干燥成熟果实。

【产地】主产于东北及甘肃、浙江等地。四川、湖北、河北、河南等地亦产。

【采收加工】秋季果实成熟时采收果序，晒干，打下果实，除去杂质，再晒干。

【性状鉴定】

1. 药材　本品呈长倒卵形，略扁，微弯曲，长 5～7mm，宽 2～3mm。表面灰褐色，带紫黑色斑点，有数条纵棱，通常中间 1～2 条较明显。顶端钝圆，稍宽，顶面有圆环，中间具点状花柱残迹；基部略窄，着生面色较淡。果皮较硬，子叶 2，淡黄白色，富油性。气微，味苦后微辛而稍麻舌。（图2-4-76）

以粒大饱满、有明显花纹、外皮灰褐色者为佳。

2. 饮片

牛蒡子　同药材。

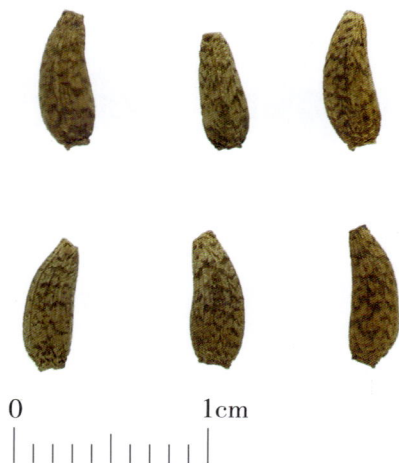

图 2-4-76　牛蒡子药材

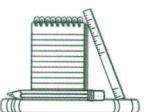

炒牛蒡子　形如牛蒡子，色泽加深，略鼓起。微有香气。

【功效】疏散风热，宣肺透疹，解毒利咽。

【常见伪品】

1. 同科植物毛头牛蒡 *Arctium tomentosum* Mill. 的干燥成熟果实。呈矩卵形，略弯曲。长 5~7mm，宽 2~4mm。两端近平截，顶面观为多角形，可见直径约 0.2cm 的黑色圆环，中央有一点状花柱残迹，基部有白色的着生痕。表面灰褐色，具黑色小斑点，有较明显的数条纵棱及浅沟。果皮较厚、硬，子叶 2。气微，味苦、后辛而麻舌。

2. 同科植物大鳍蓟 *Onopodon acanthium* L. 的干燥成熟果实。呈长倒卵形，略扁。长 4~6mm，宽 2~3mm。表面灰白色至灰棕色，具稀疏的黑色斑点，有数条不明显的纵棱，以中间一条最明显，棱间有隆起的波状横纹。顶端钝尖，有一类圆形或类方形的环，中央有点状花柱残迹，基部较窄。果皮硬，有油性。气微，味苦。

3. 同科植物紫穗槐 *Amorpha fruticosa* L. 的干燥成熟果实。呈新月形。长 5~8mm，宽 2~4mm。顶端呈短喙状，基部具宿萼，萼齿 5 裂。表面棕色至棕褐色，具颗粒状突起的腺体，内含 1 枚种子，种皮棕色，子叶浅绿色。气微香，味微苦、涩、辛。

4. 同科植物水飞蓟 *Silybum marianum* (L.) Gaertn. 的干燥成熟果实。呈类长卵形，长 5~7mm，宽 2~4mm。两侧不对称，表面黑褐色，具横向波状细纹，有光泽。顶端具微斜的白色浅环，中央常有一半球形突起，基部有一窄缝状着生痕。质硬，内含种子 1 枚。气微，味微苦。

苍耳子

苍耳子入药始载于东汉时期的《神农本草经》，列为中品。其叶初生是形体较小，形如鼠耳，故名"苍耳"。

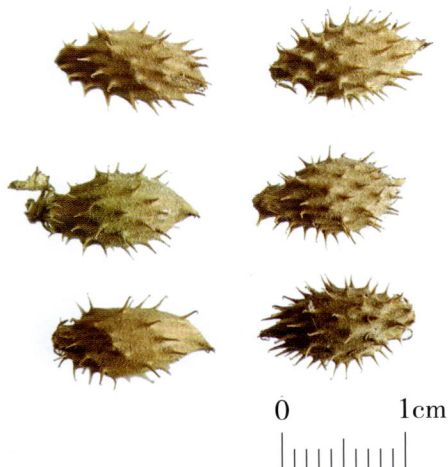

【来源】为菊科植物苍耳 *Xanthium sibiricum* Patr. 干燥成熟带总苞的果实。

【产地】主产于山东、江西、湖北、江苏等地，以山东、江苏所产者质优。

【采收加工】秋季果实成熟时采收，干燥，除去梗、叶等杂质。

【性状鉴定】

1. 药材　本品呈纺锤形或卵圆形，长 1~1.5cm，直径 0.4~0.7cm。表面黄棕色或黄绿色，全体有钩刺，顶端有 2 枚较粗的刺，分离或相连，基部有果梗痕。质硬而韧，横切面中央有纵隔膜，2 室，各有 1 枚瘦果。瘦果略呈纺锤形，一面较平坦，顶端具 1 突起的花柱基，果皮薄，灰黑色，具纵纹。种皮膜质，浅灰色，子叶 2，

0　　　　1cm

图 2-4-77　苍耳子药材

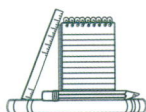

有油性。气微，味微苦。（图 2-4-77）

以粒大饱满色黄绿者为佳。

2. 饮片

苍耳子　同药材。

炒苍耳子　形如苍耳子，表面黄褐色，有刺痕。微有香气。

【功效】散风寒，通鼻窍，祛风湿。

薏苡仁

薏苡仁之名始载于《神农本草经》，列为上品。

【别名】苡仁。

【来源】为禾本科植物薏米 *Coix lacryma-jobi* L. var. *ma-yuen* 的干燥成熟种仁。

【产地】主产于福建、河北、浙江、江苏、辽宁等地。其他各省亦产。

【采收加工】秋季果实成熟时采割植株，晒干，打下果实，再晒干，除去外壳、黄褐色种皮和杂质，收集种仁。

【性状鉴定】

1. 药材　本品呈宽卵形或长椭圆形，长4～8mm，宽3～6mm。表面乳白色，光滑，偶有残存的黄褐色种皮；一端钝圆，另端较宽而微凹，有 1 淡棕色点状种脐；背面圆凸，腹面有 1 条较宽而深的纵沟。质坚实，断面白色，粉性。气微，味微甜。（图 2-4-78）

以粒大充实、色白、无皮碎者为佳。

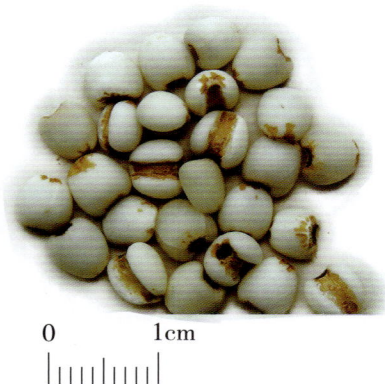

图 2-4-78　薏苡仁药材

2. 饮片

薏苡仁　同药材。

麸炒薏苡仁　形如薏苡仁，微鼓起，表面微黄色。

【功效】利水渗湿，健脾止泻，除痹，排脓，解毒散结。

千金子

千金子始载于《蜀本草》，原名续随子。因其植物"初生一茎，茎端生叶，叶中复出数茎相续"，故名续随子。

【别名】续随子。

【来源】为大戟科植物续随子 *Euphorbia lathyris* L. 的干燥成熟种子。

【产地】主产于华东、华中、华南、西南及陕西等地。

【采收加工】夏、秋两季果实成熟时采收，除去杂质，干燥。用时打碎。

【性状鉴定】

1. 药材　呈椭圆形或倒卵形，长约 5mm，直径约 4mm。表面灰棕色或灰褐色，具不规则网状皱纹，网孔凹陷处灰黑色，形成细斑点。一侧有纵沟状种脊，顶端为突起的合点，下端为线形种脐，基部有类白色突起的种阜或脱落后的疤痕。种皮薄脆，种仁白色或黄白色，富油质。气微，味辛。（图 2-4-79）

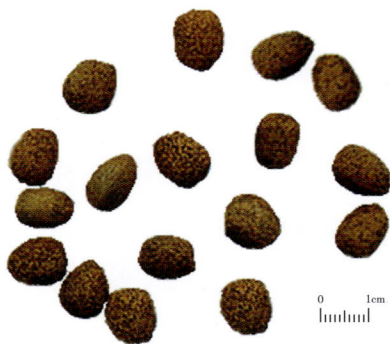

图 2-4-79　千金子药材

以粒饱满、种仁白色、油性足者为佳。

2. 饮片（千金子霜）　呈疏松淡黄色粉末，微显油性，味辛辣。

【功效】泻下逐水，破血消癥；外用疗癣蚀疣。

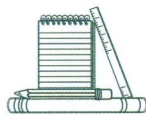

韭菜子

韭菜子出自《本草经集注》。

【来源】　为百合科植物韭菜 *Allium tuberosum* Rottl. ex Spreng 的干燥成熟种子。

【产地】　全国各地均有产。

【采收加工】　秋季果实成熟时采收果序，晒干，搓出种子，除去杂质。

【性状鉴定】　呈半圆形或半卵圆形，略扁，长 2～4mm，宽 1.5～3mm。表面黑色，一面突起，粗糙，有细密的网状皱纹，另一面微凹，皱纹不甚明显。顶端钝，基部稍尖，有点状突起的种脐。质硬。气特异，味微辛。（图 2-4-80）

以粒饱满，色黑，无杂质者为佳。

【功效】　温补肝肾，壮阳固精。

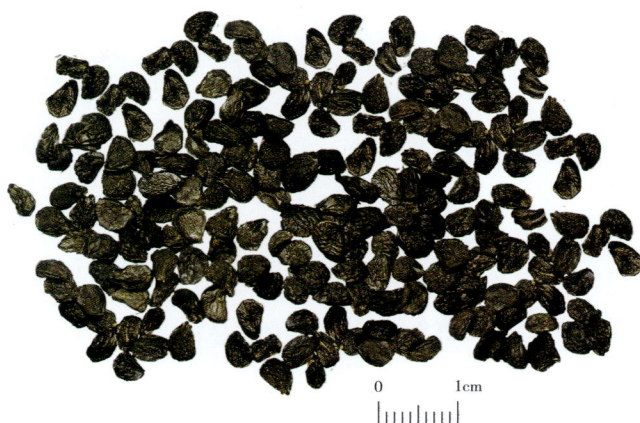

图 2-4-80　韭菜子药材

槟榔（附：大腹皮）

槟榔药用的记载始于汉代《金匮要略》。槟榔为我国著名的"四大南药"之一，原产地为马来西亚，在我国引种栽培已有 1800 多年的历史。

【别名】　大腹子、大白。

【来源】　为棕榈科植物槟榔 *Areca catechu* L. 的干燥成熟种子。

【产地】　主产于海南、广东、广西、云南等地。

【采收加工】　春末至秋初采收成熟果实，用水煮后干燥，除去果皮，取出种子，干燥。

【性状鉴定】

1. 药材　呈扁球形或圆锥形，高 1.5～3.5cm，底部直径 1.5～3cm。表面淡黄棕色或淡红棕色，具稍凹下的网状沟纹，底部中心有圆形凹陷的珠孔，其旁有一明显瘢痕状种脐。质坚硬，不易破碎，断面可见棕色种皮与白色胚乳相间的大理石样花纹。气微，味涩、微苦。（图 2-4-81a）

以个大、体重、坚实、断面颜色鲜艳、无破碎

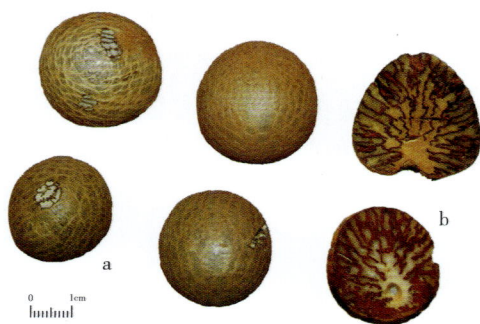

图 2-4-81　槟榔药材及饮片

a. 药材　b. 饮片

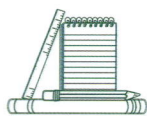

者为佳。

2. 饮片　为类圆形薄片，切面可见棕色种皮与白色胚乳相间的大理石样花纹，气微，味涩、微苦。（图 2-4-81b）

【功效】杀虫、消积、行气、利水、截疟。

附：大腹皮

【别名】槟榔衣、大腹毛。

【来源】为棕榈科植物槟榔 *Areca catechu* L. 的干燥果皮。

【产地】主产于海南、广东、广西、云南等省区。

【采收加工】冬季至次春采收未成熟的果实，煮后干燥，纵剖两瓣，剥取果皮，习称"大腹皮"；春末至秋初采收成熟果实，煮后干燥，剥取果皮，打松，晒干，习称"大腹毛"。

【性状鉴定】

大腹皮　呈椭圆形或长卵形瓢状，长 4～7cm，宽 2～3.5cm，厚 0.2～0.5cm。外果皮深棕色至近黑色，具不规则的纵皱纹及隆起的横纹，顶端有花柱残痕，基部有果梗及残存萼片。内果皮凹陷，褐色或深棕色，光滑呈硬壳状。体轻，质硬，纵向撕裂后可见中果皮纤维。气微，味微涩。（图 2-4-82）

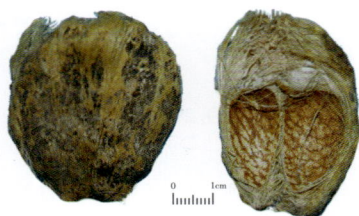

大腹毛　略呈椭圆形或瓢状。外果皮多已脱落或残存。中果皮棕毛状，黄白色或淡棕色，疏松质柔。内果皮硬壳状，黄棕色或棕色，内表面光滑，有时纵向破裂。气微，味淡。

图 2-4-82　大腹皮药材

【功效】行气宽中，行水消肿。

草豆蔻

草豆蔻之名见于南北朝《雷公炮炙论》。

【别名】草蔻、草蔻仁。

【来源】为姜科植物草豆蔻 *Alpinia katsumadai* Hayata 的干燥近成熟种子。

【产地】主产于广东、广西、海南、云南、福建等地。

【采收加工】夏、秋两季采收，晒至九成干，或用水略烫，晒至半干，除去果皮，取出种子团，晒干。

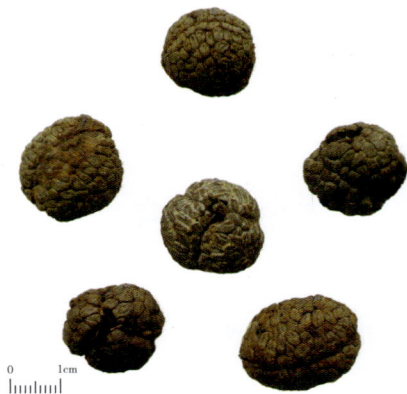

图 2-4-83　草豆蔻药材

【性状鉴定】本品为类球形的种子团，直径 1.5～2.7cm。表面灰褐色，中间有黄白色的隔膜，将种子团分成 3 瓣，每瓣有种子多数，粘连紧密，种子团略光滑。种子为卵圆状多面体，长 3～5mm，直径约 3mm，外被淡棕色膜质假种皮，种脊为一条纵沟，一端有种脐；质硬，将种子沿种脊纵剖两瓣，纵断面观呈斜心形，种皮沿种脊向内伸入部分约占整个表面积的 1/2；胚乳灰白色。气香，味辛、微苦。（图 2-4-83）

以种子团结实、散子少、种子饱满、气味浓者为佳。

【功效】燥湿行气，温中止呕。

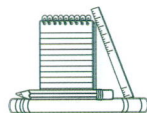

益智

益智始载于《本草拾遗》。益智是"四大南药"之一。

【别名】益智仁、益智子。

【来源】为姜科植物益智 *Alpinia oxyphylla* Miq. 的干燥成熟果实。

【产地】主产于广东、广西、海南、福建等省区。

【采收加工】夏、秋间果实由绿变红时采收，晒干或低温干燥。

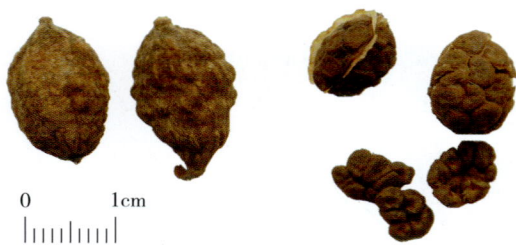

【性状鉴定】呈椭圆形，两端略尖，长 1.2~2cm，直径 1~1.3cm。表面棕色或灰棕色，有纵向凹凸不平的突起棱线 13~20 条，顶端有花被残基，基部常残存果梗。果皮薄而稍韧，与种子紧贴，种子集结成团，中有隔膜将种子团分为 3 瓣，每瓣有种子6~11 粒。种子呈不规则的扁圆形，略有钝棱，直径约 3mm，表面灰褐色或灰黄色，外被淡棕色膜质的假种皮；质硬，胚乳白色。有特异香气，味辛、微苦。（图 2-4-84）

图 2-4-84　益智药材

以个大、饱满、气味浓者为佳。

【功效】暖肾固精缩尿，温脾止泻摄唾。

豆蔻

豆蔻始载于《名医别录》。

【别名】白蔻、白豆蔻。

【来源】为姜科植物白豆蔻 *Amomum kravanh* Pierre ex Gagnep. 或爪哇白豆蔻 *Amomum compactum* Soland ex Maton 的干燥成熟果实。

【产地】柬埔寨、泰国、缅甸等地主产的称为"原豆蔻"，印度尼西亚主产的称为"印尼白蔻"。我国海南、云南南部有栽培。

【采收加工】夏、秋间果实成熟时采收，晒干或低温干燥。用时，除去杂质，外壳，捣碎。

【性状鉴定】

原豆蔻　呈类球形，直径 1.2~1.8cm。表面黄白色至淡黄棕色，有 3 条较深的纵向槽纹，顶端有突起的柱基，基部有凹下的果柄痕，两端均具浅棕色绒毛。果皮体轻，质脆，易纵向裂开，内分 3 室，每室含种子约 10 粒。种子呈不规则多面体，背面略隆起，直径 3~4mm，表面暗棕色，有皱纹，并被有残留的假种皮。气芳香，味辛凉略似樟脑。（图 2-4-85）

图 2-4-85　豆蔻药材

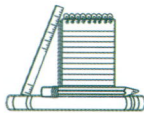

印度白蔻　个略小。表面黄白色，有的微显紫棕色。果皮较薄，种子瘦瘪。气味较弱。

均以个大饱满、果皮薄而洁白、气味浓者为佳。

【功效】化湿行气，温中止呕，开胃消食。

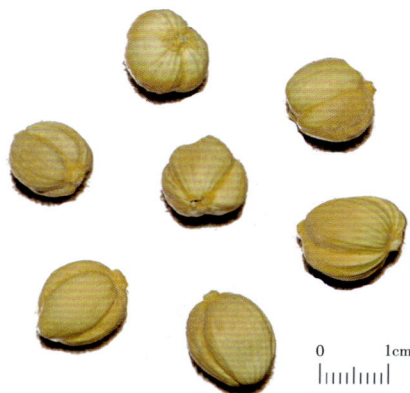

草果

草果始载于《太平惠民和剂局方》。

【别名】草果仁、草果子。

【来源】为姜科植物草果 *Amomum tsao-ko* Crevost et Lemaire 的干燥成熟果实。

【产地】主产于云南、广西、贵州等地。

【采收加工】秋季果实成熟时采收除去杂质，晒干或低温干燥。

【性状鉴定】呈长椭圆形，具三钝棱，长2~4cm，直径1~2.5cm。表面灰棕色至红棕色，具纵沟及棱线，顶端有圆形突起的柱基，基部有果梗或果梗痕。果皮质坚韧，易纵向撕裂。剥去外皮，中间有黄棕色隔膜，将种子团分成3瓣，每瓣有种子，多为8~11粒。种子呈圆锥状多面体，直径约5mm；表面红棕色，外被灰白色膜质的假种皮，种脊为一条纵沟，尖端有凹状的种脐；质硬，胚乳灰白色。有特异香气，味辛、微苦。（图2-4-86）

以个大、饱满、色红棕、气味浓者为佳。

【功效】燥湿温中，截疟除痰。

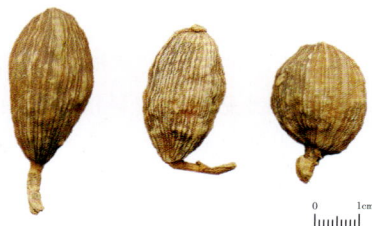

图2-4-86 草果药材

砂仁

砂仁始载于唐《药性论》。因其种子的形状和质地类似细小的砂粒，故名。

【别名】阳春砂、绿壳砂。

【来源】为姜科植物阳春砂 *Amomum villosum* Lour.、绿壳砂 *Amomum villosum* Lour. var. *xanthioides* T. L. Wu et Senjen 或海南砂 *Amomum longiligulare* T. L. Wu 的干燥成熟果实。

【产地】阳春砂主产于广东省，以阳春、阳江最为有名。绿壳砂主产于云南南部临沧、文山、景洪等地。海南砂主产于海南省。

【采收加工】夏、秋两季果实成熟时采收，晒干或低温干燥。

【性状鉴定】

阳春砂、绿壳砂 呈椭圆形或卵圆形，三棱不明显，长1.5~2cm，直径1~1.5cm。表面棕褐色，密生刺状突起，顶端有花被残基，基部常有果梗。果皮薄而软，种子集结成团，具三钝棱，中有白色隔膜，将种子团分成3瓣，每瓣有种子5~26粒。种子为不规则多面体，直径2~3mm；表面棕红色或暗褐色，有细皱纹，外被淡棕色膜质假种皮；质硬，胚乳灰白色。气芬香而浓烈，味辛凉、微苦。（图2-4-87a）

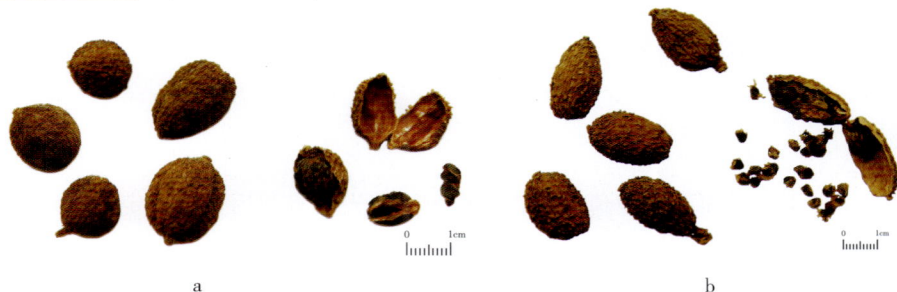

a   b

图2-4-87 砂仁药材

a. 阳春砂   b. 海南砂

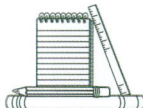

海南砂　呈长椭圆形或卵形，<u>三棱明显</u>，长 1.5~2cm，直径 0.8~1.2cm。<u>表面被片状、分枝的软刺</u>，基部具果梗痕。果皮厚而硬。<u>种子团较小</u>，每瓣有种子 3~24 粒；种子直径 1.5~2mm。<u>气味稍淡</u>。（图 2-4-87b）

均以个大、饱满、坚实、香气浓、味辛凉浓厚者为佳。

【功效】化湿开胃，温脾止泻，理气安胎。

【常见伪品】

1. 建砂仁　姜科植物山姜 *Alpinia japonica*（Thunb.）Miq. 成熟果实。呈类圆形或椭圆形，长 0.7~1.3cm，直径 0.6~1.2cm。外表面棕黄色或橙红色，光滑，有被短柔毛，顶端有突起的花被残迹，基部有果柄痕或残留果柄。果皮薄，易剥离，内表面黄白色，可见纵脉纹。种子团 3 瓣，外有黄褐色或灰白色假种皮包被；每瓣有种子 4~6 粒，各瓣均被白色隔膜分开。种子呈不规则的多面体，直径 2~4mm，表面灰褐色至棕褐色，有皱纹。质硬，胚乳灰白色。有樟脑气，味辛、苦。

2. 贵州土砂仁　姜科植物艳山姜 *Alpinia zerumbet*（Pers.）Burtt. et Smith 的干燥成熟果实。果实呈卵形或类球形，长 2.5~3cm，直径 1.5~2.2cm。表面黄棕色，有 10 数条隆起的纵条棱。果皮稍革质，顶端有圆筒状宿萼，基部具果柄痕。种子团 3 瓣，每瓣有种子 8~14 粒，排列疏松。种子多面形，长 4~5mm，直径 3~4mm；假种皮白色，膜质；种子表面灰黑色，被一凹陷的种脊沟分为两瓣，种脐圆形，色淡。气芳香，味辛辣。

3. 阳春牛牯缩砂仁　姜科植物疣果豆蔻 *Amomum muricarpum* Elm. 的干燥成熟果实。其果实通常比阳春砂仁大 2~3 倍，果皮表面的刺片疏而大。

三、果实及种子类中药其他品种

中药名称	来源	简介
香橼	芸香科植物枸橼 *Citrus medica* L. 或香圆 *Citrus wilsonii* Tanaka 的干燥成熟果实	
天仙子	茄科植物莨菪 *Hyoscyamus niger* L. 的干燥成熟种子	
锦灯笼	茄科植物酸浆 *Physalis alkekengi* L. *var. franchetii*（Mast.）Makino 的干燥宿萼或带果实的宿萼	
红豆蔻	姜科植物大高良姜 *Alpinia galanga* Willd. 的干燥成熟果实	
猪牙皂	豆科植物皂荚 *Gleditsia sinensis* Lam. 的干燥不育果实	
皂荚	豆科植物皂荚 *Gleditsia sinensis* Lam. 的干燥成熟果实	

扫一扫，查阅本项目 PPT、视频等数字资源

任务 2-5　常用全草类中药的性状鉴定

【任务介绍】

　　有若干批若干数量的全草类中药入库，你作为质检人员将利用性状鉴定方法对这些中药进行入库前的质量检查验收，并出具质量检验报告。对符合质量要求的下达质量检验合格通知书，同意入库。对存在质量问题者应根据具体情况分别提出加工、挑选、退货等处理意见。

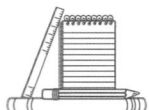

【任务解析】

该项任务应在正确完成取样工作的基础上，利用性状鉴定方法准确鉴别全草类中药的真伪优劣，把好这类中药入库的质量验收关。任务要求学生能正确取样，准确把握该类常用中药的来源、药用部位和性状鉴别要点，并能在质量验收中熟练运用。同时，要求学生具备从事相关职业活动所需要的工作方法、自主学习能力和团队协作精神，具有科学的思维习惯和信息判断与选择能力，能有逻辑性地解决问题。在整个任务完成过程中，既要注意充分发挥学生主体作用，又要注重教师的引导作用。

【任务准备】

1. 课前准备：教师在课前将具体中药品种的入库前质量检查验收任务下达给学生，要求学生以小组为单位，利用本教材及有关标准、工具书拟定该批中药质量验收实施方案，包括取样、性状鉴定等具体实施办法。学生应根据课前教师作业布置的要求以小组为单位共同完成该批中药质量验收实施方案的拟定。

2. 现场准备：①常用全草类中药的药材与饮片；②玻璃杯、比色卡或中药标准量卡、放大镜、刀片；③现行版《中国药典》；④有条件的还可模拟来货现场。

【任务实施】

学生扮演中药质检人员完成取样、性状鉴定、出具质检报告。

【操作提示】

全草类中药的性状鉴定，主要观察草本植物根、茎、叶的形态，同时应注意花、果实、种子的特征，通常要进行综合分析判断。所涉及器官的性状鉴定可按前述的各个任务中的相关内容进行处理。全草类中药干燥后常皱缩变形，包装运输又易致破碎，若有完整的花、叶，必要时可用水浸泡展开后，再进行原植物的分类鉴定，原植物的特征一般反映了药材的性状特征，由此，执行本任务时，温故和掌握植物学的知识尤为重要。

【相关知识】

一、全草类中药概念

全草类中药是以草本植物的新鲜或干燥全体或地上部分药用的一类中药。

全草类中药的入药部位，有的为草本植物的全体，如紫花地丁、蒲公英、车前草、伸筋草等；有的为地上部分，如益母草、广藿香、荆芥等；有的为肉质茎，如肉苁蓉、锁阳等；有的为小灌木草质茎的枝梢，如麻黄等。

二、常用全草类中药

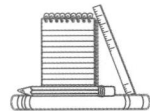

扫一扫，
看拓展知识

伸筋草

伸筋草始载于《本草拾遗》。因其有舒筋活络、祛风除湿之功效故得此名。

【别名】石松。

【来源】为石松科植物石松 *Lycopodium japonicum* Thunb. 的干燥全草。

【产地】主产于浙江、湖北、贵州、四川、重庆、福建、江苏、山东等地。

【采收加工】夏、秋两季茎叶茂盛时采收，除去杂质，晒干。

【植物形态】多年生草本。匍匐茎横走，分枝；直立营养枝高 15~30cm，常为二歧分枝。叶密生，钻状线形，长 3~5mm，宽约 1mm，先端渐尖，具易落芒状长尾，全缘，中脉在叶背明显，无侧脉或小脉；孢子枝从第二、第三年营养枝上长出，远高出营养枝，叶疏生。孢子囊穗长 2~5cm，直径 4~5mm，单生或 2~6 个生于长柄上；孢子叶卵状三角形，边缘具不规则的锯齿，孢子囊肾形。孢子期 6~8 月。（图 2-5-1）

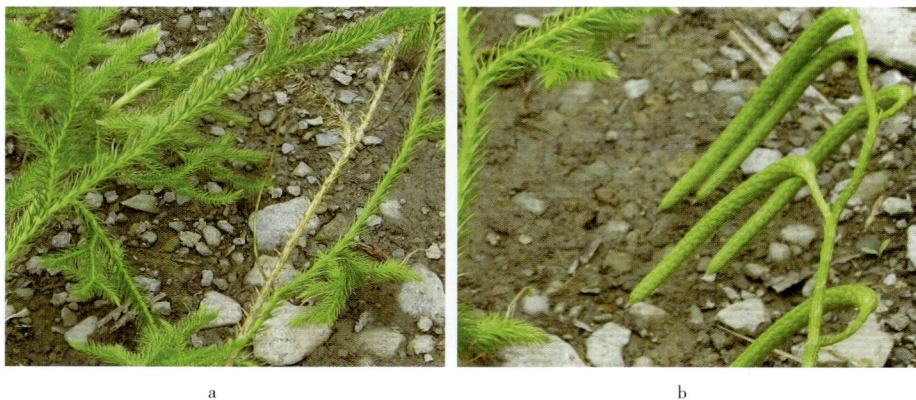

图 2-5-1　石松原植物

a. 营养枝　b. 孢子枝

【性状鉴定】

1. 药材　匍匐茎呈细圆柱形，略弯曲，长可达 2m，直径 1~3mm，其下有黄白色细根；直立茎作二叉状分枝。叶密生茎上，螺旋状排列，皱缩弯曲，线形或针形，长 3~5mm，黄绿色至淡黄棕色，无毛，先端芒状，全缘，易碎断。质柔软，断面皮部浅黄色，木部类白色。气微，味淡。（图 2-5-2a）

以色绿、身干、不碎者为佳。

2. 饮片　呈不规则的段，茎呈圆柱形，略弯曲。余同药材。（图 2-5-2b）

【功效】祛风除湿，舒筋活络。

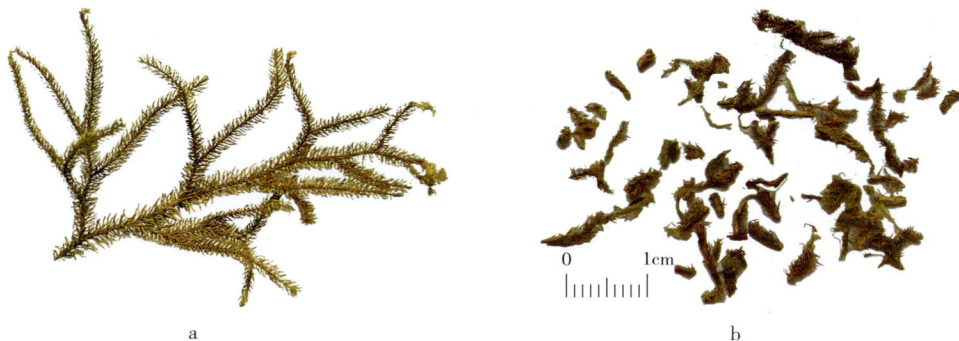

图 2-5-2　伸筋草药材及饮片

a. 药材　b. 饮片

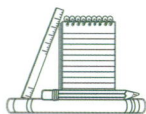

【常见伪品】

1. 同科植物垂穗石松（铺地蜈蚣）*Lycopc-diun cernua*（L）Franco et Vase. 的全草，在浙江、江西、四川、广西、广东等省区作伸筋草用。其区别点在于：主茎高30～50cm，叶稀疏，通常向下弯曲；侧枝多回二叉，叶密生，条状钻形，长2～3mm，常向上弯曲。子囊穗小，长0.8～2cm，无柄，单生于小枝顶端，常下垂。茎、叶干后易断、碎。（图2-5-3）

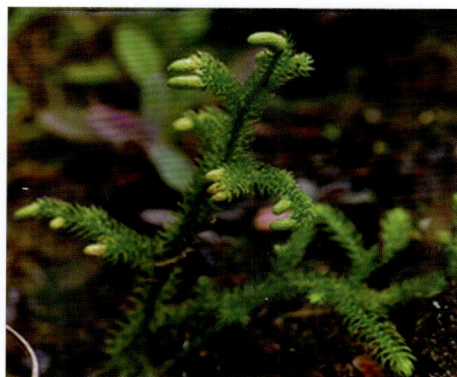

图2-5-3　垂穗石松植物

2. 江西、湖南、湖北有以百合科植物牛尾菜 *Smilax nipponica* Miq. 的根及根茎作伸筋草，其味微苦稍带黏性。湖南有以百合科植物蛛蜘蛛抱蛋 *Aspidistra elatior* Bl. 的根及根茎作"大伸筋"使用，其味微甜而后苦。

卷柏

卷柏始载于《本草纲目》，列为上品。《本草经集注》描述其"从生石土上，细叶似柏，屈藏如鸡足"。

【别名】还魂草。

【来源】为卷柏科植物卷柏*Selaginella tamariscina*（Beauv.）Spring 或垫状卷柏 *Selaginella pulvinata*（Hook. et Grev.）Maxim. 的干燥全草。

【产地】全国大部分地区均产。

【采收加工】全年可采，以夏秋季采收质量为佳。采收后除去须根和泥沙，晒干。

【植物形态】

卷柏　多年生常绿草本，高5～15cm，全株呈莲座状，干后内卷如拳。主茎短或长，直立，上部分枝多而丛生，各枝为二叉式扇状分枝到二至三回羽状分枝。叶二型，覆瓦状排成4列，侧生叶斜展，中叶2列，鳞片状。孢子囊穗生于枝顶，四棱形；孢子叶卵状三角形；孢子囊圆肾形。（图2-5-4）

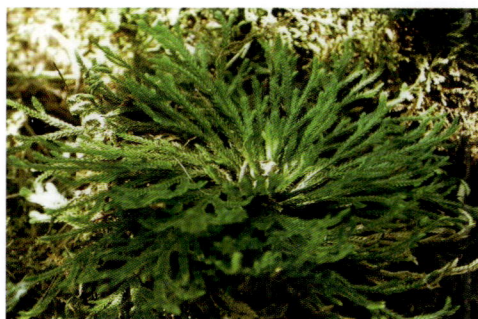

垫状卷柏　与卷柏相似，主要区别为根散生，不聚生成干。主茎短，分枝多而密，中叶并行，指向上方，叶缘厚，全缘。（图2-5-5）

图2-5-4　卷柏原植物

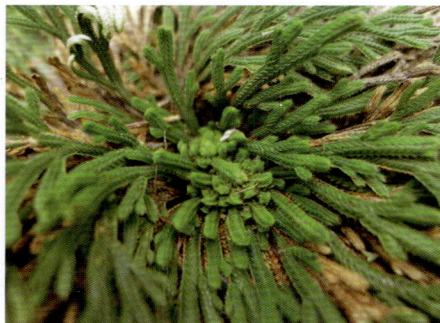

图2-5-5　垫状卷柏原植物

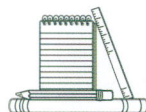

【性状鉴定】

1. 药材

卷柏 卷缩似拳状，长3~10cm。枝丛生，扁而有分枝，绿色或棕黄色，向内卷曲，枝上密生鳞片状小叶，叶先端具长芒。中叶（腹叶）两行，卵状矩圆形，斜向上排列，叶缘膜质，有不整齐的细锯齿；背叶（侧叶）背面的膜质边缘常呈棕黑色。基部残留棕色至棕褐色须根，散生或聚生成短干状。质脆，易折断。气微，味淡。（图2-5-6a、图2-5-7a）

垫状卷柏 须根多散生。中叶（腹叶）两行，卵状披针形，直向上排列。叶片左右两侧不等，内缘较平直，外缘常因内折而加厚，呈全缘状。（图2-5-6b、图2-5-7b）

以色青绿、不带大根、叶多、完整无碎者为佳。

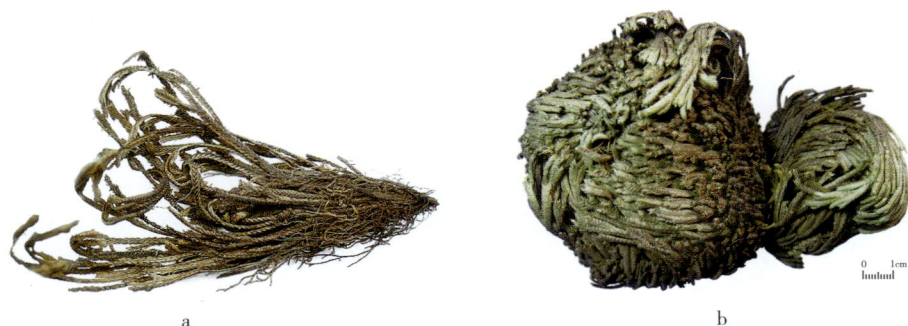

图 2-5-6 卷柏药材

a. 卷柏　b. 垫状卷柏

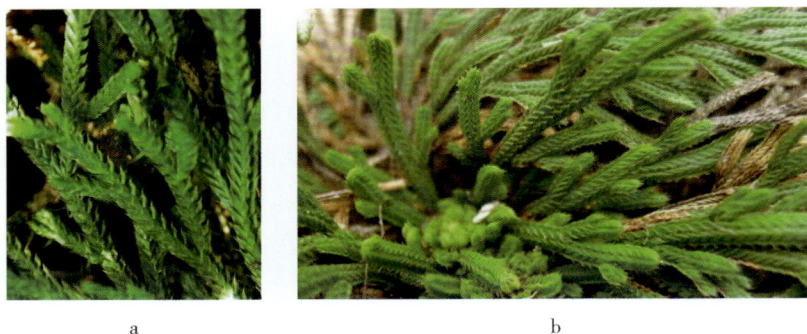

图 2-5-7 叶表面观

a. 卷柏　b. 垫状卷柏

2. 饮片 呈卷缩的段状，枝扁而有分枝，绿色或棕黄色，向内卷曲，枝上密生鳞片状小叶。叶先端具长芒。中叶（腹叶）两行，卵状矩圆形或卵状披针形，斜向或直向上排列，叶缘膜质，有不整齐的细锯齿或全缘；背叶（侧叶）背面的膜质边缘常呈棕黑色。气微，味淡。（图2-5-8）

【功效】 卷柏活血通经。卷柏炭化瘀止血。

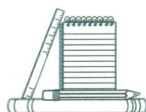

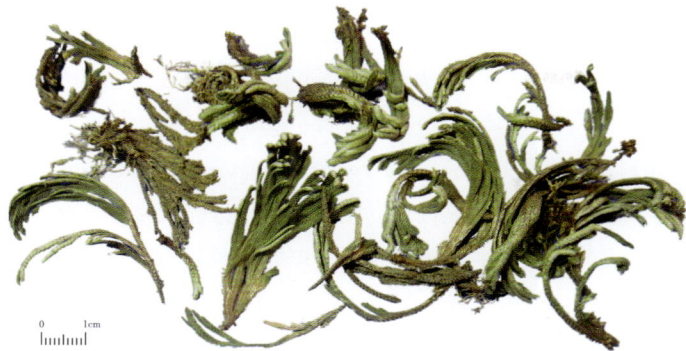

图 2-5-8　卷柏饮片

木贼

木贼始载于《嘉祐本草》。

【来源】　为木贼科植物木贼 *Equisetum hiemale* L. 的干燥地上部分。

【植物形态】　多年生常绿草本。根茎黑色。地上茎直立，高 50~100cm，单一不分枝或于基部簇生，中空，具纵棱脊 18~30 条，脊上有疣状突起 2 行，触之有粗糙感，沟中有气孔线。叶鞘退化成鳞片状，基部合生成筒状的鞘，灰绿色，叶鞘基部和鞘齿各有一黑色环圈。夏日于茎顶抽出长圆形的孢子囊穗。（图 2-5-9）

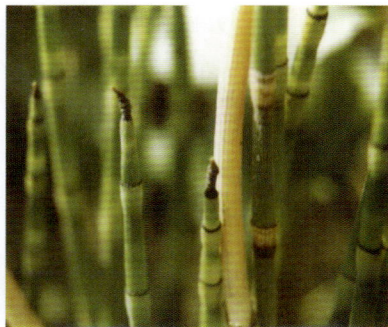

【产地】　主产于辽宁、吉林、黑龙江、陕西及湖北。陕西产量大，辽宁品质佳。

【采收加工】　夏、秋两季采割，除去杂质，晒干或阴干。

【性状鉴定】

图 2-5-9　木贼原植物

1. 药材　呈长管状，不分枝，长 40~60cm，直径 0.2~0.7cm。表面灰绿色或黄绿色，有 18~30 条纵棱，棱上有多数细小光亮的疣状突起。节明显，节间长 2.5~9cm，节上着生筒状鳞叶，叶鞘基部和鞘齿黑棕色，中部淡棕黄色。体轻，质脆易折断，断面中空，周边有多数圆形的小空腔。气微，味甘淡、微涩，嚼之有沙粒感。（图 2-5-10a）

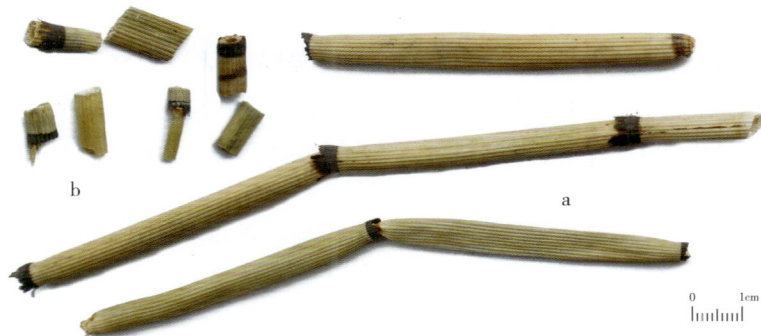

图 2-5-10　木贼药材及饮片

a. 药材　b. 饮片

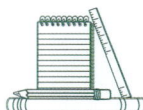

以茎粗长、色绿、质厚不脱节者为佳。

2. 饮片　呈管状的段，余同药材。（图 2-5-10b）

【功效】疏散风热，明目退翳。

【常见伪品】

1. 笔管草　为木贼科植物笔管草 *Equisetum romosissimum subsp debile* Roxb. 的干燥地上部分。茎呈圆管状，表面灰绿色，有 10~20 余条纵棱脊，棱脊上有一行疣状突起，节上叶鞘先端平截或有长芒，棕褐色，基部棕褐色或黄绿色。主茎鞘筒长与径略等，鞘片背面较平坦，无沟，两边有棱角。体轻质脆，易折断，断面中空，但边缘有小空腔，排列成环。闻之亦气微，但口嚼之有砂石感。

2. 节节草　为木贼科植物节节草 *Equisetum ramosissimum* Desf. 的干燥地上部分。茎灰绿色，基部多分枝，长短不等，直径 1~2mm，中部以下节处有 2~5 个小枝，表面粗糙，有肋棱 6~20 条，棱上有 1 列小疣状突起。叶鞘筒似漏斗状，长为直径的 2 倍，叶鞘背上无棱脊，先端有尖三角形裂齿，黑色，边缘膜质，常脱落。质脆，易折断，断面中央有小孔洞。气微，味淡微涩。

麻黄（附：麻黄根）

麻黄始载于《神农本草经》，列为中品。明代李时珍曰："其味麻，色黄，故名麻黄。"

【来源】为麻黄科植物草麻黄 *Ephedra sinica* Stapf、中麻黄 *Ephedra intermedia* Schrenk et C. A. Mey. 或木贼麻黄 *Ephedra equisetina* Bge. 的干燥草质茎。

【产地】草麻黄主产于河北、山西、内蒙古、新疆；中麻黄主产于甘肃、青海、内蒙古、新疆；木贼麻黄主产于河北、山西、甘肃、陕西等地。习惯上以山西产者质量最佳。商品中以草麻黄产量最大，中麻黄次之，而木贼麻黄产量较小，多自产自销。

【采收加工】秋季采割绿色的草质茎，晒干。

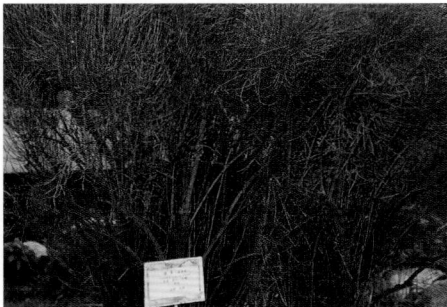

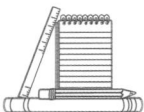

图 2-5-11　草麻黄原植物

【植物形态】

1. 草麻黄　为草本状小灌木，茎高 20~40cm，分枝较少，木质茎短小，匍匐状；小枝圆，对生或轮生，节间长 2.5~6cm，直径约 0.2cm。叶膜质鞘状，上部 2 裂（稀 3），裂片锐三角形，反曲。雌雄异株；雄球花为多数密集的雄花，苞片通常 4 对，雄花有 7~8 枚雄蕊。雌球花单生枝顶，有苞片 4~5 对，上面一对苞片内有雌花 2 朵，雌球花成熟时苞片红色肉质；种子通常 2 粒。花期 5 月；种子成熟期 7 月。（图 2-5-11）

2. 中麻黄　直立灌木，高达 1m 以上。茎分枝多，节间长 2~6cm。叶膜质鞘状，上部 1/3 分裂，裂片 3（稀 2），钝三角形或三角形。雄球花常数个密集于节上，呈团状；雌球花 2~3 朵生于茎节上，仅先端一轮苞片生有 2~3 朵雌花。种子通常 3 粒（稀 2）。

3. 木贼麻黄　直立灌木，高达 1m。茎分枝较多，黄绿色，节间短而纤细，长 1.5~3cm。叶膜质鞘状，上部仅 1/4 分离，裂片 2，呈三角形，不反曲。雌花序常着生于节上成对，苞片内有雌花 1 朵，种子通常 1 粒。

【性状鉴定】

1. 药材

草麻黄　呈细长圆柱形，少分枝，直径 1~2mm。有的带少量棕色木质茎。表面淡绿色至黄绿色，有细纵脊线，触之微有粗糙感。节明显，节间长 2~6cm，节上有膜质鳞叶（图 2-5-

13a)，长 3~4mm；<u>裂片 2（稀 3），锐三角形，先端灰白色，反曲</u>，基部联合成筒状，红棕色。体轻，质脆，易折断，断面略呈纤维性，周边绿黄色，髓部红棕色，近圆形。气微香，味涩、微苦。

中麻黄　多分枝，直径 1.5~3mm，有粗糙感。节上膜质鳞叶长 2~3mm（图 2-5-13b），<u>裂片 3（稀 2），先端锐尖</u>。断面髓部呈三角状圆形。（图 2-5-12）

木贼麻黄　较多分枝，直径 1~1.5mm，无粗糙感。节间长 1.5~3cm，膜质鳞叶长 1~2mm（图 2-5-13c），<u>裂片 2（稀 3），上部为短三角形，灰白色，先端多不反曲</u>，基部棕红色至棕黑色。

均以干燥、茎粗、色淡绿、内心充实红棕色、味涩苦者为佳。

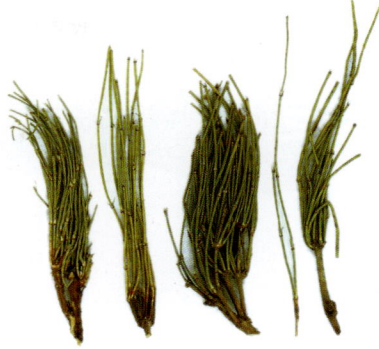

图 2-5-12　麻黄药材（中麻黄）

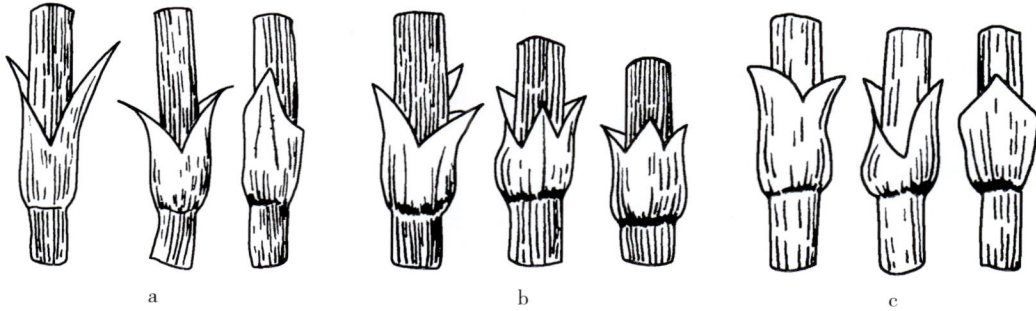

图 2-5-13　麻黄鳞叶
a. 草麻黄　b. 中麻黄　c. 木贼麻黄

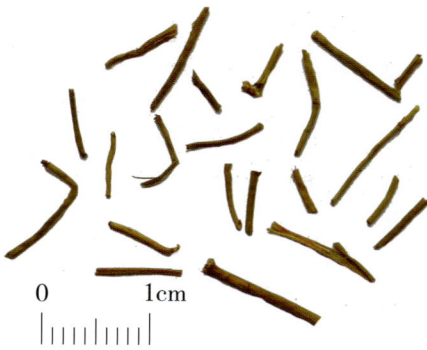

0　　　1cm

图 2-5-14　麻黄饮片

2. 饮片　呈圆柱形的段。表面淡黄绿色至黄绿色，粗糙，有细纵脊线，节上有细小鳞叶。切面中心显红黄色。气微香，味涩、微苦。（图 2-5-14）

【功效】发汗散寒，宣肺平喘，利水消肿。

附：麻黄根

麻黄根为麻黄科植物草麻黄 *Ephedra sinica* Stapf 或中麻黄 *Ephedra intermedia* Schrenk et C. A. Mey. 的干燥根及根茎。其药材呈圆柱形，略弯曲，长 8~25cm，直径 0.5~1.5cm。表面红棕色或灰棕色，有纵皱纹和支根痕。外皮粗糙，易成片状剥落。根茎具节，节间长 0.7~2cm，表面有横长突起的皮孔。体轻，质硬而脆，断面皮部黄白色，木部淡黄色或黄色，射线放射状，中心有髓。气微，味微苦（图 2-5-15a）。其饮片呈类圆形的厚片，表面红棕色或灰棕色，有纵皱纹及支根痕。切面皮部黄白色，木部淡黄色或黄色，纤维性，具放射状纹，有的中心有髓，气微，味微苦。（图 2-5-15b）

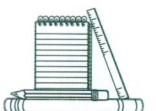

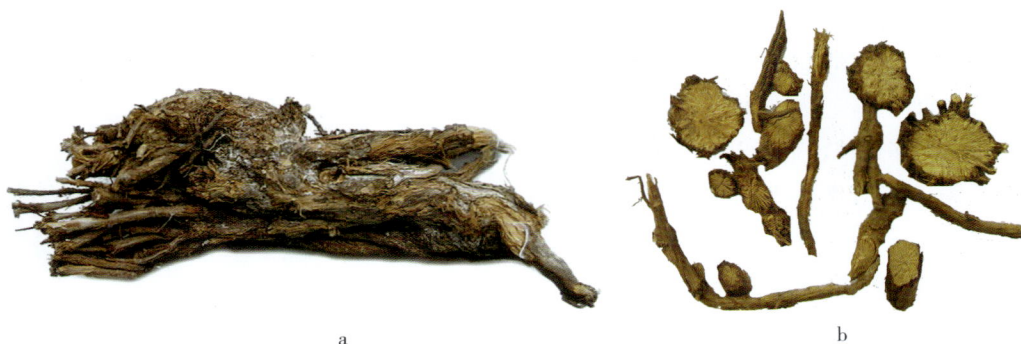

图 2-5-15　麻黄根药材及饮片

a. 药材　b. 饮片

瞿麦

瞿麦始载于《神农本草经》，列为中品。陶弘景曰："子颇似麦，故名瞿麦。"

【来源】　为石竹科植物瞿麦 *Dianthus superbus* L. 或石竹 *Dianthus chinensis* L. 的干燥地上部分。

【产地】　全国大部分地区均产。

【采收加工】　夏、秋两季花果期采割，除去杂质，干燥。

【植物形态】

瞿麦　多年生草本，高达 1m。茎丛生，直立，无毛，上部二歧分枝，节明显。叶对生，条形至条状披针形。花单生或成对生枝端、或数朵集生成稀疏叉状分歧的圆锥状聚伞花序，萼筒粉绿色或常带紫红色晕；花冠粉紫色，花瓣先端剪裂至中部以下成丝状。蒴果长筒形。花期 8~9 月，果期 9~11 月。（图 2-5-16）

石竹　茎簇生。萼筒圆筒形，花冠鲜红色、白色或粉红色，瓣片扇状倒卵形，先端浅裂成锯齿状，基部具长爪。蒴果长圆形。（图 2-5-17）

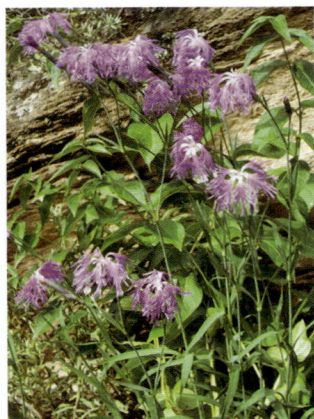

图 2-5-16　瞿麦原植物

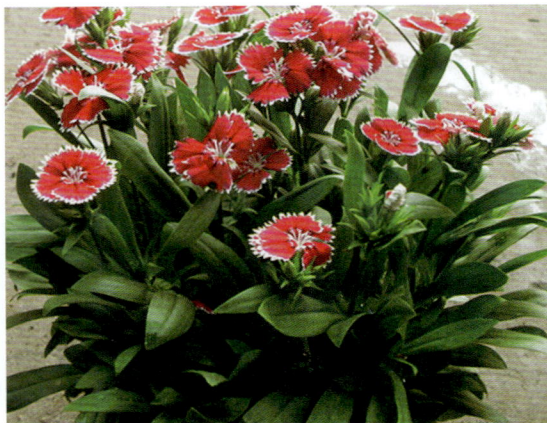

图 2-5-17　石竹原植物

【性状鉴定】

1. 药材

瞿麦　茎圆柱形，上部有分枝，长 30~60cm；表面淡绿色或黄绿色，光滑无毛，<u>节明显，略膨大，断面中空</u>。叶对生，多皱缩，展平叶片呈条形至条状披针形。枝端具花及果实，<u>花萼筒</u>

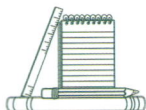

状，长 2.7~3.7cm；苞片 4~6，宽卵形，长约为萼筒的 1/4；花瓣棕紫色或棕黄色，卷曲，先端深裂成丝状。蒴果长筒形，与宿萼等长。种子细小，多数。气微，味淡。（图 2-5-18a）

石竹　萼筒长 1.4~1.8cm，苞片长约为萼筒的 1/2；花瓣先端浅齿裂。

均以色黄绿、无杂草、无根须者为佳。

2. 饮片　呈不规则段。节明显，略膨大。切面中空。叶多破碎。花萼筒状，蒴果长筒形。余同药材。（图 2-5-18b）

【功效】利尿通淋，活血通经。

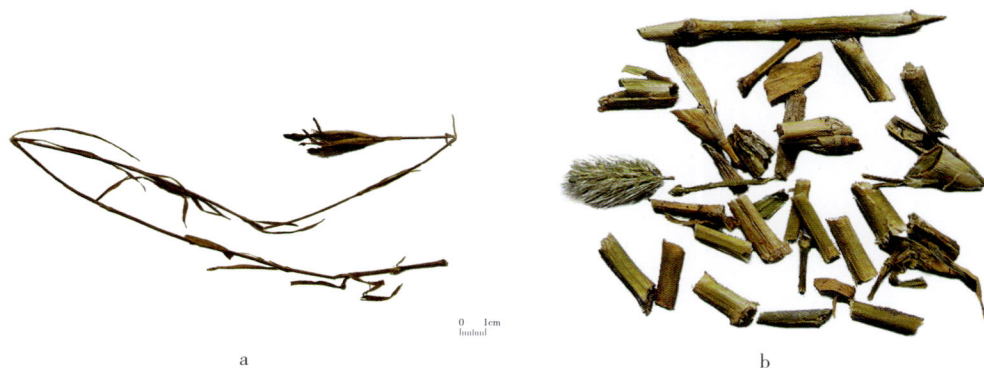

图 2-5-18　瞿麦药材及饮片

a. 药材　b. 饮片

萹蓄

萹蓄始载于《神农本草经》，列为下品。陶弘景曰："处处有，布地生，叶细绿，人亦呼为扁竹。"

【来源】为蓼科植物萹蓄 *Polygonum aviculare* L. 的干燥地上部分。

【产地】全国大部分地区均产。以河南、四川、浙江、山东等省产量最大。

【采收加工】夏季叶茂盛时采收，除去根和杂质，晒干。

【植物形态】一年生草本，高 10~50cm，植物体有白色粉霜。茎平卧或上升，幼枝具棱角。叶互生，几无柄，叶片狭卵圆形或披针形；托叶鞘膜质。花 1~5 朵簇生全株叶腋，花被 5 深裂，裂片椭圆形，绿色，边缘白色或淡红色。瘦果卵形，有 3 棱，黑色或褐色。花期 4~8 月，果期 6~9 月。（图 2-5-19）

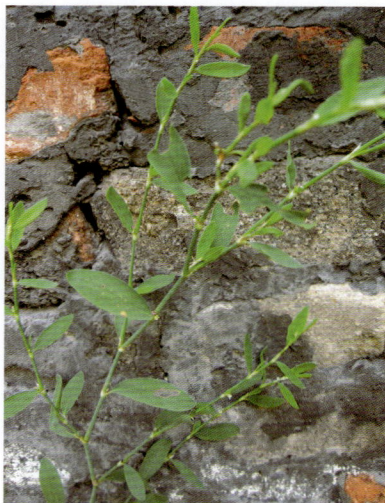

图 2-5-19　萹蓄原植物

【性状鉴定】

1. 药材　茎呈圆柱形而略扁，有分枝，长 15~40cm，直径 0.2~0.3cm。表面灰绿色或棕红色，有细密微突起的纵纹；节部稍膨大，有浅棕色膜质的托叶鞘，节间长约 3cm；质硬，易折断，断面髓部白色。叶互生，近无柄或具短柄，叶片多脱落或皱缩、破碎，完整者展平后呈披针形，全缘，两面均呈棕绿色或灰绿色。气微，味微苦。（图 2-5-20a）

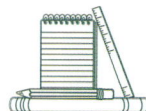

以色绿、叶多、质嫩、无杂质者为佳。

2. 饮片　呈不规则的段。茎呈圆柱形而略扁，表面灰绿色或棕红色，有细密微突起的纵纹；节部稍膨大，有浅棕色膜质的托叶鞘。切面髓部白色。叶片多破碎，完整者展平后呈披针形，全缘。气微，味微苦。（图2-5-20b）

【功效】利尿通淋，杀虫，止痒。

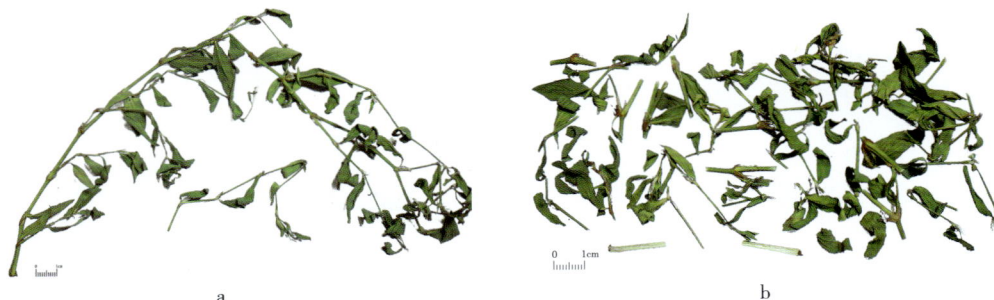

图2-5-20　萹蓄药材及饮片

a. 药材　b. 饮片

马齿苋

马齿苋作为药物始载于《本草经集注》。李时珍曰："其叶比并如马齿，而性滑利似苋，故名。"

【来源】为马齿苋科植物马齿苋 *Portulaca oleracea* L. 的干燥地上部分。

【产地】全国各地均产。

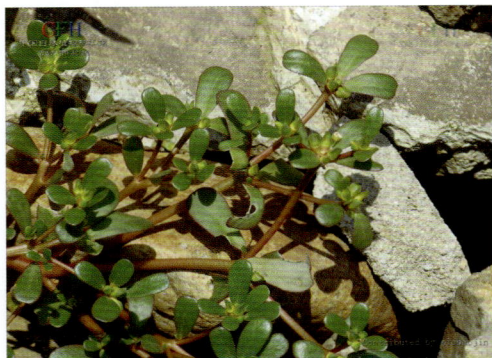

图2-5-21　马齿苋原植物

【采收加工】夏、秋两季采收，除去残根和杂质，洗净，略蒸或烫后晒干。

【植物形态】一年生草本，肥厚多汁，无毛，高10~30cm。茎下部通常匍匐，肉质；茎带紫色，全体光滑无毛。叶互生或近对生，倒卵形、长圆形或匙形，先端圆钝，有时微缺，基部狭窄成短柄。花3~5朵生枝顶端，花黄色；萼片2，花瓣5，凹头，雄蕊10~12。蒴果圆锥形，盖裂；种子多数，肾状卵形，黑色。花期5~8月，果期7~10月。（图2-5-21）

【性状鉴定】

1. 药材　多皱缩卷曲，常结成团。茎圆柱形，长可达30cm，直径0.1~0.2cm，表面黄褐色，有明显纵沟纹。叶对生或互生，易破碎，完整叶片倒卵形略似马齿，长1~2.5cm，宽0.5~1.5cm；绿褐色，先端钝平或微缺，全缘。花小，3~5朵生于枝端，花瓣5，黄色。蒴果圆锥形，长约5mm，内含多数细小种子。气微，味微酸。（图2-5-22a）

以质嫩、叶多、干后青绿色、无杂质者为佳。

2. 饮片　呈不规则的段。茎圆柱形，表面黄褐色，有明显纵沟纹。叶多破碎，完整者展平后呈倒卵形略似马齿，先端钝平或微缺，全缘。蒴果圆锥形，内含多数细小种子。气微，味微酸。（图2-5-22b）

【功效】清热解毒，凉血止血，止痢。

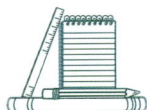

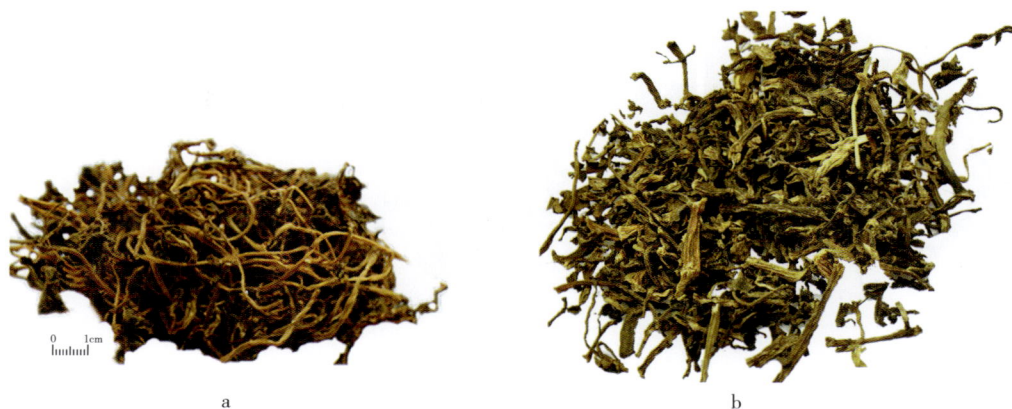

图 2-5-22　马齿苋药材及饮片

a. 药材　b. 饮片

鱼腥草

鱼腥草原名"蕺"，始载于《名医别录》，列为下品。因其有鱼腥气，故称鱼腥草。

【别名】侧耳根。

【来源】为三白草科植物蕺菜 *Houttuynia cordata* Thunb. 的新鲜全草或干燥地上部分。

【产地】主产于长江以南各地。

【采收加工】鲜品全年均可采割；干品夏季茎叶茂盛花穗多时采割，除去杂质，晒干。

【植物形态】多年生草本，有鱼腥臭。根茎横走。叶互生，心形或宽卵形，有细腺点，两面脉上有柔毛，下面常紫色；托叶膜质，条形，下部常与叶柄合生成鞘状。穗状花序生于茎上部，与叶对生，基部有花瓣状苞片 4 片，白色；花小，无被，仅有 1 线状小苞。蒴果卵圆形，顶端开裂。花期 5～6 月，果期 10～11月。（图2-5-23）

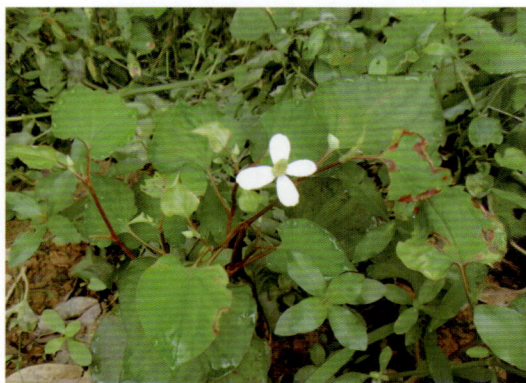

图 2-5-23　蕺菜原植物

【性状鉴定】

1. 药材

鲜鱼腥草　茎呈圆柱形，长 20～45cm，直径 0.25～0.45cm；上部绿色或紫红色，下部白色，节明显，下部节上生有须根，无毛或被疏毛。叶互生，叶片心形，长 3～10cm，宽 3～11cm；先端渐尖，全缘；上表面绿色，密生腺点，下表面常紫红色；叶柄细长，基部与托叶合生成鞘状。穗状花序顶生。具鱼腥气，味涩。

干鱼腥草　茎呈扁圆柱形，扭曲，表面黄棕色，具纵棱数条；质脆易折。叶片卷折皱缩，展平后呈心形，全缘；上表面暗黄绿色或暗棕色，下表面灰绿色或灰棕色，叶柄细长，基部与托叶合生成鞘状。穗状花序顶生，黄棕色。气微，搓碎后有鱼腥气，味涩。（图 2-5-24a）

以叶多、色绿、有花穗、鱼腥气浓者为佳。

2. 饮片　为不规则的段。茎呈扁圆柱形，表面淡红棕色至黄棕色，有纵棱。叶片多破碎，黄棕色至暗棕色。穗状花序黄棕色。搓碎具鱼腥气，味涩。（图 2-5-24b）

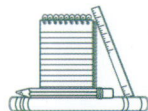

【功效】清热解毒，消痈排脓，利尿通淋。

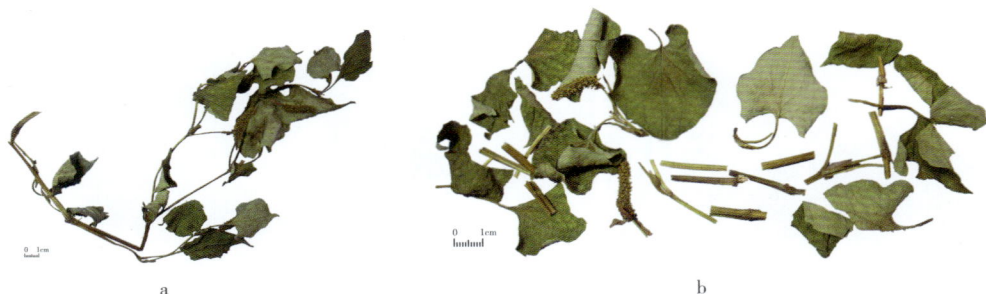

图 2-5-24　鱼腥草药材及饮片

a. 药材　b. 饮片

仙鹤草

仙鹤草始载于《神农本草经》，列为下品。

【别名】龙芽草、脱力草。

【来源】为蔷薇科植物龙芽草 *Agrimonia pilosa* Ledeb. 的干燥地上部分。

【产地】全国各地均产。湖北、浙江、江苏主产。

【采收加工】夏、秋两季茎叶茂盛时采割，除去杂质，干燥。

【植物形态】多年生草本，高 30～120cm，全株具白色长毛。根茎横走，圆柱形，秋末自先端生一圆锥形向上弯曲的白色冬芽。茎直立。单数羽状复叶，互生，小叶有大小两种，相间排列，通常 3～11 片，长圆形、倒卵形或长圆状披针形，叶缘锯齿状，两面疏生柔毛，下面有多数腺点，托叶斜卵形。总状花序长穗状，顶生或茎上部腋生；花萼筒状，顶端生一圈钩状刺毛，先端 5 裂；花瓣 5，黄色。瘦果倒圆锥形，先端呈钩状。花期 5～7 月，果期 8～9 月。（图 2-5-25）

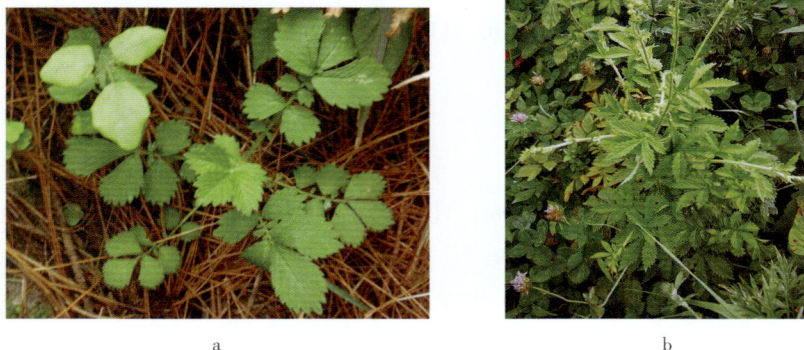

图 2-5-25　龙芽草原植物

a. 幼苗　b. 植株

【性状鉴定】

1. 药材　长 50～100cm，全体被白色柔毛。茎下部圆柱形，直径 4～6mm，红棕色，上部方柱形，四面略凹陷，绿褐色，有纵沟和棱线，有节；体轻质硬易折，断面中空。单数羽状复叶互生，暗绿色，皱缩卷曲；质脆，易碎；叶片有大小 2 种，相间生于叶轴上，顶端小叶较大，完整小叶片

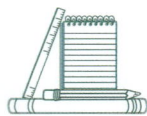

展平后呈卵形或长椭圆形，先端尖，基部楔形，<u>边缘有锯齿；托叶 2，抱茎</u>，斜卵形。<u>总状花序细长</u>，花萼下部呈筒状，<u>萼筒上部有钩刺，先端 5 裂</u>，花瓣黄色。气微，味微苦。（图 2-5-26a）

以质嫩、叶多者为佳。

2. 饮片　为不规则的段。茎多数方柱形，有纵沟和棱线，有节，切面中空。叶多破碎，暗绿色，边缘有锯齿；托叶抱茎。有时可见黄色花或带钩刺的果实。气微，味微苦。（图 2-5-26b）

【功效】收敛止血，截疟，止痢，解毒，补虚。

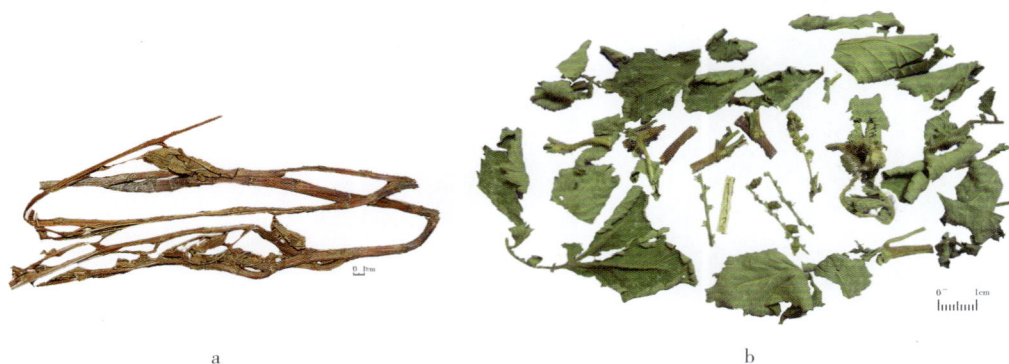

图 2-5-26　仙鹤草药材及饮片

a. 药材　b. 饮片

紫花地丁

紫花地丁始载于《本草纲目》。

【别名】地丁。

【来源】为堇菜科植物紫花地丁 *Viola yedoensis* Makino 的干燥全草。

【产地】主产于江苏、浙江及东北地区。

【采收加工】春、秋两季采收，除去杂质，晒干。

【植物形态】多年生草本，全株有短白毛，主根较粗。叶基生，狭披针形或卵状披针形，长 2~6cm，顶端圆或钝，基部截形、宽楔形或微心形，稍下延于叶柄成翅状，边缘具浅圆齿；托叶膜质；花期后叶通常增大成三角状披针形。花两侧对称，具长梗；萼片 5；花瓣 5，紫堇色，侧瓣无毛，最下面一片有距，距细管状。蒴果椭圆形，熟时 3 裂。种子多数。花期 3~4 月，果期 5~8 月。（图 2-5-27）

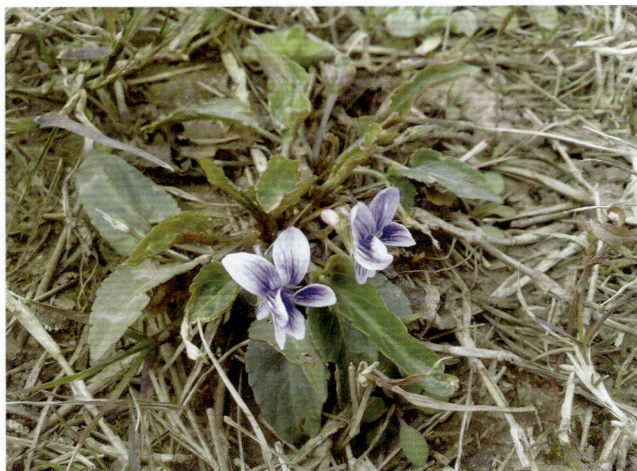

图 2-5-27　紫花地丁原植物

扫一扫，
看拓展知识

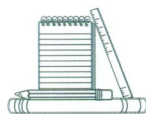

【性状鉴定】

1. 药材　多皱缩成团。主根长圆锥形，直径 1~3mm；淡黄棕色，有细纵皱纹。叶基生，灰绿色，展平后叶片呈披针形或卵状披针形，长 1.5~6cm，宽 1~2cm；先端钝，基部截形或稍心形，边缘具钝锯齿，两面有毛；叶柄细，长 2~6cm，上部具明显狭翅。花茎纤细；花瓣 5，紫堇色或淡棕色；花距细管状。蒴果椭圆形或 3 裂，种子多数，淡棕色。气微，味微苦而稍黏。（图 2-5-28a）

以根、叶、花、果齐全，叶灰绿色，花紫色，根黄，味微苦者为佳。

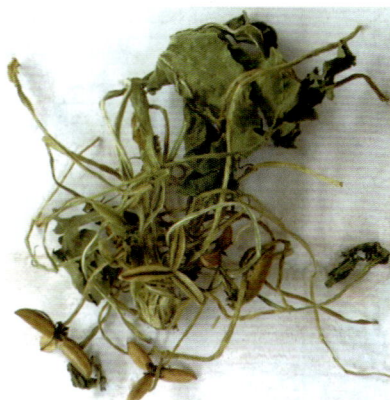
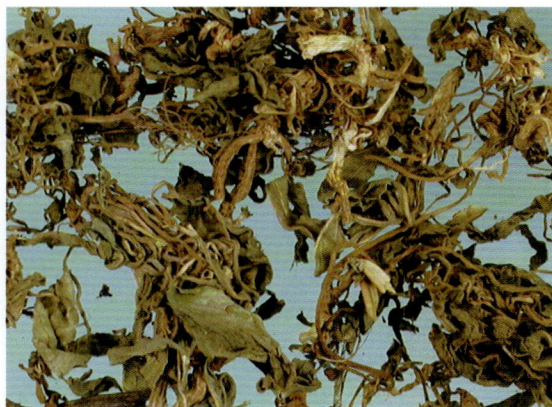

a　　　　　　　　　　　　　　b

图 2-5-28　紫花地丁药材及饮片

a. 药材　b. 饮片

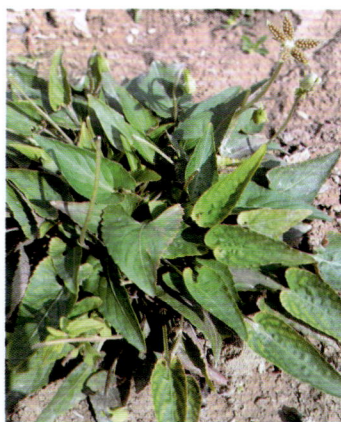

图 2-5-29　梨头草原植物

2. 饮片　呈不规则的段状。主根淡黄棕色，有细纵皱纹。叶多皱缩破碎，灰绿色，先端钝，基部截形或稍心形，边缘具钝锯齿，两面有毛；叶柄上部具明显狭翅。花瓣 5，紫堇色或淡棕色；花距细管状。蒴果椭圆形或 3 裂，种子多数，淡棕色。气微，味微苦而稍黏。（图 2-5-28b）

【功效】　清热解毒，凉血消肿。

【常见伪品】　堇菜科植物梨头草 *Viola japonica* Langsd. 的全草。其叶卵形至宽卵形或狭三角状卵形，长 2~4cm，宽 1~3cm，基部心形至近心形，有钝齿。（图 2-5-29）

锁阳

锁阳始载于《本草衍义补遗》。

【别名】　不老药。

【来源】　为锁阳科植物锁阳 *Cynomorium songaricum* Rupr. 的干燥肉质茎。

【产地】　主产于内蒙古、宁夏、新疆、甘肃、青海等省区。

【采收加工】　春季采挖，除去花序，切段，晒干。

【植物形态】　多年生寄生草本，无叶绿素，高 10~100cm。茎圆柱状，暗紫红色，有散生鳞片，基部膨大。穗状花序生于茎顶，棒状、长圆形或狭椭圆形，生密集的花和鳞片状苞片；花杂性同株，暗紫色。坚果球形。花期 5~6 月，果期 8~9 月。（图 2-5-30）

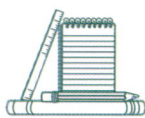

【性状鉴定】

1. 药材　呈扁圆柱形，微弯曲，长 5~15cm，直径 1.5~5cm。表面棕色或棕褐色，粗糙，具明显纵沟和不规则凹陷，有的残存三角形的黑棕色鳞片。体重，质硬，难折断，断面浅棕色或棕褐色，有黄色三角状维管束。气微，味甘而涩。（图 2-5-31a）

以条粗、体重、质硬、断面显油润者为佳。

2. 饮片　呈不规则或类圆形薄片，外表皮棕色或棕褐色，粗糙，具明显纵沟及不规则凹陷。切面浅棕色或棕褐色，散在黄色三角状维管束。气微，味甘而涩。（图 2-5-31b）

图 2-5-30　锁阳原植物

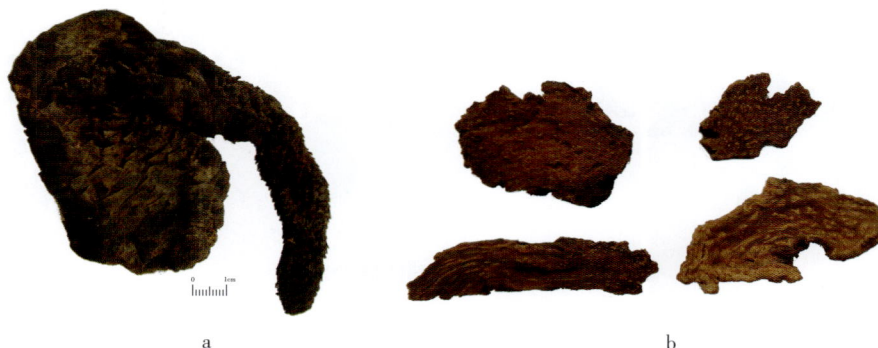

【功效】补肾阳，益精血，润肠通便。

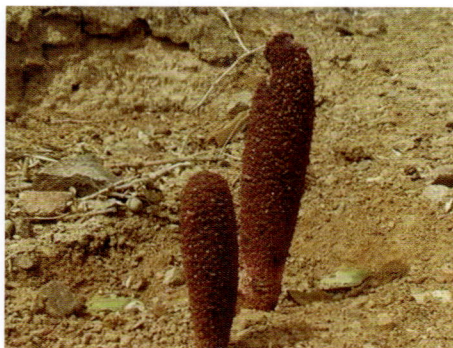

图 2-5-31　锁阳药材及饮片

a. 药材　b. 饮片

金钱草（附：广金钱草）

金钱草始载于《本草纲目拾遗》。其叶近圆形，如旧时的铜钱，故名金钱草。

【别名】大叶金钱草、四川金钱草、神仙对座草。

【来源】为报春花科植物过路黄 *Lysimachia christinae* Hance 的干燥全草。

【产地】主产于四川省。长江流域及山西、陕西、云南、贵州等地亦产。

【采收加工】夏、秋两季采收，除去杂质，晒干。

【植物形态】多年生草本。茎细长，绿色或带紫红色，匍匐地面生长。叶片、花萼、花冠及果实均具点状及条纹状的黑色腺体。单叶对生，叶片心脏形或卵形，长 1.5~3.5cm，宽 1.3~3cm，全缘，仅主脉明显；叶柄长 1~4cm，花单生于叶腋，花梗长达叶端；萼片线状披针形，花冠长约萼片的两倍，黄色，5 深裂，裂片披针形；雄蕊 5 枚，不等长，均短于花冠，花丝基部连合成筒。蒴果球形，种子小而多，边缘稍具膜翅。花期 4~5 月。（图 2-5-32）

【性状鉴定】

1. 药材　常缠结成团，无毛或被疏柔毛。茎扭曲，表面棕色或暗棕红色，有纵纹，下部茎节上有时具须根，断面实心。叶对生，多皱缩，展平后呈宽卵形或心形，长 1~4cm，宽 1~5cm，基部微凹，全缘；上表面灰绿色或棕褐色，下表面色较浅，主脉明显突起，用水浸后，对光透视可见黑色或褐色条纹；叶柄长 1~4cm。有的带花，花黄色，单生叶腋，具长梗。蒴果球形。气

扫一扫，
看拓展知识

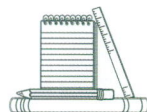

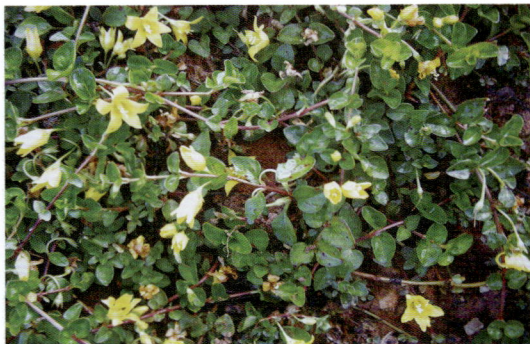

图 2-5-32　过路黄原植物

微，味淡。（图 2-5-33a）

以色绿、叶多、大而完整、须根及杂质少者为佳。

2. 饮片　呈不规则的段。茎棕色或暗棕红色，有纵纹，实心。叶对生，展平后呈宽卵形或心形，上表面灰绿色或棕褐色，下表面色较浅，主脉明显突出，用水浸后，对光透视可见黑色或褐色的条纹。偶见黄色花，单生叶腋。气微，味淡。（图 2-5-33b）

【功效】 利湿退黄，利尿通淋，解毒消肿。

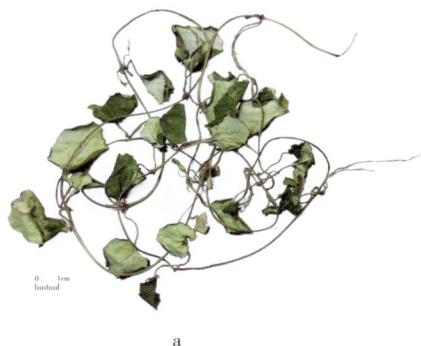

a

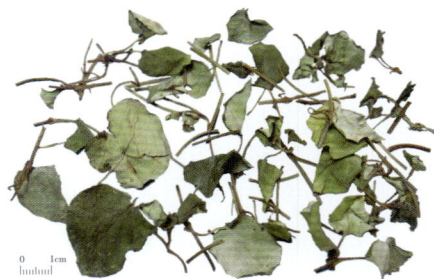

b

图 2-5-33　金钱草药材及饮片

a. 药材　b. 饮片

【常见伪品】

1. 风寒草　同属植物聚花过路黄 *Lysimachia congestiflora* Hemsl. 的全草，又称小叶金钱草，其茎顶端的叶呈莲座状着生，花通常 2~8 朵聚生于茎的顶端，茎、叶均被柔毛，叶主侧脉均明显而区别于正品。（图 2-5-34）

2. 连钱草　为唇形科植物活血丹 *Glechoma longituba*（Nakai）Kupr. 的干燥地上部分，又称江苏金钱草，其主要区别为：茎呈方柱形，叶展平后呈肾形或近心形，边缘具圆齿；轮伞花序腋生，花冠二唇形。（图 2-5-35）

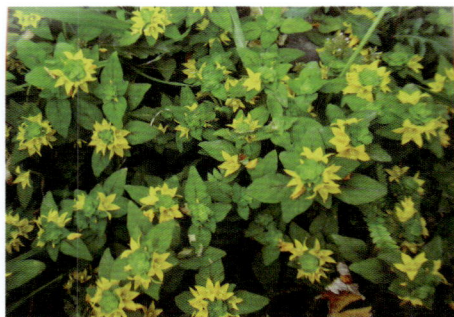

图 2-5-34　聚花过路黄原植物

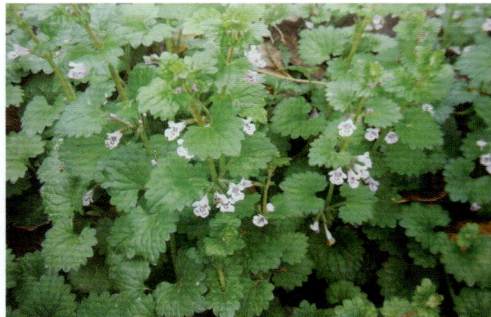

图 2-5-35　活血丹原植物

3. 同属植物点腺过路黄 *Lysimachia hemsleyana* Maxim. 的全草。其特征为茎叶均被短毛，叶心形或宽卵形，两面具不明显的点状突起，花冠上部疏生点状腺点。

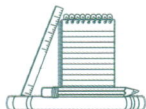

附：广金钱草

为豆科植物广金钱草 *Desmodium styracifolium*（Osb.）Merr. 的干燥地上部分。茎呈圆柱形，长可达 1m；密被黄色伸展的短柔毛；质稍脆，断面中部有髓。叶互生，小叶 1 或 3，圆形或矩圆形，直径 2~4cm；先端微凹，基部心形或钝圆，全缘；上表面黄绿色或灰绿色，无毛，下表面具灰白色紧贴的绒毛，侧脉羽状；叶柄长 1~2cm；托叶 1 对，披针形，长约 0.8cm。气微香，味微甘。有利湿退黄，利尿通淋的功效。（图 2-5-36）

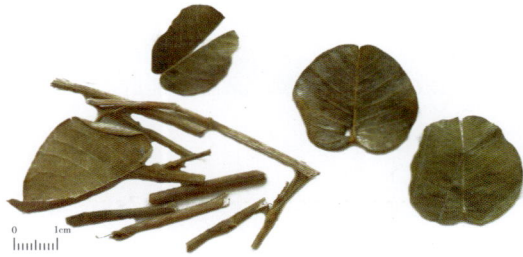

图 2-5-36　广金钱草药材

穿心莲

穿心莲始载于民国《岭南采药录》。因其味道极苦，直入心中，故名。

【别名】一见喜。

【来源】为爵床科植物穿心莲 *Andrographis paniculata*（Burm. f.）Nees 的干燥地上部分。

【产地】主要栽培于广东、广西、福建等地。云南、四川、江西、江苏等地也有栽培。

【采收加工】秋初茎叶茂盛时采割，晒干。

【植物形态】一年生草本，茎四方形多分枝且对生，节稍膨大。叶对生，卵状披针形至披针形，纸质，叶面光亮，深绿色，叶柄短。圆锥花序顶生或腋生；花淡紫色，二唇形；花萼 5 深裂，外被腺毛；花冠唇瓣向外反卷，外面有毛，下唇三裂，内面有紫色花斑；雄蕊 2；子房上位，2 室。蒴果长椭圆形至线形，似橄榄状，2 瓣裂；种子多数。花期 5~9 月，果期 7~10 月。（图 2-5-37）

【性状鉴定】

1. 药材　茎呈方柱形，多分枝，长 50~70cm，节稍膨大；质脆，易折断。单叶对生，叶柄短或近无柄；叶片皱缩、易碎，完整者展平后呈披针形或卵状披针形，长 3~12cm，宽 2~5cm，先端渐尖，基部楔形下延，全缘或波状；上表面绿色，下表面灰绿色，两面光滑。气微，味极苦。（图 2-5-38a）

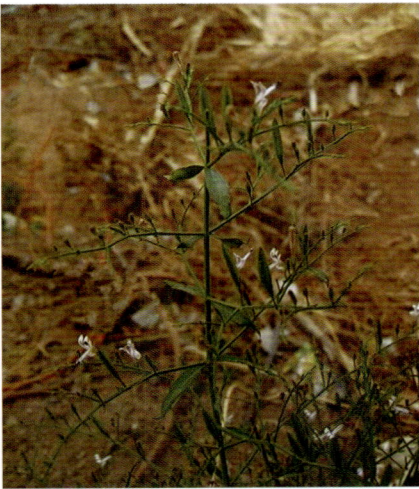

图 2-5-37　穿心莲原植物

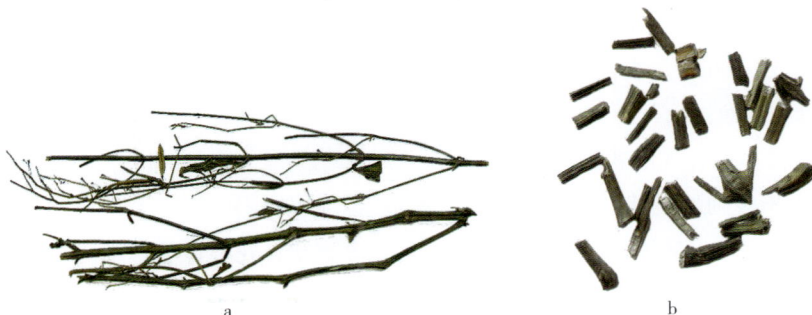

a

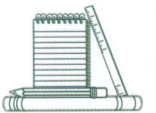

b

图 2-5-38　穿心莲药材及饮片

a. 药材　b. 饮片

以色绿、叶多（不得少于 30%）、味极苦者为佳。

2. 饮片 呈不规则的段。茎方柱形，节稍膨大。切面不平坦，具类白色髓。余同药材。（图 2-5-38b）

【功效】清热解毒，凉血，消肿。

香薷

香薷始载于《名医别录》，列为中品。李时珍"香薷乃夏月解表之药，如冬月之用麻黄。"

【来源】为唇形科植物石香薷 *Mosla chinensis* Maxim. 或江香薷 *Mosla chinensis* 'Jiangxiangru' 的干燥地上部分。前者习称"青香薷"，后者习称"江香薷"。

【产地】江香薷主产于江西、浙江；青香薷产于广东、广西、福建、湖南等地。

【采收加工】夏季茎叶茂盛、花盛时择晴天采割，除去杂质，阴干。

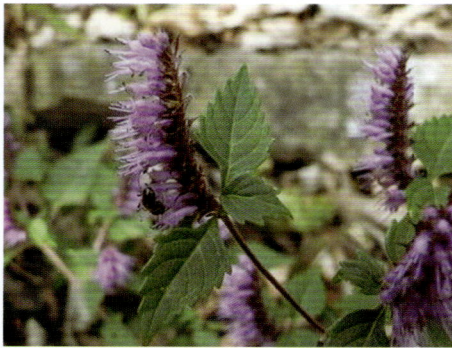

【植物形态】

江香薷 直立草本，茎方形，基部类圆形，中上部茎具细浅纵槽数条，四棱上疏生长柔毛；槽内为卷曲柔毛。叶对生，披针形，先端渐尖，基部渐狭，边缘具 5~9 个锐浅锯齿，两面疏生短柔毛和凹陷的腺点。总状花序密集成穗状，苞片覆瓦状排列，花梗被短柔毛。花萼钟形，外被白色柔毛及凹陷腺点，萼齿分钻形或披针形。花冠淡紫色，或少有白色，伸出苞片，外被微柔毛。退化雄蕊 2，发育，二药室近相等。小坚果扁圆球形，

图 2-5-39 江香薷原植物

表面具疏网纹，网眼内平坦，具疣状突起。花期 6 月，果期 7 月。（图 2-5-39）

石香薷 与江香薷极相似，但叶呈线状披针形，长 1.8~2.6cm，宽 3~4mm，边缘具疏锯齿 3~5 个，退化雄蕊多不发育，2 药室，一大一小。小坚果具深穴状或针眼状雕纹，穴窝内具腺点。花期 6~9 月，果期 7~11 月。

【性状鉴定】

1. 药材

青香薷 长 30~50cm，基部紫红色，上部黄绿色或淡黄色，全体密被白色茸毛。茎方柱形，基部类圆形，直径 1~2mm，节明显，节间长 4~7cm；质脆，易折断。叶对生，多皱缩或脱落，叶片展平后呈长卵形或披针形，暗绿色或黄绿色，边缘有 3~5 疏浅锯齿。穗状花序顶生及腋生，苞片圆卵形或圆倒卵形，脱落或残存；花萼宿存，钟状，淡紫红色或灰绿色，先端 5 裂，密被茸毛。小坚果 4，直径 0.7~1.1mm，近圆球形，具网纹。气清香而浓，味微辛而凉。（图 2-5-40a）

江香薷 长 55~66cm。表面黄绿色，质较柔软。边缘有 5~9 疏浅锯齿。果实直径 0.9~1.4mm，表面具疏网纹。

均以枝嫩、穗多、香气浓者为佳。

2. 饮片 为不规则的段状，茎、叶、花、穗混合。全体密被白色茸毛。茎方形，有明显的节，质脆，易折断。叶多皱缩，暗绿色或黄绿色。花序穗状，花萼钟状。气清香而浓，味微辛而凉。（图 2-5-40b）

【功效】发汗解表，化湿和中。

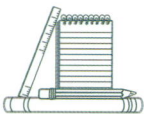

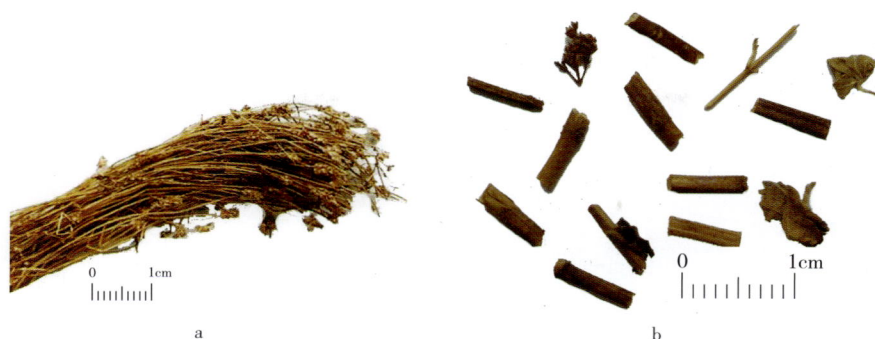

图 2-5-40　香薷药材及饮片

a. 药材　b. 饮片

益母草（附：茺蔚子）

益母草始载于《神农本草经》，为妇科圣药。原名"充蔚"，因"此草及子皆充盛密蔚，故名充蔚"（《本草纲目》）。本品"消瘀化水，是其所长。以产母必有瘀浊停留，此物能消之化之，邪去则母受益，故有益母之名"（《本草便读》）。

【别名】茺蔚、坤草。

【来源】为唇形科植物益母草 *Leonurus japonicus* Houtt. 新鲜或干燥地上部分。

【植物形态】一年或两年生草本，高 60～120cm，有倒向糙伏毛。幼苗期基生叶近圆形，叶缘 5～9 浅裂；下部茎生叶掌状 3 裂，上部叶羽状深裂或 3 浅裂；花序上的叶呈条形或条状披针形，全缘或具稀少牙齿；叶片两面被柔毛。轮伞花序腋生；花萼钟状 5 齿，前两齿靠合；花冠紫红或淡紫红，长 1～1.2cm，花冠筒内有毛环，上下唇几等长；雄蕊 4，二强。小坚果熟时黑褐色，三棱形。花期 6～9 月，果期 7～10 月。（图 2-5-41）

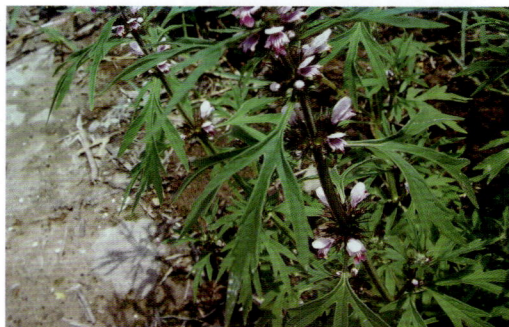

图 2-5-41　益母草原植物

【产地】全国各地均产，栽培或野生。

【采收加工】鲜品春季幼苗期至初夏花前期采割；干品夏季茎叶茂盛、花未开或初开时采割，晒干，或切段晒干。

【性状鉴定】

1. 药材

鲜益母草　幼苗期无茎，基生叶圆心形，5～9 浅裂，每裂片有 2～3 钝齿。花前期茎呈方柱形，上部多分枝，四面凹下成纵沟，长 30～60cm，直径 0.2～0.5cm；表面青绿色，质鲜嫩，断面中部有髓。叶交互对生，有柄；叶片青绿色，质鲜嫩，揉之有汁；下部茎生叶掌状 3 裂，上部叶羽状深裂或浅裂成 3 片，裂片全缘或具少数锯齿。气微，味微苦。

干益母草　茎表面灰绿色或黄绿色；体轻，质韧，断面中部有髓。叶片灰绿色，多皱缩、破碎，易脱落。轮伞花序腋生，小花淡紫色，花萼筒状，花冠二唇形。切段者长约 2cm。（图 2-5-42a）

以质嫩、叶多、色灰绿者为佳。质老、枯黄、无叶者不可供药用。

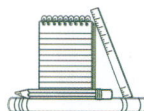

2. 饮片　呈不规则的段。茎方形，四面凹下成纵沟，灰绿色或黄绿色。切面中部有白髓。叶片灰绿色，多皱缩、破碎。轮伞花序腋生，花黄棕色，花萼筒状，上端 5 尖齿，小苞片针刺状；花冠二唇形。气微，味微苦。（图 2-5-42b）

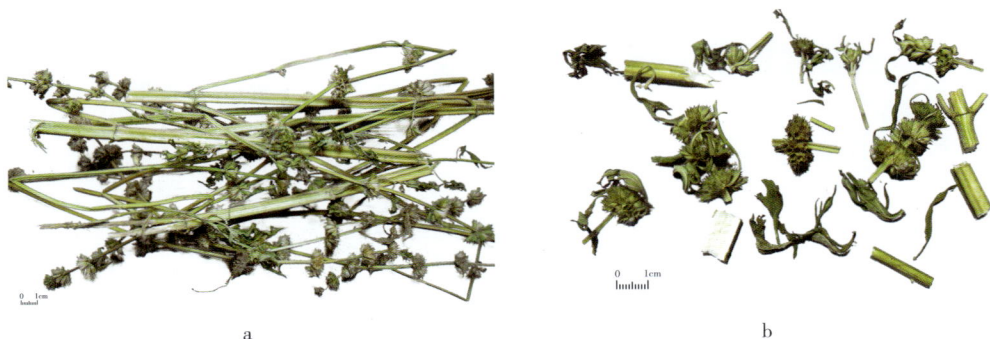

图 2-5-42　益母草药材及饮片

a. 药材（干益母草）　b. 饮片

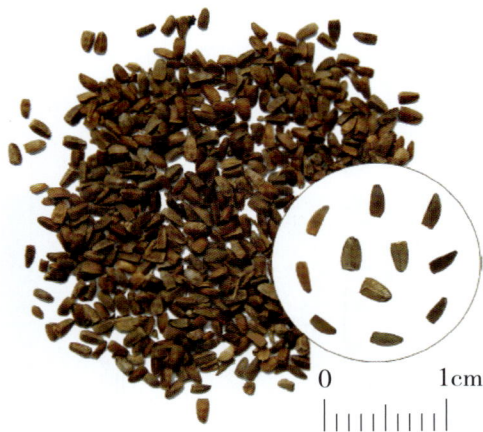

图 2-5-43　茺蔚子药材

【功效】活血调经，利尿消肿，清热解毒。

附：茺蔚子

为唇形科植物益母草 Leonurus japonicus Houtt. 的干燥成熟果实。主产于东北、河南等地。秋季果实成熟时采割地上部分，晒干，打下果实，除去杂质。本品呈三棱形，长 2～3mm，宽约 1.5mm。表面灰棕色至灰褐色，有深色斑点，一端稍宽，平截状，另一端渐窄而钝尖。果皮薄，子叶类白色，富油性。气微，味苦。（图 2-5-43）以粒大饱满为佳。有活血调经，清肝明目之功。

泽兰

泽兰始载于《神农本草经》，列为中品。泽兰通常生长在沼泽、湿地等潮湿地带，叶片似兰花，因此得名。

【来源】为唇形科植物毛叶地瓜儿苗 Lycopus lucidus Turcz. var. hirtus Regel 的干燥地上部分。

【产地】全国大部分地区均产。

【采收加工】夏、秋两季茎叶茂盛时采割，晒干。

【植物形态】多年生草本。地下茎横走，顶端膨大成纺锤状肉质块茎。茎方形，沿棱及节上有白色细软毛。叶对生，矩圆状披针形，先端渐尖，基部楔形，边缘有锐锯齿，上面有短柔毛，下面有长毛及腺点。轮伞花序腋生，每轮有花 6～10 朵；花冠白色。小坚果倒卵圆状三棱形。花期 7～9 月，果期 9～10 月。（图 2-5-44）

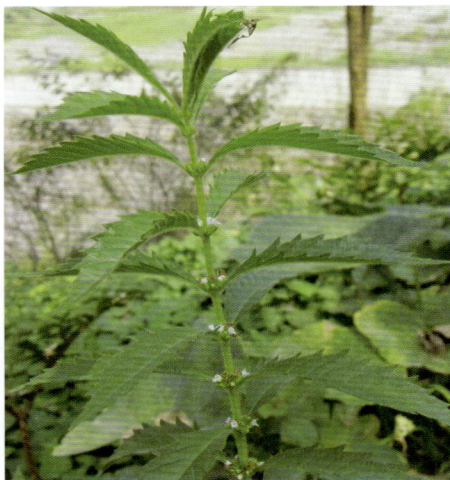

图 2-5-44　毛叶地瓜儿苗原植物

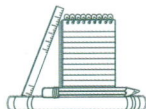

【性状鉴定】

1. 药材　茎呈方柱形，<u>少分枝</u>，四面均有浅纵沟，长 50~100cm，<u>直径 0.2~0.6cm</u>；表面黄绿色或带紫色，节处紫色明显，有白色茸毛；质脆，<u>断面黄白色，髓部中空</u>。叶对生，有短柄或近无柄；叶片多皱缩，展平后呈披针形或长圆形，长 5~10cm；上表面黑绿色或暗绿色，下表面灰绿色，密具腺点，两面均有短毛；先端尖，<u>基部渐狭</u>，<u>边缘有锯齿</u>。轮伞花序腋生，花冠多脱落，苞片和花萼宿存，小苞片披针形，有缘毛，花萼钟形，5 齿。<u>气微，味淡</u>。（图 2-5-45a）

以质嫩、叶多、色绿者为佳。

2. 饮片　呈不规则的段。茎方柱形，四面均有浅纵沟，表面黄绿色或带紫色，节处紫色明显，有白色茸毛。切面黄白色，中空。叶多破碎，展平后呈披针形或长圆形，边缘有锯齿。有时可见轮伞花序。气微，味淡。（图 2-5-45b）

【功效】活血调经，祛瘀消痈，利水消肿。

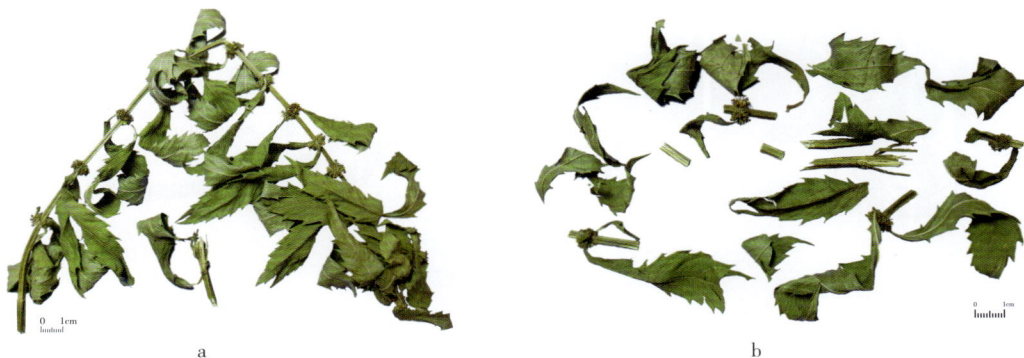

图 2-5-45　泽兰药材及饮片

a. 药材　b. 饮片

薄荷

薄荷始载于唐代《新修本草》。

【来源】为唇形科植物薄荷 *Mentha haplocalyx* Briq. 的干燥地上部分。

【产地】主产于江苏、安徽、浙江、江西、河南、四川。以江苏苏州、太仓产者为道地药材，习称"苏薄荷"。

【采收加工】夏、秋两季茎叶茂盛或花开至三轮时，于晴天分次采割，晒干或阴干，阴干的品质较佳。通常分两次收割，第一次（头刀）在 7 月中下旬，主要供提取薄荷油用；第二次（二刀）在 10 月中下旬，主要供药用。

【植物形态】多年生草本，高 10~80cm。茎方形，被逆生的长柔毛及腺点。单叶对生，叶片短圆状披针形或披针形，长 3~7cm，宽 0.8~3cm，边缘具尖锯齿，两面有疏柔毛及黄色腺点；叶柄长 0.2~1.5cm。轮伞花序腋生；萼钟形，5 齿，外被白色柔毛及腺点；花冠淡紫色，4 裂，上裂片顶端微 2 裂；雄蕊 4，前对较长，均伸出花冠外。小坚果卵圆形、黄褐色。花期 7~9 月，果期 10 月。（图 2-5-46）

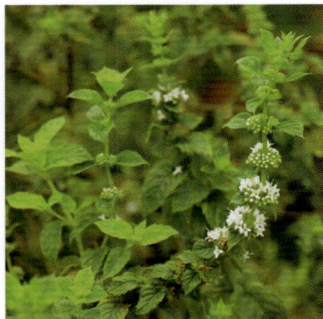

【性状鉴定】

1. 药材　茎呈方柱形，有对生分枝，长 15~40cm，直径

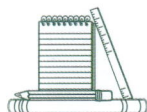

图 2-5-46　薄荷原植物

0.2~0.4cm；表面紫棕色或淡绿色，<u>棱角处具茸毛</u>，节间长2~5cm；质脆，断面白色，髓部中空。叶对生，有短柄；叶片皱缩卷曲，完整者展平后呈宽披针形、长椭圆形或卵形，长2~7cm，宽1~3cm；上表面深绿色，下表面灰绿色，稀被茸毛，<u>有凹点状腺鳞</u>。轮伞花序腋生，花萼钟状，先端5齿裂，花冠淡紫色。<u>揉搓后有特殊清凉香气，味辛凉</u>。（图2-5-47a）

以叶多（不得少于30%）、色深绿、气味浓者为佳。

2. 饮片　呈不规则的段。茎方柱形，表面紫棕色或淡绿色，具纵棱线，棱角处具茸毛。切面白色，中空。叶多破碎，上表面深绿色，下表面灰绿色，稀被茸毛。轮伞花序腋生，花萼钟状，先端5齿裂，花冠淡紫色。揉搓后有特殊清凉香气，味辛凉。（图2-5-47b）

【功效】疏散风热，清利头目，利咽，透疹，疏肝行气。

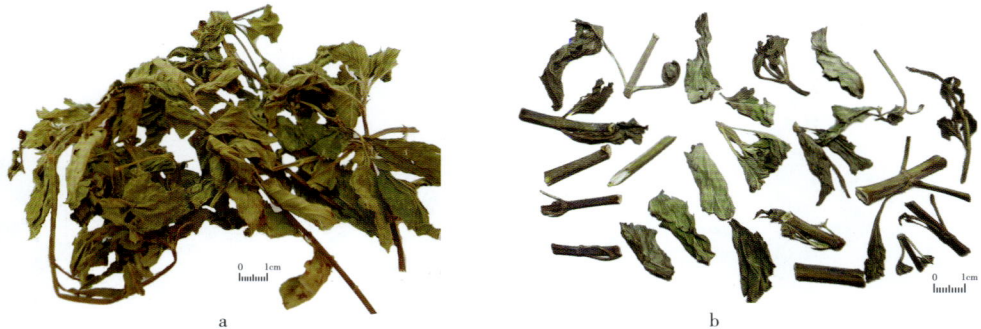

图 2-5-47　薄荷药材及饮片

a. 药材　　b. 饮片

【常见伪品】绿薄荷为唇形科植物留兰香 *Mentha spicata* L.（*M. viridis.* L.）的地上部分。其不同于薄荷的主要性状特征是叶有短柄或近无柄，边缘具稀疏不规则的锯齿，无毛。轮伞花序密集成顶生的穗状花序。有特异的浓郁香气，味辛辣而无凉感。

荆芥（附：荆芥穗）

荆芥原名假苏，始载于《神农本草经》。荆芥之名始见于汉末《吴普本草》，此后诸家本草即多以荆芥作为假苏异名，《本草纲目》曰："（假苏）曰苏、曰姜、曰芥，皆因气味辛香，如苏、如姜、如芥也。"

【来源】为唇形科植物荆芥 *Schizonepeta tenuifolia* Briq. 的干燥地上部分。

【产地】主产于江苏、河北、浙江、江西等省。多为栽培。

【采收加工】夏、秋两季花开到顶、穗绿时采割，除去杂质，晒干。

【植物形态】一年生直立草本，高60~80cm，被灰白色疏短柔毛，有强烈香气。茎方形基部带紫色，上部多分枝。叶对生，茎基部的叶片无柄或近无柄，羽状深裂，裂片5；中部及上部叶无柄，羽状深裂，裂片3~5。轮伞花序，多轮密集生于枝端而形成穗状，长3~15cm；苞片叶状；花萼狭钟状，长约3mm，5齿裂，三角状披针形；花冠二唇形，青紫或淡红色；雄蕊4，2强。小坚果矩圆状三棱形。花期7~9月，果期9~11月。（图2-5-48）

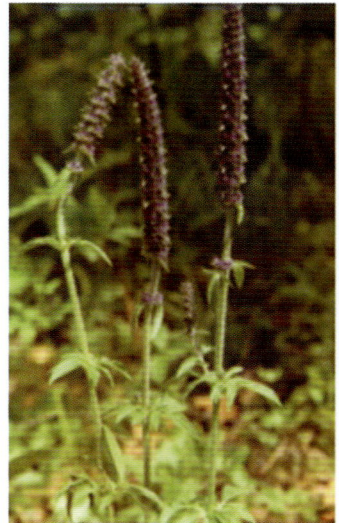

图 2-5-48　荆芥原植物

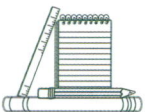

【性状鉴定】

1. 药材　茎呈方柱形，上部有分枝，长 50~80cm，直径 0.2~0.4cm；表面淡黄绿色或淡紫红色，被短柔毛；体轻，质脆，断面类白色。叶对生，多已脱落，叶片 3~5 羽状分裂，裂片细长。穗状轮伞花序顶生，长 2~9cm，直径约 0.7cm。花冠多脱落，宿萼钟状，先端 5 齿裂，淡棕色或黄绿色，被短柔毛；小坚果棕黑色。气芳香，味微涩而辛凉。（图 2-5-49a）

以色淡黄绿、穗长而密、香气浓者为佳。

2. 饮片　呈不规则的段。茎呈方柱形，表面淡黄绿色或淡紫红色，被短柔毛。切面类白色。叶多已脱落。穗状轮伞花序。气芳香，味微涩而辛凉。（图 2-5-49b）

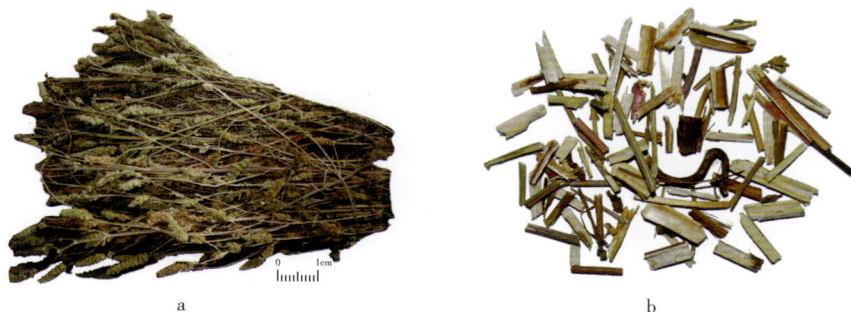

图 2-5-49　荆芥药材及饮片

a. 药材　b. 饮片

【功效】解表散风，透疹，消疮。

附：荆芥穗

为唇形科植物荆芥 *Schizonepeta tenuifolia* Briq. 的干燥花穗。夏、秋两季花开到顶、穗绿时采摘，除去杂质，晒干。其药材性状为：穗状轮伞花序呈圆柱形，长 3~15cm，直径约 7mm。花冠多脱落，宿萼黄绿色，钟形，质脆易碎，内有棕黑色小坚果。气芳香，味微涩而辛凉。具解表散风、透疹、消疮之功。（图 2-5-50）

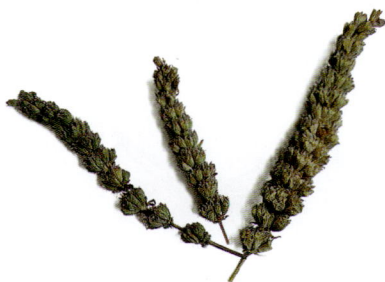

图 2-5-50　荆芥穗药材

广藿香

广藿香以"藿香"之名始载于东汉《异物志》。因"豆叶曰藿"（《本草纲目》），本品叶似豆类植物的叶，气味芳香，故名。自宋代开始广泛使用，并普遍种植于岭南一带，于明代定名为"广藿香"，以示道地。

【来源】为唇形科植物广藿香 *Pogostemon cablin* (Blanco) Benth. 的干燥地上部分。

【产地】主产于广东及海南省。分别习称"石牌广藿香"和"海南广藿香"。台湾、广西、云南等地有栽培。

【采收加工】枝叶茂盛时采割，日晒夜闷，反复至干。

【植物形态】多年生草本，高达 1m，揉之有香气。茎直立，上部多分枝，老枝粗壮，近圆形；幼枝方形，密被灰黄色柔毛。叶对生，叶柄长 1~6cm；叶片阔卵形、卵形或卵状椭圆形，长 5~10cm，宽 2~5cm，先端短尖或钝，基部阔楔形或近心形，边缘具不整齐钝锯齿，两面均被柔毛，沿叶脉处及背面尤甚。轮伞花序密集成穗状，密被短柔毛，顶生或腋生；花萼筒状，5 齿

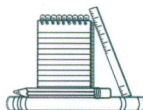

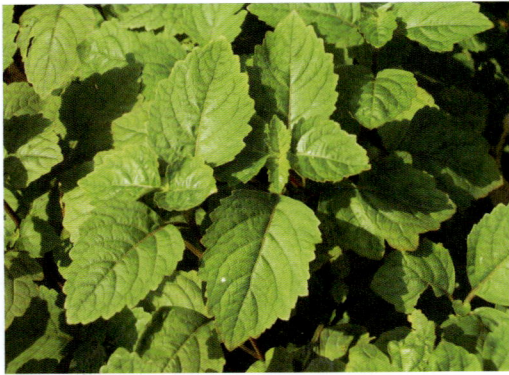

图 2-5-51　广藿香原植物

裂；花冠唇形，淡紫红色；小坚果 4，近球形或椭圆形，稍压扁。我国栽培的稀见开花。（图 2-5-51）

【性状鉴定】

1. 药材　茎略呈方柱形，多分枝，枝条稍曲折，长 30~60cm，直径 0.2~0.7cm；表面被柔毛；质脆，易折断，断面中部有髓；老茎类圆柱形，直径 1~1.2cm，被灰褐色栓皮。叶对生，皱缩成团，叶片展平后呈卵形或椭圆形，长 4~9cm，宽 3~7cm，两面均被灰白色绒毛；先端短尖或钝圆，基部楔形或钝圆，边缘具大小不规则的钝齿；叶柄细，长 2~5cm，被柔毛。气香特异，味微苦。（图 2-5-52a）

以茎粗、叶多（不得少于 20%）、不带须根、香气浓郁者为佳。

2. 饮片　呈不规则的段。茎略呈方柱形，表面灰褐色、灰黄色或带红棕色，被柔毛。切面有白色髓。叶破碎或皱缩成团，完整者展平后呈卵形或椭圆形，两面均被灰白色绒毛；基部楔形或钝圆，边缘具大小不规则的钝齿；叶柄细，被柔毛。气香特异，味微苦。（图 2-5-52b）

【功效】芳香化浊，和中止呕，发表解暑。

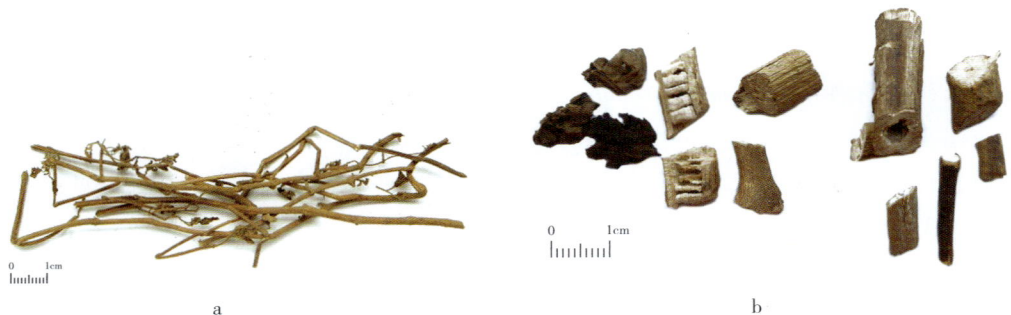

图 2-5-52　广藿香药材及饮片

a. 药材　b. 饮片

半枝莲

半枝莲最早载于明代《外科正宗》。半枝莲的花只开在一侧，因此得名。

【别名】半支莲、狭叶韩信草。

【来源】为唇形科植物半枝莲 *Scutellaria barbata* D. Don 的干燥全草。

【产地】主产于河北、河南、陕西、山西、江苏等省区。

【采收加工】夏、秋两季茎叶茂盛时采挖，洗净，晒干。

【植物形态】一年生或多年生草本，高 15~50cm。根须状。茎直立，四棱形，不分枝或少分枝。叶对生，有短柄；叶片卵形至披针形，长 1~3cm，宽 0.5~1.5cm。花单生，偏向一侧，排列成 4~10cm 的顶生或腋生的总状花序；花萼二唇形，上唇背部有一盾状附属体，花冠脱落后封闭并增大，果实熟时脱落；花冠唇形，浅蓝紫色。小坚果扁球形，包于宿萼中。花期 5~10 月，

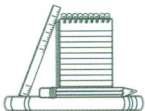

果期 6~11 月。（图 2-5-53）

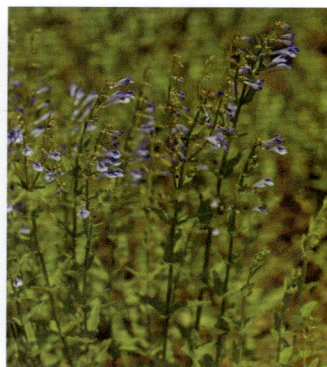

图 2-5-53　半枝莲原植物

【性状鉴定】

1. 药材　长 15~35cm，无毛或花轴上疏被毛。根纤细。茎丛生，较细，方柱形；表面暗紫色或棕绿色。叶对生，有短柄；叶片多皱缩，展平后呈三角状卵形或披针形，长 1.5~3cm，宽 0.5~1cm；先端钝，基部宽楔形，全缘或有少数不明显的钝齿；上表面暗绿色，下表面灰绿色。花单生于茎枝上部叶腋，花萼裂片钝或较圆；花冠二唇形，棕黄色或浅蓝紫色，长约 1.2cm，被毛。果实扁球形，浅棕色。气微，味微苦。（图 2-5-54a）

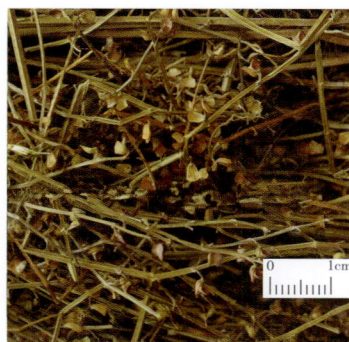
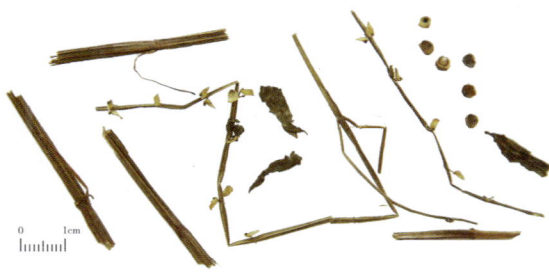

图 2-5-54　半枝莲药材及饮片

a. 药材　b. 饮片

以枝嫩、叶多、色暗绿者为佳。

2. 饮片　呈不规则的段。茎方柱形，中空，表面暗紫色或棕绿色。叶对生，多破碎，上表面暗绿色，下表面灰绿色。花萼下唇裂片钝或较圆；花冠唇形，棕黄色或浅蓝紫色，被毛。果实扁球形，浅棕色。气微，味微苦。（图 2-5-54b）

【功效】　清热解毒，化瘀利尿。

肉苁蓉

肉苁蓉始载《神农本草经》，列为上品。《本草纲目》称其性温，补而不峻，故有从容之号。

【别名】　大芸。

【来源】　为列当科植物肉苁蓉 *Cistanche deserticola* Y. C. Ma 或管花肉苁蓉 *Cistanche tubulosa* (Schrenk) Wight 的干燥带鳞叶的肉质茎。

【产地】　主产于内蒙古、新疆、青海、甘肃、陕西等省区。以内蒙古所产量大质优。

【采收加工】　春季苗刚出土时或秋季冻土之前采挖，除去茎尖。切段，晒干。通常将鲜品置沙土中半埋半露，较全部曝晒干得快，干后即为甜苁蓉（淡大芸、甜大芸），质佳；秋季采收者因水分大，不易干燥，常将大块者投入盐湖中腌 1~3 年后取出，称为咸苁蓉（咸大芸、盐大芸），药用时需洗去盐分，因质次，现较少采用此加工方法。

【植物形态】

肉苁蓉　多年生肉质寄生草本，高 80~150cm。茎肉质肥厚扁平，不分枝，宽 5~10cm，厚 2~5cm。叶肉质鳞片状，螺旋排列，黄色，无柄；基部叶三角状卵形，上部叶渐窄长，三角状披针

扫一扫，
看拓展知识

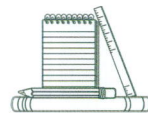

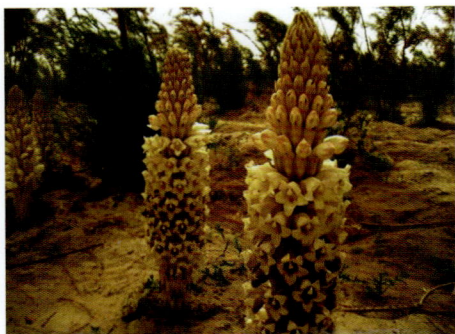

图 2-5-55 肉苁蓉原植物

形。穗状花序粗大，顶生；每花下有大苞片 1，与叶同形，小苞片 2，披针形或线状披针形；花萼 5 裂，有缘毛；花冠管状钟形，黄色，上部有 5 裂片，裂片蓝紫色；雄蕊两对，花丝基部有毛。蒴果二裂，种子极多，细小。花期 5~6 月，果期 6~7 月。（图 2-5-55）

管花肉苁蓉　多年生肉质寄生草本，高 60~100cm，地上部分高 30~35cm。茎不分枝。叶乳白色，干后变褐色，三角形。穗状花序，花萼筒状，花冠筒状漏斗形；雄蕊 4 枚，花丝着生于距筒基部 7~8mm 处，花药卵形，长 4~6mm，密被黄白色长柔毛，基部钝圆，不具小尖头。蒴果长圆形，种子多数近圆形，干后变黑褐色，外面网状。花期 5~6 月，果期 7~8 月。

【性状鉴定】

1. 药材

肉苁蓉　呈扁圆柱形，稍弯曲，长 3~15cm，直径 2~8cm。表面棕褐色或灰棕色，密被覆瓦状排列的肉质鳞叶，通常鳞叶先端已断。体重，质硬，微有柔性，不易折断，断面棕褐色，有淡棕色点状维管束，排列成波状环纹。气微，味甜、微苦。（图 2-5-56a）

管花肉苁蓉　呈类纺锤形、扁纺锤形或扁柱形，稍弯曲，长 5~25cm，直径 2.5~9cm。表面棕褐色至黑褐色。断面颗粒状，灰棕色至灰褐色，散生点状维管束。

以条粗壮、色棕褐、质柔润者为佳。

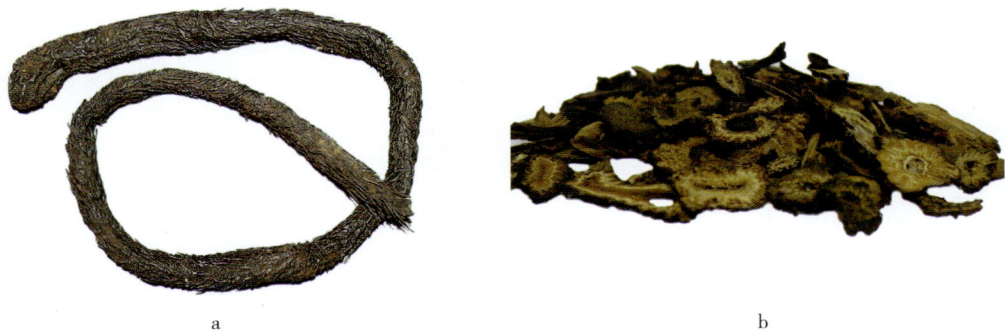

图 2-5-56　肉苁蓉药材及饮片
a. 药材　b. 饮片

2. 饮片

肉苁蓉片　呈不规则形的厚片。外表面棕褐色或灰棕色。有的可见肉质鳞叶。切面有淡棕色或棕黄色点状维管束，排列成波状环纹。气微，味甜、微苦。（图 2-5-56b）

管花肉苁蓉片　切面散生点状维管束。

【功效】补肾阳，益精血，润肠通便。

车前草（附：车前子）

车前初以种子入药，始载于《神农本草经》。《本草纲目》称此草"好生道边及牛马迹中，故曰车前。"

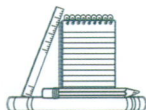

【来源】　为车前科植物车前 *Plantago asiatica* L. 或平车前 *Plantago depressa* Willd. 的干燥全草。

【产地】　车前产全国各地；平车前主产于东北、华北及西北等地。

【采收加工】　夏季采挖，除去泥沙，晒干。

【植物形态】

车前　为多年生草本，高 20～30cm。根茎粗短，有多数须根。叶基出，丛生，直立或展开，卵形或椭圆形，长 4～15cm，宽 4～9cm，全缘或有不规则波状浅齿，弧形脉 5～7 条；叶柄长 5～22cm。花葶数个，长 20～45cm，顶生穗状花序；花萼 4 裂，宿存；花冠管卵形，先端 4 裂；雄蕊 4；雌蕊花柱有毛。蒴果卵状圆锥形，近中部周裂；种子细小，略呈椭圆形，长约 2mm，4～9 粒。花期 5～9 月，果期 7～10 月。（图 2-5-57）

平车前　与上种的主要区别在于主根长，须根少。叶平铺地面，长椭圆形。花冠裂片先端有 2 浅齿。蒴果有 4～5 粒种子，较小，长 1～1.5mm。（图 2-5-58）

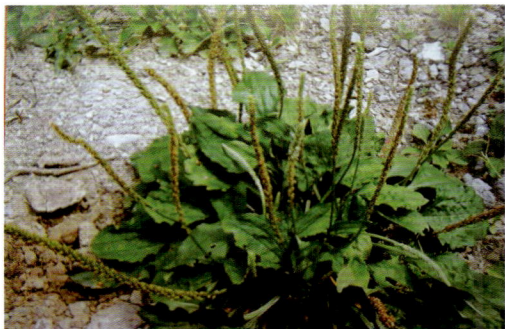
图 2-5-57　车前原植物

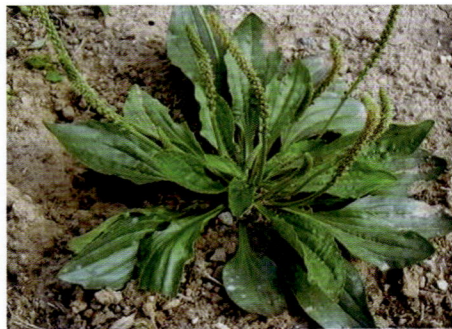
图 2-5-58　平车前原植物

【性状鉴定】

1. 药材

车前　根丛生，须状。叶基生，具长柄；叶片皱缩，展平后呈卵状椭圆形或宽卵形，长 6～13cm，宽 2.5～8cm；表面灰绿色或污绿色，具明显弧形脉 5～7 条；先端钝或短尖，基部宽楔形，全缘或有不规则波状浅齿。穗状花序数条，花茎长。蒴果盖裂，萼宿存。气微香，味微苦。（图 2-5-59a）

平车前　主根直而长。叶片较狭，长椭圆形或椭圆状披针形，长 5～14cm，宽 2～3cm。

均以叶片完整、带穗状花序、色灰绿者为佳。

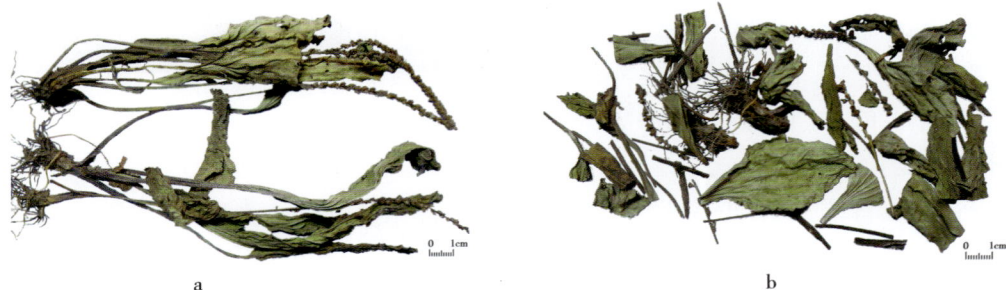
a　　　　　　　　　　　　　　　　b
图 2-5-59　车前草药材及饮片
a. 药材　b. 饮片

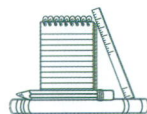

2. 饮片 为不规则的段。根须状或直而长。叶片皱缩，多破碎，表面灰绿色或污绿色，脉明显。可见穗状花序。气微，味微苦。（图2-5-59b）

【功效】清热利尿通淋，祛痰，凉血，解毒。

附：车前子

为车前科植物车前 *Plantago asiatica* L. 或平车前 *Plantago depressa* Willd. 的干燥成熟种子，又名"车前仁"。呈椭圆形、不规则长圆形或三角状长圆形，略扁，长约2mm，宽约1mm。表面黄棕色至黑褐色，有细皱纹，一面有灰白色凹点状种脐。质硬。气微，味淡。（图2-5-60）。以粒大、色黑、饱满者为佳。有清热利尿通淋，渗湿止泻，明目，祛痰之功。

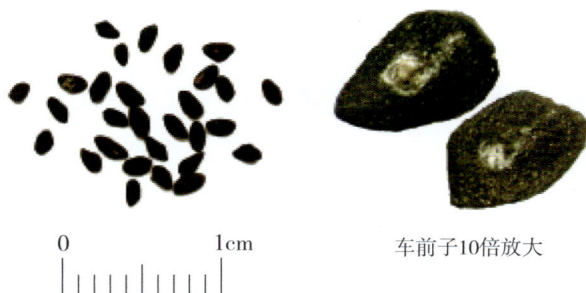

0　　　　　1cm

车前子10倍放大

图2-5-60　车前子药材

半边莲

半边莲始载于《滇南本草》，因其形状而得名。《本草纲目》曰："秋开小花，淡红紫色，止有半边，如莲花状，故名。"

【来源】为桔梗科植物半边莲 *Lobelia chinensis* Lour. 的干燥全草。

【产地】主产于安徽、江苏、浙江等省区。

【采收加工】夏季采收，除去泥沙，洗净，晒干。

【植物形态】多年生矮小草本，高仅达10cm，全株光滑无毛，有乳汁。茎细弱匍匐，节处着地生多数须根。叶互生，无柄；叶片条形或条状披针形，长0.8~2.5cm，宽2.5~6mm。花小，腋生，单朵，淡紫色或白色；花冠基部合成管状，上部向一边5裂展开；雄蕊5；子房下位。蒴果2瓣开裂。种子细小，多数。花期5~8月，果期8~10月。（图2-5-61）

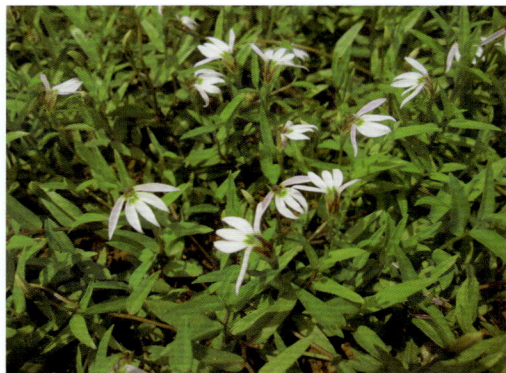

图2-5-61　半边莲原植物

【性状鉴定】

1. 药材 常缠结成团。根茎极短，直径1~2mm；表面淡棕黄色，平滑或有细纵纹。根细小，黄色，侧生纤细须根。茎细长，有分枝，灰绿色，节明显，有的可见附生的细根。叶互生，无柄，叶片多皱缩，绿褐色，展平后叶片呈狭披针形，长1~2.5cm，宽0.2~0.5cm，边缘具疏而浅的齿或全缘。花梗细长，花小，单生于叶腋，花冠基部筒状，上部5裂，偏向一侧，浅紫红

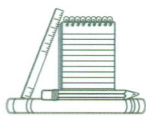

色，花冠筒内有白色茸毛。气微特异，味微甘而辛。（图 2-5-62）

以茎叶色绿、根黄者为佳。

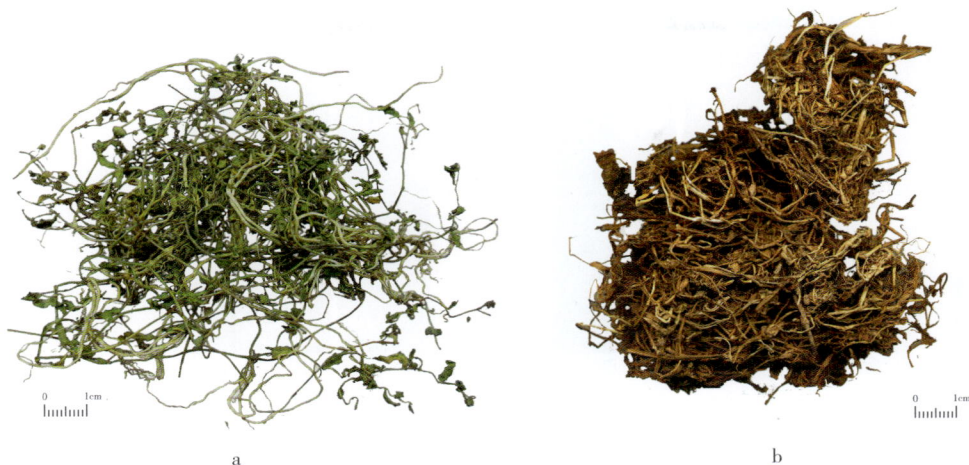

图 2-5-62　半边莲药材

a. 鲜品　b. 干燥品

2. 饮片　呈不规则的段。根及根茎细小，表面黄色或淡棕黄色。茎细，灰绿色，节明显。叶无柄，叶片多皱缩，绿褐色，狭披针形，边缘具疏而浅的齿或全缘。气味特异，味微甘而辛。

【功效】清热解毒，利尿消肿。

茵陈

茵陈始载于《神农本草经》。《本草便读》曰："此草似青蒿而不香，叶背色白，经冬不死，至春则更因旧苗而生新苗，故有因陈之名。"

【别名】茵陈蒿。

【来源】为菊科植物滨蒿 *Artemisia scoparia* Waldst. et Kit. 或茵陈蒿 *Artemisia capillaris* Thunb. 的干燥地上部分。

【产地】滨蒿主产于东北地区及河北、山东等地。茵陈蒿主产于陕西、山西、安徽等地，以陕西所产者质量最佳，习称"西茵陈"。

【采收加工】春季幼苗高 6~10cm 时采收或秋季花蕾长成至花初开时采割，除去杂质和老茎，晒干。春季采收的习称"绵茵陈"，秋季采割的称"花茵陈"。

【植物形态】

茵陈蒿　多年生草本，高 30~100cm，幼苗密被灰白色细柔毛，老时脱落；茎直立，多分枝。基生叶有柄，2~3 回羽状全裂或掌状分裂，最终裂片线形；花枝的叶无柄，羽状全裂成丝状。头状花序圆锥状，花序直径 1.5~2mm；总苞球形，总苞片 3~4 层；花杂性，每一花托上着生两性花和雌花各约 5 朵，均为淡紫色管状花，雌性花较两性花稍长，中央仅有一雌蕊，伸出花冠外，柱头 2 裂呈叉状；两性花聚药，雌蕊 1，不伸出，柱头头状，不分裂。瘦果长圆形，无毛。花期 9~10 月，果期 11~12 月。（图 2-5-63）

滨蒿　与茵陈蒿不同点为一年生或二年生草本，高 30~60cm，基生叶有长柄，较窄，叶片宽卵形，裂片稍卵状，疏离，茎生叶线形，头状花序直径约 1mm，外层雌花 5~7 朵，中部两性花约 4 朵。（图 2-5-64）

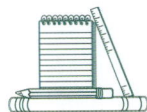

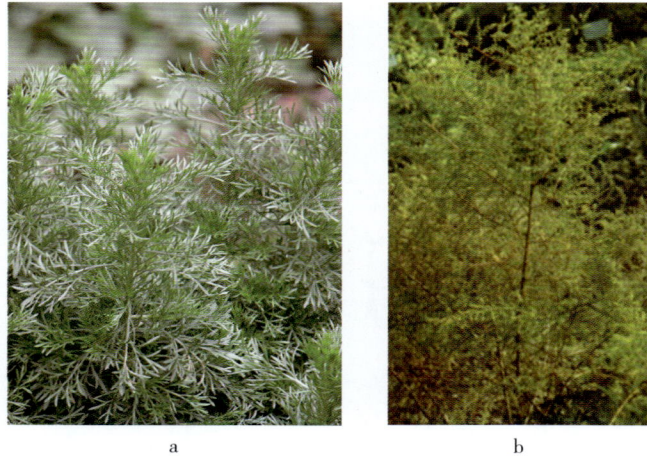

图 2-5-63　茵陈蒿原植物

a. 幼苗　b. 植株（花期）

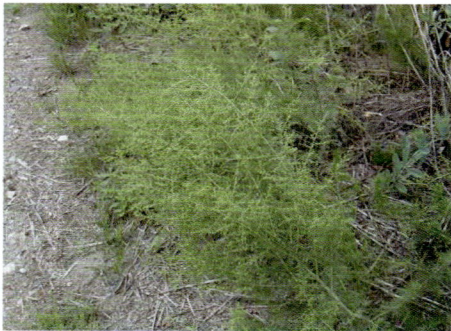

图 2-5-64　滨蒿原植物

【性状鉴定】

1. 药材

绵茵陈　多卷曲成团状，灰白色或灰绿色，<u>全体密被白色茸毛，绵软如绒</u>。茎细小，长 1.5~2.5cm，直径 0.1~0.2cm；除去表面白色茸毛后可见明显纵纹；质脆，易折断。叶具柄；<u>展平后叶片呈一至三回羽状分裂，叶片长 1~3cm，宽约 1cm；小裂片卵形或稍呈倒披针形、条形，先端锐尖。气清香，味微苦。</u>（图 2-5-65a）

以质嫩、绵软、色灰白、气清香浓郁者为佳。

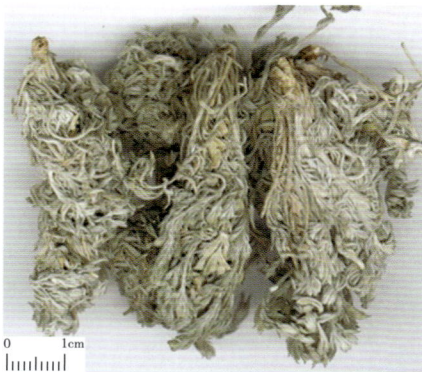

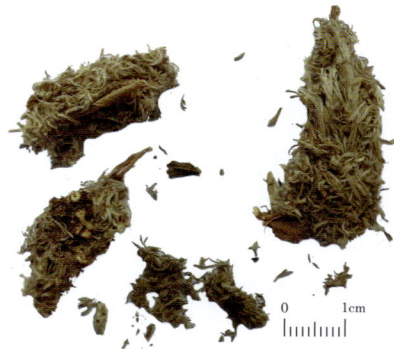

图 2-5-65　茵陈药材及饮片

a. 药材　b. 饮片

花茵陈　茎呈圆柱形，多分枝，长 30~100cm，直径 0.2~0.8cm；<u>表面淡紫色或紫色</u>，有纵条纹，被短柔毛；体轻，质脆，断面类白色。叶密集，或多脱落；<u>下部叶二至三回羽状深裂，裂片条形或细条形，两面密被白色柔毛；茎生叶一至二回羽状全裂，基部抱茎，裂片细丝状。</u>头状花序卵形，多数集成圆锥状，长 1.2~1.5mm，直径 1~1.2mm，有短梗；总苞片 3~4 层，卵形，

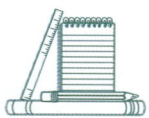

苞片 3 裂；外层雌花 6~10 个，可多达 15 个，内层两性花 2~10 个。瘦果长圆形，黄棕色。气芳香，味微苦。

2. 饮片（绵茵陈） 呈松散的碎团块，灰白色或灰绿色，全体密被白色茸毛，绵软如绒。气清香，味微苦。（图 2-5-65b）

【功效】清利湿热，利胆退黄。

青蒿

青蒿古名"菣"，意为"治疗疟疾之草"，始载于战国时期《五十二病方》。《神农本草经》以"草蒿"为正名，以"青蒿"为别名。

【来源】为菊科植物黄花蒿 *Artemisia annua* L. 的干燥地上部分。

【植物形态】一年生草本，高 40~150cm，全株黄绿色，有臭气。茎直立，多分枝。茎基部及下部的叶在花期枯萎，中部叶卵形，三回羽状深裂，小裂片短细，上面绿色，下面色较浅，两面被短微毛；上部叶小，常一次羽状细裂。头状花序球形，直径 1.5~2mm，有短梗，下垂，多数组成圆锥状；总苞球形，苞片 2~3 层，无毛，小花均为管状，黄色，边缘雌性，中央两性，均能结实。瘦果椭圆形。花期 7~10 月，果期 9~11 月。（图 2-5-66）

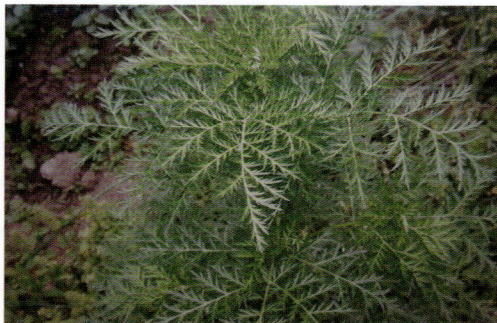

图 2-5-66 黄花蒿原植物

【产地】全国大部分地区均产。

【采收加工】秋季花盛开时采割，除去老茎，阴干。

【性状鉴定】

1. 药材 茎呈圆柱形，上部多分枝，长 30~80cm，直径 0.2~0.6cm，表面黄绿色或棕黄色，具纵棱线；质略硬，易折断，断面中部有髓。叶互生，暗绿色或棕绿色，卷缩易碎，完整者展平后为三回羽状深裂，裂片和小裂片矩圆形或长椭圆形，两面被短毛。气香特异，味微苦。（图 2-5-67a）

以色绿、叶多、香气浓者为佳。

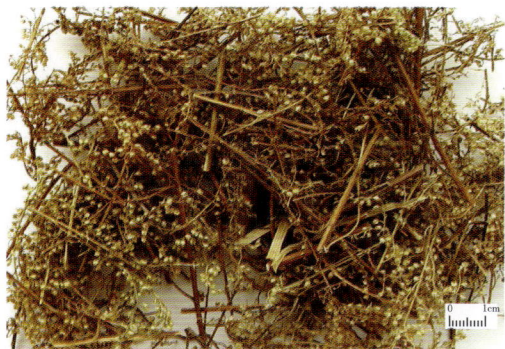
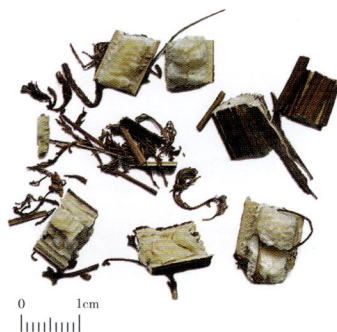

a   b

图 2-5-67 青蒿药材及饮片

a. 药材　b. 饮片

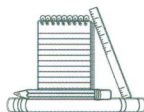

2. 饮片　呈不规则的段，茎、叶、花混合。茎圆柱形，表面黄绿色或棕黄色，具纵棱线；质略硬，切面中部有白色髓。多皱缩破碎，叶暗绿色或棕绿色，完整者为三回羽状深裂，裂片和小裂片矩圆形或长椭圆形，两面被短毛。花黄色，气香特异，味微苦。（图2-5-67b）

【功效】清虚热，除骨蒸，解暑热，截疟，退黄。

大蓟

大蓟始载于《名医别录》，与小蓟合条。根据《本草纲目》的记载，大蓟的根辛、苦，能够载人咽喉，因此得名。

【来源】为菊科植物蓟 *Cirsium japonicum* Fisch. ex DC. 的干燥地上部分。

【产地】全国大部分地区均产，主产于安徽、山东、江苏、河北等省区。

【采收加工】夏、秋两季花开时采割地上部分，除去杂质，晒干。

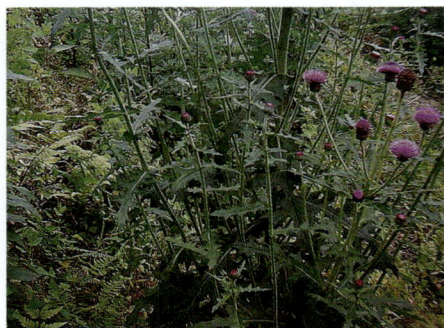

图2-5-68　蓟原植物

【植物形态】多年生草本，高30～100cm或更高。根长圆锥形，丛生，肉质，鲜时折断可见橙红色油滴渗出。茎直立，基部被白色丝状毛。基生叶有柄，倒披针形或倒卵状椭圆形，长8～30cm，羽状深裂，边缘不整齐浅裂，齿端具针刺，上面疏生丝状毛，背面脉上有毛；茎生叶互生，和基生叶相似，无柄，基部扩大半抱茎。头状花序直立，单一或数个生于枝端集成圆锥状；总苞钟状；花两性，全部为管状花，花冠紫色或紫红色；瘦果长椭圆形，稍扁；冠毛羽状，稍短于花冠。花期5～6月，果期6~8月。（图2-5-68）

【性状鉴定】

1. 药材　茎呈圆柱形，基部直径可达1.2cm；表面绿褐色或棕褐色，有数条纵棱，被丝状毛；断面灰白色，髓部疏松或中空。叶皱缩，多破碎，完整叶片展平后呈倒披针形或倒卵状椭圆形，羽状深裂，边缘具不等长的针刺；上表面灰绿色或黄棕色，下表面色较浅，两面均具灰白色丝状毛。头状花序顶生，球形或椭圆形，总苞黄褐色，羽状冠毛灰白色。气微，味淡。（图2-5-69a）

以色灰绿、叶多者为佳。

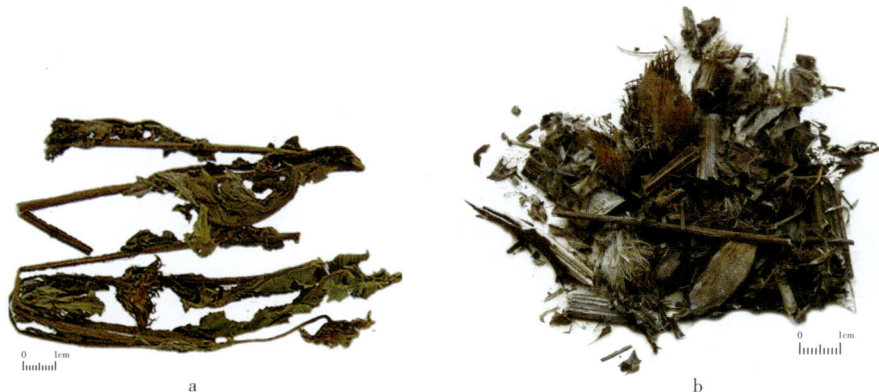

a

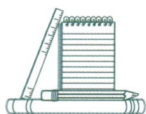

b

图2-5-69　大蓟药材及饮片

a. 药材　b. 饮片

2. 饮片　呈不规则的段。茎短圆柱形，表面绿褐色，有数条纵棱，被丝状毛；切面灰白色，髓部疏松或中空。叶皱缩，多破碎，边缘具不等长的针刺；两面均具灰白色丝状毛。头状花序多破碎。气微，味淡。（图 2-5-69b）

【功效】凉血止血，散瘀解毒消痈。

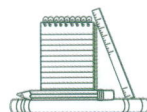

【常见伪品】

飞廉　为同科植物飞廉 *Carduus crispus* L. 的全草。其与大蓟的区别在于：茎有叶状翅，翅上有齿刺。叶较大蓟狭。（图 2-5-70）

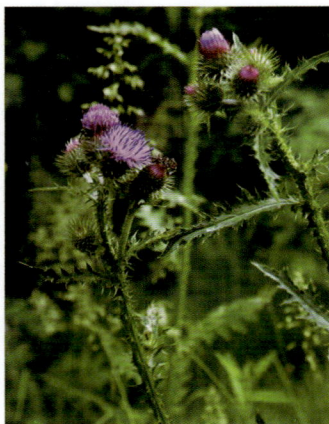

图 2-5-70　飞廉原植物

小蓟

小蓟始载于《名医别录》，与大蓟合条。大、小二蓟因其性状、功用有相似之处，故常混称，至《证类本草》《救荒本草》《本草纲目》才逐渐将其区别开来。

【来源】为菊科植物刺儿菜 *Cirsium setosum*（Willd.）MB. 的干燥地上部分。

【产地】全国各地均产。

【采收加工】夏、秋两季花开时采割，除去杂质，晒干。

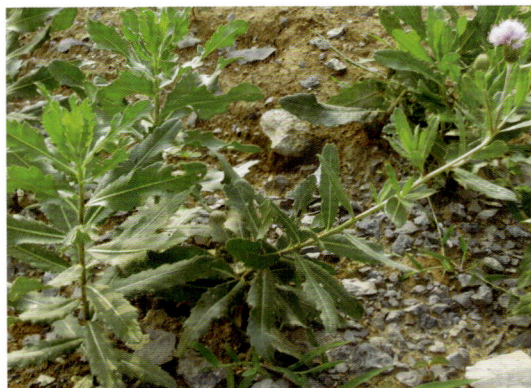

【植物形态】多年生草本。根状茎长。茎直立，高 30~80cm，茎无毛或被蛛丝状毛。基生叶花期枯萎；下部叶和中部叶椭圆形或椭圆状披针形，长 7~15cm，宽 1.5~10cm，先端钝或圆形，基部楔形，通常无叶柄，上部茎叶渐小，叶缘有细密的针刺或刺齿。头状花序单生于茎端，雌雄异株；总苞钟状；花冠紫红色。瘦果椭圆形或长卵形，略扁平；冠毛羽状。花期 5~6 月，果期 5~7 月。（图 2-5-71）

【性状鉴定】

图 2-5-71　刺儿菜原植物

1. 药材　茎呈圆柱形，有的上部分枝，长 5~30cm，直径 0.2~0.5cm；表面灰绿色或带紫色，具纵棱及白色柔毛；质脆，易折断，断面中空。叶互生，无柄或有短柄；叶片皱缩或破碎，完整者展平后呈长椭圆形或长圆状披针形，长 3~12cm，宽 0.5~3cm；全缘或微齿裂至羽状深裂，齿尖具针刺；上表面绿褐色，下表面灰绿色，两面均具白色柔毛。头状花序单个或数个顶生；总苞钟状，苞片 5~8 层，黄绿色；花紫红色。气微，味微苦。（图 2-5-72a）

以色灰绿、质嫩、叶多者为佳。

2. 饮片　呈不规则的段。茎呈圆柱形，表面灰绿色或带紫色，具纵棱和白色柔毛。切面中空。叶片多皱缩或破碎，叶齿尖具针刺；两面均具白色柔毛。头状花序，总苞钟状；花紫红色。气微，味苦。（图 2-5-72b）

【功效】凉血止血，散瘀解毒消痈。

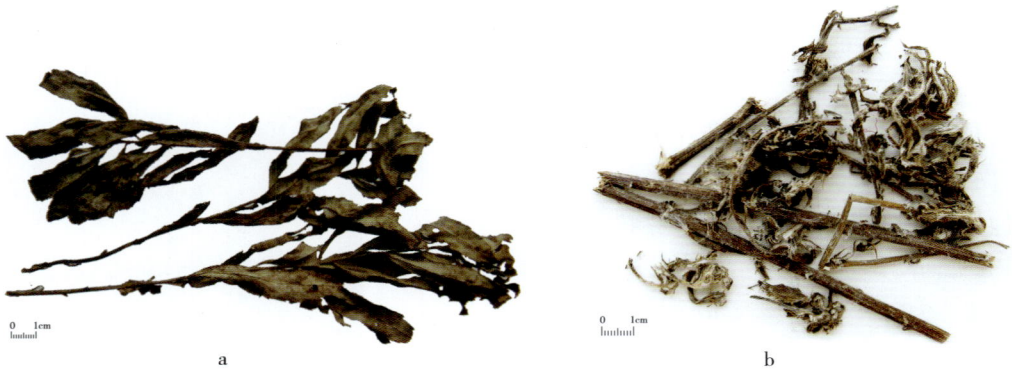

图 2-5-72　小蓟药材及饮片

a. 药材　b. 饮片

佩兰

佩兰始载于《神农本草经》，在《诗经》中名蕑（jiān），古人谓之蕑草。

【别名】省头草。

【来源】为菊科植物佩兰 *Eupatorium fortunei* Turcz. 的干燥地上部分。

【产地】产于河北、山东、江苏、浙江、广东、广西、四川、湖南、湖北等地。

【采收加工】夏、秋两季分两次采割，除去杂质，晒干。

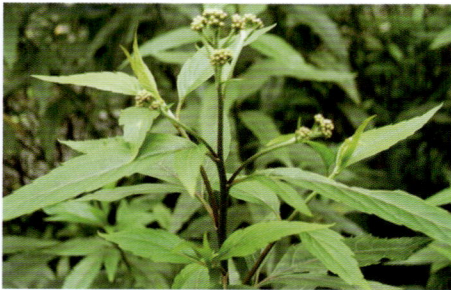

图 2-5-73　佩兰原植物

【植物形态】多年生草本，高 70～120cm。根茎横走，茎直立，上部及花序枝上的毛较密，中下部少毛。叶对生，通常 3 深裂，中裂片较大，长圆形或长圆状披针形，长 5～12cm，宽 2.5～4.5cm，边缘有锯齿，背面沿脉有疏毛，无腺点，揉之有香气。头状花序排成复伞房状；总苞片常带紫红色；花两性，全为管状花，白色。瘦果圆柱形，有 5 棱。花期 8～11 月，果期 9～12 月。（图 2-5-73）

【性状鉴定】

1. 药材　茎呈圆柱形，长 30～100cm，直径 0.2～0.5cm；表面黄棕色或黄绿色，有的带紫色，有明显的节和纵棱线；质脆，断面髓部白色或中空。叶对生，有柄，叶片多皱缩、破碎，绿褐色；完整叶片 3 裂或不分裂，分裂者中间裂片较大，展平后呈披针形或长圆状披针形，基部狭窄，边缘有锯齿；不分裂者展平后呈卵圆形、卵状披针形或椭圆形。气芳香，味微苦。（图 2-5-74a）

以质嫩、叶多、色绿、未开花、香气浓者为佳。

2. 饮片　呈不规则的段。茎圆柱形，表面黄棕色或黄绿色，有的带紫色，有明显的节和纵棱线。切面髓部白色或中空。叶对生，叶片多皱缩、破碎，绿褐色。气芳香，味微苦。（图 2-5-74b）

【功效】芳香化湿，醒脾开胃，发表解暑。

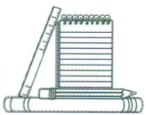

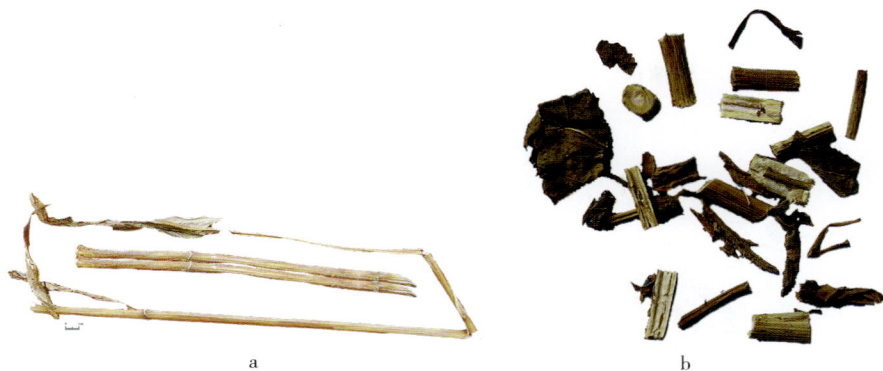

图 2-5-74 佩兰药材及饮片

a. 药材 b. 饮片

墨旱莲

墨旱莲最早记载于《新修本草》。据《本草纲目》记载："鳢，乌鱼也，其肠亦乌。此草柔茎，断之有墨汁出，故名，俗称墨菜是也，细实颇如莲房状，故得莲名。"

【别名】旱莲草。

【来源】为菊科植物鳢肠 *Eclipta prostrata* L. 的干燥地上部分。

【产地】全国大部分地区均产，主产于江苏、浙江、江西、湖北等地。

【采收加工】花开时采割，晒干。

【植物形态】一年生草本，高 10~60cm。全株被白色粗毛，折断后流出的汁液数分钟后即呈蓝黑色。茎直立或基部倾伏，着地生根，绿色或红褐色。叶对生；叶片线状椭圆形至披针形，长 3~10cm，宽 0.5~2.5cm，全缘或稍有细齿，两面均被白色粗毛。头状花

图 2-5-75 鳢肠原植物

序腋生或顶生，总苞钟状；花杂性；舌状花雌性，白色；筒状花两性，黄绿色。舌状花的瘦果扁四棱形，筒状花的瘦果 3 棱状，表面具瘤状突起。无冠毛。花期 7~9 月，果期 9~10 月。（图 2-5-75）

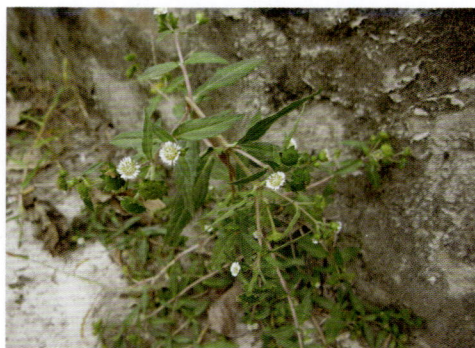

【性状鉴定】

1. 药材 全体被白色茸毛。茎呈圆柱形，有纵棱，直径 2~5mm；表面绿褐色或墨绿色。叶对生，近无柄，叶片皱缩卷曲或破碎，完整者展平后呈长披针形，全缘或具浅齿，墨绿色。头状花序直径 2~6mm。瘦果椭圆形而扁，长 2~3mm，棕色或浅褐色。气微，味微咸。（图 2-5-76a）

以色墨绿、叶多者为佳。

2. 饮片 呈不规则的段。茎圆柱形，表面绿褐色或墨绿色，具纵棱，有白毛，切面中空或有白色髓。叶多皱缩或破碎，墨绿色，密生白毛，展平后，可见边缘全缘或具浅锯齿。头状花序。气微，味微咸。（图 2-5-76b）

【功效】滋补肝肾，凉血止血。

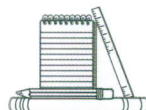

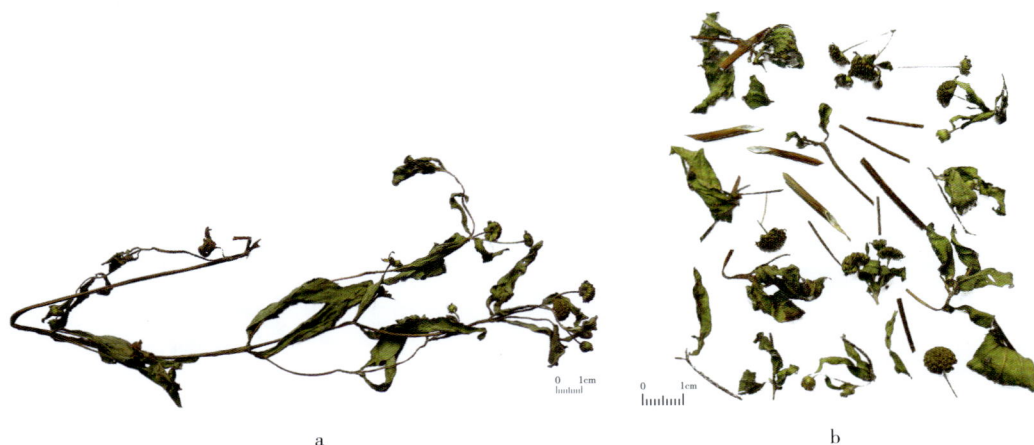

图 2-5-76　墨旱莲药材及饮片

a. 药材　b. 饮片

豨莶草

豨莶始载于《新修本草》。《本草纲目》解释云："楚人呼猪为豨，呼草之气味辛毒为莶。此草气臭如猪而味莶螫，故谓之豨莶。"

【来源】　为菊科植物豨莶 *Siegesbeckia orientalis* L.、腺梗豨莶 *Siegesbeckia pubescens* Makino 或毛梗豨莶 *Siegesbeckia glabrescens* Makino 的干燥地上部分。

【产地】　全国大部分地区均产，主产于湖南、福建、湖北、江苏等地。

【采收加工】　夏、秋两季花开前和花期均可采割，除去杂质，晒干。

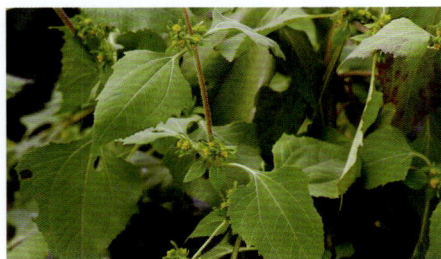

图 2-5-77　腺梗豨莶原植物

【植物形态】

腺梗豨莶　为一年生草本。茎高达 100cm 以上。枝上部被紫褐色头状有柄腺毛及白色长柔毛。叶对生，阔三角状卵形至卵状披针形，长 4~12cm，宽 1~9cm，先端尖，基部近截形或楔形，下延成翅柄，边缘有钝齿，两面均被柔毛，下面有腺点，掌状脉三条。头状花序多数，排成圆锥状，花梗白色被长柔毛及紫褐色头状有柄腺毛；雌花舌状，黄色；两性花筒状。瘦果倒卵形，有 4 棱；无冠毛。花期 8~10 月，果期 9~12 月。（图 2-5-77）

豨莶　与腺梗豨莶极相似，主要不同点在于其花梗及枝上部密生短柔毛，无腺毛，叶边缘具不规则的浅齿或粗齿。

毛梗豨莶　与上两种的区别在于其总花梗及枝上部柔毛稀且平，无腺毛；叶锯齿规则；花头与果实均较小。

【性状鉴定】

1. 药材　茎略呈方柱形，多分枝，长 30~110cm，直径 0.3~1cm；表面灰绿色、黄棕色或紫棕色，有纵沟和细纵纹，被灰色柔毛；节明显，略膨大；质脆，易折断，断面黄白色或带绿色，髓部宽广，类白色，中空（细枝不空）。叶对生，叶片多皱缩、卷曲，展平后呈卵圆形，灰绿色，边缘有钝锯齿，两面均有白色柔毛，主脉 3 出。有的可见黄色头状花序，总苞片匙形。气微，味微苦。（图 2-5-78a）

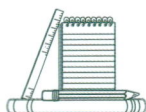

以叶多、枝嫩、色深绿者为佳。

2. 饮片　呈不规则的段。茎略呈方柱形，表面灰绿色、黄棕色或紫棕色，有纵沟和细纵纹，被灰色柔毛。切面髓部类白色。叶多破碎，灰绿色，边缘有钝锯齿，两面均有白色柔毛。有时可见黄色头状花序。气微，味微苦。（图 2-5-78b）

【功效】祛风湿，利关节，解毒。

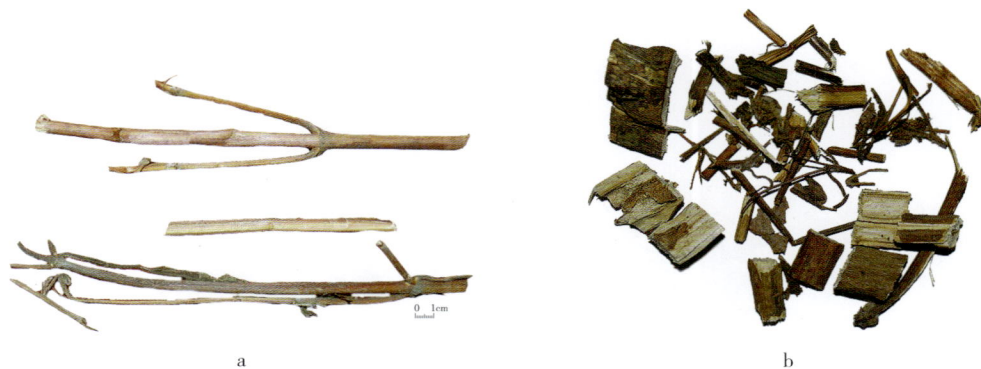

图 2-5-78　豨莶草药材及饮片

a. 药材　b. 饮片

蒲公英

蒲公英始载于《新修本草》。

【别名】公英、黄花地丁。

【来源】为菊科植物蒲公英 *Taraxacum mongolicum* Hand. -Mazz.、碱地蒲公英 *Taraxacum borealisinense* Kitam. 或同属数种植物的干燥全草。

【产地】全国大部分地区均产，主产于山西、河北、山东及东北地区。

【采收加工】春至秋季花初开时采挖，除去杂质，洗净，晒干。

【植物形态】

图 2-5-79　蒲公英原植物

蒲公英　多年生草本，含白色乳汁。根单一深长，表面黄棕色。叶基生，叶片倒披针形或匙形，长 5~15cm，宽 1~5.5cm，羽状深裂，侧裂片 4~5 对，矩圆状披针形或三角形，具齿，顶裂片较大。花茎数个；头状花序单生花茎顶端；总苞片多层，先端有角状突起，边缘膜质。花全为舌状花，黄色，两性，雄蕊 5 枚，雌蕊 1 枚，子房下位。瘦果纺锤形，有纵棱，具瘤状突起，顶端有纤细的喙，冠毛白色。花期 4~5 月，果期 6~7 月。（图 2-5-79）

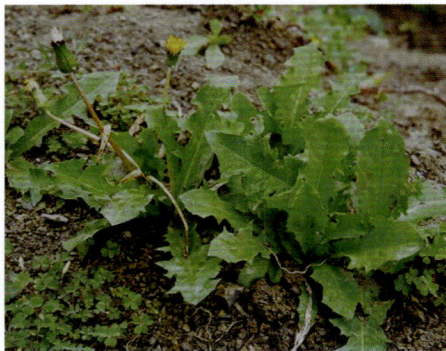

碱地蒲公英　与上种的区别在于小叶为规则的羽状分裂；花茎细短；总苞通常 3 层，先端无角状突起；瘦果的喙较短。

【性状鉴定】

1. 药材　呈皱缩卷曲的团块。根呈圆锥状，多弯曲，长 3~7cm；表面棕褐色，抽皱；根头

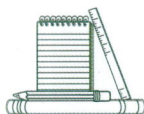

部有棕褐色或黄白色的茸毛，有的已脱落。叶基生，多皱缩破碎，完整叶片呈倒披针形，绿褐色或暗灰绿色，先端尖或钝，边缘浅裂或羽状分裂，基部渐狭，下延呈柄状，下表面主脉明显。花茎1至数条，每条顶生头状花序，总苞片多层，内面一层较长，花冠黄褐色或淡黄白色。有的可见多数具白色冠毛的长椭圆形瘦果。气微，味微苦。（图2-5-80a）

以叶多、色灰绿、根粗长者为佳。

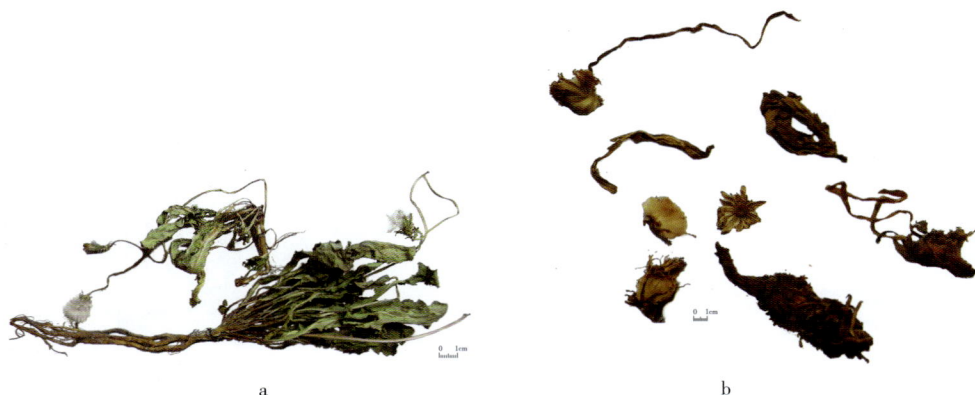

图 2-5-80   蒲公英药材及饮片
a. 药材   b. 饮片

2. 饮片   为不规则的段。根表面棕褐色，抽皱；根头部有棕褐色或黄白色的茸毛，有的已脱落。叶多皱缩破碎，绿褐色或暗灰绿色，完整者展平后呈倒披针形，先端尖或钝，边缘浅裂或羽状分裂，基部渐狭，下延呈柄状。头状花序，总苞片多层，花冠黄褐色或淡黄白色。有时可见具白色冠毛的长椭圆形瘦果。气微，味微苦。（图2-5-80b）

【功效】清热解毒，消肿散结，利尿通淋。

淡竹叶

淡竹叶始载于《滇南本草》。

【来源】为禾本科植物淡竹叶 *Lophatherum gracile* Brongn. 的干燥茎叶。

【产地】主产于浙江、江苏、湖南、四川、湖北、广东、广西、安徽、福建等地。以浙江产量大，质量优，称"杭竹叶"。

【采收加工】夏季未抽花穗前采割，晒干。

【植物形态】多年生草本，须根黄白色，中部常膨大形似纺锤块根。秆高40~100cm。叶互生，广披针形，尖端渐尖，基部圆形或楔形，无柄或有短柄。叶脉平行，小横脉明显。圆锥花序，分枝稀疏，小穗条状披针形，具极短的柄，排列稍偏于穗轴的一侧，颖片矩圆形，边缘呈膜质，第一颖短于第二颖；外稃较颖片长，先端呈短芒，内稃较外稃短。颖果纺锤形。花期7~9月，果期10月。（图2-5-81）

【性状鉴定】

1. 药材   长25~75cm。茎呈圆柱形，有节，表面淡黄绿色，断面中空。叶鞘开裂。叶片披针形，有的皱缩卷曲，长5~20cm，宽1~3.5cm；表面浅绿色或黄绿色。叶脉平行，具横行小脉，形成长方形的网格状，下表面尤为明显。体轻，质柔韧。气微，味淡。（图2-5-82a）

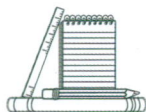

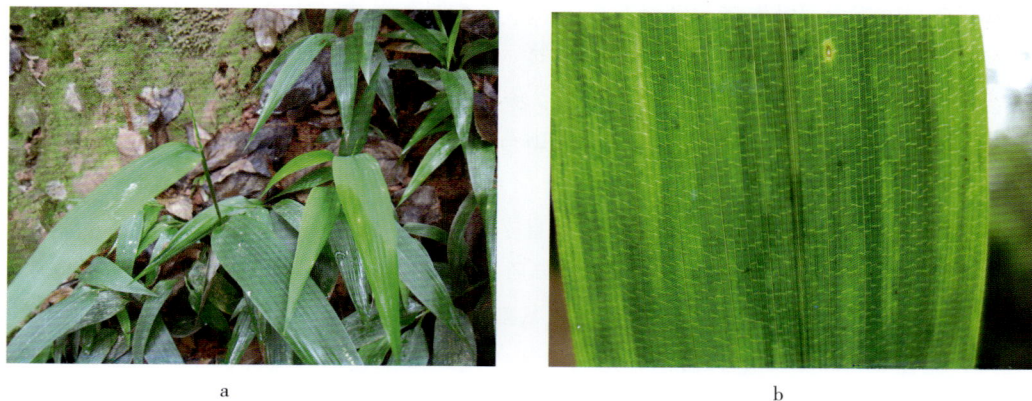

图 2-5-81　淡竹叶原植物

a. 原植物　b. 叶表面观

以叶多、长大、色绿、不带根及花穗者为佳。

2. 饮片　呈不规则的短段。茎圆柱形，表面淡黄绿色，断面中空。有的可见茎节或开裂的叶鞘。叶片皱缩卷曲，表面浅绿色或黄绿色，叶脉平行，具横行小脉，形成长方形的网格状，下表面尤为明显。体轻，柔韧。气微，味淡。（图 2-5-82b）

【功效】清热泻火，除烦止渴，利尿通淋。

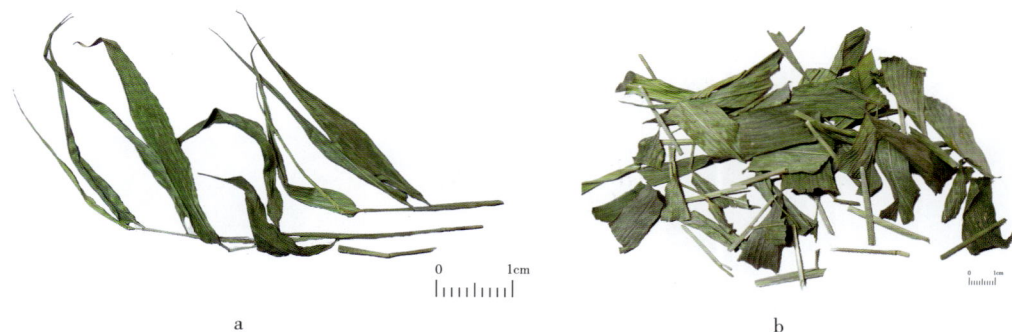

图 2-5-82　淡竹叶药材及饮片

a. 药材　b. 饮片

【常见伪品】市场上曾出现将禾本科植物芦苇 *Phragmites australis*（Cav.）Trin. ex Steud. 的叶切段后掺入淡竹叶中。本品叶呈线状披针形，宽 2～4cm，表面灰绿色或蓝绿色，脉平行，无横行小脉，也无长方形的网格。质较淡竹叶韧，触之有糙手感，味淡。

石斛（附：铁皮石斛）

石斛始载于《神农本草经》，列为上品。《开元道藏》将其列为"九大仙草"之首。形似古代量器"斛"而得名。

【别名】黄草。

【来源】为兰科植物金钗石斛 *Dendrobium nobile* Lindl.、霍山石斛 *Dendrobium huoshanense* C. Z. Tang et S. J. Cheng、鼓槌石斛 *Dendrobium chrysotoxum* Lindl. 或流苏石斛 *Dendrobium fimbriatum* Hook. 的栽培品及其同属植物近似种的新鲜或干燥茎。

【产地】主产于广西、贵州、广东、云南、四川等地。

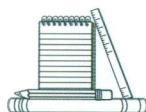

【采收加工】全年均可采收，以春末夏初和秋季采集者为好。鲜用者除去根和泥沙，可用湿沙贮存。干用者去净根、叶，用开水略烫或烘软，再边搓边烘晒，至叶鞘搓净，干燥。霍山石斛11月至翌年3月采收，除去叶、根须及泥沙等杂质，洗净，鲜用，或加热除去叶鞘制成干条；或边加热边扭成螺旋状或弹簧状，干燥，称霍山石斛枫斗。

【植物形态】

金钗石斛　为多年生附生草本。茎丛生，直立，上部多少回折状，稍扁，基部收窄而圆，高30~50cm，粗达1.3cm，具槽纹，多节。叶近革质，矩圆形，长6~12cm，宽1~3cm，先端偏斜状凹缺；叶鞘抱茎，总状花序生于上部节上，基部被鞘状总苞片1对，有花1~4朵，具卵状苞片；花大，花径6~8cm，下垂，白色，先端带淡红色或淡紫色，唇瓣卵圆形，边缘微波状，基部有1深紫色斑块，两侧有紫色条纹。蒴果。花期5~8月。（图2-5-83）

霍山石斛　茎直立，不分枝。茎上有3~7节。叶片草质，舌状长圆形，先端钝且具有不等侧裂。总状花序从落叶的老茎上部发出，每个花序2朵花，淡黄绿色。花瓣卵状长圆形，先端钝。唇瓣近菱形。

鼓槌石斛　茎丛生，棒状或卵状纺锤形，长12~30cm，中部粗达2.3cm，具3~8节，表面具波状纵条纹。叶革质，2~3枚，顶生，矩圆形，长达17cm，宽2~3.5cm，顶端略钩转，基部收窄为短柄。花期具叶；总状花序近顶生，下垂，具多数花；花黄色；花瓣倒卵形，顶端圆形；唇瓣黄色具红色条纹，近圆形，顶端微凹，边缘具流苏，上表面密被柔毛。

流苏石斛　茎圆柱形或纺锤形，灰黄色，高37~150cm，直径可达2cm。叶椭圆形，长8~15.5cm，宽2~3.6cm，先端急尖。花期无叶，总状花序侧生于茎顶，花橘黄色，唇瓣广卵形，边缘分裂成复流苏状，中央有一紫红色斑块，两侧有紫红色条纹。（图2-5-84）

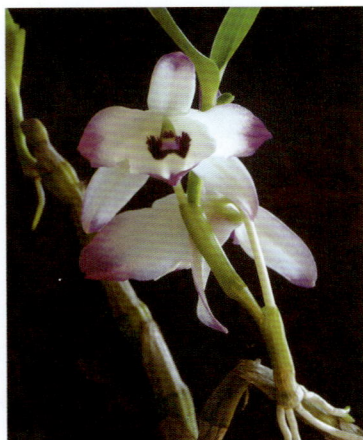

图2-5-83　金钗石斛原植物

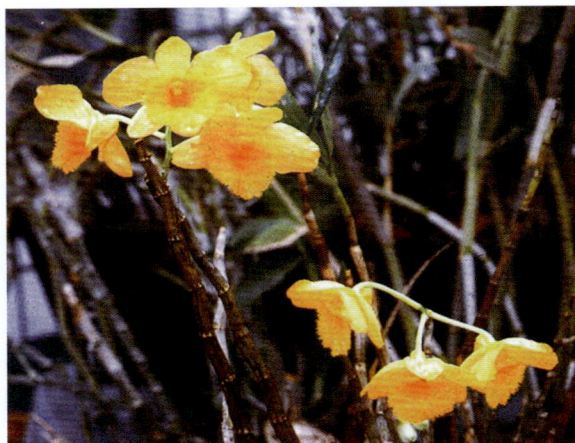

图2-5-84　流苏石斛原植物

【性状鉴定】

1. 药材

鲜石斛　呈圆柱形或扁圆柱形，长约30cm，直径0.4~1.2cm。表面黄绿色，光滑或有纵纹，节明显，色较深，节上有膜质叶鞘。肉质多汁，易折断。气微，味微苦而回甜，嚼之有黏性。（图2-5-85a）

金钗石斛　呈扁圆柱形，长20~40cm，直径0.4~0.6cm，节间长2.5~3cm。表面金黄色或黄中带绿色，有深纵沟。质硬而脆，断面较平坦而疏松。气微，味苦。（图2-5-85b）

霍山石斛　干条呈直条状或不规则弯曲形，长2~8cm，直径0.1~0.4cm。表面淡黄绿色至

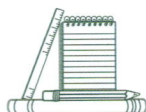

黄绿色，偶有黄褐色斑块，有细纵纹，节明显，节上有的可见残留的灰白色膜质叶鞘；一端可见茎基部残留的短须根或须根痕，另一端为茎尖，较细。质硬而脆，易折断，断面平坦，灰黄色至灰绿色，略角质状。气微，味淡，嚼之有黏性。鲜品稍肥大。肉质，易折断，断面淡黄绿色至深绿色。气微，味淡，嚼之有黏性且少有渣。枫斗呈螺旋形或弹簧状，通常为 2~5 个旋纹，茎拉直后性状同干条。

鼓槌石斛 呈粗纺锤形，中部直径 1~3cm，具 3~7 节。表面光滑，金黄色，有明显凸起的棱。质轻而松脆，断面海绵状。气微，味淡，嚼之有黏性。

流苏石斛 呈长圆柱形，长 20~150cm，直径 0.4~1.2cm，节明显，节间长 2~6cm。表面黄色至暗黄色，有深纵槽。质疏松，断面平坦或呈纤维性。味淡或微苦，嚼之有黏性。（图 2-5-85c）

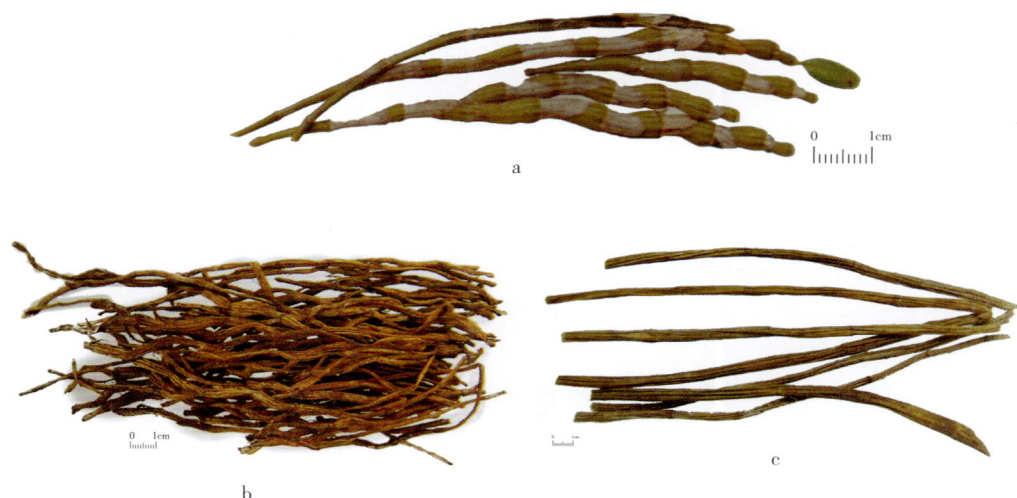

图 2-5-85 石斛药材

a. 鲜石斛   b. 金钗石斛   c. 流苏石斛

鲜石斛以青绿色、肥满多汁、嚼之发黏者为佳；干石斛以色金黄、有光泽、质柔韧者为佳。

2. 饮片

鲜石斛饮片 呈圆柱形或扁圆柱形的段。直径 0.4~1.2cm。表面黄绿色，光滑或有纵纹，肉质多汁。气微，味微苦而回甜，嚼之有黏性。

干石斛饮片 呈扁圆柱形或圆柱形的段。表面金黄色、绿黄色或棕黄色，有光泽，有深纵沟或纵棱，有的可见棕褐色的节。切面黄白色至黄褐色，有多数散在的筋脉点。气微，味淡或微苦，嚼之有黏性。

【功效】益胃生津，滋阴清热。

【常见伪品】

1. 有瓜石斛 为兰科植物流苏金石斛 *Ephemerantha fimbriata*（Bl.）Hunt et Summerh. 的干燥全草。茎呈圆柱形，表面金黄色，多分枝，每一分枝顶端具膨大成扁纺锤形的假鳞茎，有深纵纹。

2. 石仙桃 为同科植物石仙桃 *Pholidota chinensis* Lindl 的干燥全草。根茎粗壮，被鳞叶，节上生假鳞茎，纺锤形，表面黄绿色或金黄色，具纵横纹。

3. 石枣子 为同科植物云南石仙桃 *Pholidota yunnanensis* Rolfe 的干燥全草。性状与石仙桃相似，假鳞茎细长，呈长圆形或卵状长圆形，表面棕褐色，有细纵纹。

4. 细叶石仙桃 为同科植物细叶石仙桃 *Pholidota cantonensis* Rolfe 的干燥全草。假鳞茎呈卵

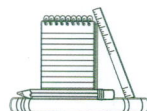

形，有的被鳞片包裹，外表浅灰褐色，具明显纵皱纹。

附：铁皮石斛

为同属植物铁皮石斛 *Dendrobium officinale* Kimura et Migo 的干燥茎。11 月至翌年 3 月采收，除去杂质，剪去部分须根，边加热边扭成螺旋形或弹簧状，烘干；或切成段，干燥或低温烘干，前者习称"铁皮枫斗"（耳环石斛）；后者习称"铁皮石斛"。① 呈螺旋形或弹簧状．通常为 2~6 个旋纹，茎拉直后长 3.5~8cm，直径 0.2~0.4cm。表面黄绿色或略带金黄色，有细纵皱纹，节明显，节上有时可见残留的灰白色叶鞘；一端可见茎基部留下的短须根。质坚实，易折断，断面平坦，灰白色至灰绿色，略角质状。气微，味淡，嚼之有黏性。（图 2-5-86）②本品呈圆柱形的段，长短不等。

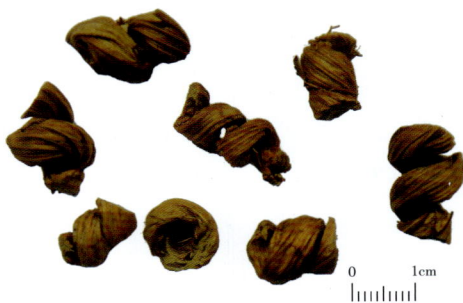

图 2-5-86　铁皮枫斗

三、全草类中药其他品种

中药名称	来源	简介
苦地丁	为罂粟科植物紫堇 *Corydalis bungeana* Turcz. 的干燥全草。	
老鹳草	为牻牛儿苗科植物牻牛儿苗 *Erodium stephanianum* Willd、老鹳草 *Geranium wilfordii* Maxim. 或野老鹳草 *Geranium carolinianum* L. 的干燥地上部分。前者习称"长嘴老鹳草"，后两者习称"短嘴老鹳草"	

扫一扫，查阅本项目 PPT、视频等数字资源

任务 2-6　藻、菌、地衣、树脂及其他类中药的性状鉴定

【任务介绍】

有若干批若干数量的藻、菌、地衣、树脂类等中药入库，你作为质检人员将利用性状鉴定方法对这些中药进行入库前质量检查验收，并出具质量检验报告。对符合质量要求的下达质量检验合格通知书，同意入库。对存在质量问题者应根据具体情况分别提出加工、挑选、退货等处理意见。

【任务解析】

该项任务应在正确完成取样工作基础上，利用性状鉴定方法准确鉴别藻、菌、地衣、树脂及其他类中药的真伪优劣，把好该类中药入库质量验收关。要求学生能正确取样，能准确把握该类常用中药的来源、药用部位和性状鉴别要点，并能在质量验收中熟练运用。同时，要求学生具备从事相关职业活动所需要的工作方法、自主学习能力和团队协作精神，具有科学的思维习惯和信息判断与选择能力，能有逻辑性地解决问题。在整个任务完成过程中，既要注意充分发挥学生主体作用，又要注重教师的引导作用。

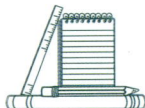

【任务准备】

1. 课前准备　教师在课前将具体中药品种的入库前质量检查验收任务下达给学生，要求学生以小组为单位，利用本教材及有关标准、工具书拟定该批中药质量验收实施方案，包括取样、性状鉴定等具体实施办法。学生根据课前教师布置作业要求以小组为单位共同完成该批中药质量验收实施方案的拟定。

2. 现场准备　①常用藻、菌、地衣、树脂及其他类中药的药材与饮片；②放大镜、刀片；③现行版《中国药典》；④有条件的还可模拟来货现场。

【任务实施】

学生扮演中药质检人员完成取样、性状鉴定、出具质检报告。

【操作提示】

1. 藻、菌、地衣类中药的性状鉴定　一般按照形状、大小、表面、颜色、质地、断面和气味等顺序进行。药用藻类多为叶状体或枝状体，常含有不同的色素和不同的副色素，因此，藻类中药鉴别时要特别注意其形状和颜色。真菌类中药因药用部位主要为菌丝体、子实体或菌核体，其形态各异，应重点观察药材的形状和表面特征。

2. 树脂类中药的性状鉴定　应注意观察其形状、大小、颜色、表面特征、质地、破碎面、光泽、透明度、气味等特征。

3. 其他类中药的性状鉴定　应注意其形状、大小、颜色、表面特征、质地、断面、气味、水试和火试现象等特征。

【相关知识】

一、藻、菌、地衣、树脂及其他类中药概述

1. 藻菌地衣类中药　藻、菌、地衣类均为低等植物。在形态上无根、茎、叶的分化，是单细胞或多细胞的叶状体或菌丝体，在构造上一般无组织分化，无中柱和胚胎。

（1）**藻类中药**　我国利用藻类供药用，历史悠久。藻类植物常含有多聚糖、糖醇、糖醛酸、氨基酸、胆碱、蛋白质、甾醇、叶绿素、胡萝卜素、碘、钾、钙等成分，具有广泛的药理作用，如螺旋藻提取物有抗衰老、抗缺氧、抗疲劳、抗辐射、降血脂、降血压、养肝护胃等作用；海带氨酸有降压、平喘镇咳等作用；碘可防治甲状腺肿瘤、颈淋巴结肿大等。

我国药用藻类有 30 余种，主要来自褐藻门、红藻门、绿藻门。褐藻是藻类中较高级的一大类群，多生活在海水中，植物体常呈褐色，药用褐藻有海藻、昆布等；红藻多生长在海水中，植物体呈红色至紫色，药用红藻有鹧鸪菜、海人草等；绿藻多生活在淡水中，极少数在海水中，植物体蓝绿色，药用绿藻有石莼及孔石莼等。

（2）**真菌类中药**　真菌为有细胞核、细胞壁的异养植物。绝大多数的真菌是由菌丝构成的。某些真菌在环境条件不良或繁殖的时候，菌丝互相密结，菌丝体变态成菌丝组织体，常见的有菌核、子座、子实体等。当外界环境不良时，疏丝组织和拟薄壁组织可形成坚硬团块（习称菌核）；当条件良好时能萌发产生子实体（子实体是高等真菌经过有性过程形成的能产生孢子的结构）；子座是容纳子实体的菌丝褥座，子座形成后，常在其上或其内产生子实体。真菌类中药根

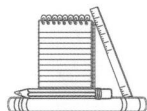

据入药部位的不同而形态各异，以菌核入药者多为不规则团块状（如猪苓、茯苓、雷丸），以子实体入药者可为伞状（如灵芝）。

（3）地衣类中药　地衣是藻类和真菌共生的复合体。地衣含特有的地衣酸、地衣色素、地衣多糖、蒽醌类、地衣淀粉等成分。约50%的地衣类含有抗菌活性物质，如抗菌消炎的松萝酸。常用药用地衣有松萝、长松萝、石蕊等。

2. 树脂类中药　树脂是一类化学组成复杂的物质，是植物体内的挥发油成分（如萜类），经过氧化、聚合、缩合等复杂的化学变化形成的，是植物组织的正常代谢产物或分泌物，常和挥发油并存于植物的分泌细胞、树脂道或导管中。树脂主要由树脂酸、树脂醇、树脂酯、树脂烃等多种成分组成。在树脂中常混有挥发油、树胶及游离芳香酸等成分。药用树脂通常根据其所含的主要化学成分而分成单树脂（如松香、血竭、洋乳香）、胶树脂（如藤黄）、油胶树脂（如乳香、没药、阿魏）、油树脂（如松油脂、加拿大油树脂）、香树脂（如苏合香、安息香）等。

树脂通常为无定形固体，表面微有光泽，质硬而脆，少数为半固体。不溶于水，也不吸水膨胀。易溶于醇、乙醚、氯仿等大多数有机溶剂。在碱性溶液中能部分或完全溶解，在酸性溶液中不溶。加热至一定温度，则软化、熔融。烧时有浓烟，并有特殊的香气或臭气。将树脂的乙醇溶液蒸干，则形成薄膜状物质。

3. 其他类中药　其他类中药主要包括：植物的某一或某些部分直接或间接的加工品（如儿茶、芦荟、青黛等）、蕨类植物的成熟孢子（如海金沙等）、某些植物体上的虫瘿（如五倍子、没食子等）。

二、常用藻、菌、地衣、树脂及其他类中药的性状鉴定

海藻

海藻始载于《神农本草经》，列为中品。

【来源】为马尾藻科植物海蒿子 *Sargassum pallidum* (Turn.) C. Ag. 或羊栖菜 *Sargassum fusiforme* (Harv.) Setch. 的干燥藻体。前者习称"大叶海藻"，后者习称"小叶海藻"。

【产地】海蒿子主产于山东、辽宁等沿海各地，羊栖菜主产于浙江、福建、广东、海南沿海各地。

【采收加工】夏、秋两季采捞，除去杂质，洗净，晒干。

【性状鉴定】

1. 药材

大叶海藻　皱缩卷曲，黑褐色，有的被白霜，长30~60cm。主干呈圆柱状，具圆锥形突起，主枝自主干两侧生出，侧枝自主枝叶腋生出，具短小的刺状突起。初生叶披针形或倒卵形，长5~7cm，宽约1cm，全缘或具粗锯齿；次生叶条形或披针形，叶腋间有着生条状叶的小枝。气囊黑褐色，球形或卵圆形，有的有柄，顶端钝圆，有的具细短尖。质脆，潮润时柔软；水浸后膨胀，肉质，黏滑。气腥，味微咸。（图2-6-1a）

小叶海藻　较小，长15~40cm。分枝互生，无刺状突起。叶条形或细匙形，先端稍膨大、中空。气囊腋生，纺锤形或球形，囊柄较长。质较硬。（图2-6-1b）

均以色黑褐、盐霜少、质嫩、无砂石杂质者为佳。

2. 饮片　呈皱缩卷曲的段状，叶多破碎。余同药材。

【功效】消痰软坚散结，利水消肿。

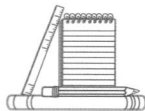

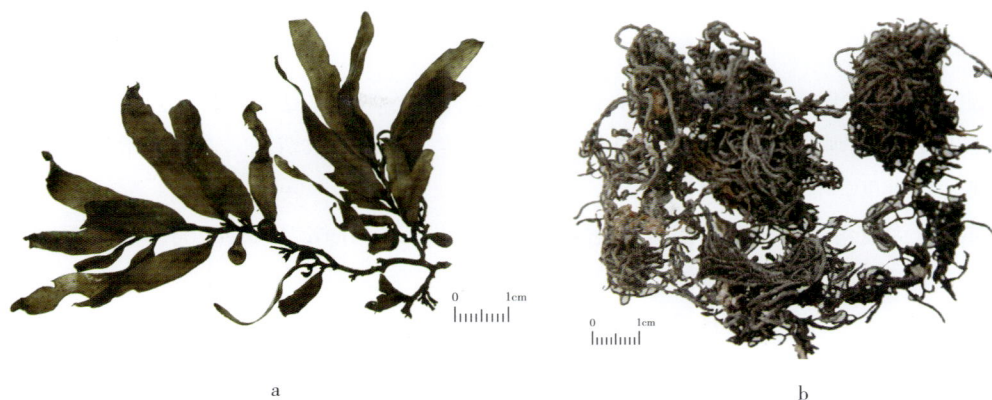

图 2-6-1 海藻药材

a. 大叶海藻   b. 小叶海藻

昆布

昆布始载于《吴普本草》。

【来源】 为海带科植物海带 *Laminaria japonica* Aresch. 或翅藻科植物昆布 *Ecklonia kurome* Okam. 的干燥叶状体。

【产地】 海带主产于山东、辽宁一带沿海地区；昆布主产于福建、浙江等沿海地区。

【采收加工】 夏、秋两季采捞，晒干。

【性状鉴定】

1. 药材

海带 卷曲折叠成团状，或缠结成把。全体呈黑褐色或绿褐色，表面附有白霜。用水浸软则膨胀成扁平长带状，长 50~150cm，宽 10~40cm，中部较厚，边缘较薄而呈波状。类革质，残存柄部扁圆柱状。气腥，味咸。以水浸泡即膨胀，表面黏滑，附着透明黏液质，手捻不分层。（图 2-6-2a）

昆布 卷曲皱缩成不规则团状。全体呈黑色，较薄。用水浸软则膨胀呈扁平的叶状，长、宽为 16~26cm，厚约 1.6mm；两侧呈羽状深裂，裂片呈长舌状，边缘有小齿或全缘。质柔滑，用手捻之可剥离为二层。（图 2-6-2b）

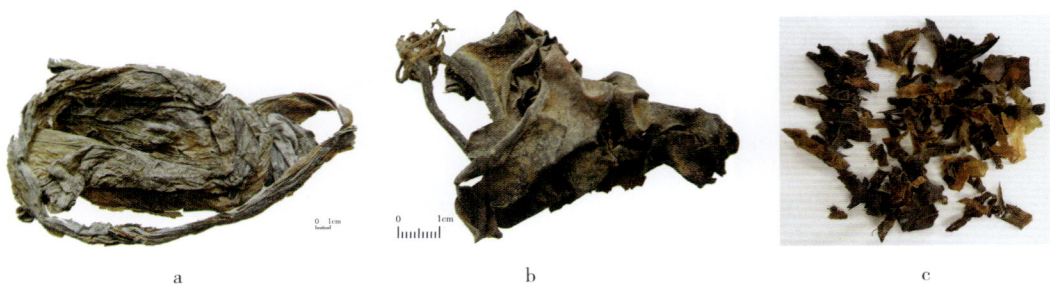

图 2-6-2 昆布药材及饮片

a. 药材（海带）   b. 药材（昆布）   c. 饮片

均以色黑褐、质厚、无砂石者为佳。

2. 饮片 呈宽丝状，黑褐色或绿褐色，表面附有白霜。用水浸软则膨胀，质柔滑，类革质。气腥，味咸。（图 2-6-2c）

【功效】 消痰软坚散结，利水消肿。

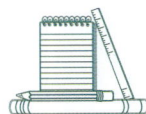

冬虫夏草

冬虫夏草始载于《本草从新》。据《本草从新》记载："冬虫夏草，冬在土中，身活如老蚕，有毛，能动；至夏则毛出土上，连身俱化为草。"对生长环境要求苛刻，产量非常稀少。

【别名】 虫草。

【来源】 为麦角菌科真菌冬虫夏草菌 *Cordyceps sinensis*（BerK.）Sacc. 寄生在蝙蝠蛾科昆虫幼虫上的子座及幼虫尸体的干燥复合体。

【产地】 主产于四川、青海、西藏、云南等地。按产地分为四川虫草、青海虫草及西藏虫草。

【采收加工】 夏初子座出土，孢子未发散时挖取，晒至六、七成干，除去似纤维状的附着物及杂质，晒干或低温干燥。

【性状鉴定】 由虫体与从虫头部长出的真菌子座相连而成。<u>虫体似蚕</u>，长 3~5cm，直径 0.3~0.8 cm。<u>表面深黄色至黄棕色，有环纹 20~30 个，近头部的环纹较细。头部红棕色，足 8 对，中部 4 对较明显。</u>质脆，易折断，断面略平坦，淡黄白色。<u>子座细长圆柱形，长4~7cm，直径约0.3cm；表面深棕色至棕褐色，有细纵皱纹，上部稍膨大；</u>质柔韧，断面类白色。<u>气微腥，味微苦</u>。（图2-6-3）

以完整、虫体肥壮、坚实、外表色黄、断面白色、子座短者为佳。

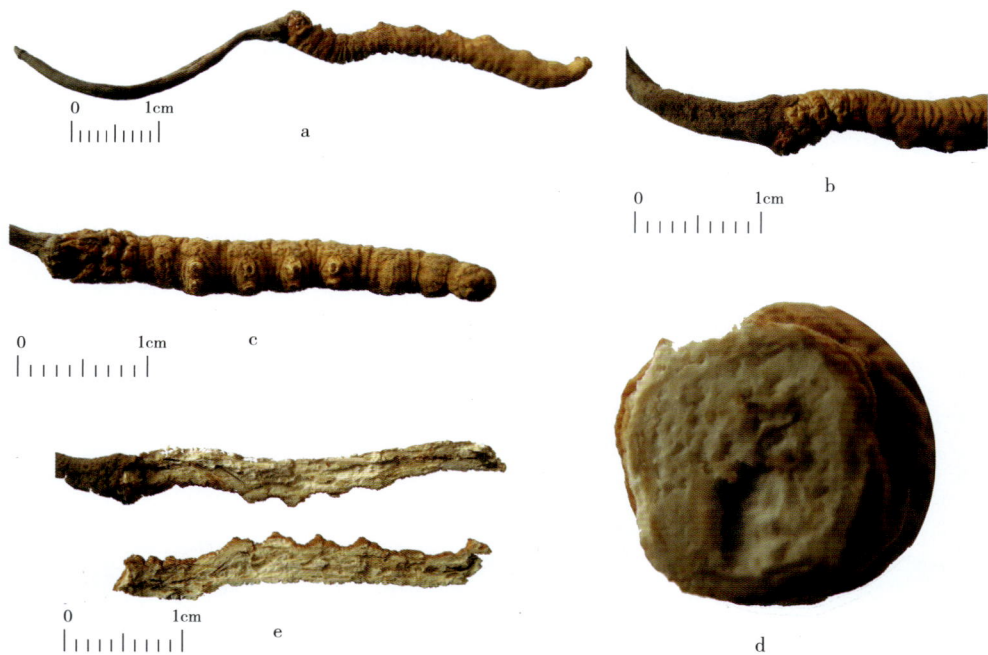

图 2-6-3　冬虫夏草药材
a. 整体　b. 子座与虫体结合部　c. 足　d. 横切面（放大）　e. 剖面

【常见伪品】

1. 亚香棒虫草　为麦角菌科真菌亚香棒虫草 *Cordyceps hawkesii* Gray 寄生在鳞翅目昆虫的子座及幼虫尸体的复合体。本品虫体蚕状，长 3~5cm，直径 0.4~0.6cm，表面有类白色的菌膜，除去菌膜显褐色，环纹 20~30 个，可见黑点状气门。子座单生或有分枝，长 5~8cm，柄多弯曲，黑色，有纵皱或棱，上部光滑，下部有细绒毛；子实体头部短圆柱形，长 1~2cm，茶褐色。

2. 新疆虫草　为麦角菌科真菌新疆虫草 *Cordyceps gracilis* Dur. et Mort. 寄生在鳞翅目昆虫幼虫上的子座及幼虫尸体的复合体。虫体呈蚕状，较细，长 3~5cm，直径 0.3~0.8cm。表面深棕

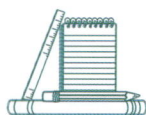

色、黄棕色或棕黄色，有环纹 20~40 个，足 8 对。子座少见、质脆。气微腥，味微苦。

3. 蛹草 为 *Cordyceps militaris*（L.）Link. 寄生在夜蛾科昆虫的蛹上形成的子座和虫体，习称"北虫草"。本品子座头部椭圆形，顶端钝圆，橙黄或橙红色，柄细长，圆柱形。寄主为夜蛾科幼虫，常能发育成蛹后才死，所以虫体呈椭圆形蛹状。

4. 凉山虫草 为麦角菌科真菌凉山虫草 *Cordyceps liangshanensis* Zang,Liu et Hu 寄生在鳞翅目（Leaidootera）昆虫幼虫的子座和幼虫尸体的干燥物。虫体似蚕，较粗，长 2.5~5.0cm，直径 0.5~0.9cm。表面被棕褐色菌膜，菌膜脱落处暗红棕色，有环纹 20~30 条，足不明显。质脆，易折断，断面类白色，周边红棕色。子座呈线形，纤细而长，或折曲，多不分枝或上部分枝。长 10~30cm，直径 1.5~2.5cm。表面黄棕色、黄褐色、褐色至黑褐色，头部稍膨大，柄部极长，多弯曲具细纵皱纹。质柔韧。气微腥，味淡。

5. 地蚕 唇形科植物地蚕 *Stachys geobombycis* C. Y. Wu 的块茎。呈纺锤形或长梭形，两端渐尖，略弯曲。表面皱缩不平，有凹陷，环节明显。质脆，断面类白色，可见淡棕色形成层。气微，味甜，有黏性。

6. 草石蚕 唇形科植物草石蚕 *Stachys sieboldii* Miq. 的块茎。呈纺锤形或长梭形，两端稍尖，略弯曲。具 4~8 个环节，有纵凹陷。断面浅黄色，有棕色形成层环。气微，味微甜，有黏性。

7. 人工伪制品 用面粉、玉米粉、石膏等经加工压模而成伪充虫草。外表显黄白色，虫体光滑，环纹明显，断面整齐，淡白色，体重，久尝黏牙。遇碘液显蓝色。

8. 其他掺假品 ①加入竹签、铁线，把断节作全枝并增重以更高价钱出售。②以虫节部分浸入泥水、子座头部刷泥土、虫体表面刷重金属粉，令重量增加。③在明矾水中浸泡，增重，手试有涩感。④在虫体中注射水银等增重。（图 2-6-4）

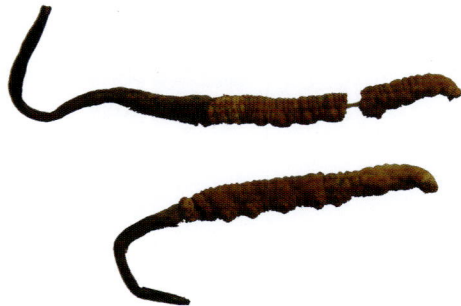

【功效】补肾益肺，止血化痰。

图 2-6-4 冬虫夏草掺假品

灵芝

灵芝始载于《神农本草经》，列为上品。自古以来，灵芝就被誉为"仙草"。

【来源】为多孔菌科真菌赤芝 *Ganoderma lucidum*（Leyss. ex Fr.）Karst. 或紫芝 *Ganoderma sinense* Zhao,Xu et Zhang 的干燥子实体。

【产地】赤芝主产于华东、西南及河北、山西、江西、广西等地。紫芝主产于浙江、江西、湖南、广西等地。两者均有人工栽培，野生及栽培紫芝数量均少于赤芝。

【采收加工】全年采收，除去杂质，剪除附有朽木、泥沙或培养基质的下端菌柄，阴干或在 40~50℃烘干。

【性状鉴定】

1. 药材

赤芝 外形呈伞状，菌盖肾形、半圆形或近圆形，直径 10~18cm，厚 1~2cm。皮壳坚硬，黄褐色至红褐色，有光泽，具环状棱纹和辐射状皱纹，边缘薄而平截，常稍内卷。菌肉白色至淡棕色。菌柄圆柱形，侧生，少偏生，长 7~15cm，直径 1~3.5cm，红褐色至紫褐色，光亮。孢子细小，黄褐色。气微香，味苦涩。（图 2-6-5a）

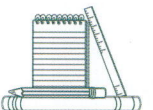

　　紫芝　皮壳紫黑色，有漆样光泽。菌肉锈褐色。菌柄长 17~23cm。（图 2-6-5b）

　　栽培品子实体较粗壮、肥厚，直径 12~22cm，厚 1.5~4cm。皮壳外常被有大量粉尘样黄褐色孢子。

　　以个大、厚实、具光泽、色赤褐、菌柄短者为佳。

　　2. 饮片　为纵切长条形厚片，外表面红褐色，切面淡棕色，上半部分致密，下半部分可见菌管。气微香，味苦涩。（图 2-6-5c）

　　【功效】补气安神，止咳平喘。

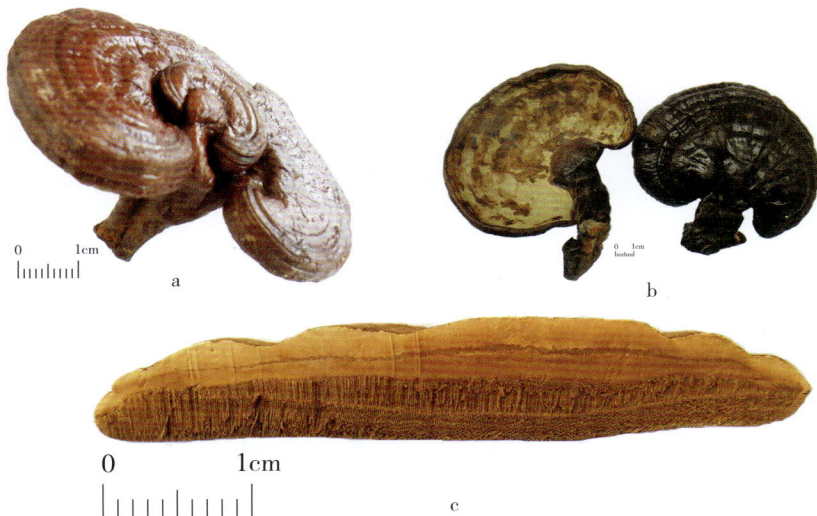

图 2-6-5　灵芝药材及饮片
a. 赤芝　b. 紫芝　c. 饮片

茯苓

　　茯苓始载于《神农本草经》，列为上品。

　　【来源】为多孔菌科真菌茯苓 *Poria cocos*（Schw.）Wolf 的干燥菌核。

　　【产地】主产于湖北、安徽、云南和贵州等地。栽培或野生，栽培者以湖北、安徽量大，习称"安苓"；野生者以云南质优，习称"云苓"。

　　【采收加工】多于 7~9 月采挖，挖出后除去泥沙，堆置"发汗"后，摊开晾至表面干燥，再"发汗"，反复数次至现皱纹、内部水分大部散失后，阴干，称为"茯苓个"；或将鲜茯苓按不同部位切制，阴干，分别称为"茯苓片"及"茯苓块"。

　　【性状鉴定】

　　1. 药材

　　茯苓个　呈类球形、椭圆形、扁圆形或不规则团块，大小不一。外皮薄而粗糙，棕褐色至黑褐色，有明显的皱缩纹理。体重，质坚实，断面颗粒性，有的具裂隙，外层淡棕色，内部白色，少数淡红色，有的中间抱有松根（茯神）。气微，味淡，嚼之黏牙。（图 2-6-6a、图 2-6-6b）

　　以体重坚实、外皮色棕褐、无裂隙、断面细腻、黏牙力强者为佳。

　　2. 饮片

　　茯苓片　为去皮后切制的茯苓，呈不规则厚片，厚薄不一。白色、淡红色或淡棕色。

　　茯苓块　为去皮后切制的茯苓，呈立方块状或方块状厚片，大小不一。白色、淡红色或淡棕

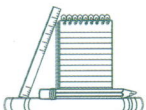

色。（图 2-6-6c）

【功效】利水渗湿，健脾，宁心。

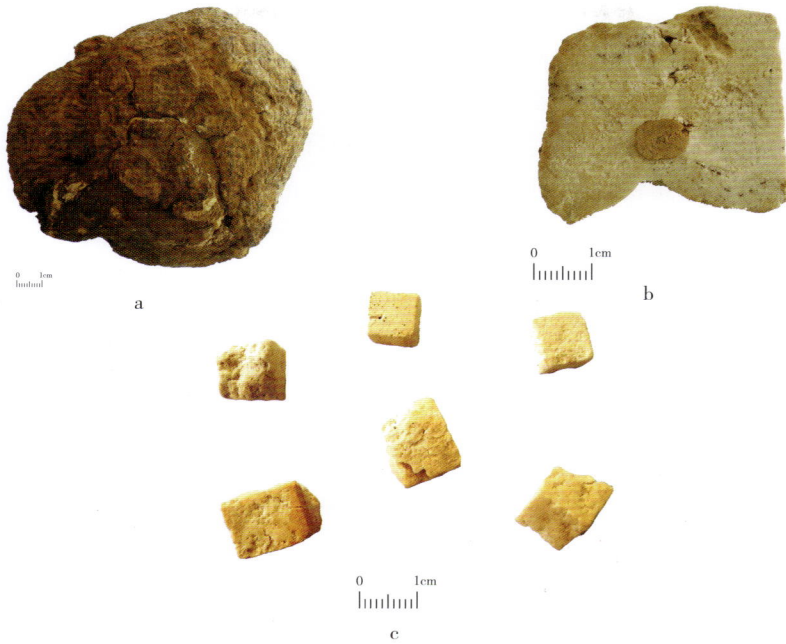

图 2-6-6　茯苓药材及饮片

a. 茯苓个　b. 茯神　c. 茯苓块

猪苓

猪苓始载于《神农本草经》，列为中品。

【来源】为多孔菌科真菌猪苓 *Polyporus umbellatus*（Pers.）Fries 的干燥菌核。

【产地】主产于陕西、云南、河南、山西等地，多野生。

【采收加工】春、秋两季采挖，除去泥沙，干燥。

【性状鉴定】

1. 药材　呈条形、类圆形或扁块状，有的有分枝，长 5~25cm，直径 2~6cm。表面黑色、灰黑色或棕黑色，皱缩或有瘤状突起。体轻，质硬，能浮于水面，断面类白色或黄白色，略呈颗粒状。气微，味淡。（图 2-6-7a）

以个大、皮黑、肉白而厚、体较重者为佳。

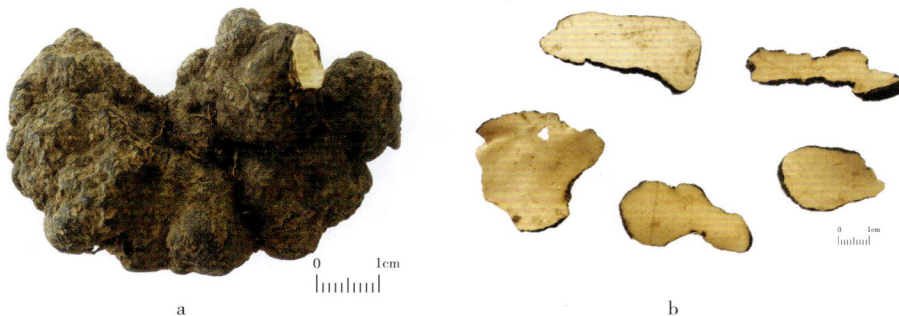

图 2-6-7　猪苓药材及饮片

a. 药材　b. 饮片

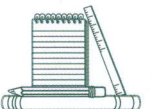

2. 饮片　呈类圆形或不规则厚片。外表皮黑色或棕黑色，皱缩。切面类白色或黄白色，略呈颗粒状。气微，味淡。（图2-6-7b）

【功效】　利水渗湿。

雷丸

雷丸始载于《神农本草经》，列为下品。雷丸是拟寄生于竹子根部的一种大型真菌，据《本草纲目》记载："皆霹雳击物精气所化。此物生土中，无苗叶而杀虫逐邪，犹雷之丸也。"

【来源】　为白蘑科真菌雷丸 *Omphalia lapidescens* Schroet. 的干燥菌核。

【产地】　主产于四川、云南、广西、陕西等地。

【采收加工】　秋季采挖，洗净，晒干。

【性状鉴定】

1. 药材　为类球形或不规则团块，直径1~3cm。表面黑褐色或棕褐色，有略隆起的不规则网状细纹。质坚实，不易破裂，断面不平坦，白色或浅灰黄色，似粉状或颗粒状，常有黄白色大理石样纹理。气微，味微苦，嚼之初有颗粒感，微带黏性，久嚼无渣。（图2-6-8a）

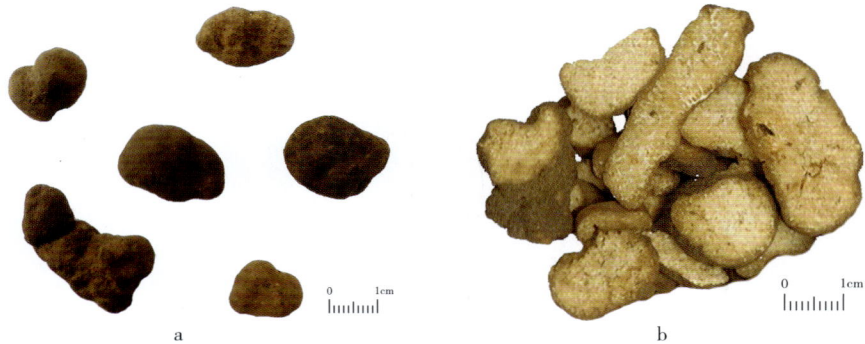

图2-6-8　雷丸药材及饮片

a. 药材　b. 饮片

以个大、断面色白、粉状者为佳。断面色褐呈角质样者，不可供药用。

2. 饮片　呈类圆形或不规则的厚片。外表皮黑褐色或棕褐色，有网状细纹。切面白色或淡灰黄色，粉状或颗粒状，常有黄棕色大理石样纹理。余同药材。（图2-6-8b）

【功效】　杀虫消积。

马勃

马勃始载于《名医别录》，列为下品。

【来源】　为灰包科真菌脱皮马勃 *Lasiosphaera fenzlii* Reich.、大马勃 *Calvatia gigantea*（Batsch ex Pers.）Lloyd 或紫色马勃 *Calvatia lilacina*（Mont. et Berk.）Lloyd 的干燥子实体。

【产地】　脱皮马勃主产于辽宁、甘肃、江苏、安徽等地。大马勃主产于内蒙古、青海、河北、甘肃等地。紫色马勃主产于广东、广西、江苏、湖北等地。

【采收加工】　夏、秋两季子实体成熟时及时采收，除去泥沙，干燥。

【性状鉴定】

1. 药材

脱皮马勃　呈扁球形或类球形，无不孕基部，直径15~20cm。包被呈灰棕色至黄褐色，纸

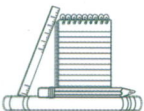

质，常破碎呈块片状，或已全部脱落。孢体呈灰褐色或浅褐色，紧密，有弹性，用手撕之，内有灰褐色棉絮状的丝状物。触之则孢子呈尘土样飞扬，手捻有细腻感。臭似尘土，无味。

大马勃　不孕基部小或无。残留的包被由黄棕色的膜状外包被和较厚的灰黄色的内包被所组成，光滑，质硬而脆，成块脱落。孢体浅青褐色，手捻有润滑感。（图2-6-9a）

紫色马勃　呈陀螺形，或已压扁呈扁圆形，直径5~12cm，不孕基部发达。包被薄，两层，紫褐色，粗皱，有圆形凹陷，外翻，上部常裂成小块或已部分脱落。孢体紫色。

以个大、皮薄、饱满、有弹性者为佳。

2. 饮片　呈不规则小块。余同药材。（图2-6-9b）

【功效】清肺利咽，止血。

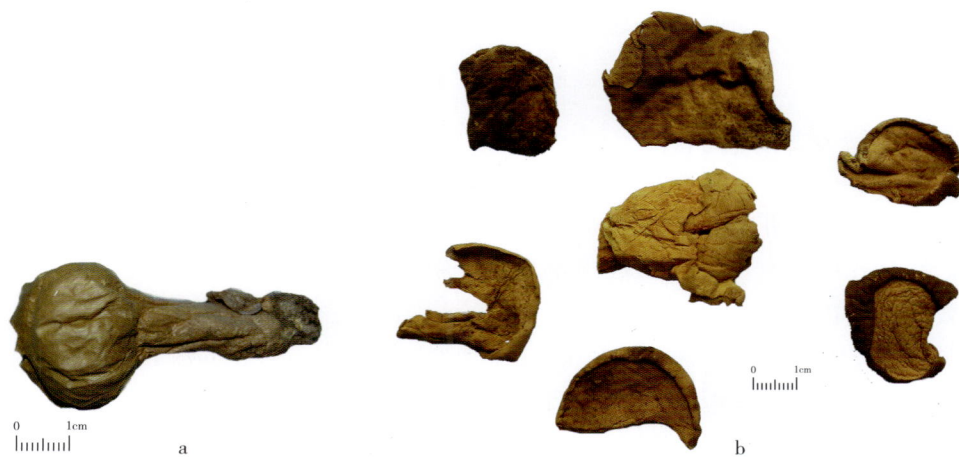

图 2-6-9　马勃药材及饮片

a. 药材　b. 饮片

乳香

乳香始载于《名医别录》，列为上品，是外来药物的代表性品种之一。因树皮部油树脂溢出，垂滴如乳头，气味芳香而得名。

【来源】为橄榄科植物乳香树 *Boswellia carterii* Birdw. 及同属植物 *Boswellia bhaw-dajiana* Birdw. 树皮渗出的树脂。分为索马里乳香和埃塞俄比亚乳香，每种乳香又分为乳香珠和原乳香。

【产地】主产于红海沿岸的索马里、埃塞俄比亚及阿拉伯半岛南部。土耳其、利比亚、苏丹、埃及亦产。我国广西有栽种。

【采收加工】春、秋两季均可采收，通常以春季为盛产期。乳香树干的皮部有离生树脂道，采收时，将树皮自下而上切伤，并开狭沟，使树脂自伤口渗出流入沟中，数天后凝成硬块，即可采集。亦有落于地面者，可以捡起药用，但易黏附泥土杂质，品质较劣。

【性状鉴定】

1. 药材　呈长卵形滴乳状、类圆形颗粒或黏合成大小不等的不规则块状物。大者长达2cm（乳香珠）或5cm（原乳香）。表面黄白色，半透明，被有黄白色粉末，久存则颜色加深。质脆，遇热软化。破碎面有玻璃样或蜡样光泽。具特异香气，味微苦。嚼之软化而黏牙。燃烧时显油性，冒黑烟，有香气（但无松香气）。与水共研，形成白色或黄白色乳状液。（图2-6-10）

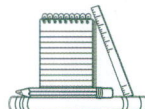

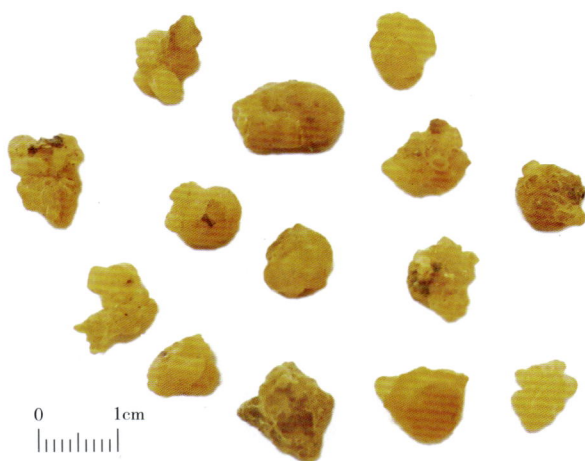

图2-6-10　乳香药材

以呈颗粒状、半透明、色淡黄、无杂质、粉末黏手、气芳香者为佳。

2. 饮片（醋制乳香）　呈小圆珠或圆粒状，表面淡黄色，显油亮，质坚脆，稍具醋气。

【功效】活血定痛，消肿生肌。

【常见伪品】乳香伪品主要有：①漆树科植物黏胶乳香树 *Pistacia lenticus* L. 的树干或树枝切伤后流出树脂的干燥品（洋乳香）。与乳香相似，但颗粒小而圆，直径3~8mm。新鲜品半透明，表面有光泽。质脆，断面透明，玻璃样。味苦，气微芳香。咀嚼时先碎成砂样粉末，后软化成可塑性团，不黏牙齿。与水共研，不形成乳状液体。②用土木香 *Inula helenium* L. 粉末加黏合剂制成仿制品，不透明，质脆易折断，断面乳白色，气微香，味不苦，嚼之即碎，加热不软化，显微鉴别可见菊糖、导管、油室等。③掺伪乳香：乳香中掺入松香、树皮、沙粒等，外观呈不规则的团块，颗粒或碎块状，表面淡黄色或灰褐色，略显粗糙，质脆，可见沙粒和树皮碎屑。置紫外灯下检视，掺伪品显蓝绿色，燃烧有松香气。

没药

没药始载于唐代《药性论》，为我国常用的进口中药材。据《海药本草》记载："生波斯国（今伊朗地区），是彼处松脂也。状如神香（安息香），赤黑色。"

【来源】为橄榄科植物地丁树 *Commiphora myrrha* Engl. 或哈地丁树 *Commiphora molmol* Engl. 的干燥树脂。分为天然没药和胶质没药。

【产地】主产于非洲东北部的索马里、埃塞俄比亚、阿拉伯半岛南部及印度等地，以索马里所产没药质量最佳。

【采收加工】于11月至次年2月间将树刺伤，树脂自然地由树皮裂缝处或伤口渗出（没药树干受伤后，其韧皮部的离生树脂道附近的细胞被破坏，形成大型溶生树脂腔，内含油胶树脂）。树脂流出时初为淡白色，在空气中渐变为红棕色硬块，采收后除去杂质。

【性状鉴定】

1. 药材

天然没药　呈不规则颗粒性团块，大小不等，大者直径长达6cm以上。表面黄棕色或红棕色，近半透明部分呈棕黑色，被有黄色粉尘。质坚脆，破碎面不整齐，无光泽。有特异香气，味

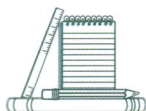

苦而微辛。与水共研，形成黄棕色乳状液。

胶质没药　呈不规则块状和颗粒，<u>多黏结成大小不等的团块</u>，大者直径长达 6cm 以上，<u>表面棕黄色至棕褐色，不透明</u>，质坚实或疏松，有特异香气，味苦而有黏性。（图 2-6-11）

以块大、半透明、色红棕、微黏手、香气浓而持久者为佳。

2. 饮片（醋没药）　呈不规则小块状或类圆形颗粒状，表面黑褐色或棕褐色，有光泽。微有醋香气。

【功效】散瘀定痛，消肿生肌。

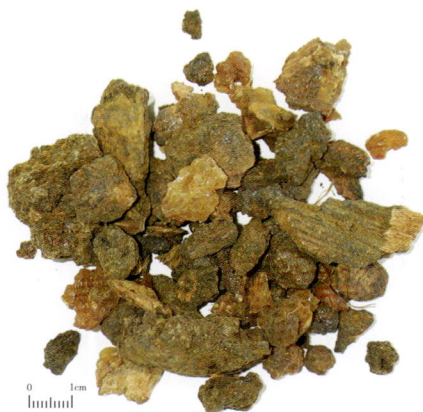

图 2-6-11　没药药材

血竭

血竭又被称为麒麟竭，血竭之名最早见于北宋《图经本草》。该书记载："其脂液从木中流出，滴下如胶饴状，久而坚凝，乃成竭，赤作血色，故亦谓之血竭。"

【来源】为棕榈科植物麒麟竭 *Daemonorops draco* Bl. 果实渗出的树脂经加工制成。

【产地】主产于印度尼西亚的爪哇和苏门答腊、印度、马来西亚等地。

【采收加工】麒麟竭的成熟果实密被硬质小鳞片，由鳞片间分泌的红色树脂，几乎将鳞片全部遮蔽，　　采收成熟果实，充分晒干，加贝壳同入笼中振摇，松脆的树脂块脱落，筛去杂质即得。

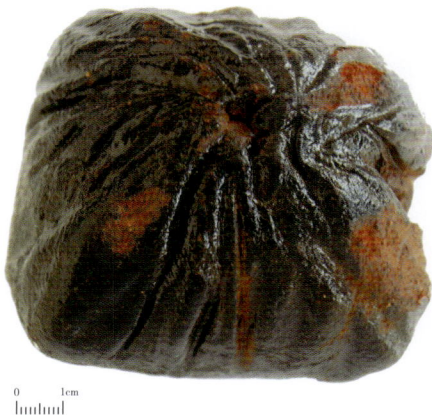

图 2-6-12　血竭药材

【性状鉴定】<u>略呈类圆四方形或方砖形，表面暗红</u>，有光泽，<u>附有因摩擦而成的红粉</u>。质硬而脆，破碎面红色，<u>研粉为砖红色</u>。气微，味淡。在水中不溶，在热水中软化。取本品粉末，置白纸上，用火隔纸烘烤即熔化，但无扩散的油迹，对光照视呈鲜艳的红色。以火燃烧则产生呛鼻的烟气。（图 2-6-12）

以外表黑似铁、研粉红似血、火燃呛鼻、有苯甲酸样香气者为佳。

【功效】活血定痛，化瘀止血，生肌敛疮。

海金沙

海金沙始载于宋代《嘉祐本草》。据《本草纲目》记载："海金沙，其色黄如细沙也。谓之海者，神异之也。其沙及草皆可入药。"海金沙为《中国药典》所载唯一以孢子为入药部位的中药材。

【来源】为海金沙科植物海金沙 *Lygodium japonicum*（Thunb.）Sw. 的干燥成熟孢子。

【产地】主产于湖北、湖南、广东、浙江、江苏等地。

【采收加工】秋季孢子未脱落时采割藤叶，晒干，搓揉或打下孢子，除去藤叶。

【性状鉴定】呈棕黄色或浅棕黄色粉末。<u>体轻，手捻有光滑感，置手中易由指缝滑落</u>。气微，味淡。取本品少量，<u>撒于火上，即发出轻微爆鸣及明亮的火焰</u>。（图 2-6-13）

以身干、粒细、质轻、有光滑感者为佳。

【功效】清利湿热，通淋止痛。

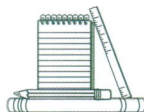

青黛

青黛始载于《开宝本草》。据《本草纲目》记载："黛，眉色也……灭去眉毛，以此代之，故谓之黛。"

【来源】 为爵床科植物马蓝 *Baphicacanthus cusia*（Nees）Bremek.、蓼科植物蓼蓝 *Polygonum tinctorium* Ait. 或十字花科植物菘蓝 *Isatis indigotica* Fort. 的叶或茎叶经加工制得的干燥粉末、团块或颗粒。

【产地】 主产于福建、河北、云南、江苏、安徽等地。

【采收加工】 夏、秋两季采收茎叶，置大缸或木桶内，加水浸泡 2~3 昼夜，至叶腐烂、茎脱皮时，捞去茎枝叶渣，每 5kg 茎叶加石灰 0.5kg，充分搅拌，待浸液由乌绿色变为深紫红色时，捞取液面产生的蓝色泡沫状物，晒干。

【性状鉴定】 为深蓝色的粉末，体轻，易飞扬；或呈不规则的多孔性团块、颗粒，用手搓捻即成细末。微有草腥气，味淡。取本品少量，用火灼烧，有紫红色的烟雾产生。取本品少量，置水中振摇，不溶于水，水层不得显深蓝色。（图 2-6-14）

以蓝色均匀、体轻能浮于水面、嚼之无砂石感、火烧时产生紫色烟雾时间较长者为佳。

【功效】 清热解毒，凉血消斑，泻火定惊。

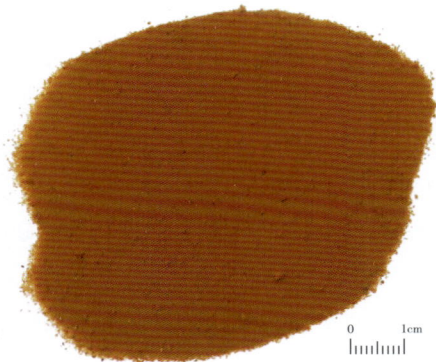

图 2-6-13　海金沙药材

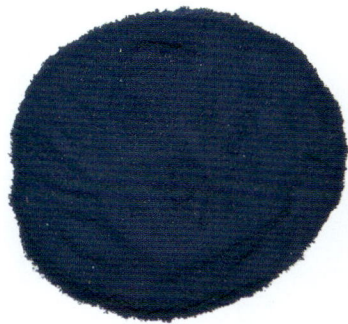

图 2-6-14　青黛药材

儿茶

儿茶是自元代传入的外来中药材，首载于金元时期《饮膳正要》，原名孩儿茶。

【来源】 为豆科植物儿茶 *Acacia catechu*（L. f.）Willd. 的去皮枝、干的干燥煎膏。

【产地】 主产于云南西双版纳傣族自治州。

图 2-6-15　儿茶药材

【采收加工】 冬季采收枝、干，除去外皮，砍成大块，加水煎煮，浓缩干燥。习称"儿茶膏"或"黑儿茶"。

【性状鉴定】 呈方形或不规则块状，大小不一。表面棕褐色或黑褐色，光滑而稍有光泽。质硬，易碎，断面不整齐，具光泽，有细孔，遇潮有黏性。气微，味涩、苦，略回甜。（图 2-6-15）

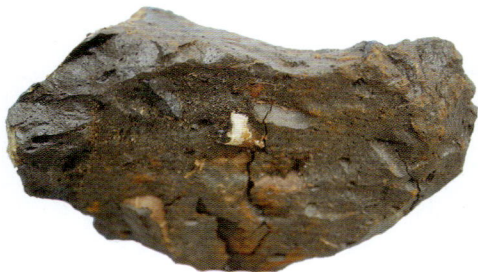

以块状、表面乌黑或棕褐色、有光泽、味苦

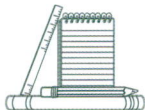

涩、稍黏、无碎末者为佳。

【功效】活血止痛，止血生肌，收湿敛疮，清肺化痰。

芦荟

芦荟始载于《药性论》，称其"卢会"，唐初芦荟由伊朗传入我国。

【来源】为百合科植物库拉索芦荟 *Aloe barbadensis* Miller、好望角芦荟 *Aloe ferox* Miller 或其他同属近缘植物叶的汁液浓缩干燥物。前者习称"老芦荟"，后者习称"新芦荟"。

【产地】主产于南美非洲的库拉索、阿律巴、博内耳等小岛，我国南部部分省区有引种。

【采收加工】全年可采。将割取的叶片，切口向下直放入容器中，取其流出的汁液，蒸发浓缩至适当浓度，任其逐渐冷却凝固，即得。

【性状鉴定】

1. 药材

库拉索芦荟　呈不规则块状，常破裂为多角形，大小不一，表面暗红褐色或深褐色，无光泽。体轻，质硬，不易破碎，断面粗糙或显麻纹。富吸湿性。有特殊臭气，味极苦。

好望角芦荟　表面呈暗褐色，略显绿色，有光泽。体轻、质松，易碎，断面玻璃样而有层纹。

以气浓、味苦、有光泽、溶于水后无杂质及泥沙者为佳。（图 2-6-16）

图 2-6-16　芦荟药材

2. 饮片　为不规则小块，余同药材。

【功效】泻下通便，清肝泻火，杀虫疗癣。

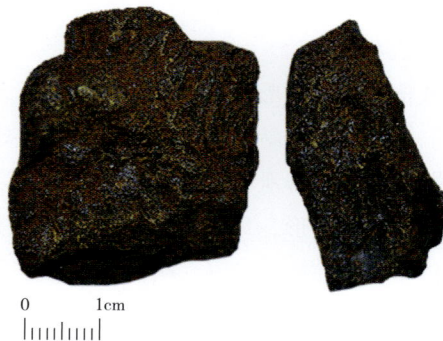

冰片（附：天然冰片）

冰片原名龙脑香，首见于《名医别录》，后收载于《唐本草》，而冰片之名始出于《本草纲目》。目前市售的商品冰片分为天然冰片（龙脑香冰片）、机制冰片及艾片三类。

【来源】为樟脑、松节油等化学原料经化学合成而得的结晶状物（$C_{10}H_{18}O$）。又称合成龙脑、机制冰片。

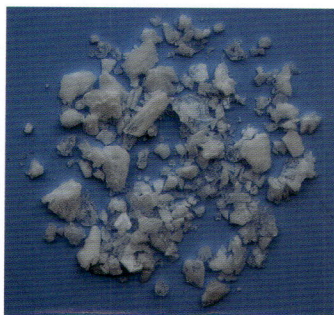

图 2-6-17　冰片药材

【产地】主产于广东、广西、云南等地。

【采收加工】用自松节油蒸馏得的烯，加接触剂偏硼酸，与无水草酸作用，直接生成龙脑草酸脂，再以氢氧化钠加热水为粗龙脑，然后用汽油重结晶精制。

【性状鉴定】为无色透明或白色半透明的片状松脆结晶。气清香，味辛、凉。具挥发性，点燃发生浓烟，并有带光的火焰。本品在乙醇、三氯甲烷或乙醚中易溶，在水中几乎不溶。（图 2-6-17）

以片大而薄、色洁白、质松、气清香纯正者为佳。

【功效】开窍醒神，清热止痛。

附：天然冰片（右旋龙脑）

为樟科植物樟 *Cinnamomum camphora*（L.）Presl 的新鲜枝、叶经提取加工制成。本品为白色结晶性粉末或片状结晶。气清香，味辛、凉，具挥发性，点燃时有浓烟，火焰呈黄色。功能开窍

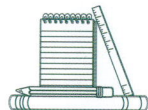

醒神，清热止痛。

五倍子

五倍子药用首载于《本草拾遗》。五倍子的形成过程中倍蚜、树（盐肤木、青麸杨、红麸杨）、越冬基地（苔藓），三者缺一不可。

【来源】　为漆树科植物盐肤木 *Rhus chinensis* Mill.、青麸杨 *Rhus potaninii* Maxim. 或红麸杨 *Rhus punjabensis* Stew. var. *sinica*（Diels）Rehd. et Wils. 叶上的虫瘿，主要由五倍子蚜 *Melaphis chinensis*（Bell）Baker 寄生而形成。按外形不同，分为"肚倍"和"角倍"。

【产地】　主产于四川、贵州、云南、陕西、湖北、福建等地。

【采收加工】　秋季采摘，置沸水中略煮或蒸至外表面呈灰色，杀死蚜虫，取出，干燥。

【性状鉴定】

1. 药材

肚倍　呈长圆形或纺锤形囊状，长 2.5～9cm，直径 1.5～4cm。表面灰褐色或灰棕色，微有柔毛。质硬而脆，易破碎，断面角质样，有光泽，壁厚 0.2～0.3cm，内壁平滑，内有黑褐色死蚜虫及灰色粉末状排泄物。气特异，味涩。（图 2-6-18a）

角倍　呈菱形，具不规则的钝角状分枝，柔毛较明显，壁较薄。（图 2-6-18b）

以个大、完整、壁厚、灰褐色者为佳。

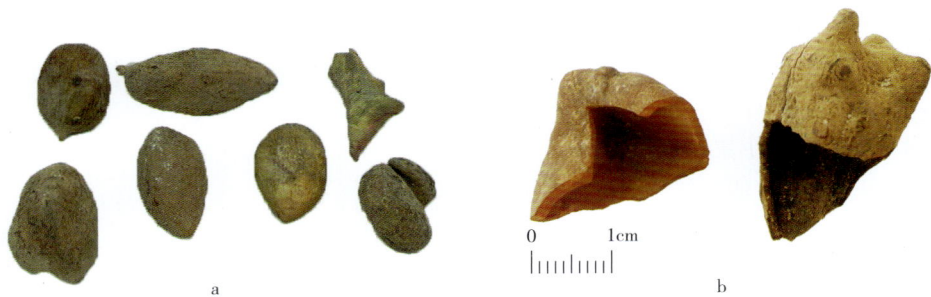

图 2-6-18　五倍子药材

a. 肚倍　b. 角倍

2. 饮片　为不规则碎块，余同药材。

【功效】　敛肺降火，涩肠止泻，敛汗，止血，收湿敛疮。

天竺黄

天竺黄始载于《日华子本草》，因其是从青皮竹等竹子上取得且颜色为黄色，因此得名。

【来源】　为禾本科植物青皮竹 *Bambusa textilis* McClure 或华思劳竹 *Schizostachyum chinense* Rendle 等秆内的分泌液干燥后的块状物。

【产地】　主产于云南省，广东、广西等地亦产。

【采收加工】　秋、冬两季采收。

【性状鉴定】

1. 药材　为不规则片块或颗粒，大小不一。表面灰蓝色、灰黄色或灰白色，有的洁白半透明略带光泽，体轻，质硬脆，易破碎，吸湿性强。气微，味淡。以粒大、玉白色、结晶状颗粒多、吸湿性强者为佳。（图 2-6-19a）

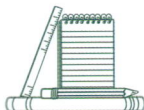

2. 饮片　为不规则碎块。余同药材。（图 2-6-19b）

【功效】清热豁痰，凉心定惊。

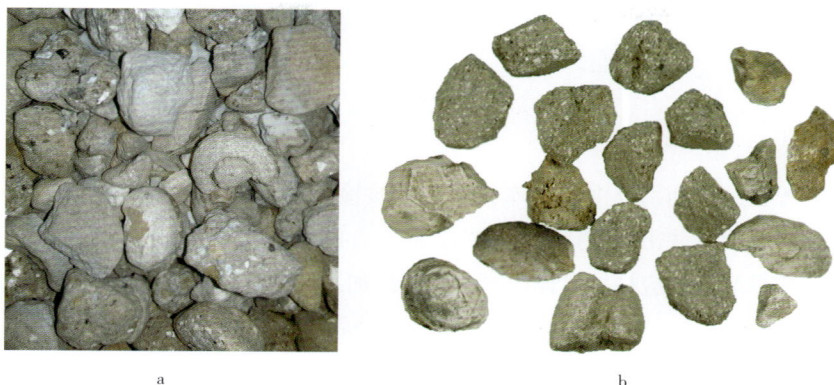

图 2-6-19　天竺黄药材及饮片

a. 药材　b. 饮片

淡豆豉

淡豆豉作为药材首载于《名医别录》，其名为"豉"，由黑豆发酵而来。

【来源】为豆科植物大豆 *Glycine max*（L.）Merr. 成熟种子的发酵加工品。

【产地】全国大部分地区有产。

【采收加工】取桑叶、青蒿各 70~100g，加水煎煮，滤过，煎液拌入净大豆 1kg 中，俟吸尽后，蒸透，取出，稍晾，再置容器内，用煎过的桑叶、青蒿渣覆盖，闷使发酵至黄衣上遍时，取出，除去药渣，洗净，置容器内再闷 15~20 天，至充分发酵、香气溢出时，取出，略蒸，干燥，即得。

【性状鉴定】呈椭圆形，略扁，长 0.6~1cm，直径 0.5~0.7cm。表面黑色，皱缩不平，一侧有长椭圆形种脐。质稍柔软或脆，断面棕黑色。气香，味微甘。（图 2-6-21）

以粒大、饱满、色黑者为佳。

【功效】解表，除烦，宣发郁热。

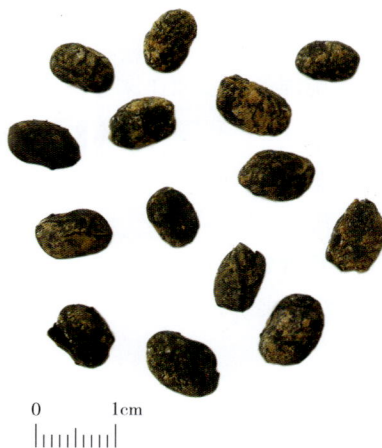

图 2-6-21　淡豆豉药材

三、藻、菌、地衣、树脂及其他类中药其他品种

中药名称	来源	简介
苏合香	为金缕梅科植物苏合香树 *Liquidambar orientalis* Mill. 的树干渗出的香树脂经加工精制而成	
安息香	为安息香科植物白花树 *Styrax tonkinensis*（Pierre）Craib ex Hart. 的干燥树脂	

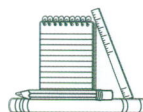

任务 2-7 动物类中药的性状鉴定

【任务介绍】

有若干批若干数量的动物类中药入库，你作为质检人员将利用性状鉴定方法对这些中药进行入库前质量检查验收，并出具质量检验报告。对符合质量要求的下达质量检验合格通知书，同意入库。对存在质量问题者应根据具体情况分别提出加工、挑选、退货等处理意见。

【任务解析】

该项任务应在正确完成取样工作基础上，利用性状鉴定方法准确鉴别动物类中药的真伪优劣，把好该类中药入库质量验收关。要求学生能正确取样，能准确掌握该类常用中药的来源、药用部位和性状鉴别要点，并能在质量验收中熟练运用。同时，要求学生具备从事相关职业活动所需要的工作方法、自主学习能力和团队协作精神，具有科学的思维习惯和信息判断与选择能力，能有逻辑性地解决问题。在整个任务完成过程中，既要注意充分发挥学生主体作用，又要注重教师的引导作用。

【任务准备】

1. 课前准备 教师在课前将具体中药的品种入库前质量检查验收任务下达给学生，要求学生以小组为单位，利用本教材及有关标准、工具书拟定该批中药质量验收实施方案，包括取样、性状鉴定等具体实施办法。学生根据课前教师布置作业要求以小组为单位共同完成该批中药质量验收实施方案的拟定。

2. 现场准备 ①常用动物类中药的药材与饮片；②放大镜；③现行版《中国药典》；④有条件的还可模拟来货现场。

【任务实施】

学生扮演中药质检人员完成取样、性状鉴定、出具质检报告。

【操作提示】

在进行动物类中药性状鉴定时，应注意：①以完整动物入药的，可根据其形态特征进行动物分类学鉴定，确定其品种。②注意动物类药的类别和药用部位。③仔细观察药材的形态、大小、颜色、表面特征等。尤其应注意昆虫类的形状、大小、颜色、表面、气味；蛇类的鳞片特征；角的类型（角质角还是骨质角，洞角还是实角，有无骨环等）；骨的解剖面特点；分泌物的气味、颜色；排泄物的形态、大小；贝壳的形状、大小、外表面的纹理等。④摸（手试）、嗅、尝、试（水试、火试）等传统经验鉴别法仍是鉴定动物类中药有效而重要的手段。如熊胆味苦回甜，有钻舌感；麝香的特异香气；毛壳麝香手捏有弹性；麝香仁粉末以水润湿，手搓能成团，轻揉即散，不应黏手、染手、顶指或结块；牛黄水液可使指甲染黄，习称"挂甲"；麝香仁撒于炽热坩埚中灼烧，初则迸裂，随即融化膨胀起泡，似珠，浓香四溢，灰化后呈白色灰烬，无毛、肉焦臭，无火焰或火星；马宝粉末置于锡箔纸上加热，其粉末聚集，并发出马尿臭等。

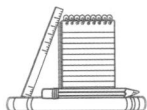

【相关知识】

一、动物类中药概念

动物类中药是指用动物的整体或部分、生理或病理产物、动物体某一部分的加工品等供药用的一类中药。按药用部位动物类中药分为以下类别：

1. 动物的干燥整体　如水蛭、全蝎、蜈蚣、斑蝥、土鳖虫、虻虫、九香虫等。

2. 除去内脏的动物体　如地龙、蛤蚧、乌梢蛇、蕲蛇、金钱白花蛇等。

3. 动物体的某一部分　①角类：鹿茸、鹿角、羚羊角、水牛角等。②鳞、甲类：龟甲、鳖甲等。③骨类：如狗骨、猴骨等。④贝壳类：石决明、牡蛎、珍珠母、海螵蛸、蛤壳、瓦楞子等。⑤脏器类：如哈蟆油、鸡内金、紫河车、鹿鞭、海狗肾、水獭肝、刺猬皮等。

4. 动物的生理产物　①分泌物：麝香、蟾酥、虫白蜡、蜂蜡等。②排泄物：五灵脂、蚕砂、夜明砂等。③其他生理产物：蝉蜕、蛇蜕、蜂蜜、蜂房等。

5. 动物的病理产物　如珍珠、僵蚕、牛黄、马宝、猴枣、狗宝等。

6. 动物体某一部分的加工品　如阿胶、鹿角胶、鹿角霜、龟甲胶、血余炭、水牛角浓缩粉等。

二、常用动物类中药的性状鉴定

地龙

地龙始载于《神农本草经》，称为白颈蚯蚓，列为下品。民间俗称蚯蚓。

【来源】　为钜蚓科动物参环毛蚓 *Pheretima aspergillum*（E. Perrier）、通俗环毛蚓 *Pheretima vulgaris* Chen、威廉环毛蚓 *Pheretima guillelmi*（Michaelsen）或栉盲环毛蚓 *Pheretima pectini fera* Michaelsen 的干燥体。前一种习称"广地龙"，后三种习称"沪地龙"。

【产地】　广地龙主产于广东、广西、福建等地。沪地龙主产于上海、江苏、浙江等地。现在商品主要来自人工养殖。

【采收加工】　广地龙春季至秋季捕捉，沪地龙夏季捕捉，及时剖开腹部，除去内脏及泥沙，洗净，晒干或低温干燥。

【性状鉴定】

1. 药材

广地龙　呈长条状薄片，弯曲，边缘略卷，长 15～20cm，宽 1～2cm。全体具环节，背部棕褐色至紫灰色，腹部浅黄棕色；第 14～16 环节为生殖带，习称"白颈"，较光亮。体前端稍尖，尾端钝圆，刚毛圈粗糙而硬，色稍浅。雄生殖孔在第 18 环节腹侧刚毛圈一小孔突上，外缘有数个环绕的浅皮褶，内侧刚毛圈隆起，前面两边有横排（一排或二排）小乳突，每边 10～20 个不等。受精囊孔 2 对，位于 7/8 至 8/9 环节间一椭圆形突起上，约占节周 5/11。体轻，略呈革质，不易折断。气腥，味微咸。（图 2-7-1a）

沪地龙　长 8～15cm，宽 0.5～1.5cm。全体具环节，背部棕褐色至黄褐色，腹部浅黄棕色；第 14～16 环节为生殖带，较光亮。第 18 环节有一对雄生殖孔。通俗环毛蚓的雄交配腔能全部翻出，呈花菜状或阴茎状；威廉环毛蚓的雄交配腔孔呈纵向裂缝状；栉盲环毛蚓的雄生殖孔内侧有

扫一扫，
看拓展知识

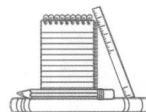

1 或多个小乳突。受精囊孔 3 对，在 6/7 至 8/9 环节间。（图 2-7-1b）

均以条大、肉厚者为佳。

2. 饮片　呈段状，薄片形或圆柱形，具环节，背部棕褐色，紫灰色或灰褐色，腹部浅黄棕色。体轻，易折或不易折断，气腥，味微咸。（图 2-7-1c）

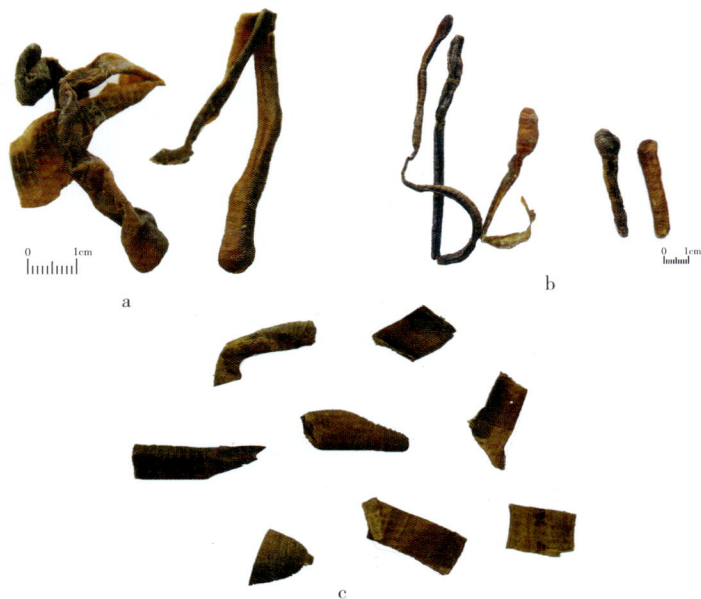

图 2-7-1　地龙药材及饮片

a. 药材（广地龙）　b. 药材（沪地龙）　c. 饮片

【功效】　清热定惊，通络，平喘，利尿。

水蛭

水蛭始载于《神农本草经》，列为下品。

【来源】　为水蛭科动物蚂蟥 *Whitmania pigra* Whitman、水蛭 *Hirudo nipponica* Whitman 或柳叶蚂蟥 *Whitmania acranulata* Whitman 的干燥全体。

【产地】　全国各地均产，以东北及河南、山东、江苏、湖北、四川等地较多。

【采收加工】　夏、秋两季捕捉，用沸水烫死，晒干或低温干燥。

【性状鉴定】

1. 药材

蚂蟥　呈扁平纺锤形，有多数环节，长 4～10cm，宽 0.5～2cm。背部黑褐色或黑棕色，稍隆起，用水浸后，可见黑色斑点排成 5 条纵纹；腹面平坦，棕黄色。两侧棕黄色，前端略尖，后端钝圆，两端各具 1 吸盘，前吸盘不显著，后吸盘较大。质脆，易折断，断面胶质状。气微腥。（图 2-7-2a）

水蛭　扁长圆柱形，体多弯曲扭转，长 2～5cm，宽 0.2～0.3cm。（图 2-7-2b）

柳叶蚂蟥　狭长而扁，长 5～12cm，宽 0.1～0.5cm。（图 2-7-2c）

以体小、条整齐、黑褐色、无杂质者为佳。

2. 饮片（烫水蛭）　呈不规则的段状、扁块状或扁圆柱状。背部表面黑褐色，稍隆起，腹面棕褐色，均可见细密横环纹。切面灰白色至棕黄色，胶质状。质脆，气微腥。（图 2-7-2d）

【功效】　破血通经，逐瘀消癥。

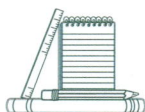

【常见伪品】 掺假的水蛭，来源为水蛭腹部灌入水泥浆等以增加重量，与正品水蛭的不同点是质地沉重，药材饱满鼓起，敲断后可见异物露出。

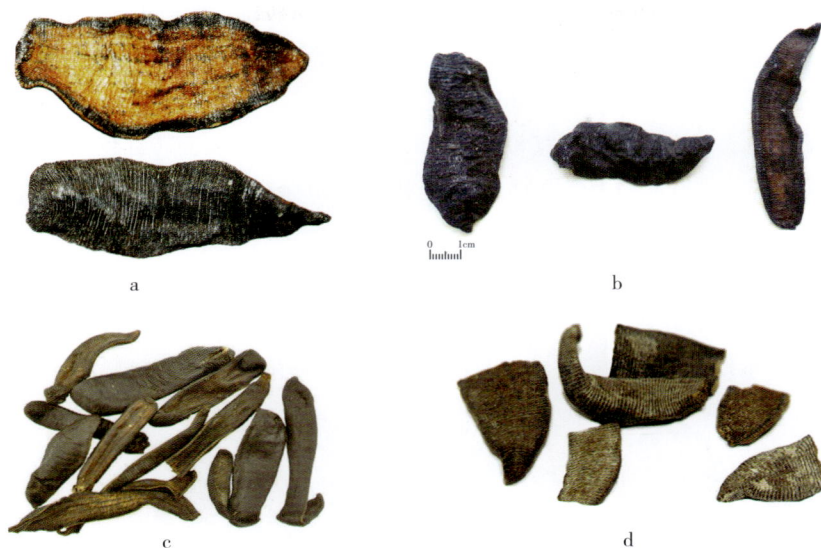

图 2-7-2 水蛭药材及饮片

a. 药材（蚂蟥） b. 药材（水蛭） c. 药材（柳叶蚂蟥） d. 饮片（烫水蛭）

扫一扫，
看拓展知识

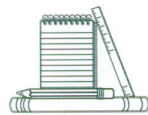

石决明

石决明始载于《名医别录》，因附石而生，善能祛翳明目，故名。

【别名】 鲍鱼壳。

【来源】 本品为鲍科动物杂色鲍 *Haliotis diversicolor* Reeve、皱纹盘鲍 *Haliotis discus hannai* Ino、羊鲍 *Haliotis ovina* Gmelin、澳洲鲍 *Haliotis ruber*（Leach）、耳鲍 *Haliotis asinina* Linnaeus 或白鲍 *Haliotis laevigata*（Donovan）的贝壳。

【产地】 主产于广东、海南、山东、福建、辽宁等地。产于广东、海南者，习称"真海决"；产于东北及山东者，习称"关海决"；产于山东者，习称"大洋石决明"。

【采收加工】 夏、秋两季捕捞，去肉，洗净，干燥。

【性状鉴定】

1. 药材

杂色鲍 呈长卵圆形，内面观略呈耳形，长 7~9cm，宽 5~6cm，高约 2cm。表面暗红色，有多数不规则的螺肋和细密生长线，螺旋部小，体螺部大，从螺旋部顶处开始向右排列有 20 余个疣状突起，末端 6~9 个开孔，孔口与壳面平。内面光滑，具珍珠样彩色光泽。壳较厚，质坚硬，不易破碎。气微，味微咸。（图 2-7-3a）

皱纹盘鲍 呈长椭圆形，长 8~12cm，宽 6~8cm，高 2~3cm。表面灰棕色，有多数粗糙而不规则的皱纹，生长线明显，常有苔藓类或石灰虫等附着物，末端 4~5 个开孔，孔口突出壳面，壳较薄。（图 2-7-3b）

羊鲍 近圆形，长 4~8cm，宽 2.5~6cm，高 0.8~2cm。壳顶位于近中部而高于壳面，螺旋部与体螺部各占 1/2，从螺旋部边缘有 2 行整齐的突起，尤以上部较为明显，末端 4~5 个开孔，呈管状。

澳洲鲍 呈扁平卵圆形，长 13~17cm，宽 11~14cm，高 3.5~6cm。表面砖红色，螺旋部约为壳面的1/2，螺肋和生长线呈波状隆起，疣状突起30余个，<u>末端7~9个开孔，孔口突出壳面</u>。（图2-7-3c）

耳鲍　狭长，略扭曲，呈耳状，长5~8cm，宽2.5~3.5cm，高约1cm。表面光滑，具翠绿色、紫色及褐色等多种颜色形成的斑纹，螺旋部小，体螺部大，<u>末端5~7个开孔，孔口与壳平，多为椭圆形</u>，壳薄，质较脆。（图2-7-3d）

白鲍　呈卵圆形，长11~14cm，宽8.5~11cm，高3~6.5cm。表面砖红色，光滑，壳顶高于壳面，生长线颇为明显，螺旋部约为壳面的1/3，疣状突起30余个，<u>末端9个开孔，孔口与壳平</u>。

均以个大、壳厚、外表洁净内表面光彩鲜艳者为佳。

2. 饮片

石决明　为不规则的碎块。灰白色，有珍珠样彩色光泽。质坚硬。气微，味微咸。

煅石决明　为不规则的碎块或粗粉。灰白色无光泽，质酥脆。断面呈层状。（图2-7-3e）

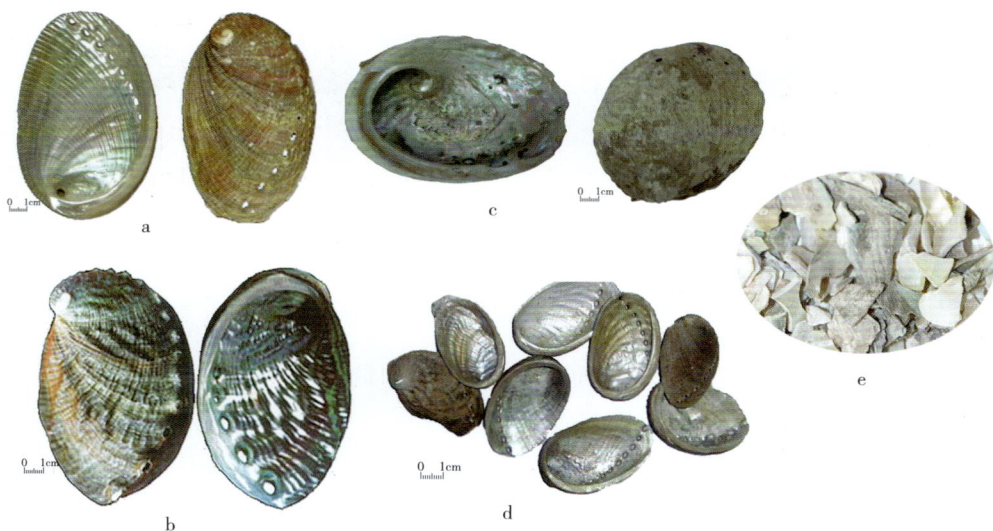

图2-7-3　石决明药材及饮片
a. 杂色鲍　b. 皱纹盘鲍　c. 澳洲鲍　d. 耳鲍　e. 煅石决明

【功效】平肝潜阳，清肝明目。

【附注】过去药材商品通常分为光底石决明（杂色鲍，俗称九孔鲍）、毛底石决明（皱纹盘鲍和羊鲍），一般认为光底石决明质量较好。

珍珠（附：珍珠母）

珍珠始载于《开宝本草》，又名"真珠"。

【来源】为珍珠贝科动物马氏珍珠贝 *Pteria martensii*（Dunker）、蚌科动物三角帆蚌 *Hyriopsis cumingii*（Lea）或褶纹冠蚌 *Cristaria plicata*（Leach）等双壳类动物受刺激形成的珍珠。

【产地】天然珍珠主产于广东、广西、台湾等地。淡水养殖珍珠主产于江苏、黑龙江、安徽及上海等地。

【采收加工】天然珍珠全年可采，以冬季采收为好。人工养珠以育珠蚌养殖2~3年，12月至次年2月采收。自动物体内取出珍珠，洗净，干燥。

【性状鉴定】

1. 药材　呈类球形、长圆形、卵圆形或棒形，直径1.5~8mm。表面类白色、浅粉红色、浅黄

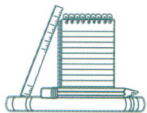

绿色或浅蓝色，半透明，光滑或微有凹凸，具特有的彩色光泽。质坚硬，破碎面显层纹。气微，味淡。取本品火烧，表面变黑色，有爆裂声，并可见层层剥落的银灰色小片。（图 2-7-4a）

以纯净、质坚硬、有彩光明显者为佳。

2. 饮片（珍珠粉）　取净珍珠，碾细，照水飞法制成最细粉。呈细粉状，类白色，细粉中无光点，手搓无砂粒感。气微，无味。（图 2-7-4b）

图 2-7-4　珍珠药材及饮片

a. 药材　b. 饮片（珍珠粉）

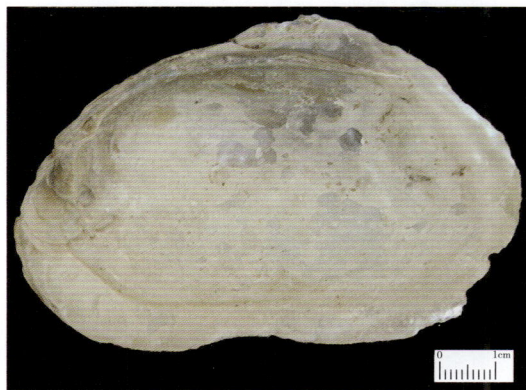

【功效】安神定惊，明目消翳，解毒生肌，润肤祛斑。

【常见伪品】市场上主要有以下仿制珍珠充当珍珠，应注意鉴别。

1. 塑料珠　由塑料制成的珠子，外面涂有珍珠颜料，看起来很漂亮，其特点是手感很轻。

2. 空心玻璃珠　用空心的玻璃珠子浸入酸性液体中，将玻璃的光泽除去，然后用珍珠颜料涂在珠子内部，再放入蜡或胶使珠子重量增加。这类仿制品在古老的首饰品中常出现。

3. 实心玻璃珠　先用乳白色的玻璃制成核，然后在表面涂上一种特殊的用鱼鳞制成的闪光薄膜，再使用一种特殊的化学浸液（醋酸纤维素和硝酸纤维素的聚合有机物）使表面硬化。该种仿制珍珠，其外形与海水养殖珠极相似，常被镶嵌于现代款式的 K 金首饰上。

4. 贝壳（或矿石）珠　用珍珠母等动物贝壳或寒水石等矿石打磨成珠子，然后在珠子表面涂上珍珠颜料。其特点是：断面无层纹或层纹近平行，不呈同心环状。珠光层可被丙酮洗脱。磨片显微观察无同心性层纹和珍珠虹光环。

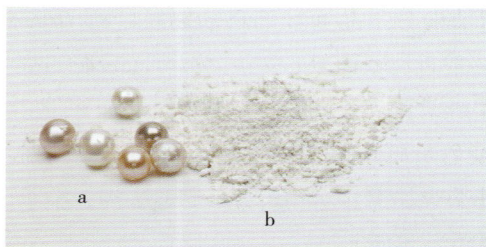

图 2-7-5　珍珠母药材

附：珍珠母

为蚌科动物三角帆蚌 *Hyriopsis cumingii*（Lea）或褶纹冠蚌 *Cristaria plicata*（Leach）或珍珠贝科动物马氏珍珠贝 *Pteria martensii*（Dunker）的贝壳。（图 2-7-5）

三角帆蚌　略呈不等边四角形。壳面生长轮呈同心环状排列。后背缘向上突起，形成大的三角形帆状后翼。壳内面外套痕明显；前闭壳肌痕呈卵圆形，后闭壳肌痕略呈三角形。左右壳均具两枚拟主齿，左壳具两枚长条形侧齿，右壳具一枚长条形侧齿；具光泽。质坚硬。气微腥，味淡。

褶纹冠蚌　呈不等边三角形。后背缘向上伸展成大形的冠。壳内面外套痕略明显；前闭壳肌痕大呈楔形，后闭壳肌痕呈不规则卵圆形，在后侧齿下方有与壳面相应的纵肋和凹沟。左、右壳均具一枚短而略粗后侧齿和一枚细弱的前侧齿，均无拟主齿。

马氏珍珠贝　呈斜四方形，后耳大，前耳小，背缘平直，腹缘圆，生长线极细密，成片状。闭壳肌痕大，长圆形。具一突起的长形主齿。

牡蛎

牡蛎始载于《神农本草经》，列为上品。

扫一扫，
看拓展知识

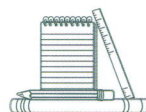

【来源】 本品为牡蛎科动物长牡蛎 Ostrea gigas Thunberg、大连湾牡蛎 Ostrea talienwhanensis Crosse 或近江牡蛎 Ostrea rivularis Gould 的贝壳。

【产地】 长牡蛎主产于山东以北至东北沿海。大连湾牡蛎主产于辽宁、河北、山东等地沿海。近江牡蛎产地较广，北起东北，南至广东、海南省沿海地区。主为野生品，亦有养殖。

【采收加工】 全年均可捕捞，去肉，洗净，晒干。

【性状鉴定】

1. 药材

长牡蛎 呈长片状，背腹缘几平行，长 10~50cm，高 4~15cm。右壳较小，鳞片坚厚，层状或层纹状排列。壳外面平坦或具数个凹陷，淡紫色、灰白色或黄褐色；内面瓷白色，壳顶二侧无小齿。左壳凹陷深，鳞片较右壳粗大，壳顶附着面小。质硬，断面层状，洁白。气微，味微咸。

大连湾牡蛎 呈类三角形，背腹缘呈八字形。右壳外面淡黄色，具疏松的同心鳞片，鳞片起伏成波浪状，内面白色。左壳同心鳞片坚厚，自壳顶部放射肋数个，明显，内面凹下呈盒状，铰合面小。

近江牡蛎 呈圆形、卵圆形或三角形等。右壳外面稍不平，有灰、紫、棕、黄等色，环生同心鳞片，幼体者鳞片薄而脆，多年生长后鳞片层层相叠，内面白色，边缘有的淡紫色。（图 2-7-6）

药材均以个大、整齐、质坚、内面光洁、色白者为佳。

2. 饮片

牡蛎 为不规则的碎块。白色。质硬，断面层状。气微，味微咸。

煅牡蛎 为不规则的碎块或粗粉。灰白色。质酥脆，断面层状。（图 2-7-7）

【功效】 重镇安神，潜阳补阴，软坚散结。

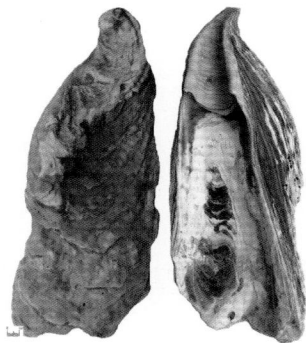

图 2-7-6 牡蛎药材

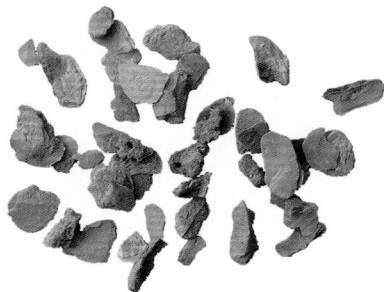

图 2-7-7 牡蛎饮片（煅牡蛎）

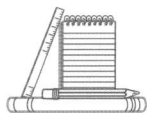

海螵蛸

海螵蛸原名"乌贼鱼骨"，始载于《神农本草经》，列为中品。

【来源】 为乌贼科动物无针乌贼 Sepiella maindroni de Rochebrune 或金乌贼 Sepia esculenta Hoyle 的干燥内壳。

【产地】 无针乌贼主产于浙江、江苏和广东等地。金乌贼主产于辽宁、山东等地。

【采收加工】 收集乌贼鱼的骨状内壳，洗净，干燥。

【性状鉴定】

1. 药材

无针乌贼 呈扁长椭圆形，中间厚，边缘薄，长 9~14cm，宽 2.5~3.5cm，厚约 1.3cm。背面有磁白色脊状隆起，两侧略显微红色，有不甚明显的细小疣点；腹面白色，自尾端到中部有细密波状横层纹；角质缘半透明，尾部较宽平，无骨针。体轻，质松，易折断，断面粉质，显疏松层纹。气微腥，味微咸。（图 2-7-8a）

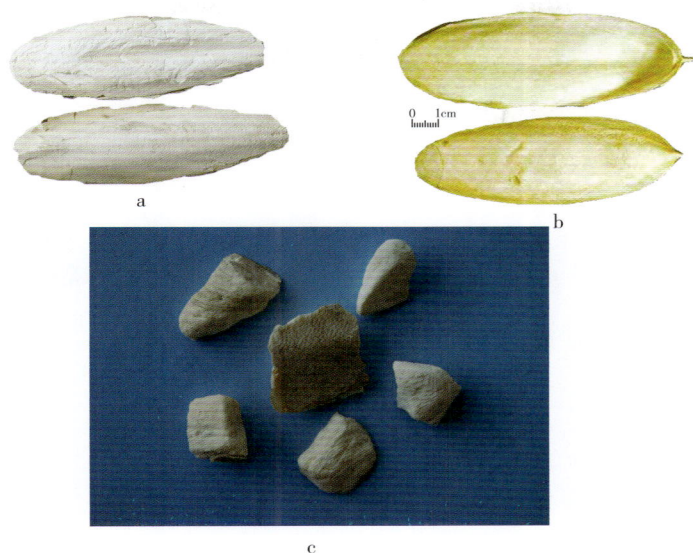

图 2-7-8　海螵蛸药材及饮片
a. 药材（无针乌贼）　b. 药材（金乌贼）　c. 饮片

金乌贼　长 13~23cm，宽约 6.5cm。背面疣点明显，略呈层状排列；腹面的细密波状横层纹占全体大部分，中间有纵向浅槽；尾部角质缘渐宽，向腹面翘起，末端有 1 骨针，多已断落。（图 2-7-8b）

药材均以色白、体大、洁净、完整者为佳。

2. 饮片　为不规则形或类方形小块，类白色或微黄色，气微腥，味微咸。（图 2-7-8c）

【功效】收敛止血，涩精止带，制酸止痛，收湿敛疮。

全蝎

全蝎始载于《蜀本草》，有毒。毒性（即毒蛋白）主要集中于尾刺当中。

【别名】全虫。

【来源】本品为钳蝎科动物东亚钳蝎 *Buthus martensii* Karsch 的干燥体。

【产地】主产于河南、山东省。此外，湖北、安徽、河北、辽宁等地亦产。野生或饲养。

【采收加工】春末至秋初捕捉，除去泥沙，置沸水或沸盐水中，煮至全身僵硬，捞出，置通风处，阴干。

【性状鉴定】头胸部与前腹部呈扁平长椭圆形，后腹部呈尾状，皱缩弯曲，完整者体长约 6cm。头胸部呈绿褐色，前面有 1 对短小的螯肢和 1 对较长大的钳状脚须，形似蟹螯，背面覆有梯形背甲，腹面有足 4 对，均为 7 节，末端各具 2 爪钩；前腹部由 7 节组成，第 7 节色深，背甲上有 5 条隆脊线。背面绿褐色，后腹部棕黄色，6 节，节上均有纵沟，末节有锐钩状毒刺，毒刺下方无距。气微腥，味咸。（图 2-7-9）

药材以完整、色绿褐、身干、腹中杂质少者为佳。

【功效】息风镇痉，通络止痛，攻毒散结。

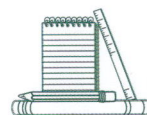

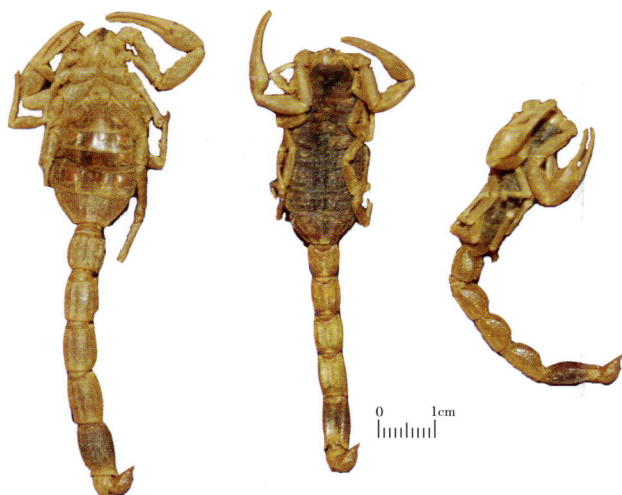

图 2-7-9　全蝎药材

蜈蚣

蜈蚣药用始载于《神农本草经》，列为下品，有毒。其多足的特点使其获得"百足虫""千足虫"等别名。在北魏的《广雅》中正式出现"吴公"名称，后来逐渐演变为"蜈蚣"。

【来源】　为蜈蚣科动物少棘巨蜈蚣 *Scolopendra subspinipes mutilans* L. Koch 的干燥体。

【产地】　主产于浙江、湖北、江苏、安徽等地。野生，现多为家养。

【采收加工】　春、夏两季捕捉，用竹片插入头尾，绷直，干燥。

【性状鉴定】

1. 药材　本品呈扁平长条形，长 9～15cm，宽 0.5～1cm。由头部和躯干部组成，<u>全体共22 个环节</u>。头部暗红色或红褐色，略有光泽，有头板覆盖，头板近圆形，前端稍突出，两侧贴有颚肢一对，前端两侧有触角一对。<u>躯干部第一背板与头板同色，其余 20 个背板为棕绿色或墨绿色</u>，具光泽，自第四背板至第二十背板上常有两条纵沟线；腹部淡黄色或棕黄色，皱缩；自第二节起，每节两侧有步足一对；步足黄色或红褐色，偶有黄白色，呈弯钩形，最末一对步足尾状，故又称尾足，易脱落。质脆，断面有裂隙。气微腥，有特殊刺鼻的臭气，味辛、微咸。（图 2-7-10）

以条大、完整、头红、足红褐，腹干瘪者为佳。

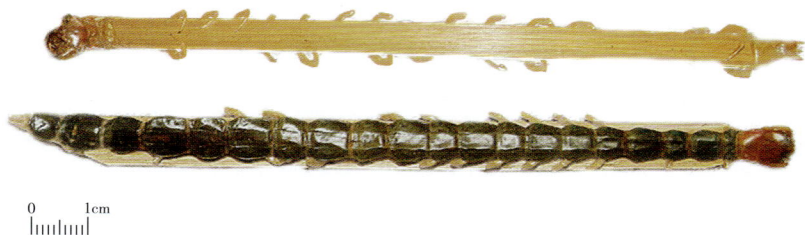

图 2-7-10　蜈蚣药材

2. 饮片　形如药材，呈段状，棕褐色或灰褐色，具焦香气。

【功效】　息风镇痉，通络止痛，攻毒散结。

扫一扫，
看拓展知识

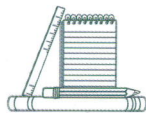

土鳖虫

土鳖虫始载于《神农本草经》，列为中品，有毒。因其身体扁平如鳖，且常栖于土中，故名"土鳖虫"。

【别名】土元。

【来源】为鳖蠊科昆虫地鳖 *Eupolyphaga sinensis* Walker 或冀地鳖 *Steleophaga Plancyi*（Boleny）的雌虫干燥体。

【产地】地鳖主产于江苏、安徽、河南、湖北、湖南、四川等地。冀地鳖主产于河北、北京、山东、浙江等地。野生或饲养。

【采收加工】捕捉后，置沸水中烫死，晒干或烘干。

【性状鉴定】

地鳖　呈扁平卵形，长 1.3～3cm，宽 1.2～2.4cm。前端较窄，后端较宽，背部紫褐色，具光泽，无翅。前胸背板较发达，盖住头部；腹背板 9 节，呈覆瓦状排列。腹面红棕色，头部较小，有丝状触角 1 对，常脱落，胸部有足 3 对，具细毛和刺。腹部有横环节。质松脆，易碎。气腥臭，味微咸。（图 2-7-11）

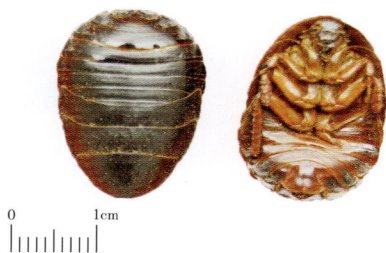

图 2-7-11　土鳖虫药材

冀地鳖　长 2.2～3.7cm，宽 1.4～2.5cm。背部黑棕色，通常在边缘带有淡黄褐色斑块及黑色小点。

药材均以完整、色紫褐、腹中内容物少者为佳。

【功效】破血逐瘀，续筋接骨。

桑螵蛸

桑螵蛸始载于《神农本草经》，列为上品。因其轻盈如绡而得名"螵蛸"，并因其常采自桑树而冠以"桑"字。

【来源】为螳螂科昆虫大刀螂 *Tenodera sinensis* Saussure、小刀螂 *Statilia maculata*（Thunberg）或巨斧螳螂 *Hierodula patellifera*（Serville）的干燥卵鞘。以上三种分别习称"团螵蛸""长螵蛸"及"黑螵蛸"。

【产地】全国大部分地区均可生产。

【采收加工】深秋至次春收集，除去杂质，蒸至虫卵死后，干燥。

【性状鉴定】

团螵蛸　略呈圆柱形或半圆形，由多层膜状薄片叠成，长 2.5～4cm，宽 2～3cm。表面浅黄褐色，上面带状隆起不明显，底面平坦或有凹沟。体轻，质松而韧，横断面可见外层为海绵状，内层为许多放射状排列的小室，室内各有一细小椭圆形卵，深棕色，有光泽。气微腥，味淡或微咸。（图 2-7-12a）

长螵蛸　略呈长条形，一端较细，长 2.5～5cm，宽 1～1.5cm。表面灰黄色，上面带状隆起明显，带的两侧各有一条暗棕色浅沟和斜向纹理。质硬而脆。（图 2-7-12b）

黑螵蛸　略呈平行四边形，长 2～4cm，宽 1.5～2cm。表面灰褐色，上面带状隆起明显，两侧有斜向纹理，近尾端微向上翘。质硬而韧。（图 2-7-12c）

药材均以个完整、色黄、体轻而带韧性、卵未孵出、无树枝草梗等杂质者为佳。

扫一扫，看拓展知识

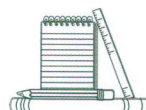

扫一扫，看拓展知识

【功效】固精缩尿，补肾助阳。

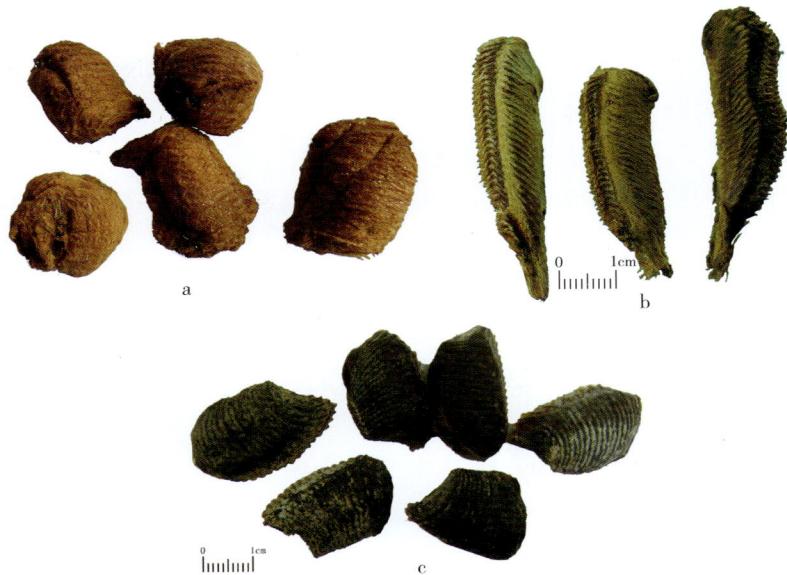

图 2-7-12　桑螵蛸药材

a. 团螵蛸　b. 长螵蛸　c. 黑螵蛸

蝉蜕

蝉作药用历史悠久，最早出现在《神农本草经》。以蝉的成虫全虫入药。蝉蜕即蝉在羽化过程中蜕下的皮壳，入药始载于《名医别录》。

【别名】蝉衣。

【来源】为蝉科昆虫黑蚱 *Cryptotympana pustulata* Fabricius 的若虫羽化时脱落的皮壳。商品习称"土蝉衣"。

【产地】主产于山东、河北、河南、江苏等地。全国大部分地区均产。

【采收加工】夏、秋两季收集，除去泥沙，晒干。

【性状鉴定】略呈椭圆形而弯曲，长约 3.5cm，宽约 2cm。表面黄棕色，半透明，有光泽。头部有丝状触角 1 对，多已断落，复眼突出。额部先端突出，口吻发达，上唇宽短，下唇伸长成管状。胸部背面呈十字形裂开，裂口向内卷曲，脊背两旁具小翅 2 对；腹面有足 3 对，被黄棕色细毛。腹部钝圆，共 9 节。体轻，中空，易碎。气微，味淡。（图 2-7-13）

均以体轻、完整、色黄亮者为佳。

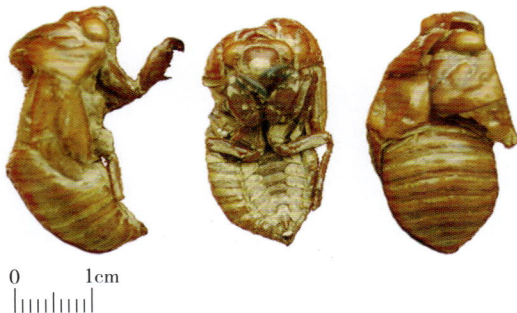

图 2-7-13　蝉蜕药材

【功效】疏散风热，利咽，透疹，明目退翳，解痉。

斑蝥

斑蝥始载于《神农本草经》，列为下品。因其身材上的斑纹和强烈毒性而得名，李时珍谓："斑言其色螯言其毒，如矛刺也。"

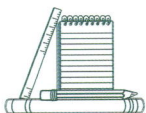

扫一扫，
看拓展知识

扫一扫，
看拓展知识

【来源】本品为芫青科昆虫南方大斑蝥 *Mylabris phalerata* Pallas 或黄黑小斑蝥 *Mylabris cichorii* Linnaeus 的干燥体。

【产地】全国大部分地区皆产，以河南、广西、安徽、云南为多。群集于大豆、花生、茄子、棉花及瓜类植物的叶、花、芽上等。

【采收加工】夏、秋两季捕捉，闷死或烫死，晒干。

【性状鉴定】

1. 药材

南方大斑蝥　呈长圆形，长 1.5~2.5cm，宽 0.5~1cm。头及口器向下垂，有较大的复眼及触角各 1 对，触角多已脱落。背部具革质鞘翅 1 对，黑色，有 3 条黄色或棕黄色的横纹；鞘翅下面有棕褐色薄膜状透明的内翅 2 片。胸腹部乌黑色，胸部有足 3 对。有特殊的臭气。刺激性强，不宜口尝。（图 2-7-14a）

黄黑小斑蝥　体型较小，长 1~1.5cm。（图 2-7-14b）

药材均以个大、完整、颜色鲜明、无败油气味者为佳。

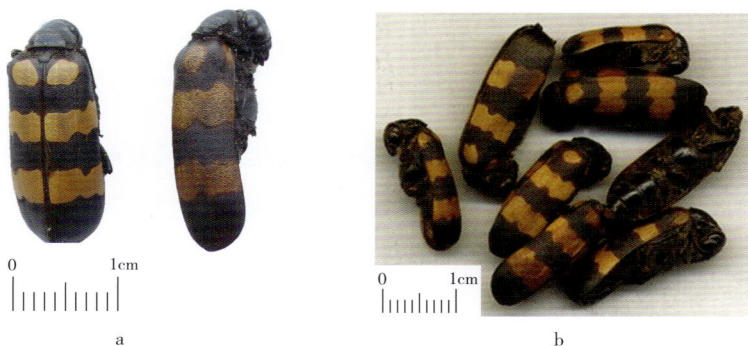

图 2-7-14　斑蝥药材

a. 药材（南方大斑蝥）　　b. 药材（黄黑小斑蝥）

2. 饮片

生斑蝥　为除去头、足、翅的干燥躯体，略呈长圆形，腹部乌黑色，背部有 3 条黄色或棕黄色的横纹。有特殊臭气。

米斑蝥　质脆易碎，有焦香气。余同生斑蝥饮片。

【功效】破血逐瘀，散结消癥，攻毒蚀疮。

僵蚕

僵蚕始载于《神农本草经》，列为中品。苏敬谓："蚕自僵死，其色自白。"

【别名】白僵蚕、僵虫。

【来源】为蚕蛾科昆虫家蚕 *Bombyx mori* Linnaeus 4~5 龄的幼虫感染（或人工接种）白僵菌 *Beauveria bassiana*（Bals.）Vuillant 而致死的干燥体。

【产地】主产于浙江吴兴、德清，江苏镇江、无锡等地。近年来四川、陕西等地有大量人工生产。

【采收加工】多于春、秋季生产，将感染白僵菌病死的蚕干燥。

【性状鉴别】略呈圆柱形，多弯曲皱缩。长 2~5cm，直径 0.5~0.7cm。表面灰黄色，被有白色粉霜状的气生菌丝和分生孢子。头部较圆，黄棕色足 8 对，体节明显，尾部略呈二分歧状。质硬而脆，易折断，断面平坦，外层白色，中间有亮棕色或亮黑色的丝腺环 4 个（习称"胶口镜面"）。气微腥，味微咸。（图 2-7-15）

扫一扫，
看拓展知识

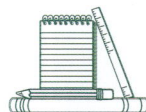

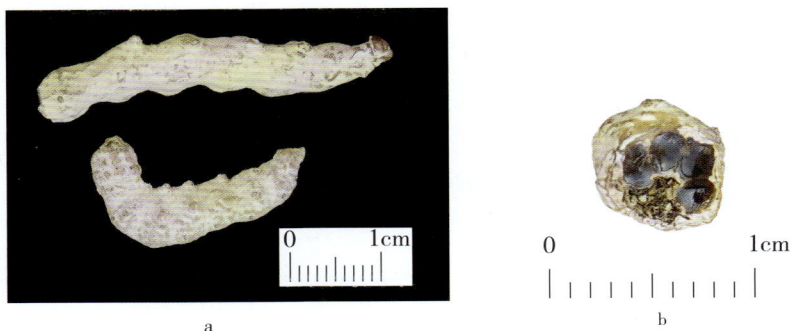

图 2-7-15　僵蚕药材

a. 全体　b. 断面

以条粗、色白、断面光亮、杂质少者为佳。表面无白色粉霜、中空者不可入药。

【功效】息风止痉，祛风止痛，化痰散结。

蜂蜜（附：蜂房）

蜂蜜始载于《神农本草经》，列为上品。

【别名】蜂糖。

【来源】为蜜蜂科昆虫中华蜜蜂 *Apis cerana* Fabricius 或意大利蜂 *Apis mellifera* Linnaeus 所酿的蜜。

【产地】全国各地均有生产，以广东、云南、福建、江苏盛产。

【采收加工】春至秋季采收，滤过。

【性状鉴别】为半透明、带光泽、浓稠的液体。白色至淡黄色或橘黄色至黄褐色，放久或遇冷渐有白色颗粒状结晶析出。气芳香，味极甜。（图 2-7-16）

以水分少、有油性、稠如凝脂、味甜而纯正、无异臭者为佳。

【功效】补中，润燥，止痛，解毒；外用生肌敛疮。

附：蜂房

为胡蜂科昆虫果马蜂 *Polistes olivaceous*（DeGeer）、日本长脚胡蜂 *Polistes japonicus* Saussure 或异腹胡蜂 *Parapolybia varia* Fabricius 的巢，又称"软蜂房"。呈圆盘状或不规则的扁块状，有的似莲房状，大小不一。表面灰白色或灰褐色。腹面有多数整齐的六角形房孔，孔径 3~4mm 或 6~8mm。背面有 1 个或数个黑色短柄。体轻，质韧，略有弹性。气微，味辛淡。（图 2-7-17）

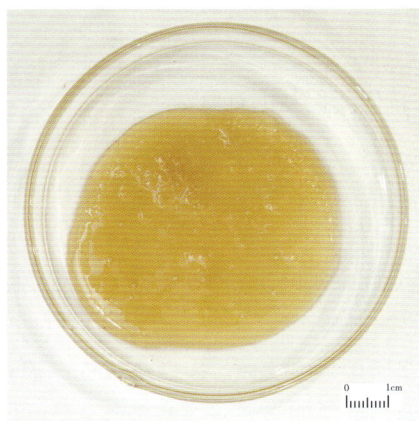

图 2-7-16　蜂蜜药材

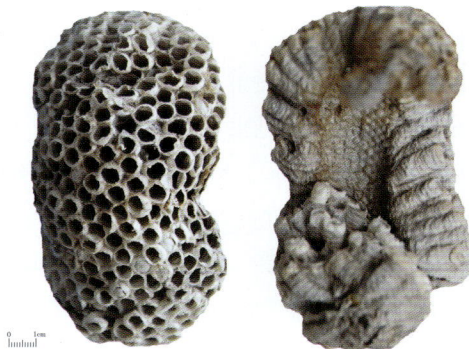

图 2-7-17　蜂房药材

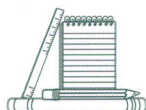

海马

海马始载于《本草拾遗》。

【来源】为海龙科动物线纹海马 *Hippocampus kelloggi* Jordan et Snyder、刺海马 *Hippocampus histrix* Kaup、大海马 *Hippocampus kuda* Bleeker、三斑海马 *Hippocampus trimaculatus* Leach 或小海马（海蛆）*Hippocampus japonicus* Kaup 的干燥体。

【产地】主产于广东、福建和台湾等地，其他沿海省区亦产。国外产于马来半岛、菲律宾、印度尼西亚和澳洲、非洲等地。

【采收加工】夏、秋两季捕捞，洗净，晒干；或除去皮膜和内脏，晒干。

【性状鉴定】

线纹海马　呈扁长形而弯曲，体长约 30cm。表面黄白色。头略似马头，有冠状突起，前方有一管状长吻（习称"马头"），口小，无牙，两眼深陷。躯干部七棱形，尾部四棱形，渐细卷曲（习称"蛇尾"），体上有瓦楞形的节纹并具短棘（习称"瓦楞身"）。体轻，骨质，坚硬。气微腥，味微咸。（图 2-7-18a）

刺海马　体长 15~20cm。头部及体上环节间的棘细而尖。（图 2-7-18b）

大海马　体长 20~30cm。黑褐色。（图 2-7-18c）

三斑海马　体侧背部第 1、4、7 节的短棘基部各有 1 黑斑。（图 2-7-18d）

小海马（海蛆）　体形小，长 7~10cm。黑褐色。节纹和短棘均较细小。（图 2-7-18e）

均以体大、坚实、头尾齐全、洁净者为佳。

【功效】温肾壮阳，散结消肿。

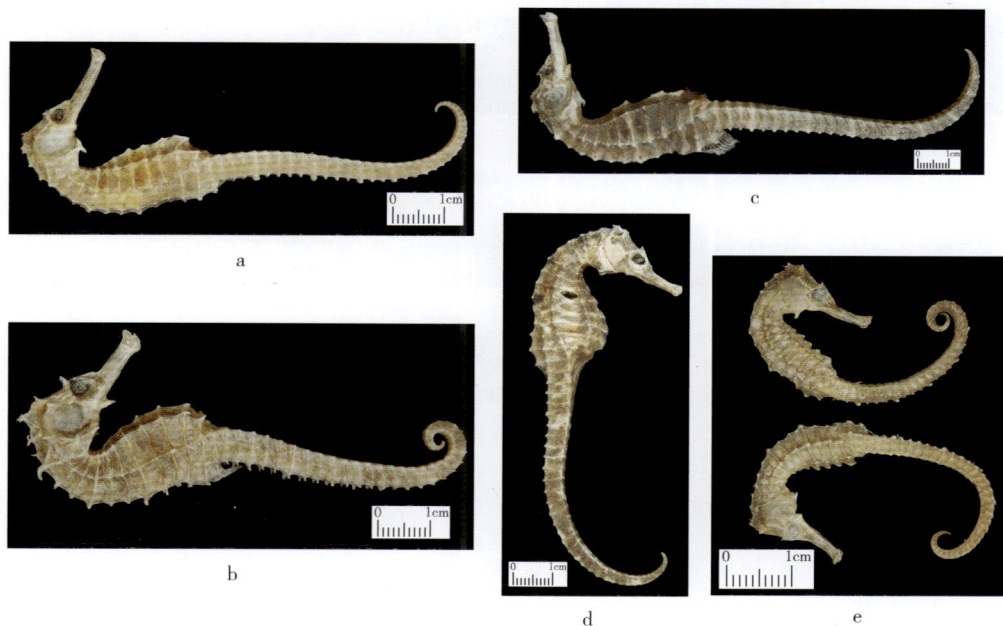

图 2-7-18　海马药材
a. 线纹海马　b. 刺海马　c. 大海马　d. 三斑海马　e. 小海马

海龙

海龙始载于《本草纲目拾遗》言："海龙产澎湖澳，冬日双跃海滩，渔人获之，号为珍物，

扫一扫，
看拓展知识

扫一扫，
看拓展知识

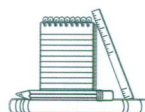

首尾似龙，无牙、爪，长尺余。"

【来源】　为海龙科动物刁海龙 *Solenognathus hardwickii*（Gray）、拟海龙 *Syngnathoides biaculeatus*（Bloch）或尖海龙 *Syngnathus acus* Linnaeus 的干燥体。

【产地】　刁海龙、拟海龙主产于广东、福建沿海地区，尖海龙产于我国各沿海地区。

【采收加工】　多于夏、秋两季捕捞，刁海龙、拟海龙除去皮膜，洗净，晒干；尖海龙直接洗净，晒干。

【性状鉴定】

刁海龙　体狭长侧扁，全长 30～50cm。表面黄白色或灰褐色。头部前方具一管状长吻，口小，无牙，两眼圆而深陷，头部与体轴略呈钝角。躯干部宽约 3cm，五棱形，尾部前方六棱形，后方渐细，四棱形，尾端卷曲，背棱两侧各有 1 列灰黑色斑点状色带。全体被以具花纹的骨环及细横纹，各骨环内有突起粒状棘。胸鳍短宽，背鳍较长，有的不明显，无尾鳍。骨质，坚硬。气微腥，味微咸。（图 2-7-19a）

拟海龙　体长平扁，躯干部略呈四棱形，全长 20～22cm。表面灰黄色。头部常与体轴成一直线。（图 2-7-19b）

尖海龙　体细长，呈鞭状，全长 10～30cm，未去皮膜。表面黄褐色。有的腹面可见育儿囊，有尾鳍。质较脆弱，易撕裂。（图 2-7-19c）

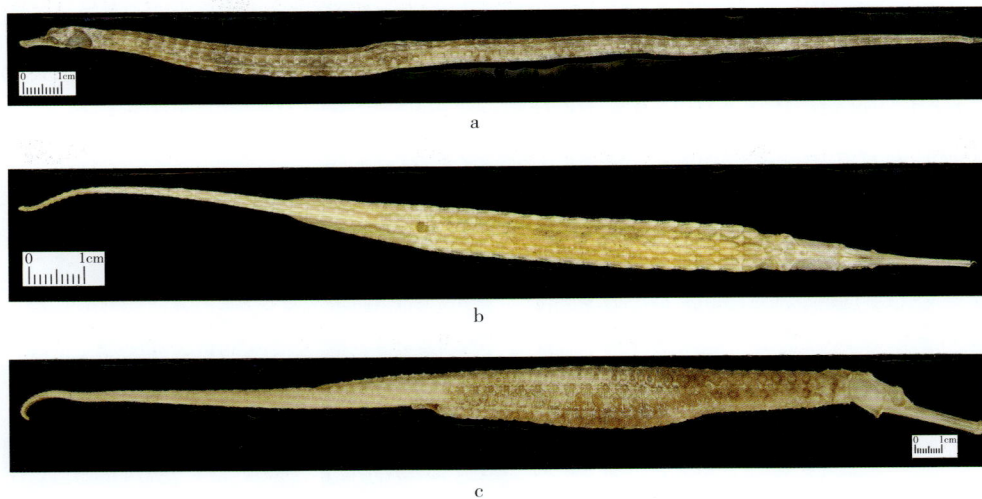

图 2-7-19　海龙药材
a. 刁海龙　b. 拟海龙　c. 尖海龙

均以体长、饱满、头尾齐全者为佳。

【功效】　温肾壮阳，散结消肿。

蟾酥

蟾酥始载于《药性论》，原名蟾酥眉脂。《本草衍义》始有"蟾酥"之名。

【来源】　为蟾蜍科动物中华大蟾蜍 *Bufo bufo gargarizans* Cantor 或黑眶蟾蜍 *Bufo melanostictus* Schneider 的干燥分泌物。

【产地】　主产于辽宁、山东、江苏、河北、广东、安徽、浙江等地。

【采收加工】　多于夏、秋季两季捕捉蟾蜍，洗净，挤取耳后腺和皮肤腺的白色浆液，置于瓷器中（忌铁器），滤去杂质，取纯浆放入圆形的模型中干燥，呈扁圆形团块称为"团蟾酥"，呈棋子状

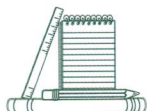

称为"棋子酥";如将滤净的浆液涂在玻璃板或瓷盆上晒干的,取下呈薄片状,则称为"片蟾酥"。

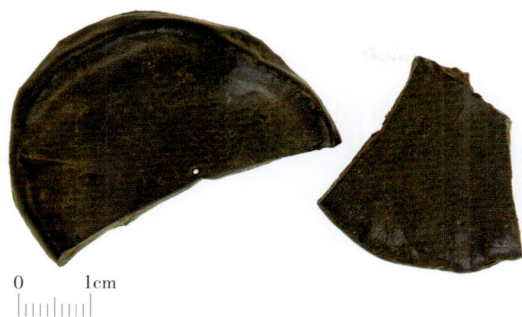

图 2-7-20　蟾酥药材

【性状鉴定】呈扁圆形团块状或片状。棕褐色或红棕色。团块状者质坚,不易折断,断面棕褐色,角质状,微有光泽;片状者质脆,易碎,断面红棕色,半透明。气微腥,味初甜而后有持久的麻辣感,粉末嗅之作嚏。药材断面沾水,即呈乳白色隆起。(图 2-7-20)

以色红棕、断面角质状、半透明、有光泽者为佳。

【功效】解毒,止痛,开窍醒神。

哈蟆油

【别名】哈士蟆油、田鸡油。

【来源】为蛙科动物中国林蛙 *Rana temporaria chensinensis* David 雌蛙的干燥输卵管。

【产地】主产于吉林、辽宁、黑龙江等地。

【采收加工】9~10月霜降期捕捉,选肥大雌蛙,用绳从口部穿起,悬挂风干,阴天及夜晚收入室内,避免受潮,干燥后,用热水略浸润,立即捞起,放袋中闷一夜,次日剖开腹皮,将输卵管轻轻取出,除净卵子及内脏,置通风阴凉处干燥。

图 2-7-21　哈蟆油药材

【性状鉴定】呈不规则块状,弯曲而重叠,长 1.5~2cm,厚 1.5~5mm。表面黄白色,呈脂肪样光泽,偶有带灰白色薄膜状干皮。摸之有滑腻感,在温水中浸泡体积可膨胀。气腥,味微甘,嚼之有黏滑感。(图 2-7-21)

以块大、肥厚、身干、色白、有光泽、无皮膜者为佳。

【功效】补肾益精,养阴润肺。

【常见伪品】哈蟆油常见伪品主要为蟾蜍科动物中华大蟾蜍 *Bufo bufo gargarizans* Cantor 或黑眶蟾蜍 *Bufo melanostictus* Schneider 的干燥输卵管。其外观与哈蟆油相似,色泽深黄无光泽,表面较干瘪。用温水浸泡,体积仅膨胀 3~7 倍。膨胀度小于 20。

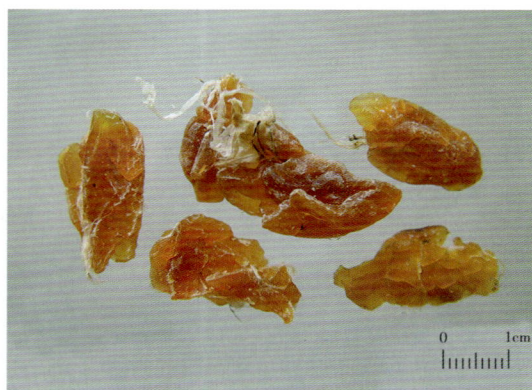

瓦楞子

瓦楞子始载于《名医别录》。《本草拾遗》曰:"出海中,亮如瓦屋。"

【来源】为蚶科动物毛蚶 *Arca subcrenata* Lischke、泥蚶 *Arca granosa* Linnaeus 或魁蚶 *Arca inflata* Reeve 的贝壳。

【产地】主产于江苏、山东、河北等地沿海一带。

【采收加工】秋、冬至次年春捕捞,洗净,置沸水中略煮,去肉,干燥。

【性状鉴定】

毛蚶　略呈三角形或扇形,长 4~5cm,高 3~4cm。壳外面隆起,有棕褐色茸毛或已脱落;

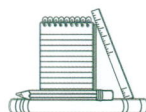

壳顶突出，向内卷曲；自壳顶至腹面有延伸的放射肋 30~34 条。壳内面平滑，白色。壳缘有与壳外面直楞相对应的凹陷，铰合部具小齿 1 列。质坚。气微，味淡。（图 2-7-22a）

泥蚶　长 2.5~4cm，高 2~3cm。壳外面无棕褐色茸毛，放射肋 18~21 条，肋上有颗粒状突起。（图 2-7-22b）

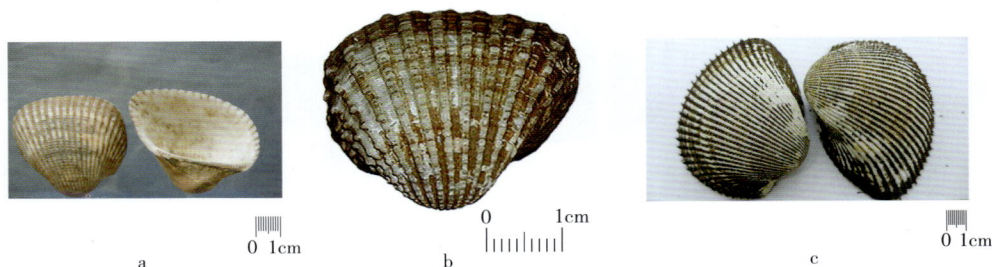

图 2-7-22　瓦楞子药材
a. 毛蚶　b. 泥蚶　c. 魁蚶

魁蚶　长 7~9cm，高 6~8cm。壳外面放射肋 42~48 条。（图 2-7-22c）

均以整齐、洁白、无沙土者为佳。

【功效】　消痰化瘀，软坚散结，制酸止痛。

蛤壳

蛤壳原名"海蛤"，始载于《神农本草经》，列为上品，分海蛤和文蛤两种。蛤壳之名始见于《本草原始》。

【来源】　为帘蛤科动物文蛤 *Meretrix meretrix* Linnaeus 或青蛤 *Cyclina sinensis* Gmelin 的贝壳。

【产地】　沿海各地均产。

【采收加工】　夏、秋两季捕捞，去肉，洗净，晒干。

【性状鉴定】

1. 药材

文蛤　扇形或类圆形，背缘略呈三角形，腹缘呈圆弧形，长 3~10cm，高 2~8cm。壳顶突出，位于背面，稍靠前方。壳外面光滑，黄褐色，同心生长纹清晰，通常在背部有锯齿状或波纹状褐色花纹。壳内面白色，边缘无齿纹，前后壳缘有时略带紫色，铰合部较宽，右壳有主齿 3 个和前侧齿 2 个，左壳有主齿 3 个和前侧齿 1 个。质坚硬，断面有层纹。气微，味淡。（图 2-7-23a）

青蛤　类圆形，壳顶突出，位于背侧近中部。壳外面淡黄色或棕红色，同心生长纹凸出壳面略呈环肋状。壳内面白色或淡红色，边缘常带紫色并有整齐的小齿纹，铰合部左右两壳均具主齿 3 个，无侧齿。（图 2-7-23b）

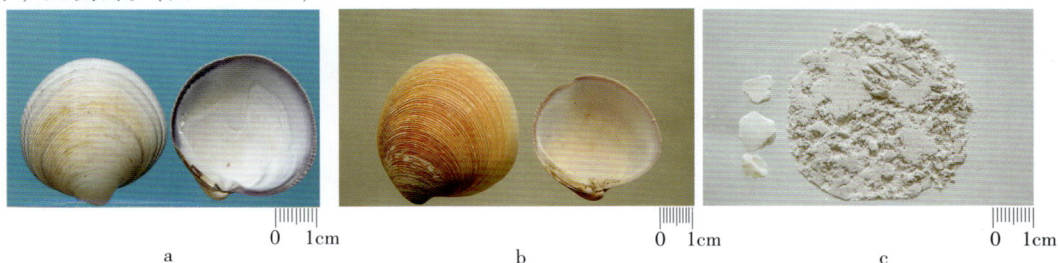

图 2-7-23　蛤壳药材及饮片
a. 药材（文蛤）　b. 药材（青蛤）　c. 饮片（蛤粉）

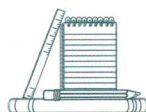

2. 饮片（蛤粉） 不规则碎片。外面黄褐色或棕红色。可见同心生长纹。内面白色。质坚硬。断面有层纹。气微，味淡。（图 2-7-23c）

【功效】清热化痰，软坚散结，制酸止痛，外用收湿敛疮。

龟甲

扫一扫，
看拓展知识

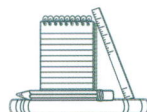

龟甲始载于《神农本草经》，列为中品。

【来源】为龟科动物乌龟 *Chinemys reevesii*（Gray）的背甲及腹甲。背甲又名"龟上甲""上甲"。腹甲又名"龟板""下甲"。

【产地】主产于湖北、湖南、浙江、安徽等地，上海及东北地区有人工饲养，龟甲曾在武汉大量集散，有"汉板"之称。

【采收加工】全年均可捕捉，以秋、冬两季为多，捕捉后杀死，或用沸水烫死，剥取背甲与腹甲，除去残肉，晒干。

【性状鉴定】

1. 药材 背甲及腹甲由甲桥相连，背甲稍长于腹甲，与腹甲常分离。

背甲 呈长椭圆形拱状，长 7.5～22cm，宽 6～18cm；外表面棕褐色或黑褐色，脊棱 3 条；颈盾 1 块，前窄后宽；椎盾 5 块，第 1 椎盾长大于宽或近相等，第 2～4 椎盾宽大于长；肋盾两侧对称，各 4 块；缘盾每侧 11 块；臀盾 2 块。（图 2-7-24a）

腹甲 呈板片状，近长方椭圆形，长 6.4～21cm，宽 5.5～17cm；外表面淡黄棕色至棕黑色，盾片 12 块，每块常具紫褐色放射状纹理，腹盾、胸盾和股盾中缝均长，喉盾、肛盾次之，肱盾中缝最短；内表面黄白色至灰白色，有的略带血迹或残肉，除净后可见骨板 9 块，呈锯齿状嵌接；前端钝圆或平截，后端具三角形缺刻，两侧残存呈翼状向斜上方弯曲的甲桥。质坚硬。气微腥，味微咸。（图 2-7-24b）

以块大、完整、洁净、无腐肉者为佳。

2. 饮片（醋龟甲） 呈不规则块状。背甲盾片略呈拱状隆起，腹甲盾片呈平板状，大小不一。表面黄色或棕褐色，有的可见深棕褐色斑点，有不规则纹理。内表面棕黄色或棕褐色，边缘有的呈锯齿状。断面不整齐，有的有蜂窝状小孔。质松脆。气微腥，味微咸，微有醋香气。（图 2-7-24c）

【功效】滋阴潜阳，益肾强骨，养血补心，固经止崩。

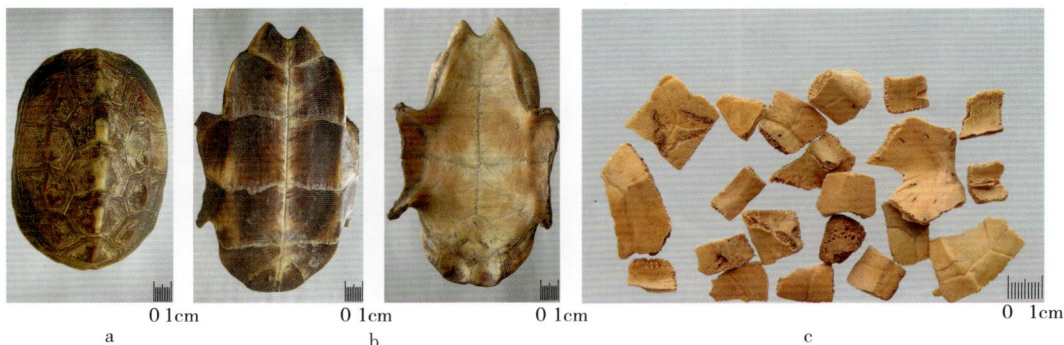

图 2-7-24 龟甲药材及饮片
a. 药材（背甲） b. 药材（腹甲） c. 饮片（醋龟甲）

鳖甲

鳖甲始载于《神农本草经》，列为中品。

【别名】甲鱼壳、团鱼壳。

【来源】为鳖科动物鳖 *Trionyx sinensis* Wiegmann 的背甲。

【产地】主产于湖北、江苏、安徽、河南等地。

【采收加工】全年均可捕捉，以秋、冬两季为多，捕捉后杀死，置沸水中烫至背甲上的硬皮能剥落时，取出，剥取背甲，除去残肉，晒干。

【性状鉴定】呈椭圆形或卵圆形，背面隆起，长 10~15cm，宽 9~14cm。外表面黑褐色或墨绿色，略有光泽，具细网状皱纹和灰黄色或灰白色斑点，中间有一条纵棱，两侧各有左右对称的横凹纹 8 条，外皮脱落后，可见锯齿状嵌接缝。内表面类白色，中部有突起的脊椎骨，颈骨向内卷曲，两侧各有肋骨 8 条，伸出边缘。质坚硬。气微腥，味淡。（图 2-7-25）

以个大、甲厚、无残肉者为佳。

【功效】滋阴潜阳，退热除蒸，软坚散结。

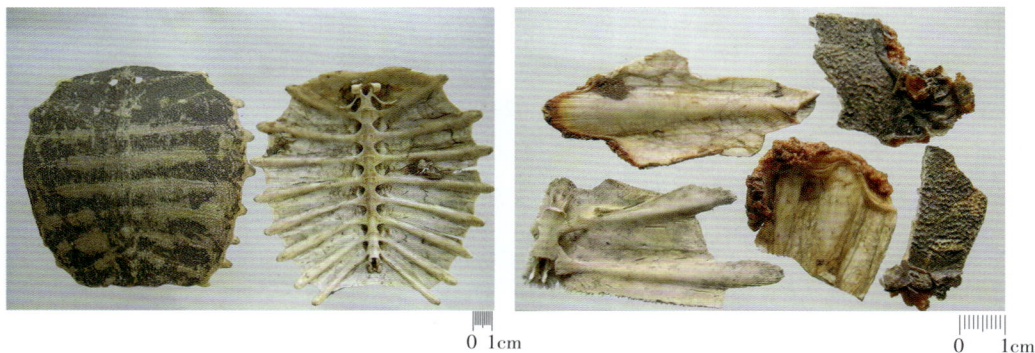

0　1cm　　　　　　　　0　1cm

图 2-7-25　鳖甲药材及饮片

蛤蚧

蛤蚧始载于《雷公炮炙论》，谓其"蛤蚧，其毒在眼，须去眼及甲上、尾上、腹上肉毛，以酒浸透，隔两重纸缓焙令干，以瓷器盛，悬屋角上一夜用之，力可十倍，勿伤尾也。"

【来源】为壁虎科动物蛤蚧 *Gekko gecko* Linnaeus 的干燥体。

【产地】主产于广西龙州、白色、容县、宜州、平乐等地，云南、广东、贵州等地亦产。

【采收加工】全年均可捕捉，除去内脏，试净，再以竹片撑开使全体扁平顺直，低温干燥。

【性状鉴定】

1. 药材　呈扁片状，头颈部及躯干部长 9~18cm，头颈部约占三分之一，腹背部宽 6~11cm，尾长 6~12cm。头略呈扁三角形，两眼多凹陷成窟窿，口内有细齿，生于颚的边缘，无异型大齿。吻部半圆形，吻鳞不切鼻孔，与鼻鳞相连，上鼻鳞左右各一片，上唇鳞 12~14 对，下唇鳞（包括颏鳞）21 片。腹背部呈椭圆形，腹薄。背部灰黑色或银灰色，有黄白色或灰绿色或橙黄色斑点散在或密集呈不显著的斑纹，脊椎骨及两侧肋骨突起。四足均有五趾，除第一趾外，均具爪，趾间仅具蹼迹，足趾底面具吸盘。尾细而坚实，微现骨节，与背部颜色相同，有明显的 6~7 个银灰色环带。有的再生尾较原生尾短，且银灰色环带不明显。全身密被圆形或多角形微有光泽的细鳞。气腥，味微咸。（图 2-7-26）

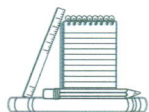

以体大、尾粗而长、无虫蛀者为佳。

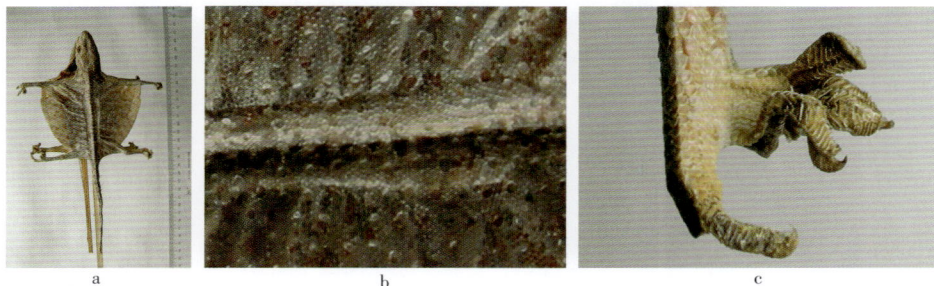

图 2-7-26　蛤蚧药材
a. 药材　**b.** 背部　**c.** 足部

2. 饮片

蛤蚧　为不规则的片状小块，表面灰黑色或银灰色，有棕黄色的斑点及鳞甲脱落后的痕迹。切面黄白色或灰黄色。脊椎骨及肋骨突起清晰。气腥，味微咸。

酒蛤蚧　形如饮片蛤蚧。稍具酒气，味微咸。

【功效】补肺益肾，纳气定喘，助阳益精。

金钱白花蛇

金钱白花蛇因盘成的圆盘与古代铜钱相似，身上有黑白相间的环纹，故称"金钱白花蛇"。

【别名】小白花蛇。

【来源】为眼镜蛇科动物银环蛇 *Bungarus multicinctus* Blyth 的幼蛇干燥体。

【产地】主产于广西、广东。广东、江西等地有养殖。

【采收加工】夏、秋两季捕捉后，剖腹去内脏，擦净血迹，用乙醇浸泡处理后，以头为中心盘成圆形，尾含于口中，用竹签固定，干燥。

【性状鉴定】呈圆盘状，盘径 3~6cm，蛇体直径 0.2~0.4cm。头盘在中间，尾细，常纳口中，口腔内上颌骨前端有毒沟牙 1 对，鼻间鳞 2 片，无颊鳞，上下唇鳞通常各为 7 片。背部黑色或灰黑色，有白色环纹 45~58 个，黑白相间，白环纹在背部宽 1~2 行鳞片，向腹面渐增宽，黑环纹宽 3~5 行鳞片，背正中明显突起一条脊棱，脊鳞扩大呈六角形，背鳞细密，通身 15 行，尾下鳞单行。气微腥，味微咸。（图 2-7-27）

以身干、头尾俱全、盘径小、无虫蛀、无发霉、无泛油、无异臭者为佳。商品分为大条（圆盘直径为 10~15cm）、中条（圆盘直径为 6~7cm）和小条（圆盘直径为 3~3.5cm）。

【功效】祛风，通络，止痉。

【常见伪品】金钱白花蛇伪品主要有：①游蛇科动物百花锦蛇 *Elaphe moellendorffi*（Boettger）的去内脏干燥全体。呈圆盘形。头背赭红色，蛇体背面呈灰黑色，鳞片均为菱形。自尾端向前有 10 多个橙红色的横斑，宽 2~4 鳞。味臭微腥。②眼镜蛇科金环蛇 *Bungarus fasciatus*（Schneider）的去内脏干燥体。头背部棕褐色，有金黄色宽 4~5 鳞片的横斑纹，背鳞中段 15 行，平滑，尾下鳞单行，尾细。

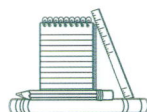

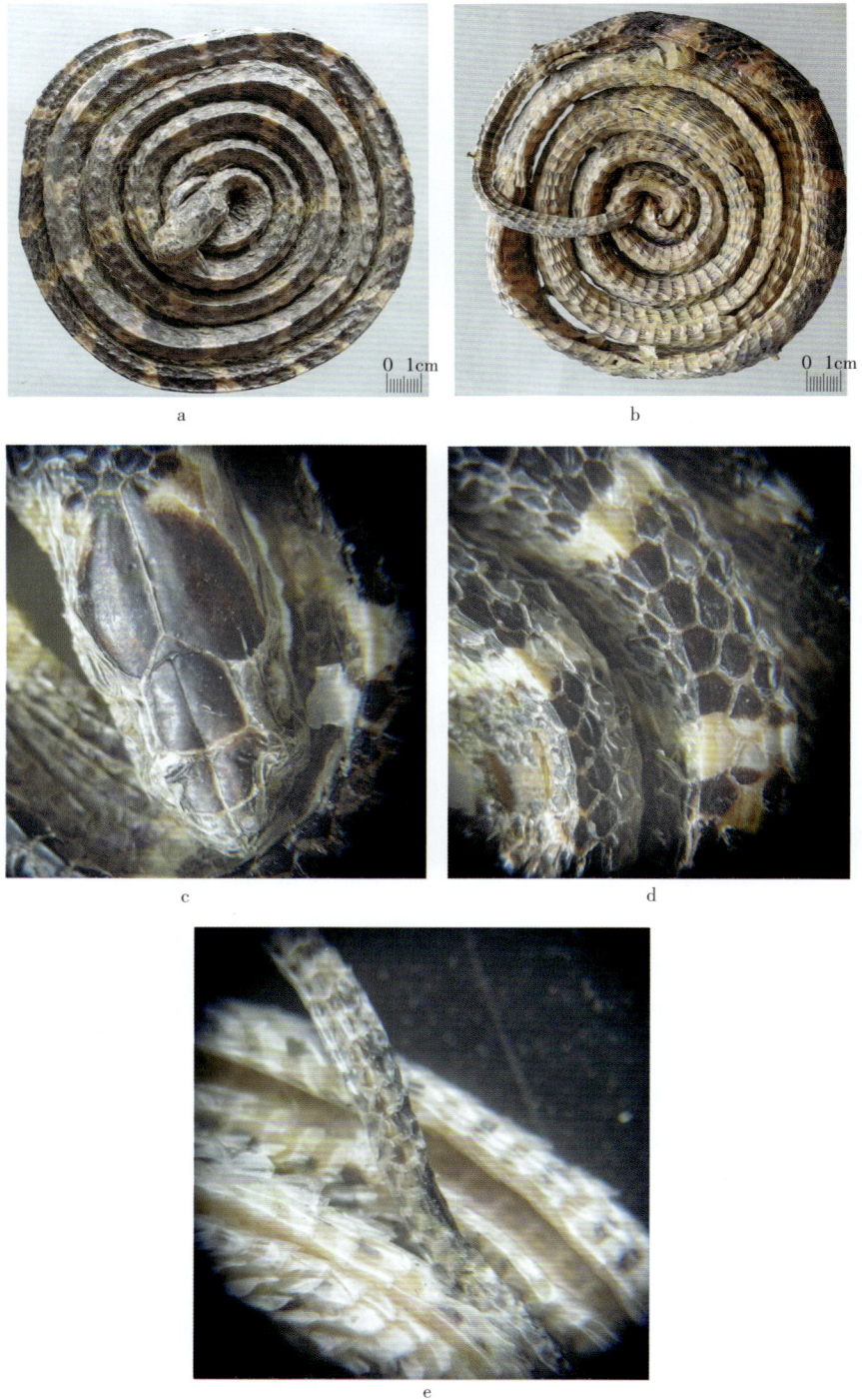

图 2-7-27　金钱白花蛇

a. 背部　b. 腹部　c. 鼻鳞　d. 背鳞　e. 尾下鳞

蕲蛇

蕲蛇以"白花蛇"始载于宋《开宝本草》，直至李时珍在《本草纲目》为白花蛇释名出现"蕲蛇"之名，曰："白花蛇，释名蕲蛇、褰鼻蛇。花蛇，湖、蜀皆有，今惟以蕲蛇擅名。"

【别名】大白花蛇、五步蛇、棋盘蛇。

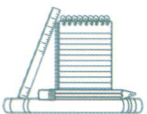

【来源】为蝰科动物五步蛇 *Agkistrodon acutus*（Güenther）的干燥体。

【产地】主产于浙江温州、丽水。福建、江西、湖南、广东等地亦产。

【采收加工】多于夏、秋两季捕捉，剖开蛇腹，除去内脏，洗净，用竹片撑开腹部，盘成圆盘状，干燥后拆除竹片。

【性状鉴定】

1. 药材

全体　呈圆盘状，盘径 17~34cm，体长可达 2m。头在中间稍向上，呈三角形而扁平，吻端向上（习称"翘鼻头"）。上腭有管状毒牙，中空尖锐。背部两侧各有黑褐色与浅棕色组成的"V"形斑纹 17~25 个，其"V"形的两上端在背中线上相接（习称"方胜纹"），有的左右不相接，呈交错排列。腹部撑开或不撑开，灰白色，鳞片较大，有黑色类圆形的斑点（习称"连珠斑"）；腹内壁黄白色，脊椎骨棘突较高，呈刀片状上突，前后椎体下突基本同形，多为弯刀状，向后倾斜，尖端明显超过椎体后隆面。尾部骤细，末端有三角形深灰色的角质鳞片 1 枚（习称"佛指甲"）。气腥，味微咸。（图 2-7-28）

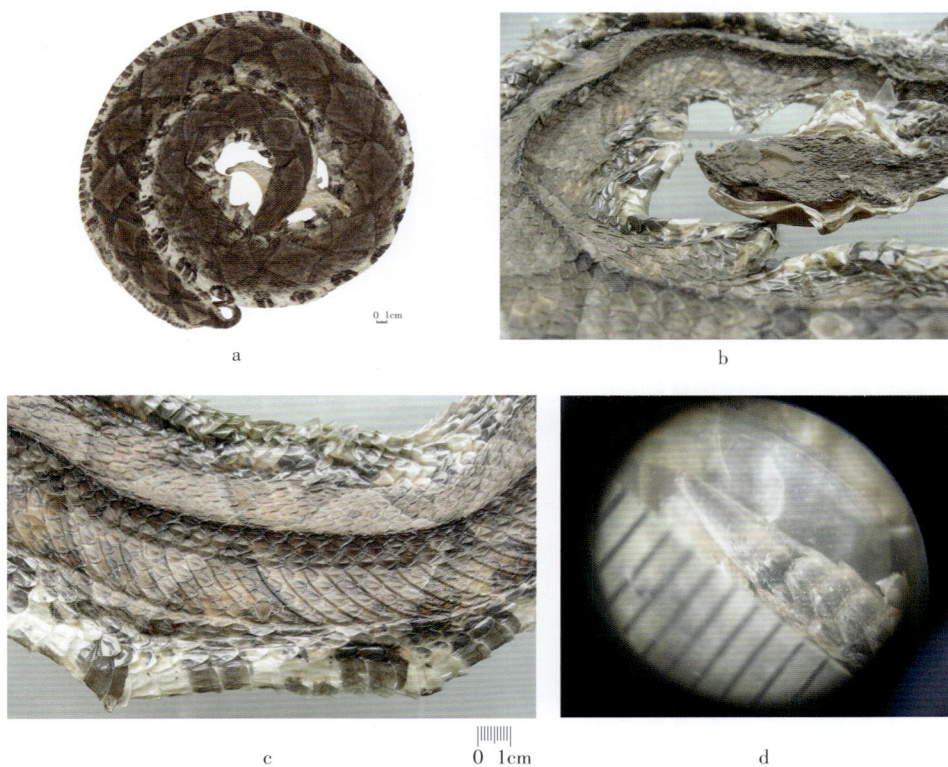

图 2-7-28　蕲蛇药材
a. 药材　b. 翘鼻头　c. 方胜纹　d. 佛指甲

蕲蛇段　呈小段状，长 2~4cm。表面黑褐色或浅棕色，有鳞片痕。腹部呈灰白色，内面腹壁黄白色，可见脊椎骨或肋骨。气腥，味微咸。

以头尾齐全、条大、花纹明显、内壁洁净者为佳。

2. 饮片

蕲蛇肉　呈小段片状，无鳞片及骨骼，黄白色，质较柔软，略有酒气。

酒蕲蛇　形同饮片蕲蛇。表面棕褐色或黑色，略有酒气，气腥，味微咸。

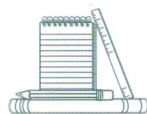

【功效】祛风，通络，止痉。

乌梢蛇

乌梢蛇原名乌蛇，始载于《药性论》，以后历代本草多有记载。《本草纲目》载："乌蛇有二种，一种剑脊细尾者为上；一种长大，无剑脊而尾稍粗者，名风梢蛇，亦可治风，而力不及。"

【别名】乌蛇、乌风蛇。

【来源】为游蛇科动物乌梢蛇 *Zaocys dhumnades*（Cantor）的干燥体。

【产地】主产于浙江、江苏、安徽、江西等地。

【采收加工】多于夏、秋两季捕捉，剖开腹部或先剥皮留头尾，除去内脏，盘成圆盘状，干燥。

【性状鉴定】

1. 药材　呈圆盘状，盘径约 16cm。表面黑褐色或绿黑色，密被菱形鳞片；背鳞行数成双，背中央 2~4 行鳞片强烈起棱，形成两条纵贯全体的黑线。头盘在中间，扁圆形，眼大而下凹陷，有光泽。上唇鳞 8 枚，第 4、5 枚入眶，颊鳞 1 枚，眼前下鳞 1 枚，较小，眼后鳞 2 枚。脊部高耸成屋脊状（俗称"剑脊"）。腹部剖开边缘向内卷曲，脊肌肉厚，黄白色或淡棕色，可见排列整齐的肋骨。尾部渐细而长，尾下鳞双行。剥皮者仅留头尾之皮，中段较光滑。气腥，味淡。（图 2-7-29）

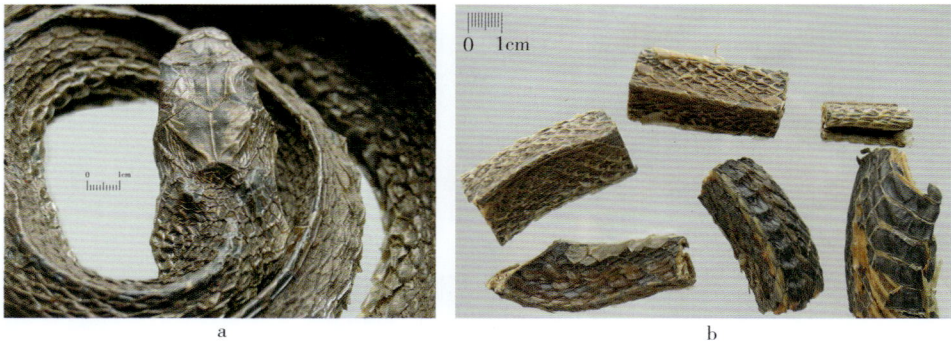

以头尾齐全、皮黑肉黄、质坚实者为佳。

图 2-7-29　乌梢蛇药材
a. 药材　b. 剑脊

2. 饮片

乌梢蛇段　去头及鳞片，切寸段。

乌梢蛇肉　去头及鳞片后，用黄酒闷透，除去皮骨，干燥。

酒乌梢蛇　为段状。棕褐色或黑色，略有酒气。

【功效】祛风，通络，止痉。

鸡内金

鸡内金以"肌胵裹黄皮"之名，始载于《神农本草经》，列为上品。

【别名】内金。

【来源】为雉科动物家鸡 *Gallus gallus domesticus* Brisson 的干燥沙囊内壁。

【产地】全国各地均产，多自产自销。

【采收加工】杀鸡后，取出鸡肫，立即剥下内壁，洗净，干燥。

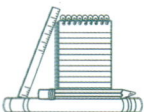

【性状鉴定】

1. 药材　为不规则卷片，厚约 2mm，表面黄色、黄绿色或黄褐色，薄而半透明，具明显的条状波浪形皱纹。质脆，易碎，断面角质样，有光泽。气微腥，味微苦。（图 2-7-30a）

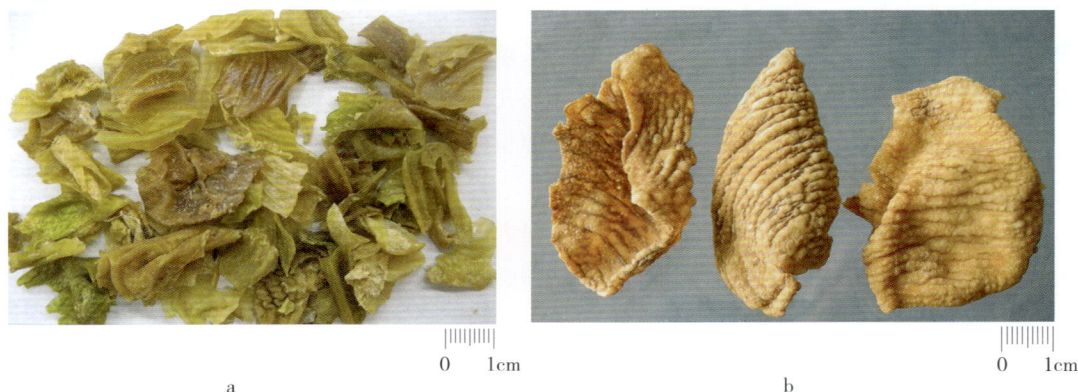

以色黄、完整、破碎少者为佳。

图 2-7-30　鸡内金药材及饮片

a. 药材　b. 饮片

2. 饮片（炒鸡内金）　表面暗黄褐色或焦黄色。显颗粒状或微细泡状。轻折即断，断面有光泽。（图 2-7-30b）

【功效】健胃消食，涩精止遗，通淋化石。

阿胶（附：新阿胶）

【别名】东阿胶、驴皮胶。

【来源】为马科动物驴 *Equus asinus* L. 的干燥皮或鲜皮经煎煮、浓缩制成的固体胶。

【产地】主产于山东东阿及浙江等地。全国其他地区也有生产。

【采收加工】将驴皮漂泡去毛，切块洗净，分次水煎，滤过，合并滤液，浓缩（可分别加入适量黄酒、冰糖和豆油）至稠膏状，冷凝，切块，晾干，即得。

【性状鉴定】

1. 药材　呈长方形块、方形块或丁状。棕色至黑褐色，有光泽。质硬而脆，断面光亮，碎片对光照视呈棕色半透明状。气微，味微甘。置于坩埚内灼烧，初则迸裂，随即熔化膨胀，冒白烟，有浓烈的胶香气，灰化后残渣呈灰白色，质疏松，不与坩埚黏结。（图 2-7-31a）

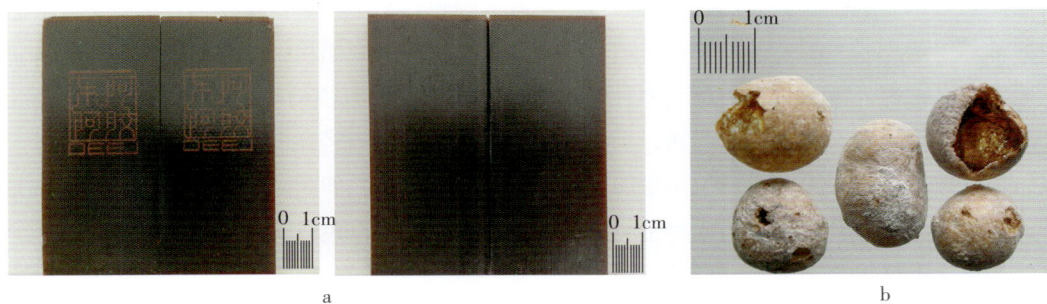

图 2-7-31　阿胶药材及饮片

a. 药材　b. 饮片（阿胶珠）

扫一扫，
看拓展知识

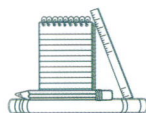

2. 饮片（阿胶珠） 本品呈类球形。表面棕黄色或灰白色，附有白色粉末。体轻，质酥，易碎。断面中空或多孔状，淡黄色至棕色。气微，味微甜。（图 2-7-31b）

【功效】 补血滋阴，润燥，止血。

【常见伪品】 阿胶伪品较多，应注意鉴别。①牛皮胶：为牛皮去毛煎熬制成的胶块。形状与真阿胶相似，但有黏性。质硬不易破碎，断面乌黑色，具有玻璃样光泽。气微腥，味微甜。②骨胶类：为骨胶厂生产的骨胶，经加水，加热溶化、浓缩，再加入色素仿制而成。外观为长方块，呈棕黄色，不透明，无光泽。表面有气泡所致的小孔洞，侧面具有不规则的皱纹，质坚硬，不易打碎，切断面棕色，角质样，无光泽，碎片对光照呈棕黄色，半透明。气微或微臭，味淡。

附：新阿胶

新阿胶为猪皮经煎煮、浓缩制成的固体胶。呈方块状，表面棕褐色，对光透视不透明，断面不光亮。沸水浸泡，水溶液呈棕褐色，混浊不透明，冷却后表面有一层脂肪油，有猪皮汤味。

麝香

麝香始载于《神农本草经》，列为上品。

【来源】 为鹿科动物林麝 *Moschus berezovskii* Flerov、马麝 *Moschus sifanicus* Przewalski 或原麝 *Moschus moschiferus* Linnaeus 成熟雄体香囊中的干燥分泌物。

【产地】 主产于四川、西藏、云南等地。陕西、宁夏、甘肃、青海、新疆、内蒙古及东北各地亦产。在四川省都江堰市、马尔康、米亚罗养麝场等地开展家养繁殖。

【采收加工】 野麝多在冬季至次春猎取，捕获后，割取香囊，阴干，习称"毛壳麝香"；剖开香囊，除去囊壳，习称"麝香仁"。家麝直接从其香囊中取出麝香仁，阴干或用干燥器密闭干燥。

【性状鉴定】

毛壳麝香 为扁圆形或类椭圆形的囊状体，直径 3~7cm，厚 2~4cm。开口面的皮革质，棕褐色，略平，密生灰白色或灰棕色短毛，从两侧围绕中心排列，中央有 1 小囊孔，直径 2~3mm。另一面为棕褐色略带紫色的皮膜，微皱缩，偶显肌肉纤维，略有弹性，剖开后可见中层皮膜呈棕褐色或灰褐色，半透明状；内层皮膜呈棕色，内含颗粒状及粉末状的麝香仁和少量细毛及脱落的内层皮膜（习称"银皮"）。质地柔软，捏之有弹性。用特制槽针从囊孔插入，转动槽针，撮取麝香仁，立即检视，槽内的麝香仁应有逐渐膨胀高出槽面的现象（习称"冒槽"）。麝香仁油润，颗粒疏松，无锐角，香气浓烈，不应有纤维等异物或异常气味。以饱满、皮薄、杂质少、捏之有弹性、香气浓烈者为佳。（图 2-7-32a）

麝香仁 野生者质软，油润，疏松；其中呈不规则圆球形或颗粒状者习称"当门子"，表面多呈紫黑色，微有麻纹，油润光亮，断面黄棕色或深棕色；粉末状者多呈棕褐色或黄棕色，并有少量脱落的内层皮膜和细毛。饲养者呈颗粒状、短条形或不规则团块；紫黑色或深棕色，表面不平，显油性，微有光泽，并有少量毛和脱落的内层皮膜。气香浓烈而特异，味微辣，微苦带咸。取麝香仁少量，置手掌中，加水湿润，手搓之能成团，再用手指轻揉即散，不应黏手、染手、顶指或结块。取麝香仁少量，撒于炽热坩埚中灼烧，初则迸裂，随即熔化膨胀起泡似珠，香气浓烈四溢，应无毛、肉焦臭，无火焰或火星出现。灰化后，残渣呈白色或灰白色。以当门子多、杂质少、质柔润、香气浓烈者为佳。（图 2-7-32b）

【功效】 开窍醒神，活血通经，消肿止痛。

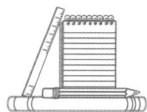

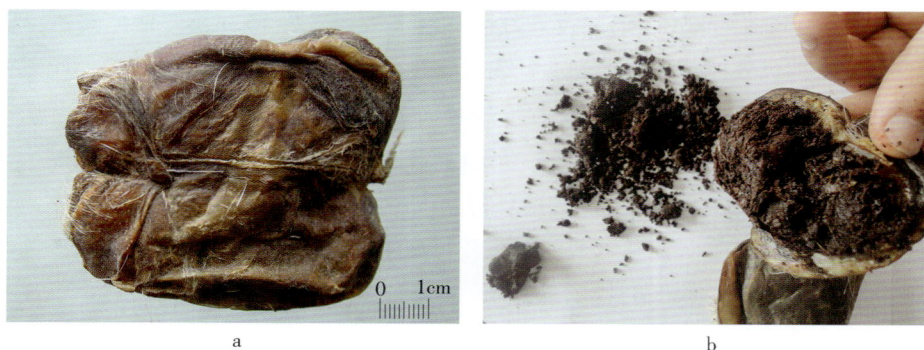

图 2-7-32　麝香药材

a. 毛壳麝香　b. 麝香仁

【常见伪品】

1. 掺伪品　商品麝香中掺伪品涵盖植物、动物、矿物三类。若冒烟、出现火星、灰烬为黑色者，即掺有植物性杂质；灰烬较多、呈黑灰色并有毛、肉焦臭味的即掺有动物性杂质；灰烬呈赭红色者，即为掺入矿物性杂质；用滤纸包裹，轻压，撒手后若滤纸上有油迹，则表明有油脂掺入。

2. 代用品　麝香代用品主要有灵猫香和麝鼠香两种。①灵猫香：为灵猫科动物大灵猫 *Viverra zibetha* Linnaeus、小灵猫 *Viverra indica* Desmarest 香囊中的分泌物。鲜品为蜂蜜样的稠厚液，白色或黄白色，经久则色泽渐变，由黄色变成褐色，质稠呈软膏状。气香似麝香而浊，味苦。取灵猫香置于手掌中，搓之成团，染手；取灵猫香少量，用火点之，则燃烧而发明焰；将灵猫香投入水中，不溶。②麝鼠香：为田鼠科动物麝鼠 *Ondatra zibethica* L. 雄性香囊中的分泌物。新鲜的麝鼠香为淡黄色黏稠物，久置则颜色变深，具有麝香样香气。

鹿茸（附：鹿角、鹿角霜）

鹿茸始载于《神农本草经》，列为中品。

【来源】　为鹿科动物梅花鹿 *Cervus nippon* Temminck 或马鹿 *Cervus elaphus* Linnaeus 的雄鹿未骨化密生茸毛的幼角。前者习称"花鹿茸""黄毛茸"，后者习称"马鹿茸""青毛茸"。

【产地】　花鹿茸产于吉林、辽宁、黑龙江、河北、四川等地。马鹿茸产于黑龙江、吉林、内蒙古、新疆、青海、四川及云南等地。东北产者习称"东马鹿茸"；西北产者习称"西马鹿茸"。现均有人工养殖。

【采收加工】　一般分锯茸和砍茸两种采制方法。目前商品主要为锯茸。

锯茸　一般从第 3 年的鹿开始锯取。二杠茸每年采收 2 次，第 1 次在清明后即脱盘后 45~50 天（头茬茸），采后 50~60 天锯第 2 次（二茬茸）；三岔茸只采锯一次，在 6 月下旬~7 月下旬。锯下的花鹿茸进行排血、洗茸、钉钉、扎口、煮烫和干燥等加工。马鹿茸加工方法不同处是煮烫时不要求排血，煮烫和干燥时间比花鹿茸要长。目前，为保持鹿茸的有效成分，花鹿茸也多加工成"带血茸"，即将锯下的鲜鹿茸先用烧红的烙铁烫封锯口，使茸血不流出，再放入烘箱烘干。

砍茸　此法现已少用，适用于生长 6~10 年的老鹿或病鹿、死鹿。

【性状鉴定】

1. 药材

（1）花鹿茸

锯茸　呈圆柱状分枝，具 1 个分枝者习称"二杠"，主枝习称"大挺"，长 17~20cm，锯口

扫一扫，看拓展知识

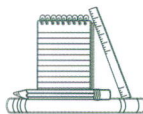

直径 4~5cm，离锯口约 1cm 处分出侧枝，习称"门庄"，长 9~15cm，枝顶钝圆，较主枝（大挺）略细。外皮红棕色或棕黄色，多光润，表面密生红黄色或棕黄色细茸毛，上端毛密，下端较疏，分岔间具一条灰黑色筋脉，皮茸紧贴。锯口面黄白色，中部密布细孔，外围无骨质。其二个分枝者习称"三岔"，大挺长 23~33cm，直径较二杠细，略呈弓形而微扁，枝端略尖，下部有纵棱筋及突起小疙瘩。皮红黄色，茸毛较稀且粗。体轻。气微腥，味微咸。

二茬茸（再生茸）　和头茬茸近似，但主枝长而不圆或下粗上细，下部有纵棱筋，皮灰黄色，茸毛较粗糙，锯口外围多已骨化。体较重，无腥气。

砍茸　为带头骨的茸，茸形与锯茸相同，亦分二杠或三岔等规格。两茸相距约 7cm，脑骨前端平齐，后端有 1 对弧形骨，习称"虎牙"。脑骨白色，外附头皮，皮上密生茸毛。气微腥，味微咸。（图 2-7-33）

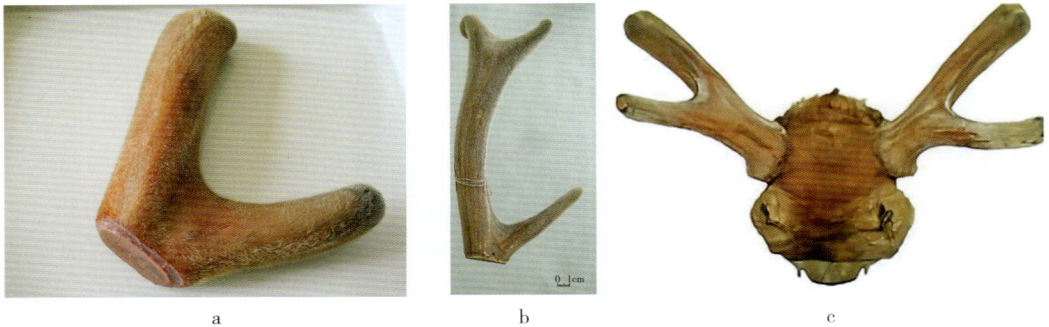

图 2-7-33　花鹿茸药材

a. 二杠　b. 二茬茸　c. 砍茸

（2）**马鹿茸**　马鹿茸较花鹿茸粗大，分枝较多，侧枝 1 个者习称"单门"，2 个者习称"莲花"，3 个者习称"三岔"，4 个者习称"四岔"或更多。其中以莲花、三岔为主。（图 2-7-34）

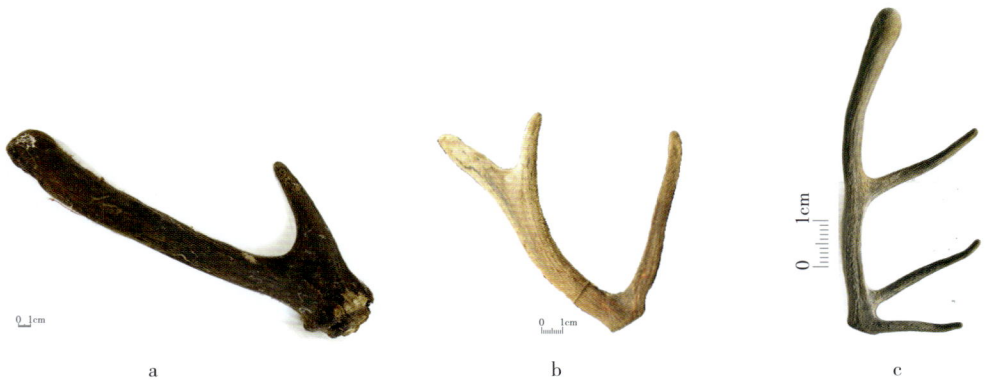

图 2-7-34　马鹿茸药材

a. 单门　b. 莲花　c. 三岔

东马鹿茸　"单门"大挺长 25~27cm，直径约 3cm。外皮灰黑色，茸毛灰褐色或灰黄色，锯口面外皮较厚，灰黑色，中部密布细孔，质嫩；莲花大挺长达 33cm，下部有棱筋，锯口面蜂窝状小孔稍大；三岔皮色深，质较老；四岔茸毛粗而稀，大挺下部具棱筋及疙瘩，分枝顶端多无毛，习称"捻头"。

西马鹿茸　大挺长 30~100cm，多不圆，顶端圆扁不一，表面有棱，多抽缩干瘪，分枝较长而弯曲，茸毛粗长，灰色或黑灰色。锯口色较深，常见骨质。气腥臭，味咸。

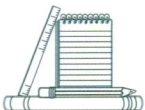

2. 饮片

花鹿茸片 ①花鹿茸尖部切片习称"血片""蜡片"，为圆形薄片，表面浅棕色或浅黄白色，半透明，微显光泽。外皮无骨质，周边粗糙，红棕色或棕色。质坚韧。气微腥，味微咸。②中上部的切片习称"蛋黄片"，切面黄白色或粉白色，中间有极小的蜂窝状细孔。③下部习称"老角片"，为圆形或类圆形厚片，表面粉白色或浅白色，中间有蜂窝状细孔，外皮无骨质或略具骨质，周边粗糙，红棕色或棕色，质坚脆。（图2-7-35a）

马鹿茸片 "血片""蜡片"为圆形薄片，表面灰黑色，中央米黄色，半透明，微显光泽，外皮较厚，无骨质，周边灰黑色，质坚韧，气微腥，味微咸。"老角片""粉片"为圆形或类圆形厚片，表面灰黑色，中央米黄色，有细蜂窝状小孔，外皮较厚，周边灰黑色，无骨质或略具骨质，质坚脆，气微腥，味微咸。（图 2-7-35b）

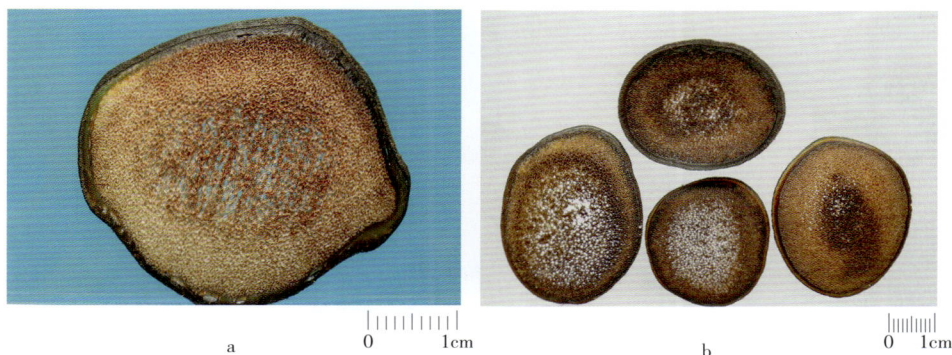

图 2-7-35 鹿茸饮片

a. 花鹿茸片 b. 马鹿茸片

鹿茸粉 若用带血片加工成的鹿茸粉为红棕色，若用去血片则加工成的粉末为淡黄色。气微腥，味微咸。

【功效】壮肾阳，益精血，强筋骨，调冲任，托疮毒。

附：

1. 鹿角 为鹿科动物马鹿 *Cervus elaphus* Linnaeus 或梅花鹿 *Cervus nippon* Temminck 已骨化的角或锯茸后翌年春季脱落的角基，分别习称"马鹿角""梅花鹿角""鹿角脱盘"。分为解角和砍角。解角多于春季拾取；砍角为人工砍下的鹿角，成对并带有脑骨。除去泥沙，风干。

马鹿角 呈分枝状，常分为 4~6 枝，全长 50~120cm。主枝弯曲，直径 3~6cm。基部盘状，上具不规则瘤状突起（习称"珍珠盘"），周边常有稀疏细小的孔洞。侧枝多向一面伸展，第一枝与珍珠盘相距较近，与主干几成直角或钝角伸出，第二枝靠近第一枝伸出（习称"坐地分枝"），第三枝与第二枝相距较远。表面灰褐色或灰黄色，有光泽，角尖平滑，中、下部常具疣状突起（习称"骨钉"），并具长短不等的断续纵棱（习称"苦瓜棱"）。质坚硬，断面外围骨质，灰白色或微带淡褐色，中部多呈灰褐色或青灰色，具蜂窝状孔。气微，味微咸。（图2-7-36b）

梅花鹿角 通常分成 3~4 枝，全长 30~60cm，直径 2.5~5cm。侧枝多向两旁伸展，第一枝与珍珠盘相距较近，第二枝与第一枝相距较远，主枝末端分成两小枝。表面黄棕色或灰棕色，枝端灰白色。枝端以下具明显骨钉，纵向排列成"苦瓜棱"，顶部灰白色或灰黄色，有光泽。（图2-7-36a）

鹿角脱盘 呈盔状或扁盔状，直径 3~6cm（珍珠盘直径 4.5~6.5cm），高 1.5~4cm。表面灰

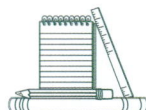

褐色或灰黄色，有光泽。底面平，具蜂窝状孔，多成黄白色或黄棕色。珍珠盘周边常有稀疏小孔洞。上面略平或呈不规则的半球形。质坚硬，断面外圈骨质，灰白色。

2. 鹿角霜　为鹿角去胶质的角块。春、秋二季生产，将骨化角熬去胶质，取出角块，干燥。略呈长圆柱形或不规则块状，大小不一。表面灰白色，显粉性，常具纵棱，偶见灰色或灰棕色斑点。质轻而酥，断面外层较致密，白色或灰白色，内层有蜂窝状小孔，灰黄色或灰褐色，有吸湿性。气微，味淡，嚼之有黏牙感。（图2-7-36b）

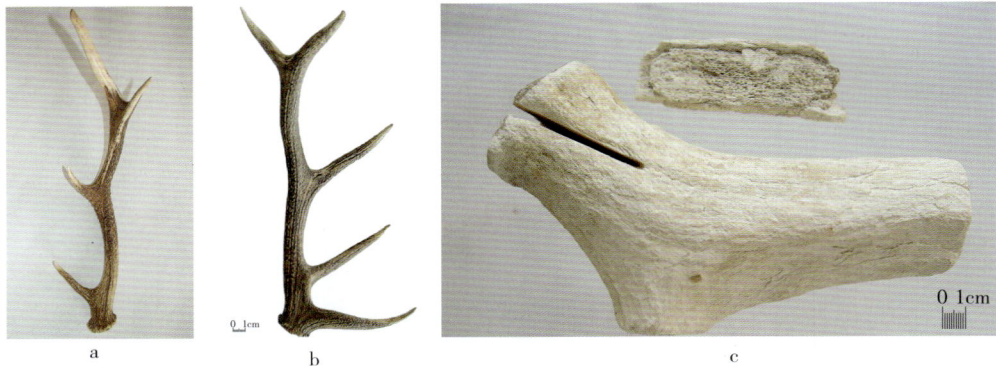

图2-7-36　鹿角及鹿角霜药材
a. 梅花鹿角　b. 马鹿角　c. 鹿角霜

牛黄（附：人工牛黄、体内培育牛黄、体外培育牛黄）

牛黄始载于《神农本草经》，列为上品。为满足临床用药需要，国家药品监督管理部门批准了3个牛黄代用品，即人工牛黄、体外培育牛黄和体内培植牛黄。

【别名】丑宝、丑黄。

【来源】为牛科动物牛 *Bos taurus domesticus* Gmelin 的干燥胆结石，习称"天然牛黄"。在胆囊中产生的称"胆黄"；在胆管或肝管中产生的称"管黄"。

【产地】产于西北及河南（称"西牛黄"）、华北（称"京牛黄"）、东北（称"东牛黄"）、江苏及浙江（称"苏牛黄"）、广西及广东（称"广牛黄"）等地。

【采收加工】宰牛时，如发现有牛黄，即滤去胆汁，将牛黄取出，除去外壁薄膜，阴干。

【性状鉴定】

1. 胆黄　本品呈卵形、类球形、四方形或三角形，大小不一，直径0.6~3（4.5）cm。少数成管状或碎片，表面黄红色至棕黄色，有的表面挂有一层黑色光亮的薄膜（习称"乌金衣"），有的粗糙，具疣状突起，有的具龟裂纹。体轻，质酥脆，易分层剥落，断面金黄色，可见细密的同心层纹，有的夹有白心。气清香，味先苦而后微甜，有清凉感，嚼之易碎，不黏牙。取本品少量，加清水调和，涂于指甲上，能将指甲染成黄色（习称"挂甲"）。将烧红的针刺入药材中，分裂，裂片呈层状，质细密酥脆，内心有白点，气清香。取本品少许投入清水中，吸水变湿而不变形，将其煮沸后静置，则全部溶化，水呈黄棕色，混浊，无沉淀和杂物。（图2-7-37）

2. 管黄　呈管状或碎片状，表面不平或有横曲纹，长约3cm，直径1~1.5cm。表面红棕色或棕褐色，有裂纹及小突起。断面有较少的层纹，有的中空，色较深。

以完整、色棕黄、质松脆、断面层纹清晰而细腻者为佳。

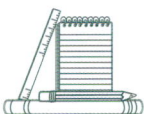

【功效】清心，豁痰，开窍，凉肝，息风，解毒。

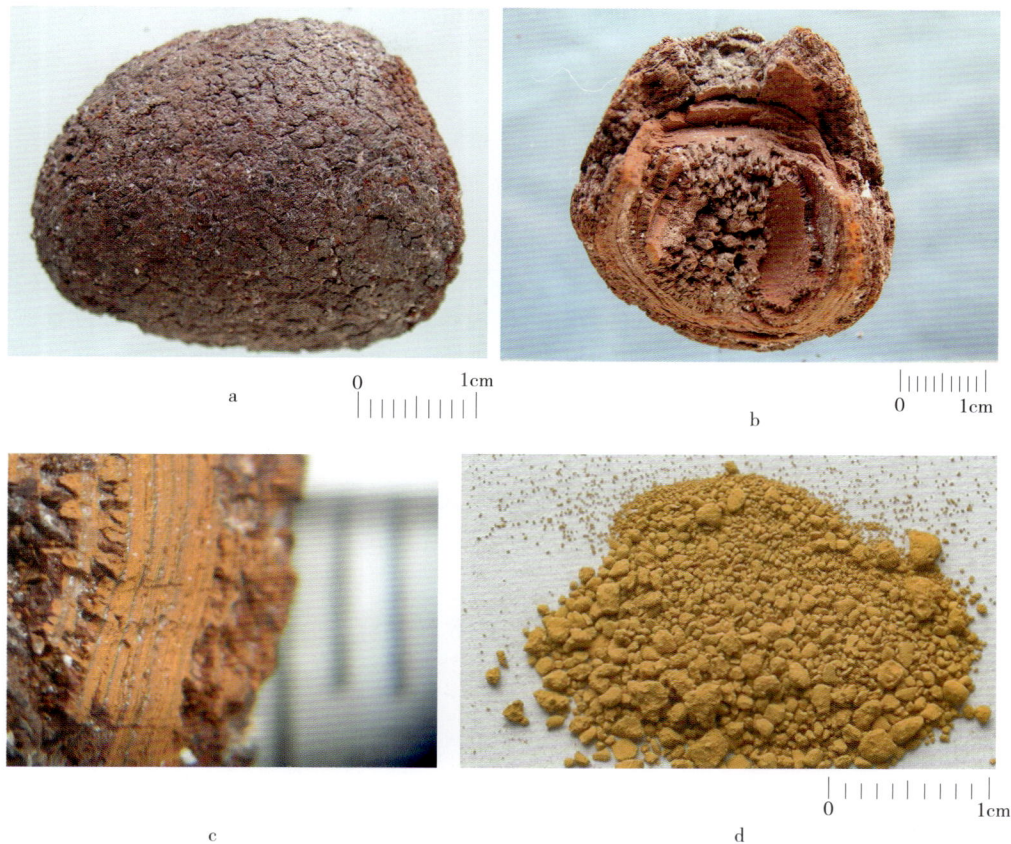

图 2-7-37　牛黄药材（胆黄）

a. 牛黄表面　b. 牛黄断面　c. 牛黄断面放大　d. 人工牛黄

附：

1. 人工牛黄　由牛胆粉（由牛胆汁加工制成）、胆酸（由牛、羊胆汁或胆膏经提取加工制成）、猪去氧胆酸（由猪胆汁经提取、加工制成）、胆红素（由猪、牛胆汁经提取、加工制成）、胆固醇（由牛、羊、猪脑经提取、加工制成）、牛磺酸、微量元素等加工制成。本品为黄色疏松粉末，味苦，微甘。按照紫外-可见分光光度法测定，本品含胆酸不得少于 13.0%，含胆红素不得少于 0.63%。

2. 体内培育牛黄　系在牛活体胆囊内培育的胆结石，又称培植牛黄（用人工方法促使牛体产生的胆结石，类似人工养殖的珍珠）。药材为不规则的块片或粉末，棕黄色或黄褐色，质疏松，间有少量灰白色疏松状物或乌黑硬块。气微腥，味微苦而后甜，嚼之不黏牙，有清凉感，可"挂甲"。

3. 体外培育牛黄　以牛科动物牛的新鲜胆汁作母液，加入复合胆红素钙、胆酸、去氧胆酸等，用人工理化方法，在体外培育所得牛胆红素钙结石。本品呈球形或类球形，直径 0.5～3cm。表面光滑，呈黄红色至棕黄色。体轻，质松脆，断面有同心层纹。气香，味苦而后甘，有清凉感，嚼之易碎，不黏牙，可"挂甲"。含胆红素不得少于 35.0%，含胆酸不得少于 6.0%。

羚羊角

羚羊角始载于《神农本草经》，列为中品。

扫一扫，
看拓展知识

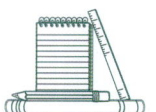

【来源】为牛科动物赛加羚羊 *Saiga tatarica* Linnaeus 的角。

【产地】主产于新疆伊犁、博落培拉河流中俄交界一带。国外产于俄罗斯西伯利亚、小亚细亚一带及蒙古、泰国、越南等地。

【采收加工】一年四季均可捕获，猎取羚羊后，锯取其角，晒干。

【性状鉴定】呈长圆锥形，略呈弓形弯曲，长 15～33cm。类白色或黄白色，基部稍呈青灰色。嫩枝对光透视有"血丝"或紫黑色斑纹，光润如玉，无裂纹，老枝则有细纵裂纹。除尖端部分外，有 10～16 个隆起的环脊，间距约 2cm，用手握之，四指正好嵌入凹处（习称"合把"）。角的基部横截面类圆形，直径 3～4cm，内有坚硬质重的角柱（习称"骨塞"），长约占全角的 1/2～1/3，表面有突起的纵棱，与其外面角鞘的内凹沟紧密嵌合，从横断面观，其结合部呈锯齿状。除去"骨塞"后，角的下半部呈空筒状，<u>全角呈半透明，对光透视，上半段中央有一条隐约可辨的细孔道直通角尖</u>（习称"通天眼"）。质坚硬。气微，味淡。（图 2-7-38）

以质嫩、色白、光润、内含红色斑纹、无裂纹者为佳。

【功效】平肝息风，清肝明目，散血解毒。

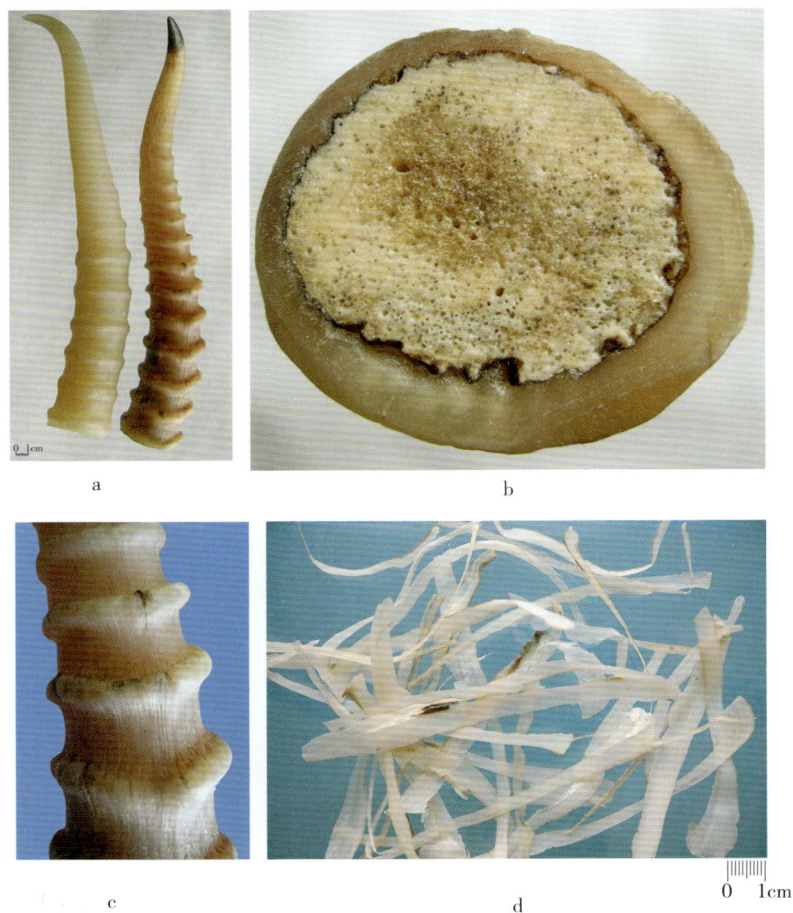

图 2-7-38　羚羊角药材及饮片
a. 药材　b. 羚羊角骨塞　c. 羚羊角环脊　d. 饮片

【常见伪品】羚羊角常见伪品主要有：①黄羊 *Procapra gutturosa* pallas 角。呈长圆锥形而侧扁，较粗短，尖端略向后弯曲，角尖稍向内上弯（略似 S 状）。表面灰黑色，较粗糙，不透明。

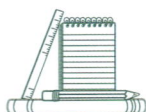

自基部向上有 10 多个密集的斜向环嵴，尖端平滑无嵴。基部断面呈椭圆形，中央为骨质角髓，呈污白色，外面角质角鞘断面显黑色，二者的结合处微呈齿状绞合。质沉重。无嗅，无味。②长尾黄羊（鹅喉羚羊）*Gazella subgutturosa* Guldenstaedt 角。呈长圆锥形侧扁，弯曲度较大，角尖显著向内弯转。表面灰黑色，粗糙，有明显的纵向丝纹（细小的裂纹）。角的中下部有斜向的环嵴，尖端无环嵴部分较为平滑。③藏羚羊 *Pantholops hodgsoni* Abel 的角。长而很侧扁，几直向上伸，弯度很小，近角尖处稍向前内弯。表面黑色，较平滑而有光泽，可见细微的纵裂隙及浅色纹理，自基部向上有横向而等距的环嵴，在前方较明显突出。基部断面亦可见白色骨质角髓。质沉重，无嗅，无味。（图 2-7-39）

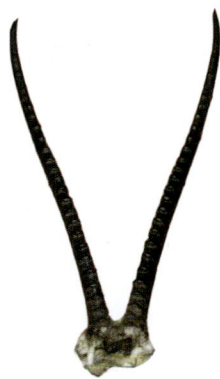

图 2-7-39 羚羊角伪品
（藏羚羊角）

扫一扫，
看拓展知识

水牛角

水牛角始载于南北朝的《名医别录》，被列为中品。在《本草纲目》中附于"牛"这一条目之下。

【别名】牛角尖、沙牛角。

【来源】为牛科动物水牛 *Bubalus bubalis* Linnaeus 的角。

【产地】主产于广西、云南、贵州、湖北、四川、湖南、江西和安徽等地。

【采收加工】取角后，水煮，除去角塞，干燥。

【性状鉴定】呈稍扁平而弯曲的锥形，长短不一。表面棕黑色或灰黑色，一侧有数条横向的沟槽，另一侧有密集的横向凹陷条纹。上部渐尖，有纵纹，基部略呈三角形，中空。角质，坚硬。气微腥，味淡。（图 2-7-40）

以表面纹理紧密，质地坚硬者、神气足者为佳。

【功效】清热凉血，解毒，定惊。

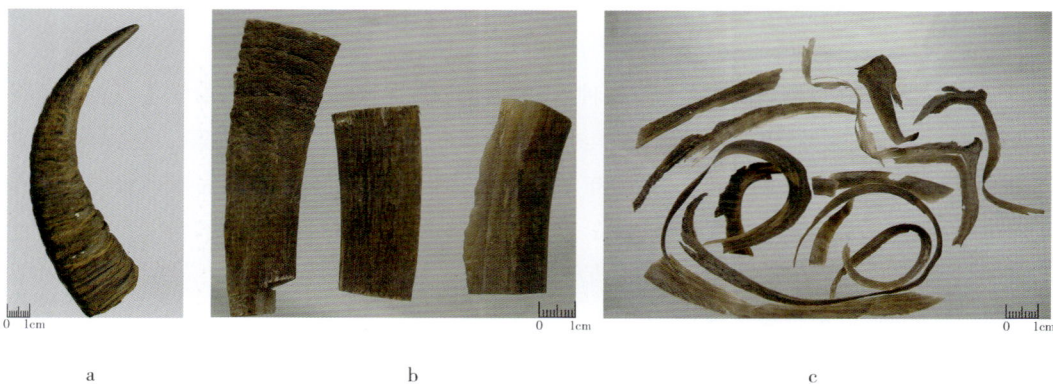

图 2-7-40 水牛角药材及饮片
a. 药材 b. 水牛角块 c. 饮片

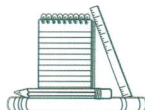

三、动物类中药其他品种

中药名称	来源	简介
九香虫	本品为蝽科昆虫九香虫 *Aspongopus chinensis* Dallas 的干燥体	

任务 2-8　矿物类中药的性状鉴定

【任务介绍】

有若干批若干数量的矿物类中药入库，你作为质检人员将利用性状鉴定方法对这些中药进行入库前质量检查验收，并出具质量检验报告。对符合质量要求的下达质量检验合格通知书，同意入库。对存在质量问题者应根据具体情况分别提出加工、挑选、退货等处理意见。

【任务解析】

该项任务应在正确完成取样工作基础上，利用性状鉴定方法准确鉴别矿物类中药的真伪优劣，把好该类中药入库质量验收关。要求学生能正确取样，能准确把握该类常用中药的来源、药用部位和性状鉴别要点，并能在质量验收中熟练运用。同时，要求学生具备从事相关职业活动所需要的工作方法、自主学习能力和团队协作精神，具有科学的思维习惯和信息判断与选择能力，能有逻辑性地解决问题。在整个任务完成过程中，既要注意充分发挥学生主体作用，又要注重教师的引导作用。

【任务准备】

1. 课前准备　课前教师将具体中药品种入库前质量检查验收任务下达给学生，要求学生以小组为单位，利用本教材及有关标准、工具书拟定该批中药质量验收实施方案，包括取样、性状鉴定等具体实施办法。学生根据课前教师布置作业要求以小组为单位共同完成该批中药质量验收实施方案的拟定。

2. 现场准备　①常用矿物类中药的药材与饮片；②放大镜、白瓷板；③现行版《中国药典》；④有条件的还可模拟来货现场。

【任务实施】

学生扮演中药质检人员完成取样、性状鉴定、出具质检报告。

【操作提示】

矿物类中药一般按照以下顺序进行观察或记述：①全体形态；②表面特征（包括颜色、光泽、透明度等）；③质地；④气味等。

1. 外形明显的矿物药　应注意观察其外形、颜色、质地、气味等性状特征，还应注意检查

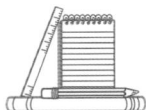

其硬度、相对密度、光泽、解理、断口、条痕及有无磁性等。

2. 粉末状的矿物药　应仔细观察其颜色、质地、气味等。

【相关知识】

一、矿物类中药概念

天然矿物（如朱砂、自然铜）、矿物加工品（如芒硝、轻粉）及动物的化石类中药（如龙骨、龙齿）常统称为矿物类中药。

二、矿物类药材的性质

矿物绝大多数为化合物，少数为自然元素。大部分为固态，少部分为液态和气态。每一种矿物都具有一定的物理和化学性质。我们可以利用这些性质的不同，对不同的矿物进行鉴别。

1. 结晶习性　多数固体矿物为结晶体，其中有些为含水矿物。按照水在矿物中的存在形式可将矿物中的水分为两大类：一是不加入晶体的吸附水或自由水；二是加入晶体参与组成的，包括以水分子（H_2O）形式存在的结晶水，如芒硝 $NaSO_4 \cdot 10H_2O$ 和以 H^+、OH^- 等离子形式存在的结晶水，如滑石 $Mg_3(Si_4O_{10})(OH)_2$。

凡是质点呈规律排列者为晶体，反之为非晶体。晶体外表的几何形态和绝大部分理化性质都和它内部质点规律排列有关。表示晶面位置的坐标轴称为晶轴。按矿物结晶体的习性，把一些性质相同的晶体划分为一个系列，称为晶系。矿物药根据不同的晶形、晶轴之间的关系分为等轴晶系（如大青盐）、单斜晶系（如石膏）、六方晶系（如石英）、斜方晶系（如硫黄）、三方晶系（如斜长石）和四方晶系（如黄铁矿）等。

矿物质除了单体的形态以外，常以许多单体聚集出现，这种聚集的整体称为集合体。集合体的形态多样，如粒状、晶簇状、放射状、结核体状等。

2. 透明度　矿物透光能力的大小称为透明度。把矿物磨至 0.03mm 标准厚度时比较其透明度，分为三类：①透明矿物：能通过绝大部分光线，隔着它可以清晰地透视另一物体，如无色水晶、云母等。②半透明矿物：能通过一部分光线，隔着它不能看清另一物体，如辰砂、雄黄等。③不透明矿物：光线几乎不能通过，即使是在边缘部分或薄片，也不透光，如滑石、赭石等。

3. 颜色　矿物的颜色主要是矿物对光线中不同波长的光波均匀吸收或选择吸收所表现的性质。一般分为 3 类：①本色：由矿物质的成分和内部结构所决定的颜色，如辰砂的朱红色、自然铜的铜黄色等。②外色：由外来的带色杂质、气泡等包裹体所引起的颜色，与矿物本身的成分与结构无关，如紫石英、大青盐等。③假色：某些矿物中，有时可见变彩现象，这是由于投射光受晶体内部裂缝面、解离面及表面的氧化膜的反射所引起光波的干涉作用而产生的颜色，如云母。

4. 条痕色　矿物在白色毛瓷板上划过后所留下的粉末痕迹称为条痕，粉末的颜色称为条痕色。条痕色比矿物表面的颜色更为固定，因而更具有鉴定意义。矿物本身颜色与条痕色未必一致，既有相同的（如朱砂），也有不同的（如自然铜）。

5. 光泽　矿物的光泽是指矿物表面对于投射光线的反射能力。反射能力的强度即是光泽的强度。矿物单体的光滑平面的光泽由强到弱分为金属光泽、半金属光泽、玻璃光泽。当然，在矿物类药材的鉴定过程中，这 3 种情况并不能完全概括所有的矿物类药材，有时根据具体情况用一些更为贴切的描述方法，如硫黄的油脂样光泽、石膏的绢丝样光泽、云母的珍珠光泽、高岭石的土状光泽等。

6. 硬度　是指矿物抵抗外来机械作用（如刻划、挤压、研磨等）的能力。一般采用摩氏硬

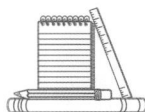

度计来确定矿物的相对硬度。摩氏硬度计是指由十种不同的矿物组成，按其硬度由小到大分为十级，前面的矿物可以被后面的矿物刻划，它们依次为：滑石、石膏、方解石、萤石、磷灰石、正长石、石英、黄玉、钢玉、金刚石。实际工作中，常用四级法比较：指甲相当于2.5级、铜钥匙约3级、小刀约5.5级、石英或钢锉7级。

7. 解理、断口 矿物在受力后沿一定的结晶方向裂开形成光滑平面的性能称为解理，所形成的平面称为解理面。解理是结晶物质特有的性质，其形成与晶体构造的类型有关。矿物受力后不是沿一定结晶方向断裂，断裂面是不规则和不平整的，这种断裂面称为断口。断口形态有平坦状、贝壳状、参差状、锯齿状等。

8. 力学性质 矿物在受压轧、锤击、弯曲或拉引等力作用时所呈现的力学性质。主要有如下几种：①脆性：指矿物容易被击碎或压碎的性质。如自然铜、方解石等。②延展性：指矿物能被压成薄片或抽成细丝的性质。如金、铜等。③弹性：指矿物在外力的作用下变形，外力取消后，在弹性限度内，能恢复原状的性质。如云母等。

9. 磁性 指矿物可以被磁铁或电磁铁吸引或其本身能够吸引物体的性质。如磁铁矿等。

10. 吸湿性 少数矿物药可吸黏舌头或湿润的双唇，称为"吸湿性"，如龙骨等。

11. 气味 有些矿物具有特殊的气味，尤其是在受到锤击、加热或湿润时较为明显，如雄黄灼烧时有砷的蒜臭气，胆矾具涩味，石盐具咸味等。

三、矿物类中药的分类

矿物类中药的分类是以矿物中所含的主要化合物为依据的。从药学应用的角度来看，因为阳离子通常起主要的药效作用，所以在药材分类中，常根据其所含的阳离子种类进行分类。在矿物学上通常根据其所含阴离子的种类进行分类。

四、常用矿物类中药的性状鉴定

扫一扫，
看拓展知识

朱砂

朱砂始载于《神农本草经》，列为上品。

【来源】 为硫化物类矿物辰砂族辰砂，主含硫化汞（HgS）。

【产地】 主产于湖南、贵州、四川等省。以湖南辰州（今沅陵）质量最好，故称"辰砂"。

【采收加工】 采挖后，选取纯净者，用磁铁吸净含铁的杂质，再用水淘去杂石和泥沙。

【性状鉴定】

1. 药材 为粒状或块状集合体，呈颗粒状或块片状。鲜红色或暗红色，条痕红色至褐红色，具光泽。体重，质脆，片状者易破碎，粉末者有闪烁的光泽，气微，味淡。其中，呈斜方形、长条形片状，大小厚薄不一，色红鲜艳，光亮如镜，质脆，易破碎者习称"镜面砂"；呈细小颗粒状或粉末状，色红明亮，触之不染手者，习称"朱

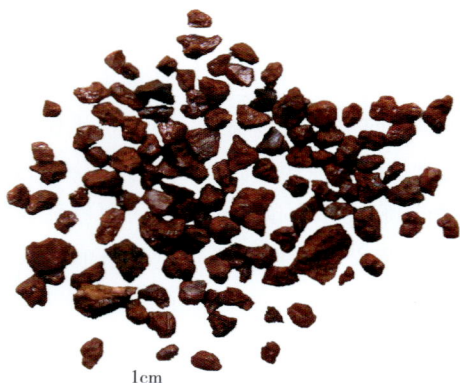

图 2-8-1 朱砂药材（豆瓣砂）

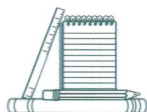

`0`　　`1cm`

宝砂"；呈块状，较大，方圆形或多角形，暗红色或灰褐色，质坚，不易碎者，习称"豆瓣砂"。（图 2-8-1）

以色鲜红、有光泽、体重、质脆者为佳。

2. 饮片（朱砂粉）　为朱红色极细粉末，体轻，用手指撮之无粒状物，以磁铁吸之，无铁末。气微，味淡。

【功效】　清心镇惊，安神，明目，解毒。

雄黄

雄黄始载于《神农本草经》，列为中品。吴普曰："山阴有丹雄黄，生山之阳，故曰雄，是丹之雄，所以名雄黄也。"

【来源】　为硫化物类矿物雄黄族雄黄，主含二硫化二砷（As_2S_2）。

【产地】　主产于湖南、贵州、云南等地。

【采收加工】　采挖后，除去杂质。

【性状鉴定】

1. 药材　为块状或粒状集合体，呈不规则的块状。深红色或橙红色，条痕淡橘红色，晶面有金刚石样光泽。质脆，易碎，断面有树脂样光泽。微有特异臭气，味淡。燃之易熔融成红紫色液体，并产生黄白色烟，有强烈蒜臭气。精矿粉为粉末或粉末集合体，质松脆，手捏即成粉，橙黄色，无光泽。（图 2-8-3）

图 2-8-3　雄黄药材

以色红、块大、质松脆、有光泽者为佳。商品常分为雄黄、明雄黄等。明雄黄又名"腰黄""雄黄精"，为熟透的雄黄，多为块状，色鲜红，光亮如透明琥珀，松脆，质最佳。

2. 饮片　雄黄粉为橙红色或橙黄色细粉，易黏手，气特异。

【功效】　解毒杀虫，燥湿祛痰，截疟。

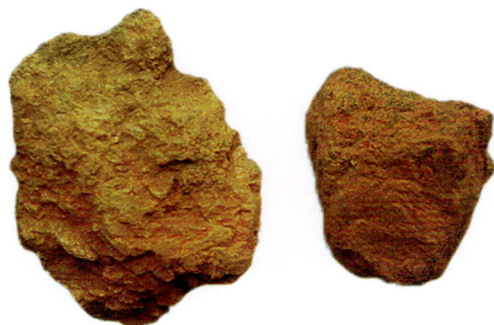

自然铜

自然铜始载于《雷公炮炙论》。

【来源】　为硫化物类矿物黄铁矿族黄铁矿，主含二硫化铁（FeS_2）。

【产地】　主产于四川、广东、云南等地。

【采收加工】　采挖后，除去杂石。

【性状鉴定】

1. 药材　本品晶形多为立方体，集合体呈致密块状。表面亮淡黄色，有金属光泽，有的表面呈黄棕色或棕褐色，无金属光泽。相邻晶面具有相互垂直条纹。条痕绿黑色或棕红色。体重，质坚硬或稍脆，易砸碎。断面黄白色，有金属光泽，不平坦，锯齿状；或断面棕褐色，可见银白色亮星。无臭无味。燃之有硫黄气。（图 2-8-4a）

以块整齐、色黄、质坚硬、断面有金属光泽者为佳。

2. 饮片　煅自燃铜为小立方体或不规则的碎粒或粉末状，呈棕褐色至黑褐色或灰黑色，质酥脆，无金属光泽，带醋气。（图 2-8-4b）

【功效】　散瘀止痛，续筋接骨。

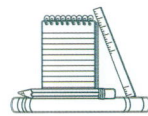

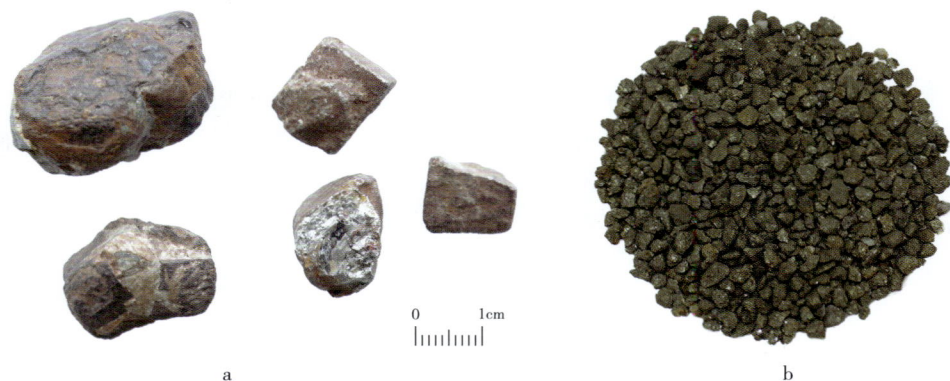

0　　　1cm

图 2-8-4　自然铜药材及饮片

a. 药材　b. 饮片

磁石

磁石始载于《神农本草经》，列为中品。历代著作强调入药用活磁石，磁性完全消失称"死磁石"，不作药用。

【来源】　为氧化物类矿物尖晶石族磁铁矿，主含四氧化三铁（Fe_3O_4）。

【产地】　主产于河北、山东、辽宁等地。

【采收加工】　采挖后，除去杂石。

【性状鉴定】

1. 药材　为块状集合体，呈不规则块状或略带方形，多具棱角。表面灰黑色或棕褐色，条痕黑色，具金属光泽。体重，难破碎，断面不整齐，具磁性，日久磁性渐弱。表面常吸附铁粉或毛状直立，棱角以上部尤多。有土腥气，味淡。（图 2-8-5）

以色黑、断面致密有光泽、吸铁能力强者为佳。

2. 饮片　为不规则碎块，灰黑色或褐色，条痕黑色，具金属光泽，质坚硬，具磁性，有土腥气，味淡。

【功效】　镇惊安神，平肝潜阳，聪耳明目，纳气平喘。

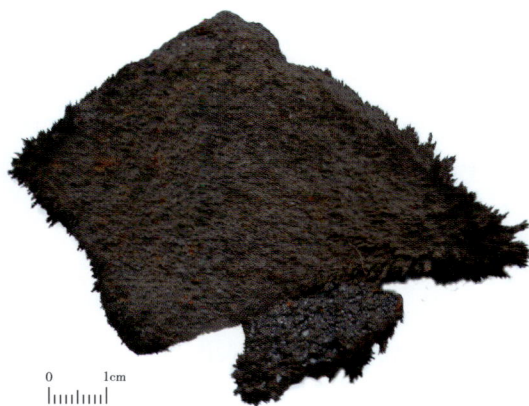

0　　　1cm

图 2-8-5　磁石药材

赭石

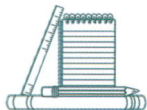

赭石药用始载于《神农本草经》，列为下品。赭石原名"代赭石"，名称主要源于其产地（代郡）、颜色（红褐色）及矿石形态（乳头状突起）等多个方面。

【别名】　代赭石。

【来源】　为氧化物类矿物刚玉族赤铁矿，主含三氧化二铁（Fe_2O_3）。

【产地】　主产于河北、山西、广东等地。

【采收加工】采挖后，除去杂石。

【性状鉴定】

1. 药材　为鲕状，豆状、肾状集合体，多呈不规则的扁平状，大小不一。暗棕色或灰黑色，条痕樱红色或红棕色，有的具有金属光泽。一面有圆形乳头状突起，习称"钉头"，另一面与突起相对应处有相同大小的凹窝。质坚硬，不易破碎，断面显层叠状，每层均依"钉头"而成波纹状弯曲，用手抚摸有红棕色粉末黏手。气微，味淡。（图 2-8-6a）

以红棕色、断面层次明显、有"钉头"者为佳（有"钉头"者煅后乌黑色，层层脱落，无"钉头"者则为灰黑色）。

2. 饮片（煅赭石）　呈不规则碎粒及粗粉，表面黑灰色，断面显重叠波纹状或波浪状弯曲，质松脆，微有醋气。（图 2-8-6b）

【功效】平肝潜阳，重镇降逆，凉血止血。

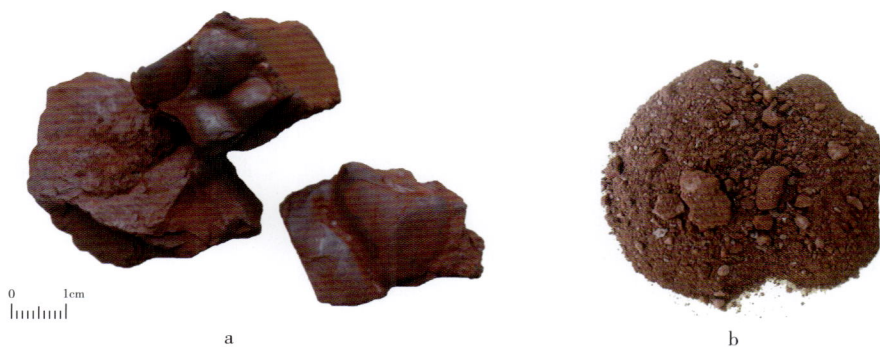

图 2-8-6　赭石药材及饮片

a. 药材　b. 饮片

炉甘石

炉甘石始载《本草纲目》，列入金石部石类。时珍曰："炉火所重，其味甘，故名。"

【来源】为碳酸盐类矿物方解石族菱锌矿，主含碳酸锌（$ZnCO_3$）。

【产地】主产于湖南、广西、四川等地。

【采收加工】采挖后，洗净，晒干，除去杂石。

【性状鉴定】

1. 药材　为块状集合体，呈不规则块状，灰白色或淡红色，条痕白色，表面粉性，无光泽，凹凸不平，多孔，似蜂窝状，有吸湿性。体轻，易碎。气微，味微涩。（图 2-8-7）

以块大、色白、质松、体轻浮者为佳。

2. 饮片　煅炉甘石呈白色、淡黄色或粉红色的粉末，体轻，质松软而细腻光滑。气微，味微涩。

【功效】解毒明目退翳，收湿止痒敛疮。

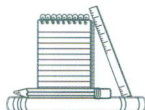

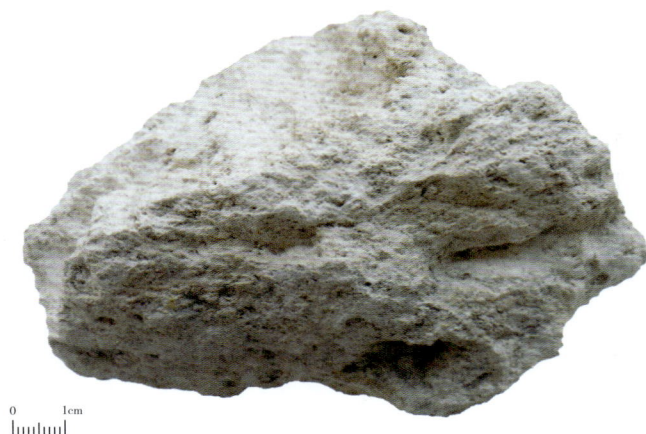

图 2-8-7　炉甘石药材

滑石

滑石始载于《神农本草经》，列为上品。《新修本草》曰："此石所在皆有，岭南始安出者，白如凝脂，极软滑。"

【别名】硬滑石。

【来源】为硅酸盐类矿物滑石族滑石，主含含水硅酸镁 $[Mg_3(Si_4O_{10})(OH)_2]$。

【产地】主产于山东、陕西、江苏等地。

【采收加工】采挖后，除去泥沙和杂石。

【性状鉴定】

1. 药材　多为块状集合体。呈不规则的块状，大小不一。白色、黄白色或浅蓝灰色，有蜡样光泽。质软，细腻，条痕白色，指甲可刮下白粉，手摸有润滑感。无吸湿性，置水中不崩散。气微，味淡。（图 2-8-8a）

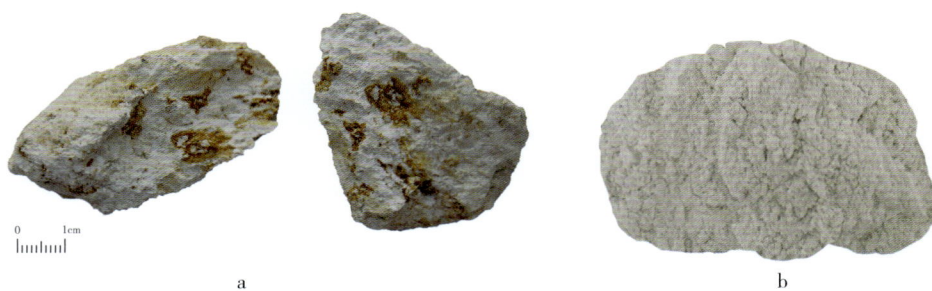

图 2-8-8　滑石药材及饮片

a. 药材　b. 饮片

以色白、润滑者为佳。

2. 饮片（滑石粉）　为白色或类白色，微细，无砂性的粉末，手摸有滑腻感。气微，味淡。（图 2-8-8b）

【功效】利尿通淋，清热解暑；外用祛湿敛疮。

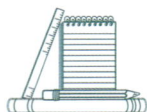

赤石脂

赤石脂原名五色石脂，始载于《神农本草经》，列为上品。又名赤符，《吴普本草》记载："赤符……色绛，滑如脂。"

【来源】　为硅酸盐类矿物多水高岭石族多水高岭石，主含四水硅酸铝[$Al_4(Si_4O_{10})(OH)_8·4H_2O$]。

【产地】　主产于福建，河南、江苏等地。

【采收加工】　采挖后除去杂石。

【性状鉴定】

1. 药材　为块状集合体，呈不规则的块状。粉红色、红色至紫红色，或有红白相间的花纹。质软，用指甲可刻划成痕，易碎，断面平坦，有的具蜡样光泽。吸水性强，舐之黏舌。具黏土气，味淡，嚼之无沙粒感。（图 2-8-9a）

以色红、光滑细腻、质软易碎、舌舐之黏性强者为佳。

2. 饮片　粉红色、红色粉末。具黏土气，味淡，嚼之无沙粒感。（图 2-8-9b）

【功效】　涩肠，止血，生肌敛疮。

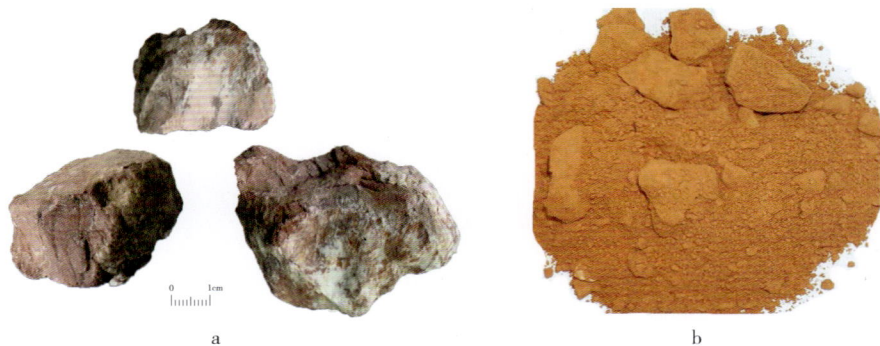

图 2-8-9　赤石脂药材及饮片

a. 药材　b. 饮片

石膏

石膏始载于《神农本草经》，列为中品。

【来源】　为硫酸盐类矿物石膏族石膏，主含含水硫酸钙（$CaSO_4·2H_2O$）。

【产地】　主产于湖北省应城，山东、山西、河南等省亦产。

【采收加工】　采挖后，除去杂石及泥沙。

【性状鉴定】

1. 药材　为纤维状的集合体，呈长块状或不规则的块状，大小不一。白色、灰白色或浅黄色，有的半透明。体重，质软，指甲能刻划，条痕白色，易纵向断裂，纵断面具有纤维状纹理，并显绢丝样光泽。气微，味淡。（图 2-8-10）

以块大、色白、半透明、纤维状者为佳。

2. 饮片

生石膏　为白色或类白色的粉末，半透明状，具有光泽。气微，味淡。

煅石膏　白色的粉末或酥松块状物，表面透出微红色的光泽，不透明。体较轻，质软，易碎，捏之成粉。无臭，味淡。

扫一扫，
看拓展知识

扫一扫，
看拓展知识

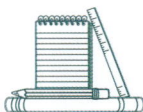

【功效】清热泻火，除烦止渴。

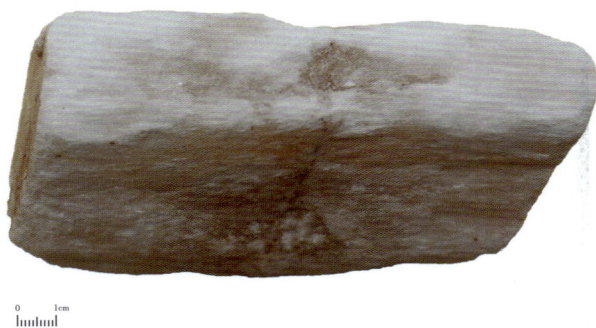

图 2-8-10　石膏药材

芒硝

芒硝，《神农本草经》收载为朴消，列为上品。《名医别录》记载："芒硝生于朴消。"时珍曰："生于盐卤之地，状似末盐……煎炼入盆，凝结在下，粗朴者为朴硝，在上有芒者为芒硝，有牙者为马牙硝。"

【来源】为硫酸盐类矿物芒硝族芒硝，经加工精制而成的结晶体，主含含水硫酸钠（$Na_2SO_4 \cdot 10H_2O$）。

【产地】主产于我国沿海各产盐区及四川、内蒙、新疆等地。

【采收加工】取天然的芒硝（俗称"土硝"），用水溶解，过滤，收集滤液，加热浓缩，放冷即析出结晶，通称"朴硝"。再将朴硝重新结晶即为芒硝。

【性状鉴定】呈棱柱状，长方形或不规则结晶，两端不整齐。无色透明或类白色半透明，暴露空气中则表面渐风化而覆盖一层白色粉末（无水硫酸钠）。质脆易碎，断面呈玻璃样光泽，条痕白色。无臭，味咸。（图 2-8-11）

图 2-8-11　芒硝药材

以无色透明、呈结晶块者为佳。

【功效】泻下通便，润燥软坚，清火消肿。

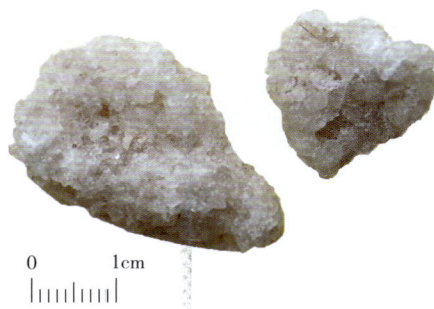

白矾

白矾以"矾石"之名始载于《神农本草经》，列为上品。因加工、炮制方法不同，有白矾和枯矾之分。

【别名】明矾。

【来源】为硫酸盐类矿物明矾石族明矾石经加工提炼制成，主含含水硫酸铝钾 [$KAl(SO_4)_2 \cdot 12H_2O$]。

【产地】主产于甘肃、河北、安徽、福建、山西、湖北、浙汇等地。

【采收加工】采得明矾石后，打碎，用水溶解，收集溶液，蒸发浓缩，放冷后即析出结晶。

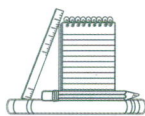

【性状鉴定】

1. 药材 呈不规则块状或粒状。无色或淡黄白色，<u>透明或半透明，玻璃样光泽</u>。表面略平滑或凹凸不平，具细密纵棱，并附有白色细粉。质硬而脆，易砸碎。气微，<u>味酸、微甘而极涩</u>。（图 2-8-12a）

以块大、无色、透明、无杂质者为佳。

2. 饮片（枯矾） 又称煅明矾，呈不规则的块状、颗粒或粉末。白色或淡黄白色，无玻璃样光泽。不规则的块状表面粗糙，凹凸不平或呈蜂窝状。体轻，质疏松而脆，手捻易碎，有颗粒感。气微，味微甘而极涩。（图 2-8-12b）

【功效】外用解毒杀虫，燥湿止痒，内服止血止泻，祛除风痰。

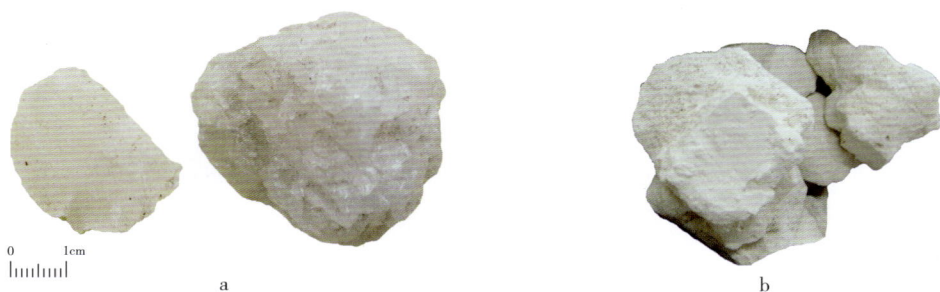

图 2-8-12 白矾药材及饮片

a. 药材　b. 饮片

青礞石

青礞石始载于《嘉祐本草》。《本草纲目》记载："礞石，江北诸山往往有之，以盱山出者为佳。有青、白二种，以青者为佳。坚细而青黑，打开中有白星点，煅后则星黄如麸金。其无星点者，不入药用。"

【来源】为变质岩类黑云母片岩或绿泥石化云母碳酸盐片岩。

【产地】主产于湖南、湖北、浙江、江苏等地。

【采收加工】采挖后，除去杂石及泥沙。

【性状鉴定】

1. 药材

黑云母片岩 主要为鳞片状或片状集合体，呈不规则扁块状或长斜块状，无明显棱角。褐黑色或绿黑色，具有玻璃样光泽。质软，易碎，<u>断面呈较明显的层片状。碎粉主为绿黑色鳞片（黑云母），有似星点样的闪光</u>。气微，味淡。（图 2-8-13a）

绿泥石化云母碳酸盐片岩 为鳞片状或粒状集合体。<u>灰色或绿灰色，夹有银色或淡黄色鳞片</u>，具光泽。质松，易碎，粉末为灰绿色鳞片（绿泥石化云母片）和颗粒（主为碳酸盐），片状者具星点样闪光。遇稀盐酸产生气泡，加热后泡沸激烈。气微，味淡。

2. 饮片（煅青礞石） 呈不规则碎块状或鳞片状粉末，碎块直径 0.5~1.5cm，厚 0.5~1cm，无明显棱角。黄绿色至青黄色，鳞片状粉末光泽性更强。碎块断面呈较明显层片状。质松软，易碎，气微，味淡。（图 2-8-13b）

【功效】坠痰下气，平肝镇惊。

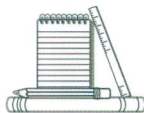

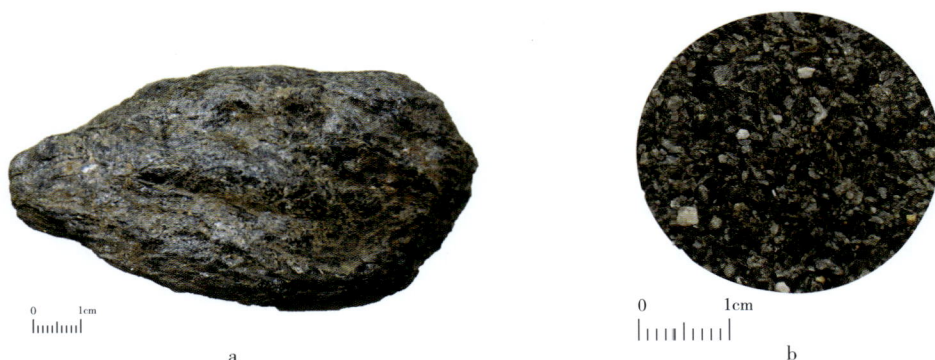

图 2-8-13   青礞石药材及饮片

a. 药材   b. 饮片

硫黄

硫黄，以"石流黄"之名始载于《神农本草经》，列为中品。《吴普本草》首次称其为"硫黄"。《本草纲目》记载："凡产石硫黄之处，必有温泉，作硫黄气。"

【来源】　为自然元素类矿物硫族自然硫。或用含硫矿物经加工制得。

【产地】　主产于陕西、山西、河南等地。

【采收加工】　采挖后，加热熔化，除去杂质。

【性状鉴定】

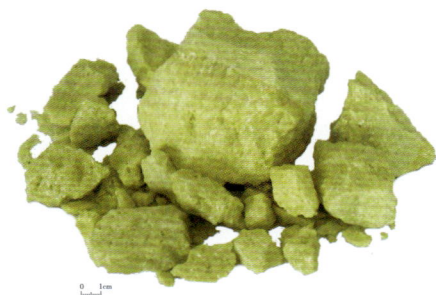

图 2-8-14   硫黄药材

1. 药材　呈不规则块状、粗颗粒状。浅黄色、黄色或略呈绿黄色。条痕白色或淡黄色。表面不平坦，有多数小孔隙，脂肪光泽。用手握紧置于耳旁，可听见轻微的爆裂声。体轻，质松，易碎。有的断面呈蜂窝状，纵面可见细柱或针状晶体，近于平行排列。具特异臭气，味淡。取本品燃烧，易熔融，发蓝色火焰，并产生二氧化硫的刺激性臭气。（图 2-8-14）

以块整齐、色黄、有光泽、质松脆、无杂质者为佳。

2. 饮片　黄色粉末。具特异臭气，味淡。

【功效】　外用解毒杀虫疗疮；内服补火助阳通便。

五、矿物类中药其他品种

中药名称	来源	简介
金礞石	为变质岩类蛭石片岩或水黑云母片岩。	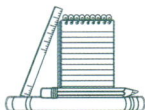

项目 3　中药显微鉴定

扫一扫，查阅
本项目 PPT、
视频等数字资源

> 【学习目标】
>
> 1. **掌握**　用水合氯醛透化和用稀甘油封片的粉末制片技术；大黄、甘草等 22 味中药材粉末的显微特征，并能进行显微图的描绘和显微特征描述。
> 2. **熟悉**　六味地黄丸中各成分的显微鉴别特征。
> 3. **了解**　六味地黄丸的显微鉴定方法。

任务 3-1　大黄、番泻叶、人参粉末的显微鉴定

【任务下达】

教师在课前将大黄、番泻叶、人参粉末的显微鉴定任务提前下达给学生。

【课前准备】

以小组为单位利用课余时间和现行版《中国药典》及中药鉴定相关工具书籍编制大黄、番泻叶、人参粉末的显微鉴定方案。

【现场准备】

现行版《中国药典》一部、大黄粉末、番泻叶粉末、人参粉末、载玻片、盖玻片、解剖针、酒精灯、显微镜、蒸馏水、乙醇、稀甘油、水合氯醛试液、吸水纸等。

【角色扮演】

扮演中药质检人员完成粉末取样、标本片制作、显微鉴定，出具质检报告。

【操作提示】

1. 大黄　注意观察粉末颜色、气味。水或稀甘油制片注意观察淀粉粒（单粒类圆形或长圆形，脐点星状；复粒由 2~8 分粒组成）。水合氯醛透化制片注意观察草酸钙簇晶（银灰色、多、大、棱角短钝）、网纹导管。（图 3-1-1）

2. 番泻叶　注意观察粉末颜色、气味。水合氯醛透化制片注意观察晶纤维、草酸钙方晶、非腺毛（单细胞，壁厚，有疣状突起）、草酸钙簇晶、表皮细胞（多角形，垂周壁平直）、气孔（主要为平轴式，副卫细胞大多为 2 个，也有 3 个）。（图 3-1-2）

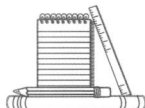

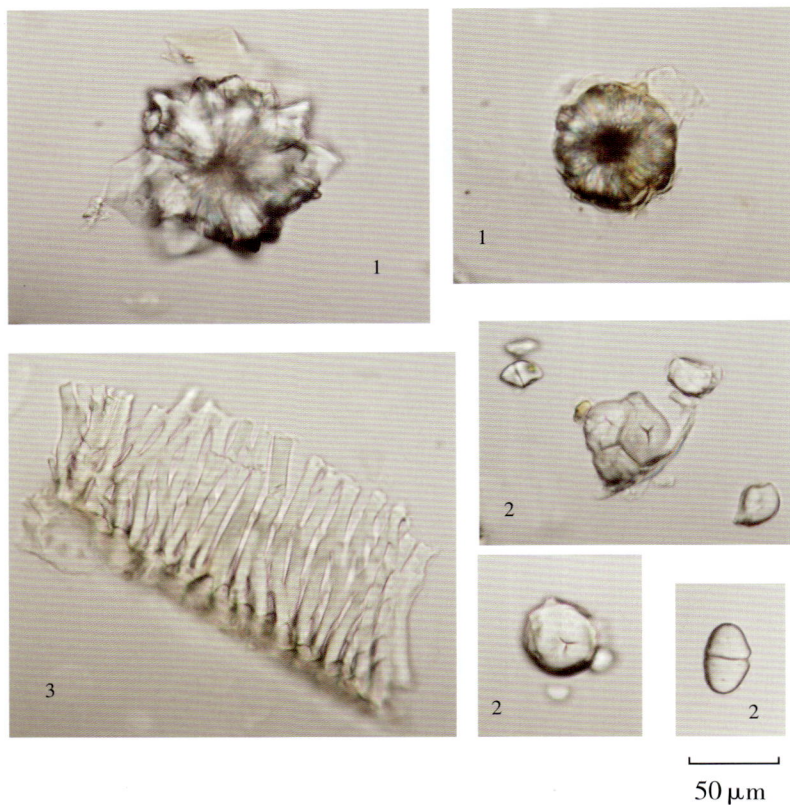

图 3-1-1 大黄粉末显微特征图

1. 草酸钙簇晶   2. 淀粉粒   3. 导管

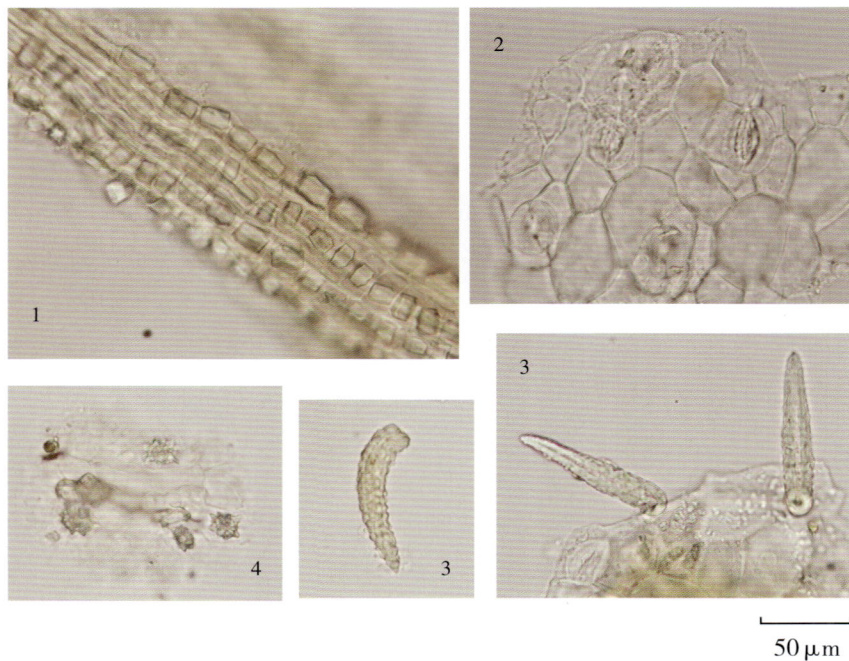

图 3-1-2 番泻叶粉末显微特征图

1. 晶纤维   2. 表皮细胞及气孔   3. 非腺毛   4. 草酸钙簇晶

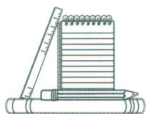

3. 人参　注意观察粉末颜色、气味。水或稀甘油制片注意观察淀粉粒（单粒类球形、半圆形或不规则多角形，脐点点状或裂缝状；复粒由 2~6 分粒组成）。水合氯醛透化制片注意观察树脂道（含黄色块状分泌物）、草酸钙簇晶（棱角锐尖）、木栓细胞（表面观类方形或多角形，壁细波状弯曲）、网纹导管和梯纹导管等。（图 3-1-3）

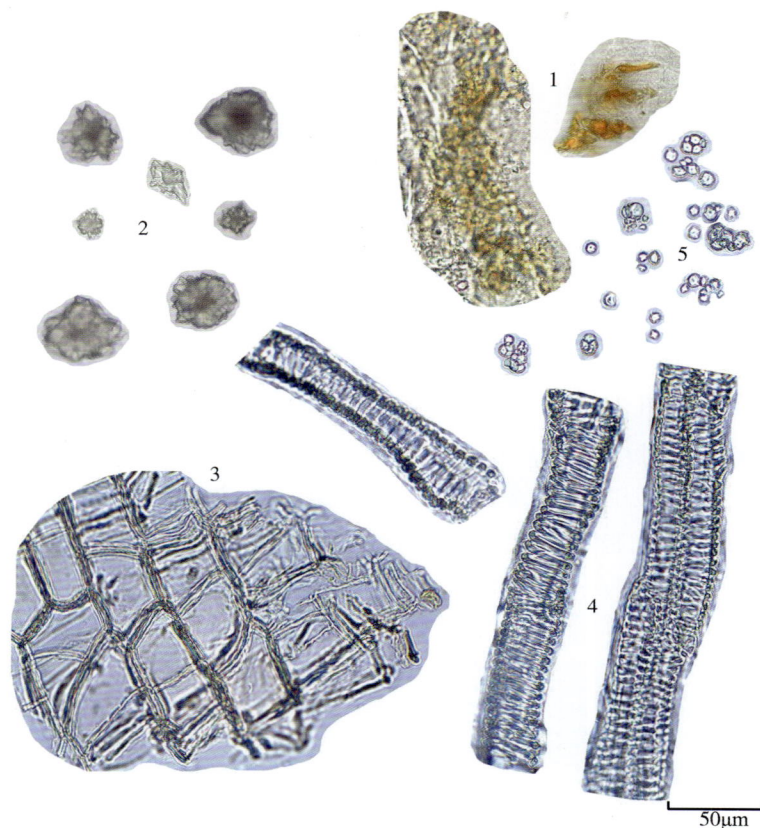

图 3-1-3　人参粉末显微特征图

1. 树脂道　2. 草酸钙簇晶　3. 木栓细胞　4. 导管　5. 淀粉粒

任务 3-2　半夏、白术、牡丹皮粉末的显微鉴定

【任务下达】

教师在课前将半夏、白术、牡丹皮粉末的显微鉴定任务提前下达给学生。

【课前准备】

以小组为单位利用课余时间和现行版《中国药典》及中药鉴定相关工具书籍编制半夏、白术、牡丹皮粉末的显微鉴定方案。

【现场准备】

现行版《中国药典》一部、半夏粉末、白术粉末、牡丹皮粉末、载玻片、盖玻片、解剖针、

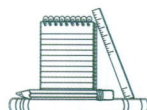

酒精灯、显微镜、蒸馏水、乙醇、稀甘油、水合氯醛试液、吸水纸等。

【角色扮演】

扮演中药质检人员完成粉末取样、标本片制作、显微鉴定，出具质检报告。

【操作提示】

1. 半夏 注意观察粉末颜色、气味。水或稀甘油制片注意观察淀粉粒（单粒类圆形、半圆形或圆多角形，脐点裂缝状、人字状或星状；复粒由2~6分粒组成）。水合氯醛透化制片注意观察草酸钙针晶束（草酸钙针晶束存在于椭圆形黏液细胞中，或随处散在）、螺纹导管。（图3-2-1）

2. 白术 注意观察粉末颜色、气味。乙醇制片注意观察菊糖（扇形，表面显放射状纹理）。水合氯醛透化制片注意观察石细胞（淡黄色，类圆形、多角形、长方形或少数纺锤形；有的为木栓石细胞）、草酸钙针晶（细小，不规则充塞于薄壁细胞中或散在）、纤维（黄色，大多成束，长梭形，壁甚厚，木化，孔沟明显）、木栓细胞和导管等。（图3-2-2）

3. 牡丹皮 注意观察粉末颜色、气味。水或稀甘油制片注意观察淀粉粒（单粒类圆形或多角形，脐点点状、裂缝状或飞鸟状；复粒由2~6分粒组成）。水合氯醛透化制片注意观察草酸钙簇晶（排列成行，或一个细胞含数个簇晶，有时含晶细胞连接）、木栓细胞（长方形，壁稍厚，浅红色）。（图3-2-3）

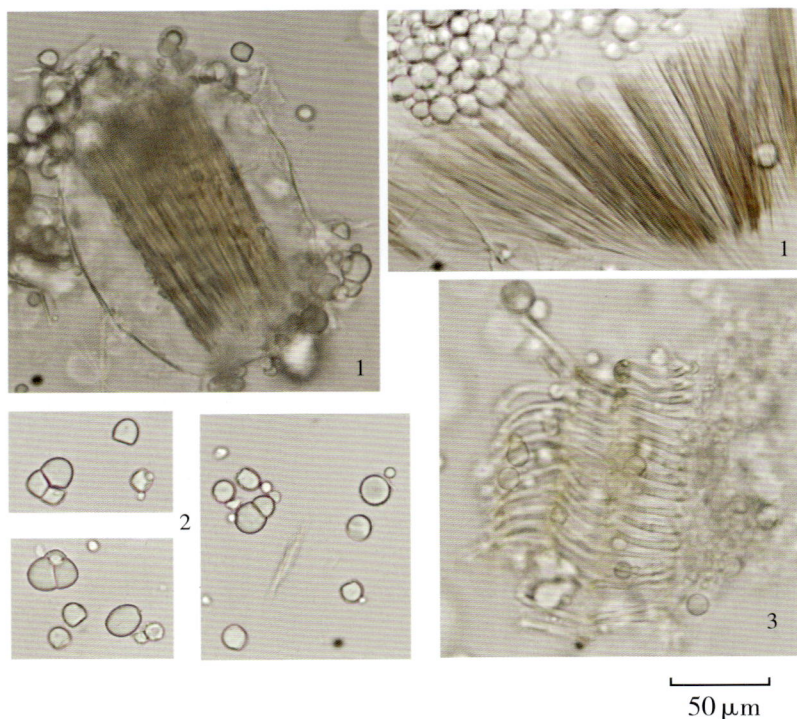

50μm

图3-2-1 半夏粉末显微特征图

1. 草酸钙针晶 2. 淀粉粒 3. 导管

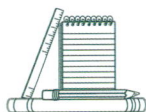

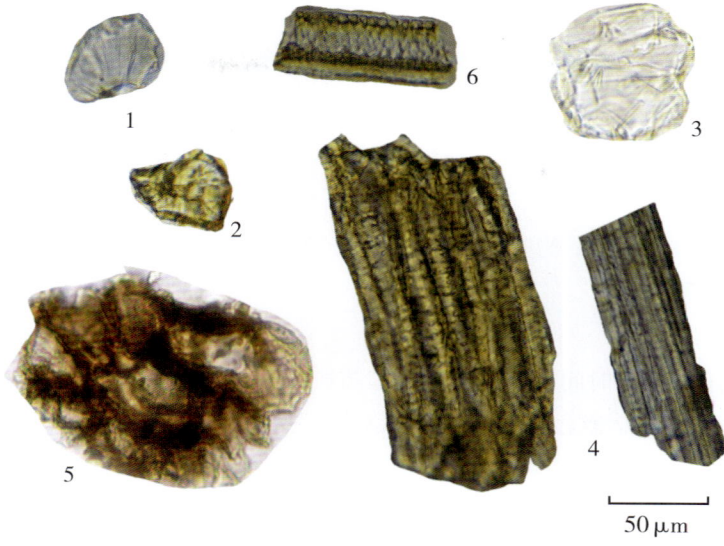

图 3-2-2　白术粉末显微特征图

1. 菊糖　2. 石细胞　3. 草酸钙针晶　4. 纤维　5. 木栓细胞　6. 导管

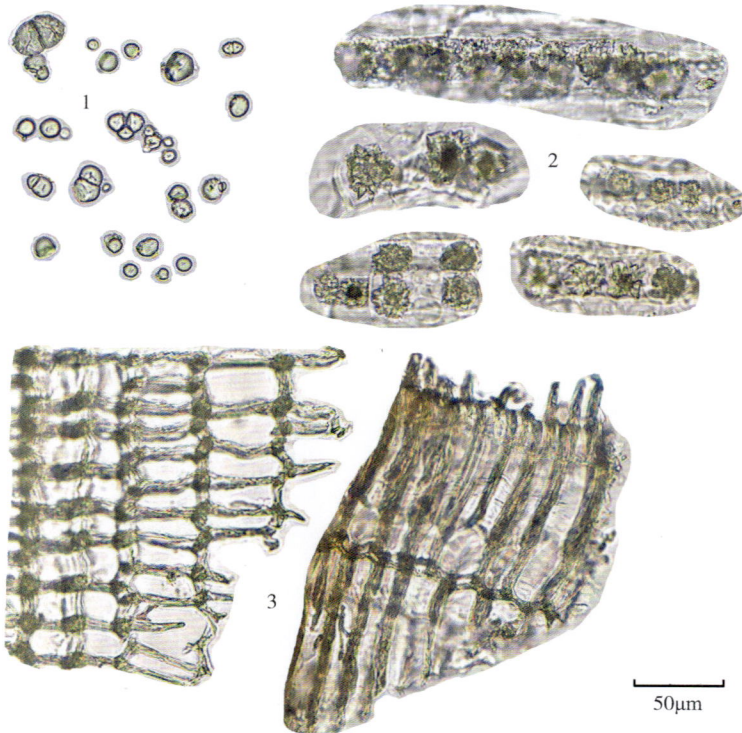

图 3-2-3　牡丹皮粉末显微特征图

1. 淀粉粒　2. 草酸钙簇晶　3. 木栓细胞

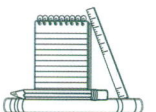

任务 3-3 黄芩、肉桂、当归粉末的显微鉴定

【任务下达】

教师在课前将黄芩、肉桂、当归粉末的显微鉴定任务提前下达给学生。

【课前准备】

以小组为单位利用课余时间和现行版《中国药典》及中药鉴定相关工具书籍编制黄芩、肉桂、当归粉末的显微鉴定方案。

【现场准备】

现行版《中国药典》一部、黄芩粉末、肉桂粉末、当归粉末、载玻片、盖玻片、解剖针、酒精灯、显微镜、蒸馏水、乙醇、稀甘油、水合氯醛试液、吸水纸等。

【角色扮演】

扮演中药质检人员完成粉末取样、标本片制作、显微鉴定，出具质检报告。

【操作提示】

1. 黄芩 注意观察粉末颜色、气味。水或稀甘油制片注意观察淀粉粒（单粒类球形，脐点明显；复粒由 2~3 分粒组成）。水合氯醛透化制片注意观察韧皮纤维（单个散在或数个成束，梭形，壁厚，孔沟细）、石细胞（类圆形、类方形或长方形，壁较厚或甚厚）、木栓细胞（棕黄色，多角形）、木纤维（有稀疏斜纹孔）、导管。（图 3-3-1）

2. 肉桂 注意观察粉末颜色、气味。水合氯醛透化制片注意观察纤维（多单个散在，长棱形，壁厚，木化，纹孔不明显）、石细胞（类方形或类圆形，壁厚，有的一面菲薄）、油细胞（类圆形或长圆形）、草酸钙针晶（细小，散在于射线细胞中）、木栓细胞（多角形，含红棕色物）。（图 3-3-2）

3. 当归 注意观察粉末颜色、气味。水合氯醛透化制片注意观察韧皮薄壁细胞

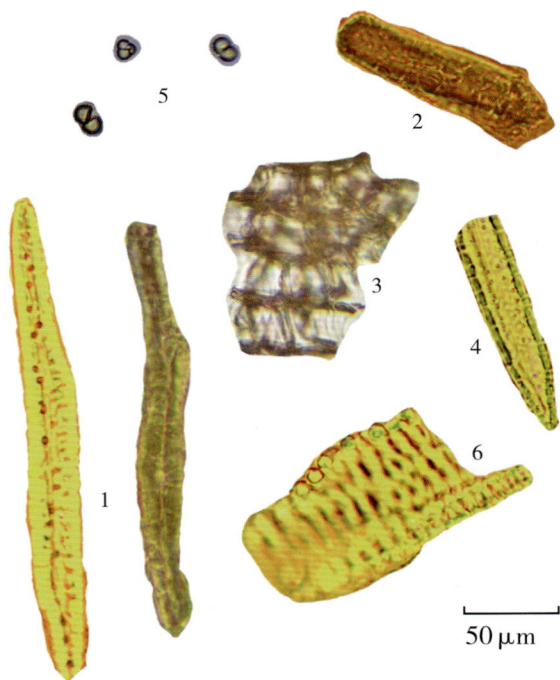

图 3-3-1 黄芩粉末显微特征图

1. 韧皮纤维 2. 石细胞 3. 木栓细胞
4. 木纤维 5. 淀粉粒 6. 导管

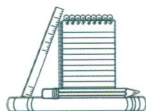

（纺锤形，壁略厚，表面有极微细的斜向交错纹理，有时可见菲薄的横隔）、梯纹导管和网纹导管、有时可见油室碎片。（图 3-3-3）

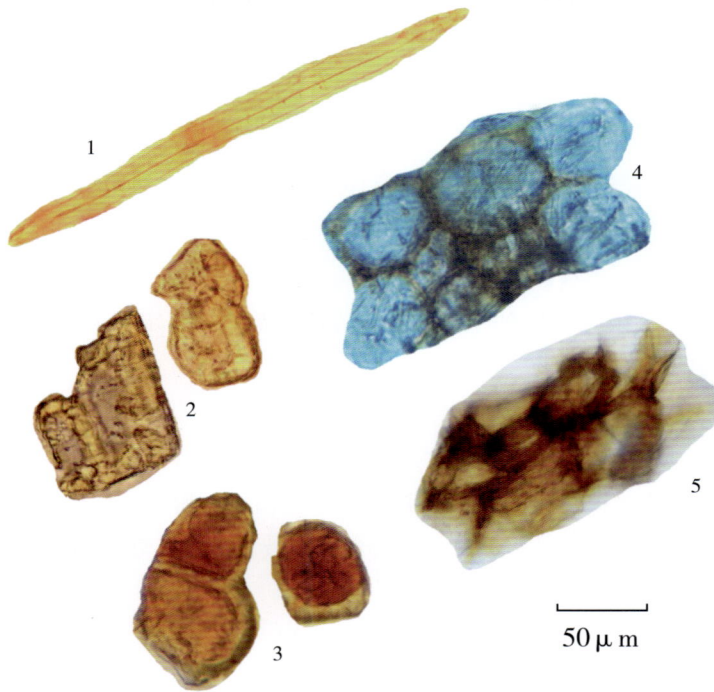

图 3-3-2　肉桂粉末显微特征图

1. 纤维　2. 石细胞　3. 油细胞　4. 草酸钙针晶　5. 木栓细胞

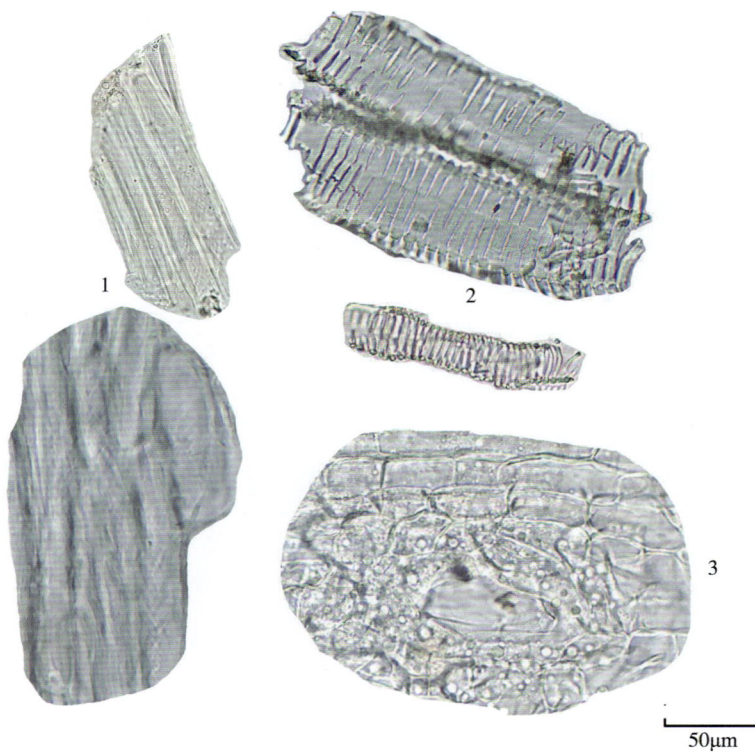

图 3-3-3　当归粉末显微特征图

1. 韧皮薄壁细胞　2. 导管　3. 油室

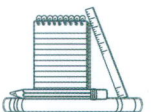

任务 3-4　黄柏、厚朴、山茱萸粉末的显微鉴定

【任务下达】

教师在课前将黄柏、厚朴、山茱萸粉末的显微鉴定任务提前下达给学生。

【课前准备】

以小组为单位利用课余时间和现行版《中国药典》及中药鉴定相关工具书籍编制黄柏、厚朴、山茱萸粉末的显微鉴定方案。

【现场准备】

现行版《中国药典》一部、黄柏粉末、厚朴粉末、山茱萸粉末、载玻片、盖玻片、解剖针、酒精灯、显微镜、蒸馏水、乙醇、稀甘油、水合氯醛试液、吸水纸等。

【角色扮演】

扮演中药质检人员完成粉末取样、标本片制作、显微鉴定，呈具质检报告。

【操作提示】

1. 黄柏　注意观察粉末颜色、气味。水或稀甘油制片注意观察黏液细胞（多单个散在，遇水膨胀呈圆形或矩圆形，壁薄，内含无定形黏液）。水合氯醛透化制片注意观察纤维（纤维鲜黄色，常成束，周围细胞含草酸钙方晶，形成晶纤维；含晶细胞壁木化增厚）、石细胞（鲜黄色，类圆形或纺锤形，有的呈分枝状，枝端锐尖，壁厚，层纹明显；有的可见大型纤维状的石细胞）、草酸钙方晶众多。（图 3-4-1）

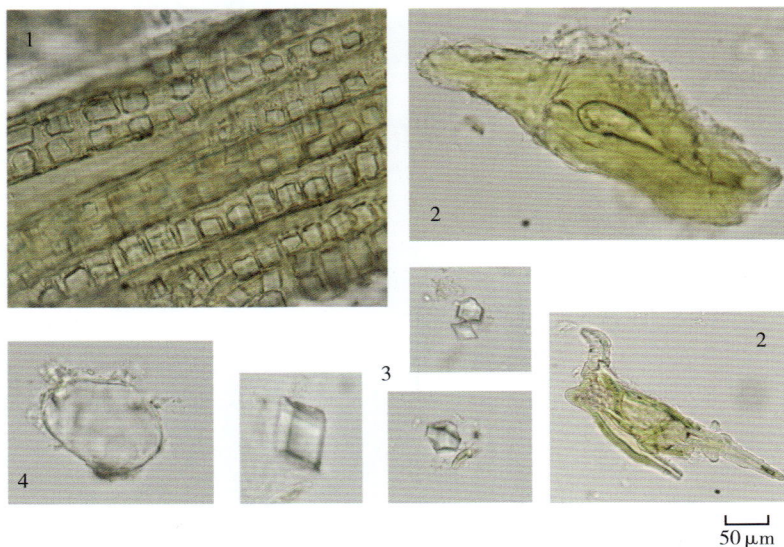

50 μm

图 3-4-1　黄柏粉末显微特征图

1. 晶鞘纤维　2. 石细胞　3. 草酸钙方晶　4. 黏液细胞

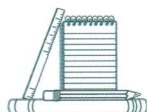

2. 厚朴　注意观察粉末颜色、气味。水合氯醛透化制片注意观察石细胞（类方形、椭圆形、卵圆形或不规则分枝状，有时可见层纹）、纤维（壁甚厚，有的呈波浪形或一边锯齿状，木化，孔沟不明显）、油细胞（椭圆形或类圆形，含黄棕色油状物）。（图3-4-2）

3. 山茱萸　注意观察粉末颜色、气味。水合氯醛透化制片注意观察果皮表皮细胞（橙黄色，表面观多角形或类长方形，垂周壁连珠状增厚，外平周壁颗粒状角质增厚，胞腔含淡橙黄色物）、中果皮细胞（橙棕色，多皱缩）、草酸钙簇晶少数、石细胞（类方形、卵圆形或长方形，纹孔明显，胞腔大）。（图3-4-3）

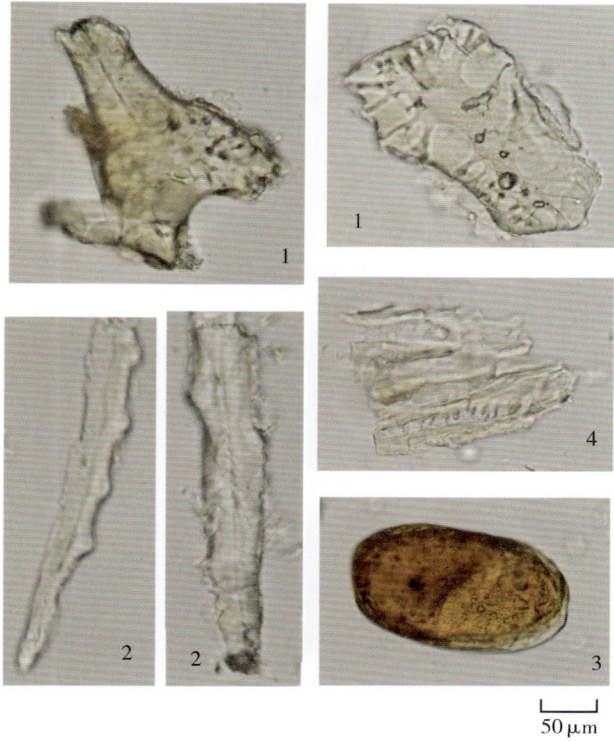

图3-4-2　厚朴粉末显微特征图

1. 石细胞　2. 纤维　3. 油细胞　4. 筛管分子

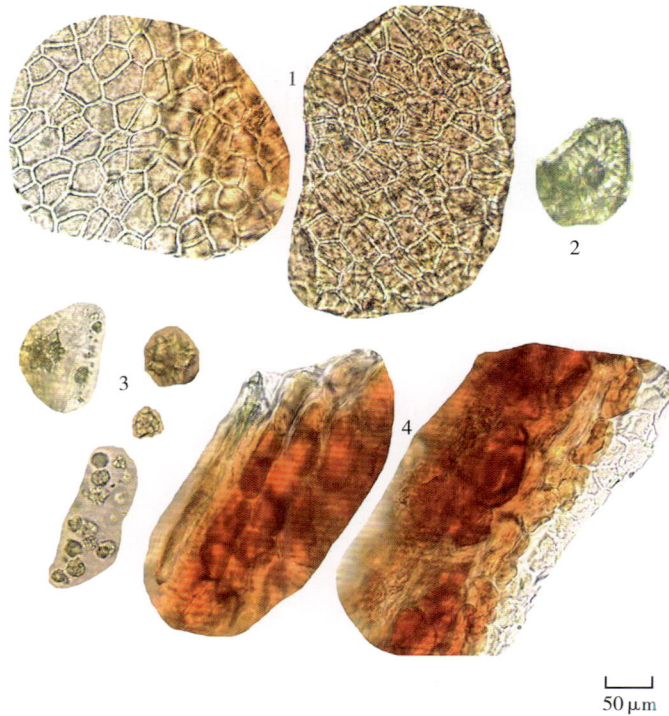

图3-4-3　山茱萸粉末显微特征图

1. 果皮表皮细胞　2. 石细胞　3. 草酸钙簇晶　4. 中果皮细胞

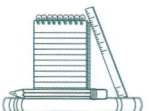

任务 3-5　黄连、金银花、石膏粉末的显微鉴定

【任务下达】

教师在课前将黄连、金银花、石膏粉末的显微鉴定任务提前下达给学生。

【课前准备】

以小组为单位利用课余时间和现行版《中国药典》及中药鉴定相关工具书籍编制黄连、金银花、石膏粉末的显微鉴定方案。

【现场准备】

现行版《中国药典》一部、黄连粉末、金银花粉末、石膏粉末、载玻片、盖玻片、解剖针、酒精灯、显微镜、蒸馏水、乙醇、稀甘油、水合氯醛试液、吸水纸等。

【角色扮演】

扮演中药质检人员完成粉末取样、标本片制作、显微鉴定，出具质检报告。

【操作提示】

1. 黄连　注意观察粉末颜色、气味。水或稀甘油制片注意观察淀粉粒（多单粒，类圆形）。水合氯醛透化制片注意观察石细胞（类方形、类圆形、类长方形或近多角形，黄色，壁厚，壁孔明显）、中柱鞘纤维（黄色，纺锤形或梭形，壁厚）、鳞叶表皮细胞（细胞长方形或长多角形，壁微波状弯曲或作连珠状增厚）、木薄壁细胞、木纤维和导管等。（图 3-5-1）

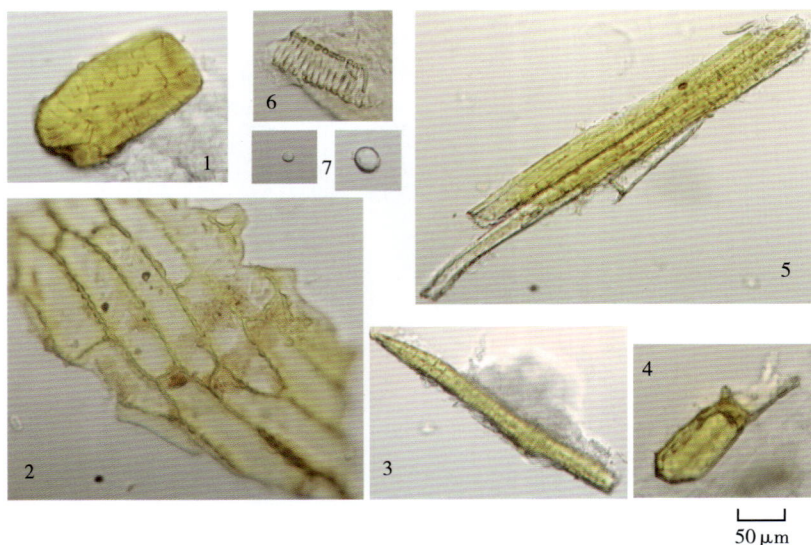

50 μm

图 3-5-1　黄连粉末显微特征图

1. 石细胞　2. 鳞叶表皮细胞　3. 中柱鞘纤维　4. 木薄壁细胞　5. 木纤维　6. 导管　7. 淀粉粒

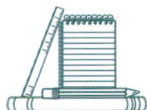

2. 金银花　注意观察粉末颜色、气味。水合氯醛透化制片注意观察腺毛（较多，有两种类型：一种头部倒圆锥形，顶端平坦；另一种头部类圆形或略扁圆形）、非腺毛（有两种类型：一种为厚壁非腺毛，单细胞，表面有微细疣状或泡状突起，有的具螺纹；另一种为薄壁非腺毛，单细胞，甚长，弯曲或皱缩，表面具微细疣状突起）、草酸钙簇晶（棱角细尖）、花粉粒（类圆形或三角形，表面具细密短刺及细颗粒状雕纹，具 3 孔沟）。（图 3-5-2）

3. 石膏　注意观察粉末颜色、气味。水合氯醛透化制片注意观察为不规则片状结晶，无色，具平直纹理。（图 3-5-3）

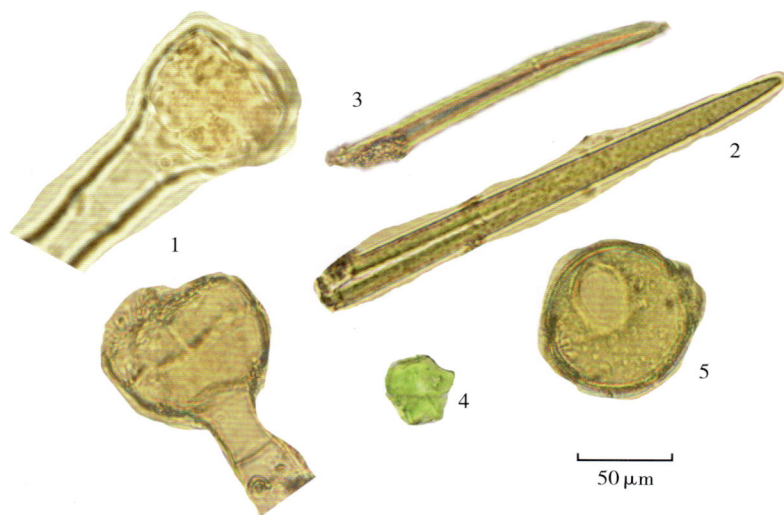

图 3-5-2　金银花粉末显微特征图

1. 腺毛　2. 厚壁非腺毛　3. 薄壁非腺毛　4. 草酸钙簇晶　5. 花粉粒

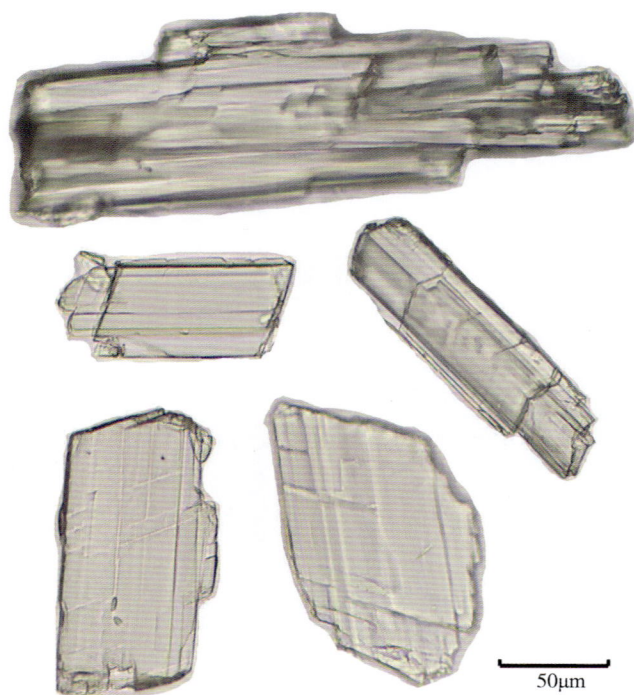

图 3-5-3　石膏粉末显微特征图

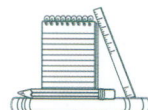

任务 3-6　大青叶、薄荷、天花粉粉末的显微鉴定

【任务下达】

教师在课前将大青叶、薄荷、天花粉粉末的显微鉴定任务提前下达给学生。

【课前准备】

以小组为单位利用课余时间和现行版《中国药典》及中药鉴定相关工具书籍编制大青叶、薄荷、天花粉粉末的显微鉴定方案。

【现场准备】

现行版《中国药典》一部、大青叶粉末、薄荷粉末、天花粉粉末、载玻片、盖玻片、解剖针、酒精灯、显微镜、蒸馏水、乙醇、稀甘油、水合氯醛试液、吸水纸等。

【角色扮演】

扮演中药质检人员完成粉末取样、标本片制作、显微鉴定，出具质检报告。

【操作提示】

1. 大青叶　注意观察粉末颜色、气味。水合氯醛透化制片注意观察靛蓝结晶（蓝色，细小颗粒状或片状，多聚集成堆）、橙皮苷样结晶（淡黄绿色或无色，类圆形、不规则形或针簇状）、下表皮细胞（垂周壁稍弯曲，略成连珠状增厚）、气孔（不等式，副卫细胞3~4个）、厚角细胞（纵断面观呈长条形）、网纹或螺纹导管。（图 3-6-1）

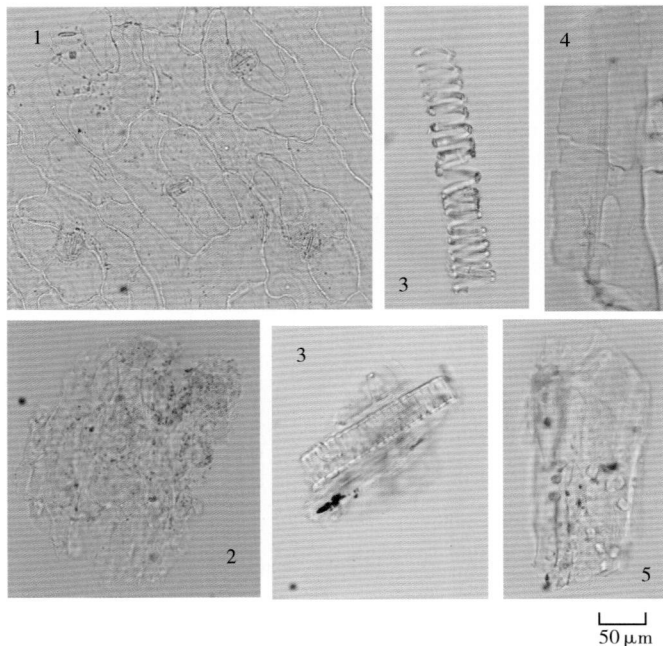

50 μm

图 3-6-1　大青叶粉末显微特征图

1. 表皮细胞及气孔　2. 靛蓝结晶　3. 导管　4. 厚角组织　5. 橙皮苷样结晶

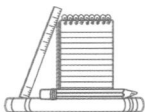

2. 薄荷　注意观察粉末颜色、气味。水合氯醛透化制片观察腺鳞（腺头扁圆球形，8 细胞排列为辐射状，腺柄单细胞）、表皮细胞（壁薄，微波状，气孔直轴式）、小腺毛（头部及柄部均为单细胞）、非腺毛（1~8 细胞组成，常弯曲，壁厚，有疣突）。（图 3-6-2）

3. 天花粉　注意观察粉末颜色、气味。水或稀甘油制片注意观察淀粉粒（单粒类球形、半圆形或盔帽形，脐点点状、短缝状或人字状，层纹隐约可见；复粒由 2~14 分粒组成，常由一个大的分粒与几个小分粒复合）。水合氯醛透化制片注意观察具缘纹孔（多破碎，有的具缘纹孔呈六角形或方形，排列紧密）、石细胞（黄绿色，长方形、椭圆形、类方形、多角形或纺锤形，壁较厚，纹孔细密）。（图 3-6-3）

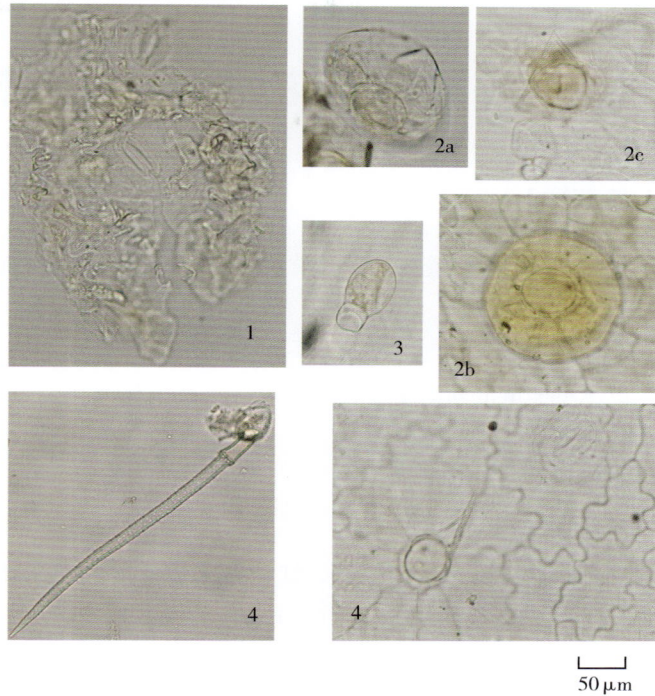

图 3-6-2　薄荷粉末显微特征图
1. 气孔　2 腺鳞（a. 腺鳞侧面观　b. 顶面观　c. 角质层皱）
3. 小腺毛　4. 非腺毛

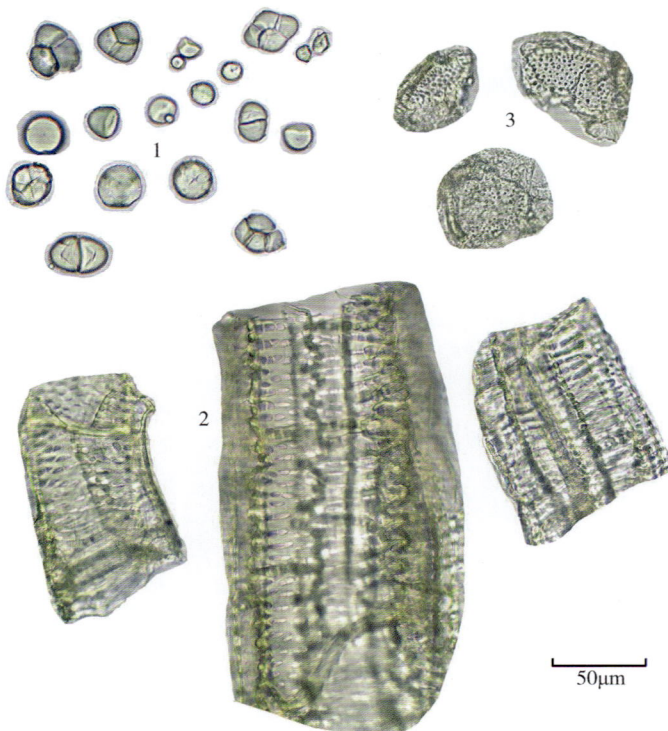

图 3-6-3　天花粉粉末显微特征图
1. 淀粉粒　2. 导管　3. 石细胞

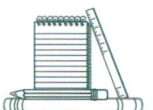

任务 3-7   红花、蒲黄、黄芪粉末的显微鉴定

【任务下达】

教师在课前将红花、蒲黄、黄芪粉末的显微鉴定任务提前下达给学生。

【课前准备】

以小组为单位利用课余时间和现行版《中国药典》及中药鉴定相关工具书籍编制红花、蒲黄、黄芪粉末的显微鉴定方案。

【现场准备】

现行版《中国药典》一部、红花粉末、蒲黄粉末、黄芪粉末、载玻片、盖玻片、解剖针、酒精灯、显微镜、蒸馏水、乙醇、稀甘油、水合氯醛试液、吸水纸等。

【角色扮演】

扮演中药质检人员完成粉末取样、标本片制作、显微鉴定，出具质检报告。

【操作提示】

1. 红花   注意观察粉末颜色、气味。水合氯醛透化制片注意观察长管状分泌细胞（常含黄棕色至红棕色分泌物）、花瓣顶端表皮细胞（为乳头状绒毛）、柱头表皮细胞（为圆锥形，末端较尖的单细胞毛）、花粉粒（类圆形、椭圆形或橄榄形，具 3 个萌发孔，外壁有短刺及疣状雕纹）。（图 3-7-1）

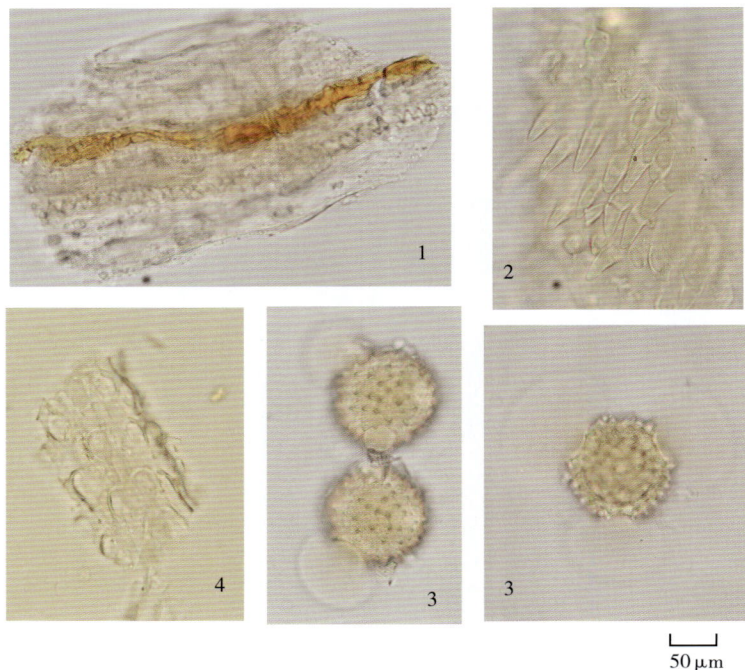

50 μm

图 3-7-1   红花粉末显微特征图

1. 分泌细胞   2. 花柱碎片   3. 花粉粒   4. 花瓣顶端碎片

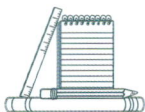

2. 蒲黄　注意观察粉末颜色、气味。水合氯醛透化制片注意观察花粉粒（类圆形或椭圆形，表面有网状雕纹，周边轮廓线光滑，呈凸波状或齿轮状，单萌发孔不甚明显）。（图 3-7-2）

3. 黄芪　注意观察粉末颜色、气味。水合氯醛透化制片注意观察纤维（成束或散离，壁厚，表面有纵裂纹，初生壁常与次生壁分离，两端常断裂成须状，或较平截）、具缘纹孔导管（无色或橙黄色，具缘纹孔排列紧密）、石细胞（少见，圆形、长圆形或形状不规则，壁较厚）。（图 3-7-3）

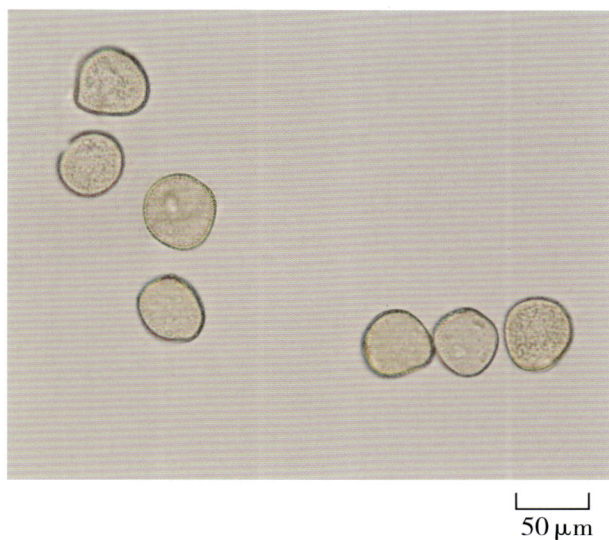

图 3-7-2　蒲黄显微特征图（蒲黄花粉粒）

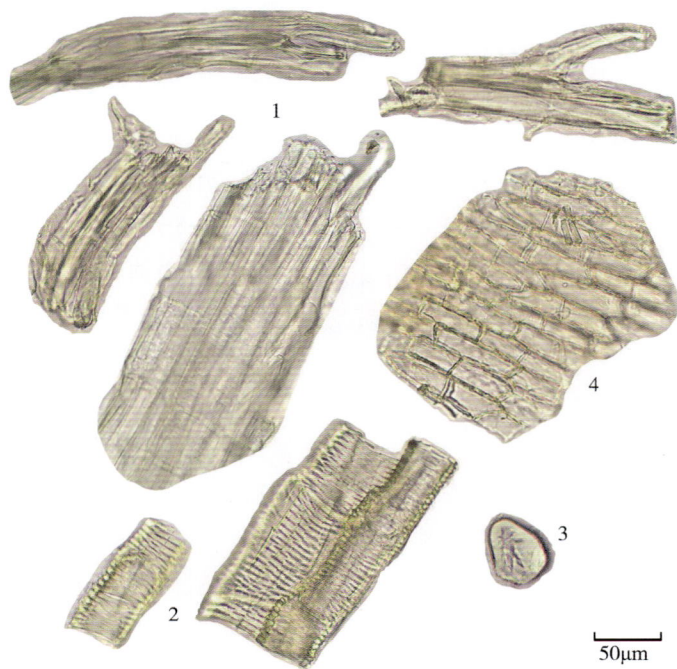

图 3-7-3　黄芪粉末显微特征图

1. 纤维　2. 导管　3. 石细胞　4. 木栓细胞

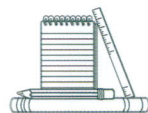

任务 3-8 槟榔、小茴香、全蝎粉末的显微鉴定

【任务下达】

教师在课前将槟榔、小茴香、全蝎粉末的显微鉴定任务提前下达给学生。

【课前准备】

以小组为单位利用课余时间和现行版《中国药典》及中药鉴定相关工具书籍编制槟榔、小茴香、全蝎粉末的显微鉴定方案。

【现场准备】

现行版《中国药典》一部、槟榔粉末、小茴香粉末、全蝎粉末、载玻片、盖玻片、解剖针、酒精灯、显微镜、蒸馏水、乙醇、稀甘油、水合氯醛试液、吸水纸等。

【角色扮演】

扮演中药质检人员完成粉末取样、标本片制作、显微鉴定，出具质检报告。

【操作提示】

1. 槟榔 注意观察粉末颜色、气味。水合氯醛透化制片注意观察内胚乳细胞（极多，为粉末的主体，多破碎，无色；完整者呈不规则多角形或类方形，纹孔较多，甚大，类圆形或矩圆形）、种皮石细胞（呈鞋底形、纺锤形、多角形或长条状，淡黄棕色，纹孔少数，裂缝状）、外胚乳细胞（呈类长方形、类多角形或作长条状，无色，纹孔少数，细小，孔沟可察见，胞腔内大多充满红棕色至深棕色物）。（图 3-8-1）

2. 小茴香 注意观察粉末颜色、气味。水合氯醛透化制片注意观察网纹细胞（壁颇厚，木化，具卵圆形网状壁孔）、油管（黄棕色至深红棕色，常破碎，分泌细胞呈扁平多角形）、镶嵌状细胞（表面观细胞狭长，壁菲薄，常数个细胞为一组，以其长轴作不规则方向嵌列）、内胚乳细胞（多角形，无色，壁颇厚，含糊粉粒及细小草酸钙簇晶，并含脂肪油滴）。（图 3-8-2）

3. 全蝎 注意观察粉末颜色、气味。水合氯醛透化制片注意观察体壁碎片（外表皮表面观呈多角形网格样纹理，表面密

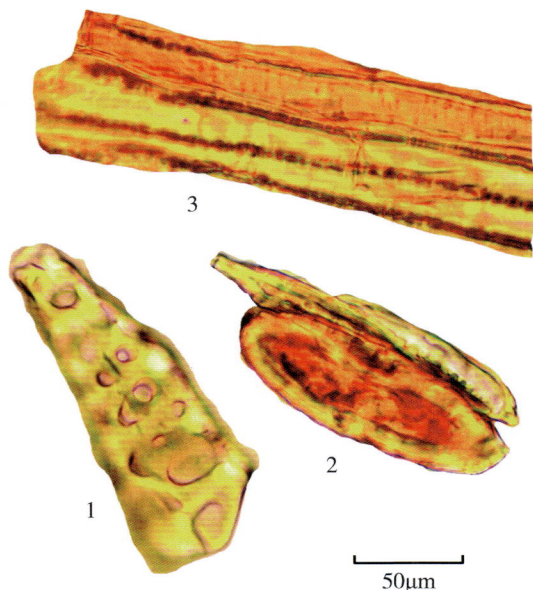

图 3-8-1 槟榔粉末显微特征图
1. 内胚乳细胞 2. 种皮石细胞 3. 外胚乳细胞

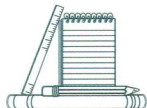

50μm

布细小颗粒，可见毛窝、细小圆孔和淡棕色或近无色的瘤状突起）、刚毛（红棕色，多碎断，先端锐尖或钝圆，具纵直纹理，髓腔细窄）、横纹肌纤维（多碎断，明带较暗带宽，明带中有一暗线，暗带有致密的短纵纹理）。（图 3-8-3）

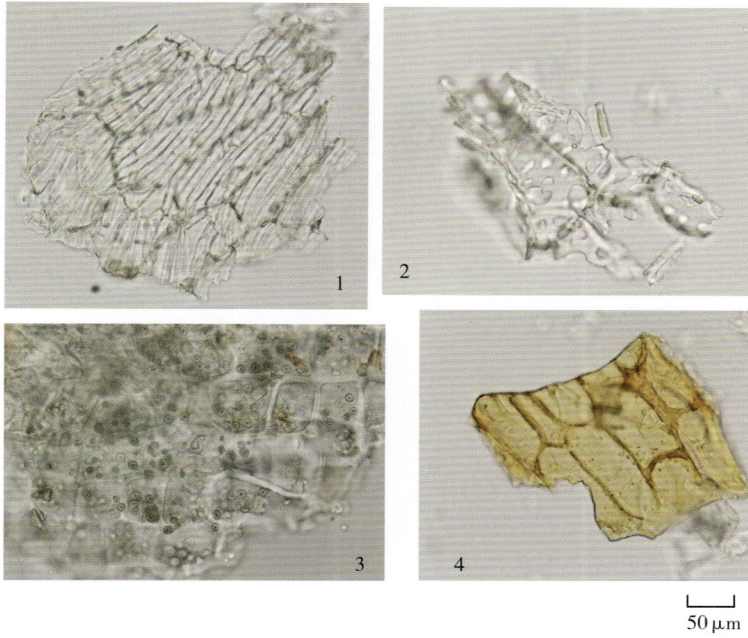

图 3-8-2　小茴香粉末显微特征图

1. 镶嵌状细胞　2. 网纹细胞　3. 油管碎片　4. 内胚乳细胞

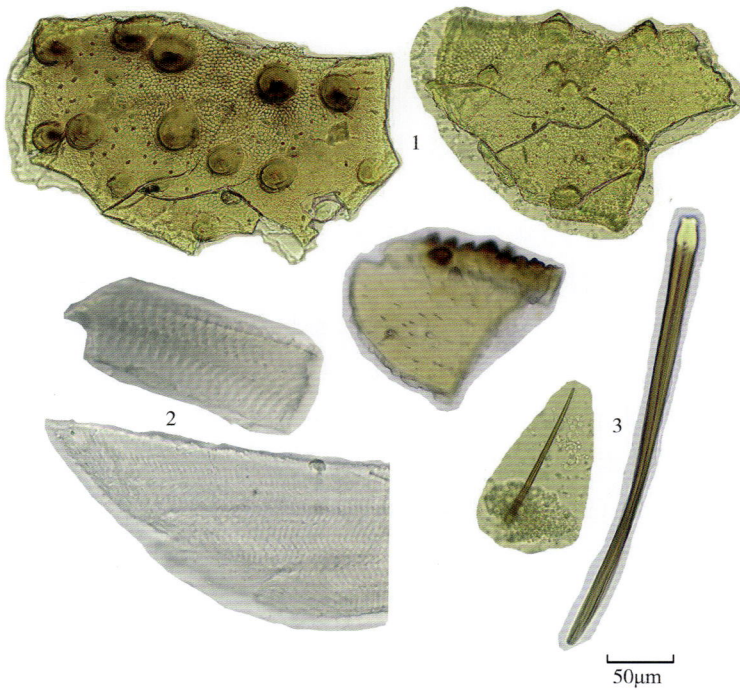

图 3-8-3　全蝎粉末显微特征图

1. 体壁细胞　2. 横纹肌纤维　3. 刚毛

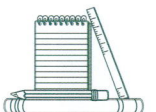

任务 3-9　五味子、补骨脂、砂仁粉末的显微鉴定

【任务下达】

教师在课前将五味子、补骨脂、砂仁粉末的显微鉴定任务提前下达给学生。

【课前准备】

以小组为单位利用课余时间和现行版《中国药典》及中药鉴定相关工具书籍编制五味子、补骨脂、砂仁粉末的显微鉴定方案。

【现场准备】

现行版《中国药典》一部、五味子粉末、补骨脂粉末、砂仁粉末、载玻片、盖玻片、解剖针、酒精灯、显微镜、蒸馏水、乙醇、稀甘油、水合氯醛试液、吸水纸等。

【角色扮演】

扮演中药质检人员完成粉末取样、标本片制作、显微鉴定，出具质检报告。

【操作提示】

1. 五味子　注意观察粉末颜色、气味。水合氯醛透化制片注意观察果皮表皮细胞（多角形，表面有角质线纹，随处可见类圆形或多角形油细胞）、种皮外层石细胞（呈多角形或稍长，壁厚，孔沟极细密，胞腔小，内含深棕色物）、种皮内层石细胞（呈多角形、类圆形或不规则形，壁稍厚，纹孔较大）、胚乳细胞（多角形，壁薄，内含脂肪油及糊粉粒）。（图 3-9-1）

2. 补骨脂　注意观察粉末颜色、气味。水合氯醛透化制片注意观察种皮栅状细胞（成片，淡棕色或红棕色；侧面观有纵沟纹，光辉带 1 条，位于上侧近边缘处；顶面观多角形，胞腔极小，孔沟细；底面观呈圆多角形，胞腔含红棕色物）、种皮支持细胞（1 列，侧面观哑铃形，表面观类圆形）、内生腺体（多破碎，完整者类圆形，由十数个至数十个纵向延长呈放射状排列的细胞构成）、草酸钙柱晶（细小，成片存在于中果皮细胞中）。（图 3-9-2）

3. 砂仁　注意观察粉末颜色、气味。水或稀甘油制片注意观察外胚乳细胞（类长方形或不规则形，充满细小淀粉粒集结成的淀粉团，有的包埋有细小草酸钙方晶）、内胚乳细胞（含细小糊粉粒和脂肪油滴）、油细胞（无色，壁薄，偶见油滴散在）。水合氯醛透化制片注意观察内种皮厚壁细胞（红棕色或黄棕色，表面观多角形，壁厚，非木化，胞腔内含硅质块；断面观为 1 列栅状细胞，内壁及侧壁极厚，胞腔偏外侧，内含硅质块）、种皮表皮细胞（淡黄色，表面观长条形，常与下皮细胞上下层垂直排列）、下皮细胞（含棕色或红棕色物、色素层细胞（皱缩，界限不清楚，含红棕色或深棕色物）。（图 3-9-3）

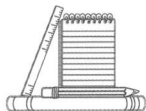

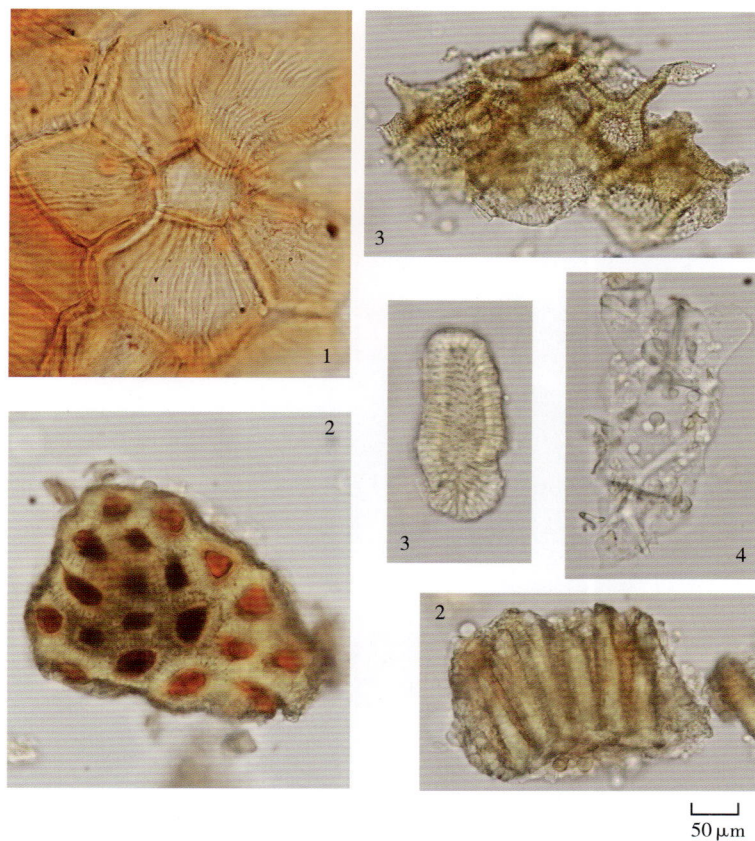

图 3-9-1　五味子粉末显微特征图

1. 果皮碎片（分泌细胞和角质层纹理）

2. 种皮外层石细胞　3. 种皮内层石细胞　4. 胚乳细胞

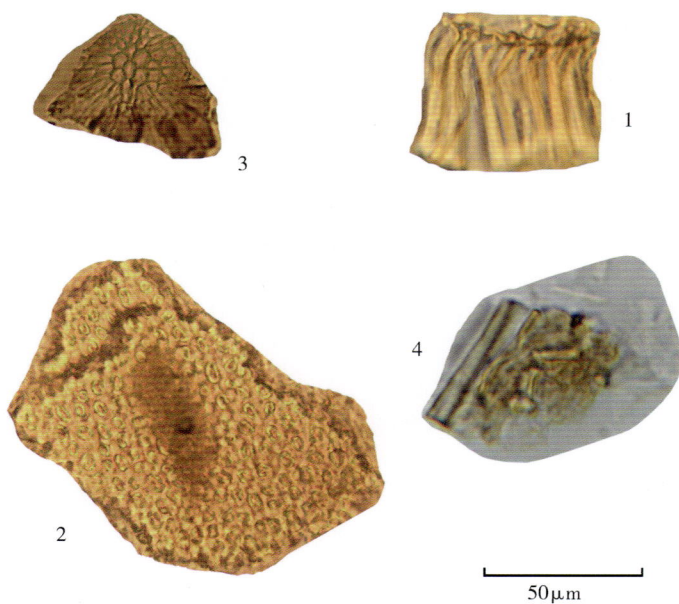

图 3-9-2　补骨脂粉末显微特征图

1. 种皮栅状细胞　2. 种皮支持细胞

3. 内生腺体　4. 草酸钙柱晶

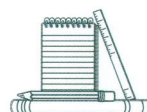

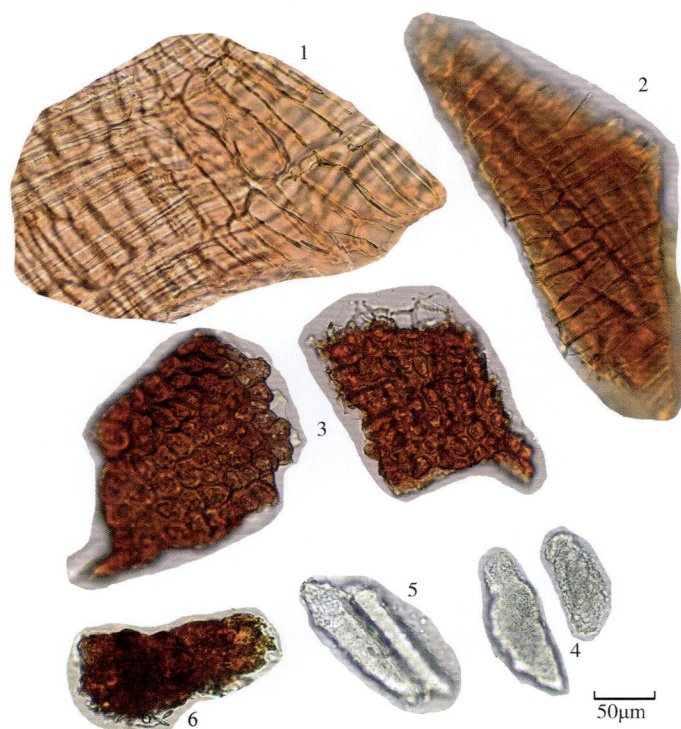

图 3-9-3　砂仁粉末显微特征图

1. 种皮表皮细胞　2. 下皮细胞　3. 内种皮细胞　4. 外胚乳细胞　5. 内胚乳细胞　6. 色素细胞

任务 3-10　麻黄、甘草粉末的显微鉴定

【任务下达】

教师在课前将麻黄、甘草粉末的显微鉴定任务提前下达给学生。

【课前准备】

以小组为单位利用课余时间和现行版《中国药典》及中药鉴定相关工具书籍编制麻黄、甘草粉末的显微鉴定方案。

【现场准备】

现行版《中国药典》一部、麻黄粉末、甘草粉末、载玻片、盖玻片、解剖针、酒精灯、显微镜、蒸馏水、乙醇、稀甘油、水合氯醛试液、吸水纸等。

【角色扮演】

扮演中药质检人员完成粉末取样、标本片制作、显微鉴定，出具质检报告。

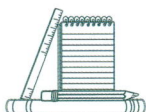

【操作提示】

1. 麻黄　注意观察粉末颜色、气味。水合氯醛透化制片注意观察气孔（内陷，保卫细胞侧面观呈哑铃形或电话听筒形）、角质层（极厚，呈脊状突起）、纤维（多而壁厚，初生壁上附有细小的砂晶和方晶）、皮层薄壁细胞（壁薄，含细小颗粒状结晶）、棕色块。（图 3-10-1）

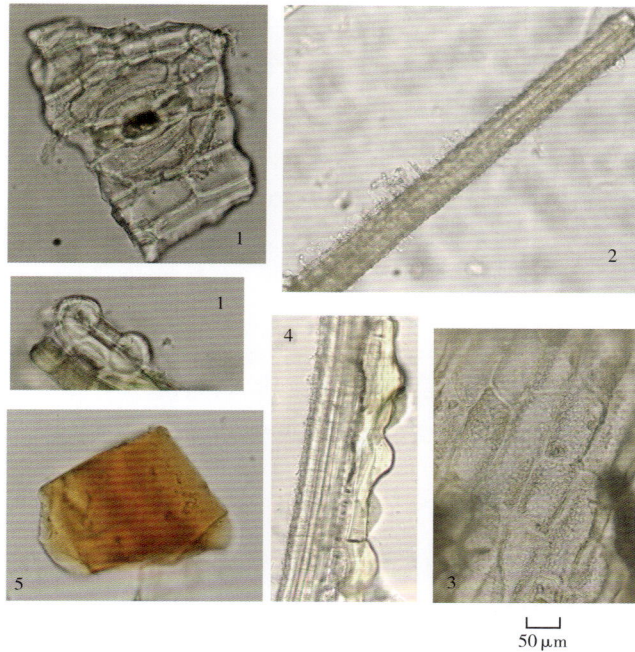

图 3-10-1　麻黄粉末显微特征图

1. 表皮细胞及气孔　2. 嵌晶纤维　3. 皮层薄壁细胞　4. 角质层突起　5. 棕色块

2. 甘草　注意观察粉末颜色、气味。水或稀甘油制片注意观察淀粉粒（单粒椭圆形、卵形或类球形，脐点点状或短缝状，大粒层纹隐约可见；复粒稀少，由 2 分粒组成）。水合氯醛透化制片注意观察纤维及晶纤维（纤维细长，末端渐尖，壁极厚，孔沟不明显，胞腔线形。纤维束周围的细胞中含草酸钙方晶，形成晶纤维）、具缘纹孔导管（较大，具缘纹孔较密，椭圆形或类斜方形，对列或互列）、草酸钙方晶（呈略扁的类双锥形、长方形或类方形）等。（图 3-10-2）

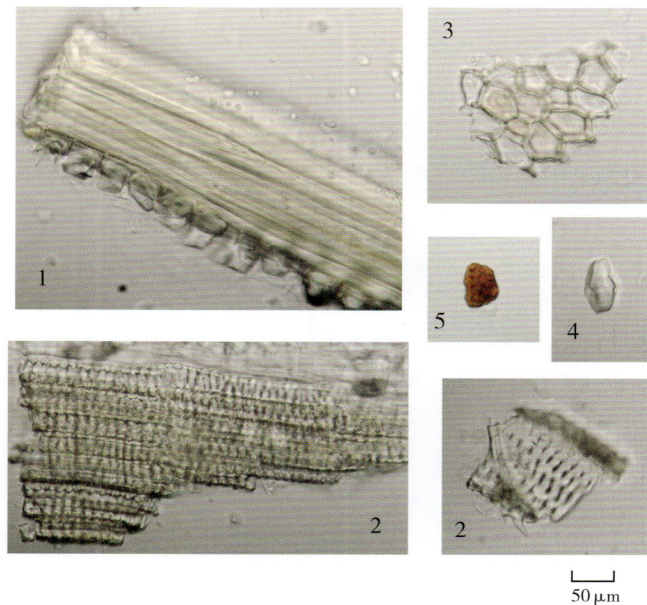

图 3-10-2　甘草粉末显微特征图

1. 晶鞘纤维　2. 导管　3. 木栓细胞　4. 草酸钙方晶　5. 棕色块

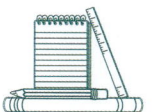

任务 3-11   穿心莲、丁香粉末的显微鉴定

【任务下达】

教师在课前将穿心莲、丁香粉末的显微鉴定任务提前下达给学生。

【课前准备】

以小组为单位利用课余时间和现行版《中国药典》及中药鉴定相关工具书籍编制穿心莲、丁香粉末的显微鉴定方案。

【现场准备】

现行版《中国药典》一部、穿心莲粉末、丁香粉末、载玻片、盖玻片、解剖针、酒精灯、显微镜、蒸馏水、乙醇、稀甘油、水合氯醛试液、吸水纸等。

【角色扮演】

扮演中药质检人员完成粉末取样、标本片制作、显微鉴定，出具质检报告。

【操作提示】

1. 穿心莲   注意观察粉末颜色、气味。水合氯醛透化制片注意观察含钟乳体晶细胞（上下表皮均有增大的晶细胞，内含大形螺状钟乳体）、气孔（多为直轴式，少数为不定式）、腺鳞（头部扁球形，4、6、8 个细胞，柄极短）、非腺毛（呈圆锥形，1~4 个细胞，先端钝圆，表面有角质线纹或微有疣状突起；另有细尖的单细胞毛，平直或先端略呈钩状，表面光滑）。（图 3-11-1）

2. 丁香   注意观察粉末颜色、气味。水合氯醛透化制片注意观察纤维（淡黄色或黄色，梭形，边缘平整或稍波状弯曲，顶端钝圆，壁较厚）、花粉粒（无色或微黄色，极面观三角形，赤道表面观双凸镜形，具 3 副合沟）、草酸钙簇晶（众多，存在于较小的薄壁细胞中）、油室（多破碎，分泌细胞界限不清，含黄色油状物）。（图 3-11-2）

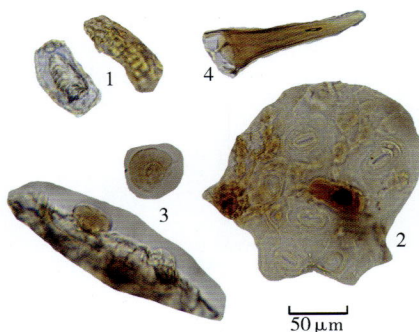

图 3-11-1   穿心莲粉末显微特征图
1. 含钟乳体晶细胞   2. 气孔   3. 腺鳞   4. 非腺毛

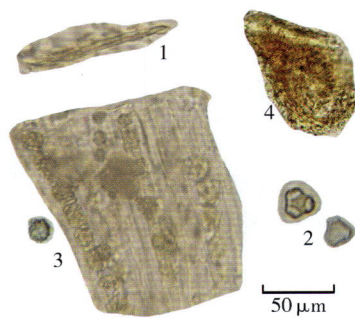

图 3-11-2   丁香粉末显微特征图
1. 纤维   2. 花粉粒   3. 草酸钙簇晶   4. 油室

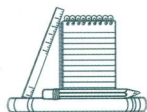

任务 3-12　六味地黄丸的显微鉴定

【任务下达】

教师在课前将六味地黄丸的显微鉴定任务提前下达给学生。

【课前准备】

以小组为单位利用课余时间和现行版《中国药典》及中药鉴定相关工具书籍编制六味地黄丸的显微鉴定方案。

【现场准备】

现行版《中国药典》一部、六味地黄丸、载玻片、盖玻片、解剖针、酒精灯、显微镜、蒸馏水、乙醇、稀甘油、水合氯醛试液、吸水纸等。

【角色扮演】

扮演中药质检人员完成试验样本取样、标本片制作、显微鉴定，出具质检报告。

【操作提示】

1. 注意观察试验样本颜色、气味。

2. **显微观察**　①水或稀甘油制片注意观察淀粉粒三角状卵形或矩圆形，脐点短缝状或人字状（山药），无色不规则分枝状团块（茯苓）。②水合氯醛透化制片：注意观察无色菌丝（茯苓）；薄壁组织灰棕色至黑棕色，细胞皱缩，内含棕色核状物（熟地黄）；草酸钙簇晶存在于无色薄壁细胞中，数个排列成行（牡丹皮）；果皮表皮细胞橙黄色，表面观类多角形，垂周壁连珠状增厚（酒萸肉）；薄壁细胞类圆形，有椭圆形纹孔集成纹孔群，内皮层细胞垂周壁波状弯曲，较厚，木化，有稀疏细孔沟（泽泻）。（图 3-12-1）

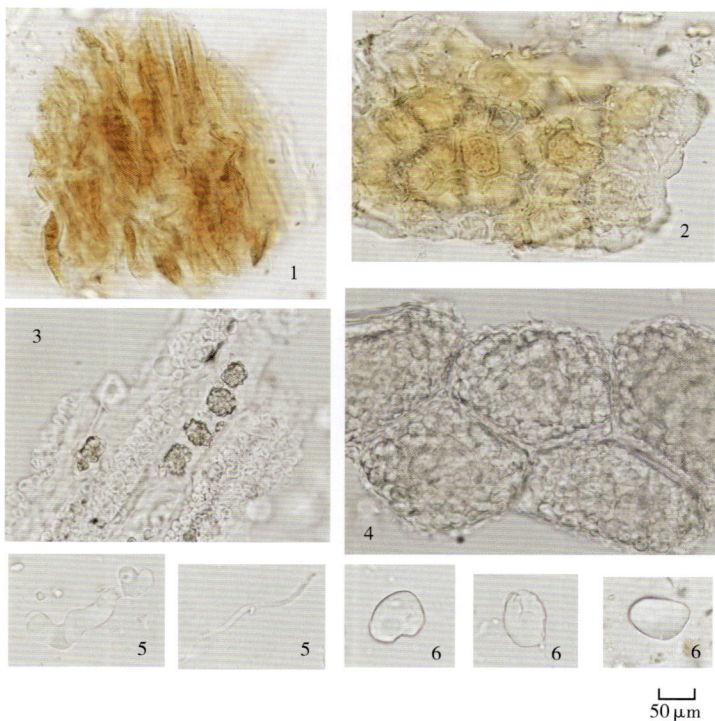

50 μm

图 3-12-1　六味地黄丸粉末显微特征图

1. 薄壁组织（熟地黄）　2. 果皮表皮细胞（酒萸肉）
3. 草酸钙簇晶（牡丹皮）　4. 薄壁细胞（泽泻）
5. 菌丝（茯苓）　6. 淀粉粒（山药）

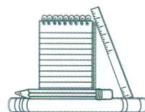

项目4　中药理化鉴定

【学习目标】

1. 掌握　大黄、黄连、朱砂的理化鉴别操作方法及主要鉴别特征。
2. 熟悉　石膏的理化鉴别操作方法及主要鉴别特征。
3. 了解　儿茶、青黛的理化鉴别操作方法及主要鉴别特征。

任务4-1　大黄、黄连的理化鉴定

【任务下达】

　　教师在课前将大黄、黄连的理化鉴定任务提前下达给学生，要求按照现行版《中国药典》一部大黄、黄连［鉴别］项进行鉴定。

【课前准备】

　　以小组为单位利用课余时间参考《中国药典》及中药鉴定相关工具书编制大黄、黄连的理化鉴定方案。

【现场准备】

　　现行版《中国药典》一部、大黄药材及粉末、定性滤纸、荧光灯、三角架、酒精灯、显微镜、微量升华仪、高效液相色谱仪、相关化学试剂（包括甲醇、乙醇、硫酸等）、相关对照品等。

【角色扮演】

　　扮演中药质检人员完成药材及粉末取样、理化鉴定，出具质检报告。

【操作提示】

1. 大黄

（1）微量升华鉴别　取本品粉末少量，进行微量升华，可见菱状针晶或羽状结晶，结晶加碱试液显红色。（图4-1-1）

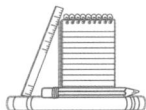

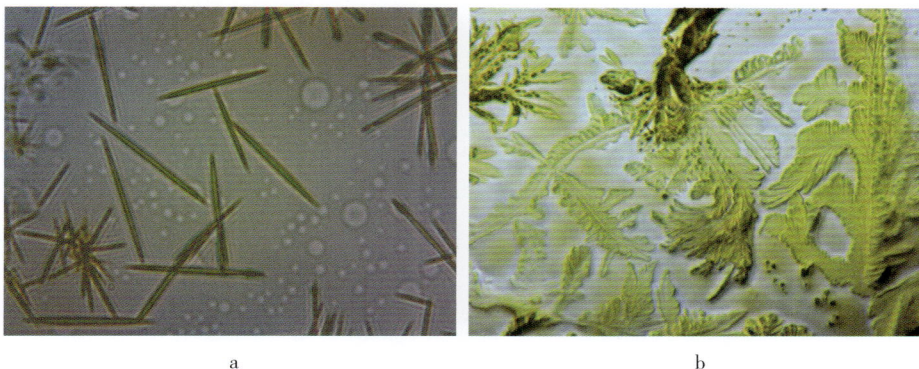

图 4-1-1 大黄升华物（高倍）

a. 菱状针晶   b. 羽状结晶

（2）薄层 取药材粉末 0.2g，加甲醇 2mL，温浸 10 分钟，放冷，取上清液 10μL，点于滤纸上，以 45% 乙醇展开，取出，晾干，放置 10 分钟，置紫外光灯（365nm）下检视，不得显持久的亮紫色荧光。

（3）含量测定 高效液相色谱法测定，按干燥品计算，含芦荟大黄素（$C_{15}H_{10}O_5$）、大黄酸（$C_{15}H_8O_6$）、大黄素（$C_{15}H_{10}O_5$）、大黄酚（$C_{15}H_{10}O_4$）和大黄素甲醚（$C_{16}H_{12}O_5$）的总量不得少于 1.5%。

2. 黄连

含量测定 用高效液相色谱法测定，按干燥品计算，以盐酸小檗碱计，药材含小檗碱（$C_{20}H_{17}NO_4$）不得少于 5.5%，表小檗碱（$C_{20}H_{17}NO_4$）不得少于 0.80%，黄连碱（$C_{19}H_{13}NO_4$）不得少于 1.6%，巴马汀（$C_{21}H_{21}NO_4$）不得少于 1.5%。

任务 4-2 朱砂、石膏的理化鉴定

【任务下达】

教师在课前将朱砂、石膏的理化鉴定任务提前下达给学生，要求按照现行版《中国药典》一部朱砂、石膏［鉴别］项进行鉴定。

【课前准备】

以小组为单位利用课余时间参考《中国药典》及中药鉴定相关工具书编制朱砂、石膏的理化鉴定方案。

【现场准备】

现行版《中国药典》一部、朱砂、石膏、铜片、酒精灯、试管、盐酸等。

【角色扮演】

扮演中药质检人员完成药材取样、理化鉴定，出具质检报告。

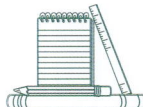

【操作提示】

1. 朱砂

（1）化学定性鉴别　取粉末，用盐酸湿润后，在光洁的铜片上摩擦，铜片表面显银白色光泽，加热烘烤后，银白色即消失。

（2）含量测定　用滴定法测定，含硫化汞，药材不得少于96.0%，饮片不得少于98.0%。

2. 石膏

（1）灼烧试验　取药材一小块（约2g），置具有小孔软木塞的试管内，灼烧，管壁有水生成，小块变为不透明体。

（2）含量测定　用滴定法测定，含含水硫酸钙（$CaSO_4 \cdot 2H_2O$）药材不得少于95.0%。

任务 4-3　儿茶、青黛的理化鉴定

【任务下达】

教师在课前将儿茶、青黛的理化鉴定任务提前下达给学生，要求按照现行版《中国药典》一部儿茶、青黛［鉴别］项进行鉴定。

【课前准备】

以小组为单位利用课余时间参考《中国药典》及中药鉴定相关工具书编制儿茶、青黛的理化鉴定方案。

【现场准备】

现行版《中国药典》一部、儿茶、青黛、火柴、酒精灯、试管、盐酸、蒸馏水、硝酸、相关对照品等。

【角色扮演】

扮演中药质检人员完成药材取样、理化鉴定，出具质检报告。

【操作提示】

1. 儿茶

（1）化学定性鉴别　取火柴杆浸于本品水浸液中，使轻微着色，待干燥后，再浸入盐酸中立即取出，置火焰附近烘烤，杆上即显深红色。

（2）含量测定　用高效液相色谱法测定，药材含儿茶素（$C_{15}H_{14}O_6$）和表儿茶素（$C_{15}H_{14}O_6$）的总量不得少于21.0%。

2. 青黛

（1）灼烧试验　取药材少量，用微火灼烧，有紫红色的烟雾产生。

（2）化学定性鉴别　取药材粉末少量，滴加硝酸，产生气泡并显棕红色或黄棕色。

（3）含量测定　高效液相色谱法测定，按干燥品计算，药材含靛蓝（$C_{16}H_{10}N_2O_2$）不得少于2.0%，含靛玉红（$C_{16}H_{10}N_2O_2$）不得少于0.13%。

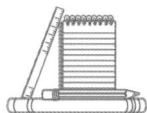

项目 5　易混中药综合鉴定

扫一扫，查阅
本项目 PPT、
视频等数字资源

【学习目标】

1. 掌握　川贝母、浙贝母、苏木、海金沙、茯苓、猪苓的综合鉴定方法及主要鉴定特征。
2. 熟悉　降香、蒲黄、松花粉的综合鉴定方法及主要鉴定特征。
3. 了解　乳香、没药的综合鉴定方法及主要鉴定特征。

任务 5-1　川贝母与浙贝母的综合鉴定

【任务下达】

教师在课前将川贝母、浙贝母的综合鉴定任务提前下达给学生，要求按照现行版《中国药典》一部川贝母、浙贝母项进行性状、显微、理化鉴定。

【课前准备】

以小组为单位利用课余时间参考《中国药典》及中药鉴定相关工具书编制川贝母、浙贝母的综合鉴定方案（包括性状、显微、理化鉴定）。

【现场准备】

现行版《中国药典》一部、川贝母（松贝、青贝、炉贝、栽培品）、浙贝母（大贝、珠贝）、显微镜、水合氯醛、稀甘油、酒精灯、荧光灯、蒸馏水、碘试液、相关对照品、紫外-可见分光光度仪、高效液相色谱仪等。

【角色扮演】

扮演中药质检人员完成药材取样及性状鉴定、显微鉴定、理化鉴定，并出具质检报告。

【操作提示】

1. 川贝母

（1）性状鉴定　注意观察大小、形状、顶端、基部、心芽、气味等，并注意与浙贝母进行比较。

（2）显微鉴定　① 松贝、青贝及栽培品：淀粉粒甚多，广卵形、长圆形或不规则圆形，有的边缘不平整或略作分枝状，直径5~64μm，脐点短缝状、点状、人字状或马蹄状，层纹隐约可见。表皮细胞类长方形，垂周壁微波状弯曲，偶见不定式气孔，圆形或扁圆形。螺纹导管直径

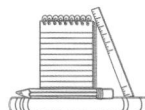

5~26μm。（图5-1-1）②炉贝：淀粉粒广卵形、贝壳形、肾形或椭圆形，直径约至60μm，脐点人字状、星状或点状，层纹明显。螺纹导管和网纹导管直径可达64μm。（图5-1-2）

（3）理化鉴定（含量测定）　用紫外-可见分光光度法测定，按干燥品计算，药材含总生物碱以西贝母碱（$C_{27}H_{43}NO_3$）计，不得少于0.050%。

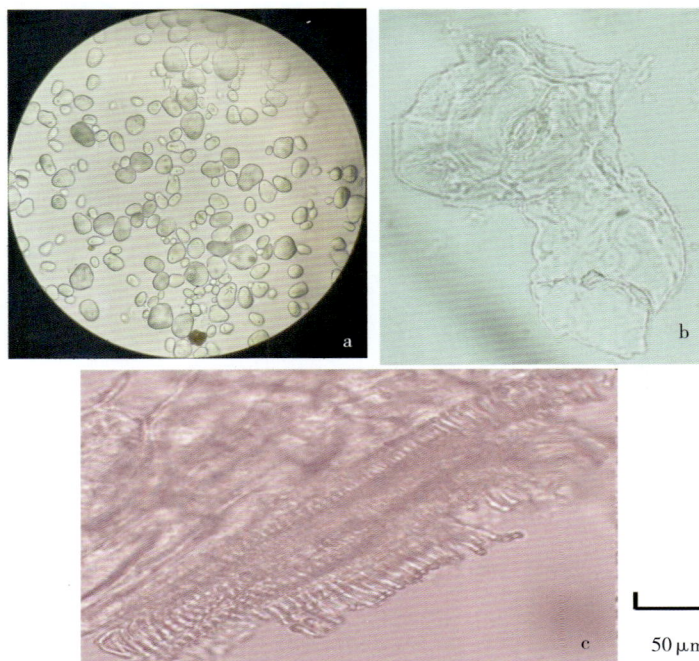

图5-1-1　松贝粉末显微特征图
a. 淀粉粒　b. 表皮细胞（示气孔）　c. 螺纹导管

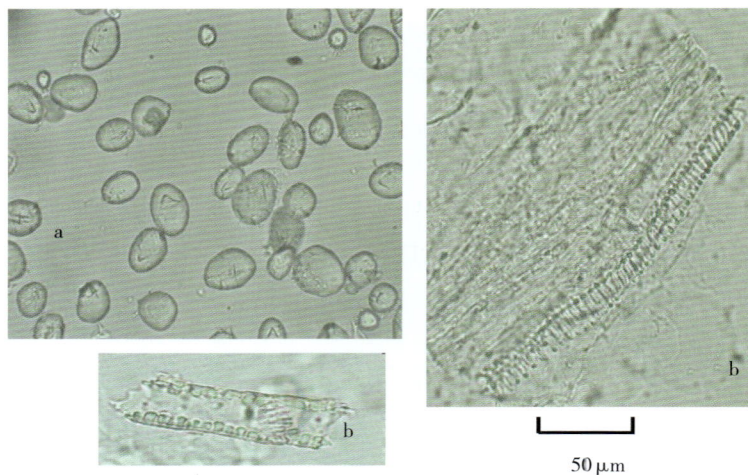

图5-1-2　炉贝粉末显微特征图
a. 淀粉粒　b. 导管（螺纹、网纹）

2. 浙贝母

（1）性状鉴定　注意观察大小、形状、气味等，珠贝还应注意观察顶端、基部、心芽等，并注意与川贝母进行比较。

（2）显微鉴定　①淀粉粒甚多，单粒卵形、广卵形或椭圆形，直径6~56μm，层纹不明显。②表皮细胞类多角形或长方形，垂周壁连珠状增厚；气孔少见，副卫细胞4~5个。③草

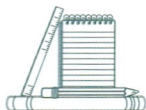

酸钙结晶少见，细小，多呈颗粒状，有的呈梭形、方形或细杆状。④导管多为螺纹，直径至 18μm。（图 5-1-3）

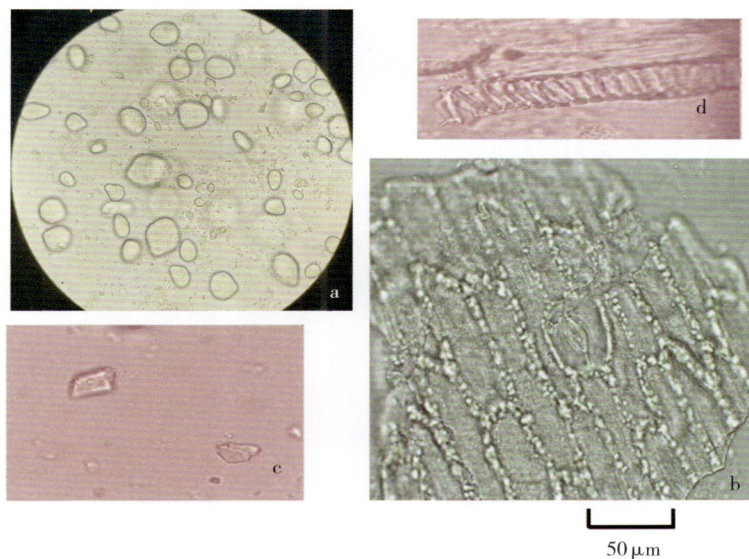

图 5-1-3　浙贝母粉末显微特征图
a. 淀粉粒　b. 表皮细胞（示气孔）　c. 草酸钙结晶　d. 螺纹导管

（3）理化鉴定　①化学定性鉴别：取药材横切片，加碘试液 3～4 滴，显蓝紫色，但边缘一圈仍为类白色。②荧光鉴别：取药材粉末或饮片放置在紫外灯（365nm）下观察，显亮淡绿色荧光。③含量测定：用高效液相色谱法测定，按干燥品计算，药材含贝母素甲（$C_{27}H_{45}NO_3$）和贝母素乙（$C_{27}H_{43}NO_3$）的总量，不得少于 0.080%。

任务 5-2　苏木与降香的综合鉴定

【任务下达】

教师在课前将苏木、降香的综合鉴定任务提前下达给学生，要求按照现行版《中国药典》一部苏木、降香项下进行性状、显微、理化鉴定。

【课前准备】

以小组为单位利用课余时间参考《中国药典》及中药鉴定相关工具书编制苏木、降香的综合鉴定方案（包括性状、显微、理化鉴定）。

【现场准备】

现行版《中国药典》一部、苏木、降香、显微镜、水合氯醛、稀甘油、酒精灯、荧光灯、蒸馏水、盐酸、相关对照品、紫外-可见分光光度仪、挥发油测定器、电热套、冷凝装置等。

【角色扮演】

扮演中药质检人员完成药材取样及性状鉴定、显微鉴定、理化鉴定，并出具质检报告。

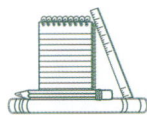

【操作提示】

1. 苏木

（1）性状鉴定　注意观察颜色、断面、气味、水试等，并注意与降香进行比较。

（2）显微鉴定　①射线宽1~2列细胞。导管直径约至160μm，常含黄棕色或红棕色物。②木纤维多角形，壁极厚。③木薄壁细胞壁厚，木化，有的含草酸钙方晶。④髓部薄壁细胞不规则多角形，大小不一，壁微木化，具纹孔。（图5-2-1）

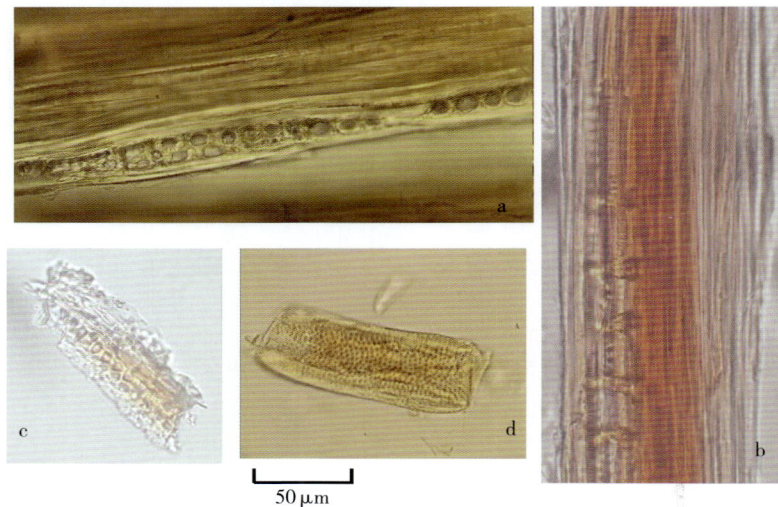

50μm

图5-2-1　苏木显微特征图
a. 射线细胞　b. 木纤维　c. 木薄壁细胞　d. 髓部薄壁细胞

（3）理化鉴定　①化学定性鉴别：取药材粉末10g，加水50mL，放置4小时，时时振摇，滤过，滤液显橘红色，置紫外灯（365nm）下观察，显黄绿色荧光；取滤液5mL，加氢氧化钠试液2~3滴，显猩红色，置紫外灯（365nm）下观察，显蓝色荧光，再加盐酸使呈酸性后，溶液变为橙色，置紫外灯（365nm）下观察，显黄绿色荧光。②含量测定：紫外-可见分光光度法测定，按干燥品计算，含巴西苏木素（$C_{16}H_{14}O_5$）不得少于0.50%，（±）原苏木素B（$C_{16}H_{16}O_5$）不得少于0.50%。

2. 降香

（1）性状鉴定　注意观察颜色、断面、气味、火试等，并注意与苏木进行比较。

（2）显微鉴定　①具缘纹孔导管巨大，完整者直径约至300μm，多破碎，具缘纹孔大而清晰，管腔内含红棕色或黄棕色物。②纤维成束，棕红色，直径8~26μm，壁甚厚，有的纤维束周围细胞含草酸钙方晶，形成晶纤维，含晶细胞的壁不均匀木化增厚。③草酸钙方晶直径6~22μm。④木射线宽1~2列细胞，高至15细胞，壁稍厚，纹孔较密。⑤色素块红棕色、黄棕色或淡黄色。（图5-2-2）

（3）理化鉴定（含量测定）　用挥发油测定法（甲法）测定，本品含挥发油不得少于1.0%（mL/g）。

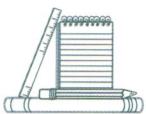

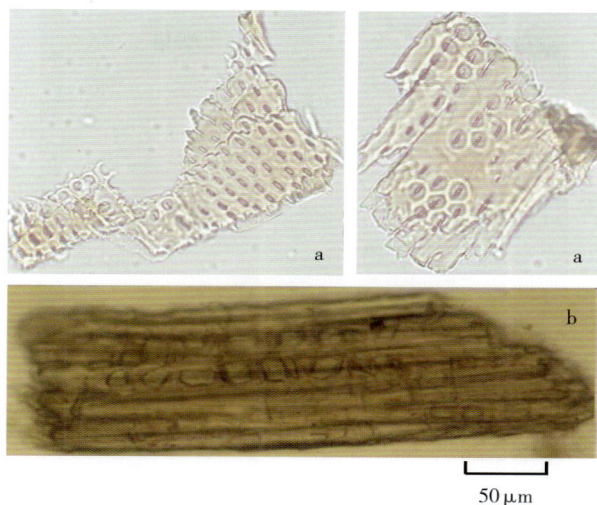

图 5-2-2　降香显微特征图

a. 具缘纹孔导管　b. 纤维（示晶纤维）

任务 5-3　海金沙、松花粉、蒲黄的综合鉴定

【任务下达】

教师在课前将海金沙、松花粉、蒲黄的综合鉴定任务提前下达给学生，要求按照现行版《中国药典》一部海金沙、松花粉、蒲黄项下进行性状、显微、理化鉴定。

【课前准备】

以小组为单位利用课余时间参照《中国药典》及中药鉴定相关工具书编制海金沙、松花粉、蒲黄的综合鉴定方案（包括性状、显微、理化鉴定）。

【现场准备】

现行版《中国药典》一部、海金沙、松花粉、蒲黄、显微镜、水合氯醛、稀甘油、酒精灯、蒸馏水、盐酸、镁粉、相关对照品、高效液相色谱仪等。

【角色扮演】

扮演中药质检人员完成药材取样及性状鉴定、显微鉴定、理化鉴定，并出具质检报告。

【操作提示】

1. 海金沙

（1）性状鉴定　注意观察颜色、质地、火试、水试等，并注意与松花粉、蒲黄进行比较。

（2）显微鉴定　孢子为四面体、三角状圆锥形，顶面观三面锥形，可见三叉状裂隙，侧面观类三角形，底面观类圆形，直径 60~85μm，外壁有颗粒状雕纹。（图 5-3-1）

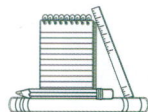

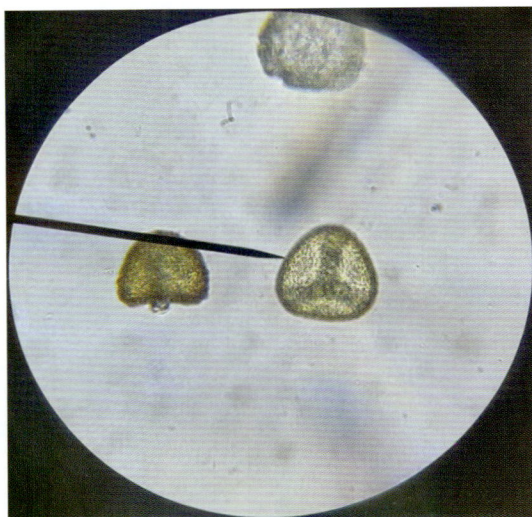

图 5-3-1　海金沙显微特征图（孢子）

（3）薄层层析鉴定　取本品 1g，加甲醇 25mL，超声处理 30 分钟，滤过，滤液蒸干，残渣加甲醇 0.5mL 使溶解，作为供试品溶液。另取海金沙对照药材 1g，同法制成对照药材溶液。照薄层色谱法（附录ⅥB）试验，吸取上述两种溶液各 5μL，分别点于同一聚酰胺薄膜上，以甲醇-冰醋酸-水（4∶1∶5）为展开剂，展开，取出，晾干，喷以三氯化铝试液，晾干，置紫外光灯（365nm）下检视。供试品色谱中，在与对照药材色谱相应的位置上，显相同颜色的荧光斑点。

2. 松花粉

（1）性状鉴定　注意观察颜色、质地等，并注意与海金沙、蒲黄进行比较。

（2）显微鉴定　花粉粒椭圆形，长 45~55μm，直径 29~40μm，表面光滑，两侧各有一膨大的气囊，气囊有明显的网状纹理，网眼多角形。（图 5-3-2）

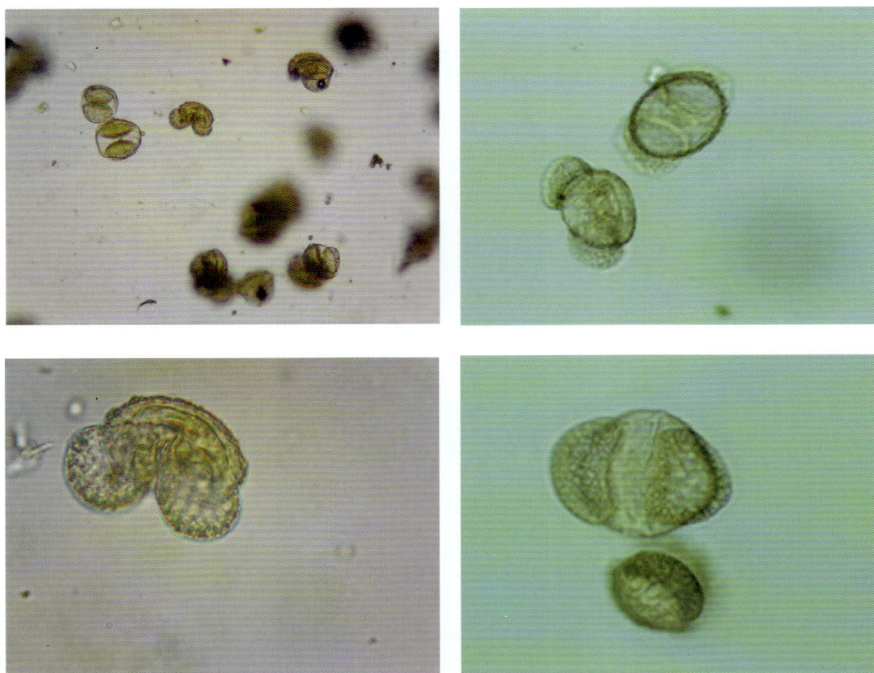

图 5-3-2　松花粉显微特征图（花粉粒）

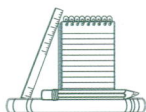

3. 蒲黄

（1）性状鉴定　注意观察颜色、质地等，并注意与松花粉、海金沙进行比较。

（2）显微鉴定　花粉粒类圆形或椭圆形，直径 17~29μm，表面有网状雕纹，周边轮廓线光滑，呈凸波状或齿轮状，具单孔，不甚明显。（图 5-3-3）

（3）理化鉴定　① 化学定性鉴别：取药材 0.1g，加乙醇 5mL，温浸，滤过，取滤液 1mL，加盐酸 2~3 滴和镁粉少量，溶液渐显樱红色（检查黄酮）。②含量测定：用高效液相色谱法测定，按干燥品计算，药材含异鼠李素-3-O-新橙皮苷（$C_{28}H_{32}O_{16}$）和香蒲新苷（$C_{34}H_{42}O_{20}$）的总量不得少于 0.50%。

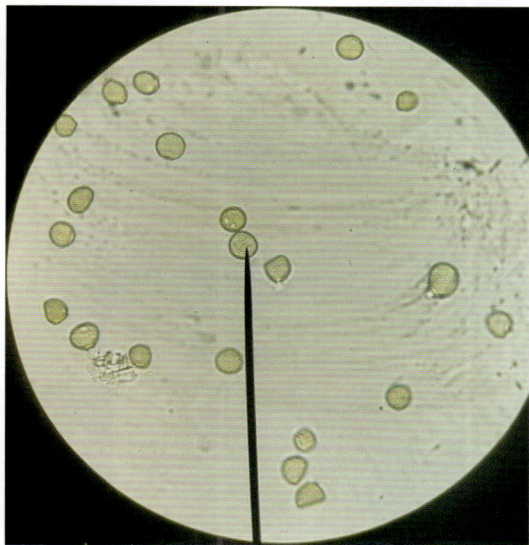

图 5-3-3　蒲黄显微特征图（花粉粒）

任务 5-4　茯苓与猪苓的综合鉴定

【任务下达】

教师在课前将茯苓、猪苓的综合鉴定任务提前下达给学生，要求按照现行版《中国药典》一部茯苓、猪苓项下进行性状、显微、理化鉴定。

【课前准备】

以小组为单位利用课余时间参考《中国药典》及中药鉴定相关工具书编制茯苓、猪苓的综合鉴定方案（包括性状、显微、理化鉴定）。

【现场准备】

现行版《中国药典》一部、茯苓、猪苓、显微镜、水合氯醛、稀甘油、酒精灯、荧光灯、蒸馏水、碘化钾碘试液、稀盐酸、氢氧化钠溶液、相关对照品、高效液相色谱仪等。

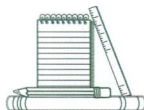

【角色扮演】

扮演中药质检人员完成药材取样及性状鉴定、显微鉴定、理化鉴定，并出具质检报告。

【操作提示】

1. 茯苓

（1）性状鉴定   注意观察形状、大小、颜色、质地、断面等，并注意与猪苓进行比较。

（2）显微鉴定   ①不规则颗粒状团块和分枝状团块无色，遇水合氯醛液渐溶化。②菌丝无色或淡棕色，细长，稍弯曲，有分枝，直径3~8μm，少数至16μm。（图5-4-1）

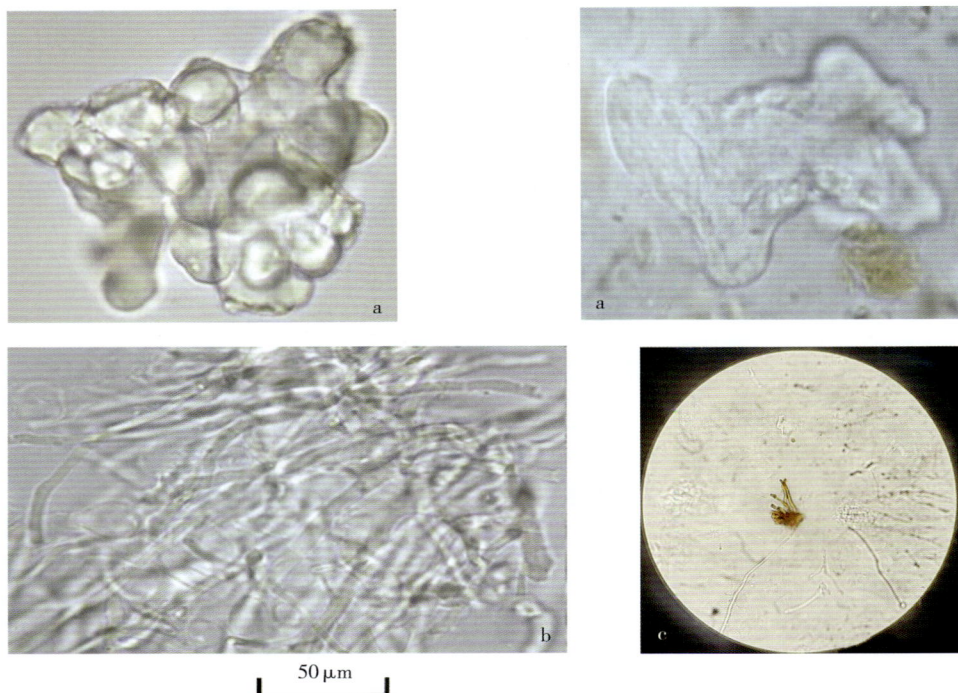

$\overline{\qquad}$ 50μm

图5-4-1   茯苓粉末显微特征图

a. 不规则颗粒状团块和分枝状团块   b. 菌丝   c. 棕色菌丝

（3）理化鉴定   ①取药材粉末少量，加碘化钾碘试液1滴，显深红色。②药材粉末加α-萘酚及浓硫酸，镜检，团块物即溶解，可显橙红色至深红色。

2. 猪苓

（1）性状鉴定   注意观察大小、颜色、质地、断面等，并注意与茯苓进行比较。

（2）显微鉴定   ①外层菌丝棕色；内部菌丝无色，弯曲，直径2~10μm，有的可见横隔，有分枝或呈结节状膨大。②草酸钙方晶，大多呈正方八面体形、规则的双锥八面体形或不规则多面体，直径3~60μm，长至68μm，有时数个晶体集合。（图5-4-2）

（3）理化鉴定   ①取本品粉末1g，加稀盐酸10mL，置水浴锅上煮沸15分钟，搅拌，呈黏胶状。另取粉末少量，加氢氧化钠溶液（1→5）适量，搅拌，呈悬浮状，不溶成黏胶状（与茯苓区别）。②用高效液相色谱法测定，按干燥品计算，药材含麦角甾醇（$C_{28}H_{44}O$）不得少于0.070%，饮片不得少于0.050%。

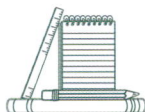

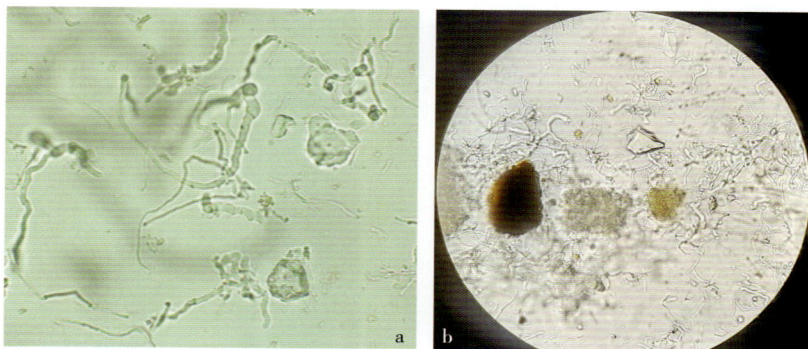

图 5-4-2　猪苓粉末显微特征图

a. 菌丝　b. 草酸钙晶体

任务 5-5　乳香与没药的综合鉴定

【任务下达】

教师在课前将乳香、没药的综合鉴定任务提前下达给学生，要求按照现行版《中国药典》一部乳香、没药项下进行性状、理化鉴定。

【课前准备】

以小组为单位利用课余时间参照《中国药典》及中药鉴定相关工具书编制乳香、没药的综合鉴定方案（包括性状、理化鉴定）。

【现场准备】

现行版《中国药典》一部、乳香、没药、乙醚、硝酸、香草醛试液、研钵、酒精灯、蒸发皿、相关对照品、挥发油测定器等。

【角色扮演】

扮演中药质检人员完成药材取样及性状鉴定、理化鉴定，并出具质检报告。

【操作提示】

1. 乳香

（1）性状鉴定　注意观察形状、大小、表面、颜色、透明度、光泽、质地、断面、气味、火试、水试等，并注意与没药进行比较。

（2）理化鉴定　①化学定性鉴别：取药材少量燃烧，显油性，冒黑烟，有香气；加水研磨成白色或黄白色乳状液。②含量测定：用挥发油测定法（甲法）测定，索马里乳香含挥发油不得少于 6.0%（mL/g），埃塞俄比亚乳香含挥发油不得少于 2.0%（mL/g）。

2. 没药

（1）性状鉴定　注意观察形状、大小、表面、颜色、透明度、光泽、质地、断面、气味、火试、水试等，并注意与乳香进行比较。

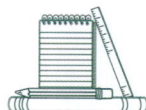

（2）理化鉴定　①取药材粉末 0.1g，加乙醚 3mL，振摇，滤过，滤液置蒸发皿中，挥尽乙醚，残留的黄色液体滴加硝酸，显褐紫色。②取本品粉末少量，加香草醛试液数滴，天然没药立即显红色，继而变为红紫色，胶质没药立即显紫红色，继而变为蓝紫色。③用挥发油测定法（甲法）测定，天然没药含挥发油天然没药不得少于 4.0%（mL/g），胶质没药不得少于 2.0%（mL/g）。

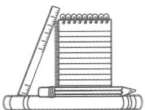

附录1 常用中药经验鉴别术语

中药包括植物、动物、矿物等多种基原，品种繁杂，形态各异。历代广大医药工作者在长期实践中把鉴别中药真伪优劣的经验，概括成形象生动、易懂易记的专业术语，是值得珍惜的一份宝贵财富。

一、植物部分

1. 珍珠疙瘩 指野山参稀疏参须上着生的瘤状突起，形似珍珠，习称"珍珠点"。

2. 枣核艼 指人参芦头上生的不定根，形似"枣核"的艼，为鉴定野山参特征之一。

3. 雁脖芦 指野山参干枯而坚实、呈扭曲细长的芦头，形似雁脖，故称"雁脖芦"。

4. 芦碗 指芦头上圆形或半圆形的凹状根茎痕，如野生桔梗、人参等。

5. 芦头 指根类药材顶端的短根茎，如南沙参、人参等。

6. 狮子盘头 指药材芦头膨大，具多数疣状突起的茎痕，形如"狮子盘头"，如党参等。

7. 蚯蚓头 指药材根头部，有密集横向环纹，形似"蚯蚓头"，如防风。

8. 鹦哥嘴 指天麻（冬麻）一端有红棕色的芽苞残留，形状像"鹦哥嘴"。

9. 点状环纹 指天麻全体具潜伏芽排列而形成的"点状环纹"。

10. 肚脐眼 指天麻一端具圆盘状疤痕，似"肚脐眼"，故名。

11. 观音座莲 指松贝平放能端正稳坐，似观音座上的莲花状，故名"观音座莲"。

12. 怀中抱月 指松贝外层两鳞片大小悬殊，大鳞片呈心脏形，小鳞片镶嵌于大鳞片之中露出部分，似新月形，故称"怀中抱月"。

13. 虎皮斑 指炉贝表面具深黄色斑点，形似"虎皮斑"状。

14. 马牙 指色白炉贝，形似"马牙"者。

15. 玉带腰箍 指毛慈菇（杜鹃兰）假球茎中腰部具2~3条微突起的环带，俗称"玉带腰箍"。

16. 扫帚头 指根类药材顶端具纤维状的毛，形似扫帚，如禹州漏芦等。

17. 穿蓑衣 指藜芦的顶端残留有棕毛状维管束，形如蓑衣，故有藜芦"穿蓑衣"之谓。

18. 戴斗笠 指禹州漏芦顶端具有许多丝状物（为叶柄维管束残存），故有"漏芦戴斗笠"之称。

19. 鸡爪 指黄连根茎多簇生成束状分支，形似鸡爪，故名"鸡爪黄连"。

20. 过桥 指黄连根茎中间较细长光滑的茎秆，俗称"过桥"。

21. 龙头凤尾 指用幼嫩铁皮石斛做成的"枫斗"，呈扭曲螺旋状，通常有2~4个旋纹，茎基残留短须的称"龙头"，茎梢较细的部分称"凤尾"，故称之为"龙头凤尾"。

22. 金钗 指金钗石斛，茎扁平，色金黄，两端较细，形似髻发上的"金钗"。

23. 连珠状 指巴戟天根，形似串起来的珠子，故称"连珠"。

24. 横环纹 指根类药材根头下着生致密的环状横纹，如党参、人参等。

25. 沙眼 指银柴胡表面呈凹陷，小点状（内含沙子），习称"沙眼"。

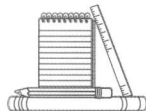

26. **钉角** 指盐附子周围突起的支根痕，俗称"钉角"。

27. **铜皮铁骨狮子头** 指质优的田三七。因其外表面呈灰黄色或灰褐色，与铜相似，称为"铜皮"；三七质地坚硬，故称"铁骨"；其表面顶端及周围的瘤状突起物，形似狮子头，故称"狮子头"。

28. **虎掌** 指虎掌天南星，块茎呈扁球形，由主块茎及多个附着的侧块茎组成，形似"虎掌"。

29. **棕眼** 指天南星块茎周围密布麻点状根痕，习称"棕眼"。

30. **菊花心** 指药材横切面具细密的放射状纹理，形似菊花，故称"菊花心"，如黄芪、甘草、防风等。

31. **车轮纹** 指药材横切面具稀疏放射状与射线相间排列呈车轮状纹理，故称"车轮纹"。如粉防己等。

32. **罗盘纹** 指商陆横切面呈异型维管束排成数层同心环纹，俗称"罗盘纹"。

33. **云锦花纹** 指何首乌横切面花纹如云锦（云朵）状，俗称"云锦花纹"或"云朵花纹"。

34. **锦纹** 指优质大黄横切面有许多黄色、棕红色相互交错形成的星点状锦纹，俗称"锦纹"或"槟榔渣"。

35. **筋脉点** 指天花粉横切面的维管束呈点状散在，俗称"筋脉点"。

36. **金心玉栏** 指药材横切面皮部白色，木部黄色，称之"金心玉栏"或"金井玉栏"，如桔梗等。

37. **皮松肉紧** 指药材横切面皮部疏松，木部结实，称之"皮松肉紧"，如质优的西党参、黄芪等。

38. **朱砂点** 指药材横切面具红色的油点，习称"朱砂点"，如生晒术、苍术等。

39. **网状纹理** 指根或根茎类药材除去外皮后，可见网状样纹理，如大黄、云木香、升麻等。

40. **吐丝** 指菟丝子经水泡煮后种皮破裂，露出黄白色卷旋状的胚，形似"吐丝"。

41. **缩皮凸肉** 指正品山柰皮皱缩，切面类白色、光滑细腻，中央略凸起，习称"缩皮凸肉"。

42. **细密网纹** 指果实种子类药材，表面具"细密网纹"，如葶苈子等。

43. **金钱环** 指香圆枳壳果实顶端花柱基痕周围有一圆圈环纹，俗称"金钱环"。

44. **网状皱纹** 指果实种子类药材，表面具"网状皱纹"，如鸦胆子、紫苏子。

45. **偏心环** 指鸡血藤横切面可见半圆形的环，俗称"偏心环"。

46. **蚕形** 指根或根茎类药材，形似"蚕"形，如蚕羌等。

47. **虾形** 指药材拳参呈扁圆柱形，密生细环纹，多弯曲如"虾"形。

48. **钉刺** 指多种海桐皮具有"钉刺"的特征，如刺楸、刺桐、樗叶花椒、朵椒、木棉等。

49. **竹节状** 指根或根茎类药材，表面具"竹节状"，如竹节香附、竹节三七、竹节羌活等。

50. **粉性** 指药材含丰富的淀粉，称"粉性"，如山药、天花粉等。

51. **柴性** 指药材质地木质化，坚硬显"柴性"，如紫花前胡等。

52. **纤维性** 指药材折断显露出不整齐的"纤维"，如秦皮、山合欢皮等。

53. **油润** 指药材性油润，手握柔软，横切面常见油点，习称"油润"或"油性"。如当归、独活等。

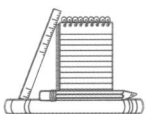

54. **角质** 指药材含大量淀粉，经蒸煮加工后淀粉糊化，断面呈半透明状，质地坚实如角状或含多糖和黏液质，断面有角类样光泽；如红参、郁金、天麻等。

55. **焦枯** 指药材在加工干燥，或防治虫蛀熏炕过程中，操作不当发生的灼伤变"焦枯"。

56. **吐糖** 指含糖分药材因存放过久，或受气候影响，形成糖质外溢而变色，称之"吐糖"，如枸杞子等。

57. **冲烧** 指药材堆码不当，出现发热"冲烧"，如红花等。

58. **糠心** 指块根药材因加工烘烤不当，出现中空"糠心"现象，如白术、山药等。

59. **糊头** 指川木香加工干燥后，根头多具焦黑糊状物，俗称"糊头"。

60. **浦汤花** 指杭菊花蒸花时，沸水上漫，烫熟了的菊花，习称"浦汤花"。

二、动物及矿物部分

1. **通天眼** 指羚羊角无骨塞部分中心有一条扁三角形小孔，直通尖顶，顶尖并可见"血斑"，为鉴别羚羊角主要特征。

2. **水波纹** 指羚羊角表面轮生环节，光滑自然，直达近尖部，习称"水波纹"。

3. **骨塞** 指羚羊角基部骨塞角肉镶嵌紧密，生长自然，似桃形者的"骨塞"。

4. **独挺** 指未分岔的独角鹿茸，多为二年幼鹿的初生茸，故称"独挺"，又名"一棵葱"。

5. **大挺** 指各种鹿茸较粗长的主干。

6. **门桩** 指鹿茸第一个分支。

7. **二杠茸** 指梅花鹿茸具一个侧支者，习称"二杠"，具两个侧支者习称"三岔"。

8. **挂角** 指二杠再稍长，大挺超过门桩二寸左右，名"挂角"。

9. **单门、莲花、三岔** 指马鹿茸具一个侧枝者，习称"单门"，两个称"莲花"，三个称"三岔"、四个称"四岔"，余类推。

10. **二茬茸** 指割取二杠茸后，当年再生的茸，故称"二茬茸"。

11. **拧嘴** 指鹿茸大挺的顶端，初分岔时，顶端嘴头扭曲不正者，习称"拧嘴"。

12. **抽沟** 指鹿茸大挺不饱满，抽缩成沟形者，习称"抽沟"。

13. **珍珠盘** 指鹿角基部形成一圈突起的疙瘩，习称"珍珠盘"。

14. **乌皮** 指梅花鹿茸加工不当，出现部分表皮变成乌黑色，称之为"乌皮"。

15. **棱纹、棱筋、骨豆** 指鹿茸逐渐变老硬的过程，多在鹿茸的下部开始出现棱纹、棱筋、骨豆等老化现象，故称"棱纹""棱筋""骨豆"。

16. **骨化圈** 指鹿茸锯口的周围、靠皮层处有骨质化的一圈，称之为"骨化圈"。

17. **老毛杠** 指三四岔以上的马鹿茸，快成鹿角者，但未脱去茸皮，习称"老毛杠"。

18. **冒槽** 指鉴别单个麝香用特制槽针插入麝香囊内，沿四周探测有无异物抵触，抽出槽针时可见香仁先平槽然后冒出槽面，习称"冒槽"。

19. **当门子** 指麝香黑色颗粒状者，习称"当门子"。

20. **银皮** 指麝香囊内层灰白色很薄的皮膜，习称"银皮"。

21. **金珀胆** 指熊胆胆仁呈块状、颗粒状、稠膏状，黄色似琥珀者，习称"金珀胆"或"金胆"。

22. **菜花胆** 熊胆黄绿色的称"菜花胆"。

23. **墨胆** 熊胆黑色或墨色的称"墨胆"。

24. **油胆** 熊胆稠膏状的称"油胆"。

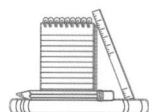

25. 乌金衣　指牛黄外表橙红色或棕黄色，个别表面挂有黑色光亮薄膜，习称"乌金衣"。

26. 挂甲　指鉴别牛黄时，取牛黄少许，沾水涂于指甲上，能将指甲染成黄色，不易擦掉，习称"挂甲"或"透甲"。

27. 同心层纹　指动物结石类药材，横断面可见环状同心层纹，是结石逐步形成的，习称"同心层"，如牛黄、珍珠、猴枣、马宝、狗宝等。

28. 珠光　指珍珠彩色光晕，故称"珠光"。

29. 马头、蛇尾、瓦楞身　指海马的头像"马头"，身呈"瓦楞状"，尾似"蛇尾"，故概括为"马头、蛇尾、瓦楞身"。

30. 龙头虎口　指蕲蛇头扁平三角形，吻端向上，口较宽大。习称"龙头虎口"。

31. 方胜纹　指蕲蛇背部密被菱形鳞片，具有纵向排列的 24 个方形灰白花纹，习称"方胜纹"。

32. 念珠斑　指蕲蛇腹部白色大鳞片，杂有多数黑斑，习称"念珠斑"。

33. 佛指甲　指蕲蛇尾端一个长三角形侧扁的鳞片，习称"佛指甲"。

34. 屋脊背　指乌梢蛇背脊高耸成屋脊状，习称"屋脊背"或"剑脊背"。

35. 白颈　指广地龙第 14~16 环节的生殖带，呈黄白色，习称"白颈"蚯蚓。

36. 黏舌　指一些药材具有吸湿性，以舌舔之，可吸舌，故称"黏舌"，如龙骨、龙齿、天竺黄等。

37. 钉头　指钉头赭石，外表具多数乳状突起，俗称"钉头赭石"。

38. 镜面砂　指选用优质朱砂用刀剔成薄片，以色艳红透者称"红镜"，色乌红者称"青镜"，统称"镜面砂"。

39. 豆瓣砂　指颗粒状朱砂，色红艳，光亮，形似豆瓣，故称"豆瓣砂"。

40. 朱宝砂　指朱砂颗粒小者，称"朱宝砂"，更小者为"米砂"。

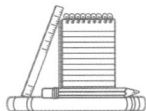

附录 2　药材水试鉴别的原理与应用

一、药材水试鉴别的原理

水试法是经验鉴别方法的重要内容，是利用加水或置于水时产生的特别现象来鉴别药材。根据产生现象的不同，可归纳为如下类型：

（一）显色或颜色变化

1. 药材水溶性成分溶解于水中而显色。如熊胆入水，其中的胆红素等逐渐溶出，故可随固体胆仁入水下沉过程中产生黄色线状溶出物，又因其质重于水，故溶出物积于杯底；又如栀子黄素等溶出而显橙黄色。

2. 药材的某种成分遇水后，产生水解，有的进一步产生氧化、分解等化学变化或与酸碱产生变色反应导致呈色或颜色变化。如黄芩所含黄芩苷遇水分解，使黄色逐渐转变为绿色；如玄参所含环烯醚萜苷类成分遇水分解产生黑色物质故而入水溶出黑色物；如苏木所含苏木素溶水呈红色，若加酸则产生化学变化而呈黄色。

3. 药材所含荧光物质，溶于水后产生荧光。如秦皮所含七叶苷等香豆精成分，溶水透光观察呈黄棕色，在暗背景下，于入射日光直角方向观察，可见蓝色荧光。含荧光物质的药材较多，但大都因含量较少或荧光太弱，在日光中可见光干扰下，不易看到，通常需在暗室中，在紫外灯下观察。

4. 某些药材所含结晶水变化而引起颜色变化。如胆矾加热灼烧，失去结晶水成白色，再加水产生含水硫酸铜而溶解，故水呈蓝色；天竺黄原为象牙色，遇水后逐渐生成结晶水产物而呈淡绿色以至天蓝色。

（二）沉浮作用

1. **沉水**　因被试药材体重质密，或亲水性强，水迅速透入而使体重增加，故而沉于水，如沉香、降香等有沉水作用；丁香萼管下沉，花冠上浮。

2. **浮水**　因被试药材体轻，质地疏松，或疏水，因而浮于水，如通草、浮海石、青黛等有浮水作用。

3. **旋转现象**　某些药材，如熊胆、麝香等，其小粒或片块在水中因迅速溶解时因各部位接触而大小不同，溶出速度有异，在进入和溶解渗出作用力的作用下，可产生旋转现象。

4. **泡沫反应**　被试药材如含皂苷、树胶等多量溶水性高分子物质，在振动作用下，产生大量泡沫，并能保持一段时间，不易消失，如皂角、桔梗等有明显的泡沫反应。

5. **乳化与乳浊反应**　树脂类药材，因所含树脂、树胶、色素等物质，与水共研，产生一定颜色的乳化液，如乳香与水共研成白色或淡黄色乳化液；没药与水共研成黄褐色乳化液；蟾酥断面沾水，表层呈泡沫状，继而因所含毒素溶解形成浮浊液。

6. **膨胀作用**　某些药材如胖大海、银耳、燕窝、哈蟆油等，能迅速吸收大量水分，使其成数倍乃至数十倍膨胀。

7. **黏液作用**　某些药材含黏液质，遇水膨胀并产生黏滑现象，如车前子、小通草、山药、

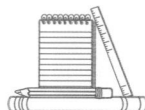

石斛、菟丝子等遇水发黏，用手指捻有滑腻感。

8. 透甲作用 牛黄所含黄色物质与水调和后，涂于指甲上，将甲染黄，不易褪去，并有清凉感。

9. 其他现象 羚羊角水浸，有清香气而不发软，犀角入沸水具清香气而不腥，水牛角入沸水则有腥臭，血竭入水软化发黏但不溶解等。

二、水试在药材鉴别中的应用

1. 红花 用水浸泡后，水变成金黄色，花不褪色。

2. 番红花 浸泡于水中后，柱头膨胀呈长喇叭状，水面应有油状物漂浮，水被染成黄色，不显红色，无沉淀，用棒搅动，不易碎断，否则是伪品。

3. 秦皮 少许浸入水中，因其含有荧光物质七叶树苷和七叶树素，浸出液在日光下可见蓝色荧光。

4. 香加皮 水或乙醇浸出液，在紫外光下显紫色荧光，加稀盐酸荧光不变（与含杠柳总苷有关），加氢氧化钠溶液，产生黄绿色荧光（4-甲氧基水杨酸反应）。五加皮无此反应。

5. 苏木 投入热水中，浸液呈鲜艳的桃红色透明液体，加酸（或醋）液体变为黄色，加碱（或石灰水）液体又变红色。

6. 姜黄 用热水或乙醇浸泡，呈鲜艳的橙黄色透明液体，加碱（或苏打水）液体变桃红色。

7. 熊胆 其粉末投入水杯中，可逐渐溶解而盘旋，有黄线下垂至杯底且不扩散。

8. 小通草 水泡后手摸有黏滑感，干品嚼之亦有黏滑感。

9. 南天仙子（水蓑衣） 水浸时，毛膨胀竖立，蓬松散开，黏性甚大，味淡而黏舌。天仙子（茄科）无黏性，且味苦。

10. 葶苈子、车前子 加水浸泡后，种子黏滑且体积膨大。

11. 胖大海 热水浸泡后，体积膨大至原来的数十倍且呈絮状团。

12. 竹黄 天然竹黄沾到唾液后产生极强的吸舌力，而人工竹黄吸力较小且色泽多为纯白色。天然竹黄水浸液对酚酞指示剂不显碱性，而人工竹黄显碱性反应，呈紫红色。

13. 乳香 加水研磨后成白色乳状液者为真品。

14. 没药 与水研磨形成黄棕色乳状液者为真品。

15. 青黛 取 0.5g 加水 10mL，振摇后放置片刻，水层不得显深蓝色，以此检查是否含有水溶性色素。

16. 儿茶 其水浸出液用火柴杆蘸之，使轻微着色，待火柴杆干后，再浸入浓盐酸中，立即取出，于火焰附近加热后，杆上发生深红色，以此检查儿茶素。

17. 芦荟 芦荟的 1∶100 水溶液 2mL，加等量饱和溴水，即有四溴芦荟混合苷的黄色沉淀生成。

18. 牛黄 取少许加清水调和，涂于指甲上，能将指甲染成黄色并经久不褪，俗称"挂甲"；入口则芳香清凉，味先苦而后微甜，嚼之不黏牙，可慢慢溶化。人工牛黄亦能"挂甲"，但入口后无清凉感，气微清香而略腥。

19. 石膏 取粉末 2g，于 140℃烘 20 分钟，加水 1.5mL 搅拌，放置 5 分钟，呈黏稠固体。因石膏加热失去一部分结晶水而成熟石膏，与水相遇，复变为生石膏而具有黏性。别的矿石则无此特性。

20. 银柴胡 正品水浸液无泡沫反应，伪品山银柴胡水浸液有较强的泡沫反应。

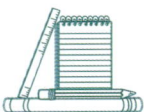

21. 板蓝根　菘蓝根的水煎液可显蓝色荧光；马蓝根的水煎液则无蓝色荧光反应。

22. 远志　取粉末 0.5g，加热水 10mL，用强力振摇 1 分钟，即生成持续性泡沫，并在 10 分钟内不消失，以此检查皂苷。

23. 白芷　取粉末 0.5g，加水 3mL，振摇后滤过，取滤液 2 滴，点于滤纸上，置紫外灯光下观察，显蓝色荧光。

24. 柴胡　取粉末 0.25g，放入试管内，加蒸馏水 5mL，冷浸 20 分钟后，滤过，取滤液强力振摇 5 分钟，有持久性泡沫产生，以此检查皂苷。

25. 重楼　因含甾体皂苷，其水浸液振摇后产生很多泡沫并且经久不散；拳参含没食子酸而无皂苷之泡沫反应。

26. 天麻　隔水蒸后有臊臭味（马尿味）者为真品，且野生者较家种品味浓。另取天麻粉末 1g，加水 10mL，浸渍 4 小时，随时振摇，滤过，滤液加碘试液 2~4 滴，呈紫红色或酒红色反应。

27. 阿胶、龟胶、鹿角胶　取少许胶类药材用热开水溶化后，其溶液透明，有甜香味，无沉淀，无异味，无浮油星。否则即有假。

28. 山药、茯苓、三七、贝母、虫草、鹿茸　此类药材用粮食粉末伪造者较多，用热水浸泡后，粮食铸制者会溶化，正品不溶化。

29. 燕窝　取本品浸水后柔软膨大，晶亮透明，轻压有弹性感为真品。同法实验，无此反应为伪品。

30. 哈蟆油　取本品在温水中浸泡，体积膨胀 10~15 倍，形似棉花团为真品。同法实验，不呈棉花状为伪品。

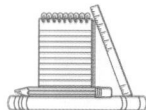

附录3 药材火试法鉴别的原理与应用

一、药材火试法鉴别的原理

火试法是经验鉴别方法的重要内容，是利用火烧时产生的特别现象来鉴别药材。根据火烧产生现象的不同，可归纳为如下类型：

1. 颜色变化

（1）焰色反应 某些金属离子在火上呈色不同，故可利用焰色反应鉴定含相应金属的矿物药。如白矾主含硫酸铝钾，而钾离子焰色为紫色，故置火焰上呈紫色焰；芒硝主含硫酸钠，而钠离子具黄色焰，故芒硝置火焰上呈黄色焰；石膏主含硬硫酸钙，而钙离子具砖红焰，故将石膏加稀盐酸溶解后置火焰上有砖红焰。为了使焰色反应更明显、更准确，可采用无机分析上的焰色反应技术，即用铂金丝棒先在浓盐酸中蘸浸，置酒精灯火焰上烧至无焰色后，再蘸待测溶液作焰色试验。

（2）变色反应 如炉甘石烧热时变为黄色，冷后变为白色；阳起石烧死时呈红色，冷后变为黑色。

2. 升华 升华指固体物质受热后，不经液化过程，直接变成气体，遇冷又变成固体的物理现象。通常利用药材升华后产生的升华物结晶形态来鉴定。如大黄粉末升华后，可检出黄白色梭状或针状结晶；牡丹皮升华后，可见长柱形或簇状结晶；麻黄升华后，可见细针晶或砂晶；虎杖升华物为黄色针晶；龙脑、冰片升华物为黄白色梭状或针状结晶。

3. 产生烟雾 如青黛火烧时有紫蓝色烟雾；血竭火烧时有浓烟，呛鼻并有香气；雄黄烧之产生黄白色烟，并有蒜样臭气；煤珀烧之产生灰褐色烟雾，麝香、樟脑、琥珀烧之有白色烟雾。

4. 产生气味 火试时散发出来的香气或臭可用于药材鉴别。如麝香、沉香、降香等多种芳香性药材的特殊香气，安息香的苯甲酸气，朱砂、自然铜、硫黄的刺激性气，砒石、雄黄的大蒜样臭气等均有鉴别意义。

5. 发出声音 指火烧时发生的迸裂、爆鸣现象。如麝香烧之迸裂跳动，并有爆鸣声；海金沙烧之产生火星和爆鸣声；火硝易燃易爆等。

6. 失水 指火烧时失去结晶水的现象。如石膏、白矾粉置玻璃管中，火烧时，管壁产生水珠；胆矾置玻璃管中火烧，不但产生水珠，并由蓝色变成白色，遇水后又恢复成蓝色。

7. 其他变化 如硼砂火烧形成玻璃珠样物；熊胆烧之起白泡而无腥气等。

二、火试法在药材鉴别中的应用

麝香：取少量麝香撒在炽热的金属片上灼烧，初则迸裂，随即熔化膨胀起泡，油点似珠，香气浓烈，灰化后呈白色，无毛、肉焦臭，无火焰、火星出现。其掺伪物有熟蛋黄、动物肝脏、肌肉、血块、锁阳粉、桂皮粉、儿茶粉、淀粉、铅粉、铁粉等。

血竭：血竭置白纸上，用火烘烤则熔化，无油迹扩散。对光照视呈鲜红色，火燃呛鼻，伴有苯甲酸样香气。伪品一般由松香、猪血、红色染料加血竭伪造而成，用纸烘烤，易熔化变黑或成

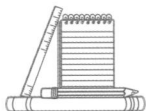

块状，且有油迹扩散，以火烧之，冒黑烟，有强烈的松香气。

玳瑁：真品燃烧时，火光闪烁，并时有爆裂声，不冒烟。伪品燃烧时，有臭气，有火焰，无闪亮，冒烟。

珍珠：真品燃烧时，有爆裂声，呈层状破碎，为众多菲薄的银灰色小片，有色泽，无气味。

乳香：乳香遇热变软，烧之微有香气，冒黑烟，并遗留黑色残渣。掺假品一般含有松香，烧之有松香气。

海金沙：海金沙置火中，易燃烧，发生爆鸣声且有闪光，无灰渣残存。掺伪品以黄土和海金沙混合而成，烧之有较黑色灰渣残留。

青黛：正品青黛火烧时产生紫色烟雾，且时间较长，可与伪品区分。

沉香：正品沉香燃烧时发浓烟及强烈香气，并有黑色油状物渗出。伪品烧之无浓烟，无沉香气，无黑色油状物渗出。

熊胆：用火烧时有腥气的为伪品，若燃烧时起泡而无腥气的为真品。

蜂蜡：将样品置坩埚内直火加热，在熔化时，真品蜂蜡有较明显的蜂蜜样香气；伪品有汽油或沥青燃烧时产生的异味。

朱砂：取本品研粉末，取两根火柴，用一根桃粉末少许在火柴杆上，擦着另一根火柴，点燃有药末的火柴，这时可观察火柴燃烧后的焦火柴杆上是否有晶亮的细小的水银球，有的为真品，没有的为伪品。

苏木：取本品一块，用火烧，灰烬呈白色，为真品；伪品火烧，灰烬呈黑色。

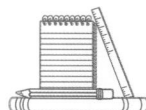

附录 4　口试法在鉴别药材中的应用及应注意的问题

口试法鉴别药材是以人的口腔内的味觉、触觉等综合感觉功能对药材性状进行鉴定的一种简单易行鉴别法，是人们识别外界物质的一种最原始但又使用至今而行之有效的方法。

一、口试法在鉴别药材中的应用

口试法简便易行，对鉴别根皮类、果实种子类等中药材有较大适用价值。

1. 有些药材具有鲜明纯正而恒久的苦、酸、甜、咸、辣等味，且一般味道越浓，质量越好。如黄连、苦参、山豆根、穿心莲、胡黄连、苦杏仁、鸦胆子味道极苦，且越苦越佳；乌梅、木瓜、山楂以味酸为好；蜂蜜、甘草、党参、罗汉果以味甜为好；全蝎、土元味咸；干姜、郁金、高良姜、草果、草豆蔻味辛辣等。

2. 有些中药材药味间杂，同时具有两种以上味道，或嚼之稍久而变味。如黄芪、沙苑子嚼之味甜而有豆腥气；西洋参、陈皮、板蓝根、桔梗先甜而后苦；枳壳先苦而后微酸；续断味苦、微甜而后涩；厚朴苦而辛辣；肉桂嚼之味甜辣，渣少为佳；秦艽、双边栝楼根味苦涩等。

3. 有些药材根据口味和口感可资鉴别。如知母、石斛、麦冬、鹤虱、白及微甜又略苦，嚼之有黏性；黄精、玉竹、白术味甜有黏性；山药味微酸，嚼之发黏；天南星、三棱、蛇床子、牵牛子、牡丹皮、徐长卿口尝有麻辣味乃至麻舌感；苏合香、鹿角霜、茯苓、龙骨、天竺黄嚼之发黏；雷丸嚼之初有颗粒感，微带黏性，久嚼无渣；冰片、白豆蔻味辛凉浓烈；哈蟆油嚼之有黏滑感；大黄嚼之发黏，有沙粒感，唾液染成黄色；黄柏味苦，嚼之有黏液性，唾液染成黄色；枸杞子嚼之味甜，唾液呈红黄色；杜仲味微苦，嚼之有胶状感；乌药味微苦，有清凉感；木香味苦辛，但川木香却又嚼之发黏；胖大海、车前子嚼之均有黏液性等。

4. 有些药材口尝时有明显或强烈的刺激性。如合欢皮味微涩、稍刺舌，而后喉头有不适感；白附子、半夏嚼之麻辣而刺喉、刺舌；藜芦粉味苦，有强烈的催嚏性，对舌有较强刺激性和烧灼感；远志有一种特殊的苦味，伴刺喉感等。

二、口试法鉴别药材应注意的问题

1. 舔试和咀嚼相结合，先舔试后咀嚼。味感强烈或粉末性药材，用舌尖舔着体会味觉，然后让口腔各部分再仔细体会。味感较弱或块片及完整药材，难以舔试出味，应放入口中，或咬着少许，用牙仔细咀嚼，使其粉碎并使内含成分溶解于唾液中，让口腔各部体会味感。

2. 注意有无回味变化。由于药材所含成分种类复杂，因而味感复杂多样，并由于不同成分的溶出速度不同，常产生回味变化。如西洋参，先苦而后伴有回甜；橄榄味先苦涩，而后甘甜。

3. 味觉与温度有关。味觉最敏感的温度为 20~25℃，过冷或过热都会降低味觉。

4. 味觉与嗅觉相关。当嗅觉一时丧失（如伤风感冒时），味觉感受器虽未受侵犯，但味觉灵敏度受到严重影响，产生鼻不感香，口不感味的异常。味和嗅通常是混合感受的。如薄荷的辛香感，党参的甜香感，天麻口嚼味甘淡同时有尿腥气，麝香入口有刺舌感，并有清、凉浓郁的香气

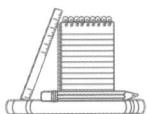

直达咽部。

5. 毒性药材，如砒霜、马钱子、雪上一枝蒿、生川乌、生草乌等大毒药，严禁入口，以防中毒。毒性较小的药材如巴豆、半夏、南星等，尝之宜慎，取样量要少，主用舔试法，尝后及时洗嗽。

6. 一般口尝后应及时吐出或洗嗽并间隙 1~5 分钟方可口尝另外药材，否则口试不准确。

7. 药材不同的部位味或口感有时不同，如果实药材的果皮、果肉与种子，皮类药材的外皮与内皮，根与根茎类药材的皮部与木部，全草药材的茎、叶与花果，种子药材的种皮、种仁与胚等，取样时要有代表性，必要时分别口试。

8. 味觉与个体感觉差异有关。人的感觉，无论是气、味、口感以及听觉、视觉均有个体差异，各人敏感程度不同，应以正常人的感觉为准，必要时多人同时感试，以消除个体差异。个人感觉也有一个体验的过程，应仔细体查，并注意方法的正确性和经验的积累。品尝专家能以其丰富的经验鉴别药材以及茶叶、烟、酒及其他食品、药品的真伪和质量等级，实属不易。

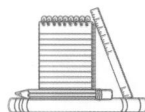

附录5 常见易混中药性状鉴别要点

牛膝与川牛膝性状鉴别要点

	牛膝	川牛膝
形状	细长圆柱形	近圆柱形，微扭曲
表面	灰黄色或淡棕色，皮孔较细小	黄棕色或灰褐色，有多数横向突起的皮孔
质地	质地脆，易折断，回潮后变软	质地韧，不易折断，易纵向撕裂
断面	略呈角质样而滑润，中心维管束木质部较大，其外围散有2~4轮黄白色点状维管束排列成环	维管束点状，排列成4~11轮同心环
味	微甜而稍苦涩	味甜

北豆根与山豆根性状鉴别要点

	北豆根	山豆根
形状	细长圆柱形，弯曲，有分枝	根茎呈不规则结节状，顶端常残存茎基，其下着生根数条。根呈长圆柱形，常有分枝，长短不等
表面	表面黄棕色至暗棕色，可见突起的根痕和纵皱纹，外皮易剥落	表面棕色至棕褐色，有不规则的纵皱纹及横长皮孔样突起
质地	质韧，不易折断	质坚硬，难折断
断面	不整齐，纤维细，木部淡黄色，呈放射状排列，中心有髓	断面皮部浅棕色，木部淡黄色
气味	气微，味苦	有豆腥气，味极苦

粉葛、天花粉、山药性状鉴别要点

	粉葛	天花粉	山药
形状	圆柱形，类纺锤形或半圆柱形	不规则圆柱形、纺锤形或瓣块状	圆柱形或略呈圆柱形
表面	黄白色或淡棕色，未去外皮者呈灰棕色	黄白色或淡棕黄色，有凹陷的横长皮孔，有的残存黄棕色外皮	光滑，白色或黄白色，或偶有残存棕色栓皮
断面	横切面可见由纤维形成的浅棕色同心环纹，富粉性	横切面可见黄色小孔（导管），略呈放射状排列，富粉性	断面白色，强粉性，无纤维
味	微甜	微苦	味淡而微酸，嚼之发黏

当归与独活性状鉴别要点

	当归	独活
颜色	黄棕色至棕褐色	灰褐色或灰棕色
气	色香气浓郁而纯正，感觉舒适	香气特异而浓浊，久嗅不适
味	甘、辛、微苦	苦、辛，有麻舌感

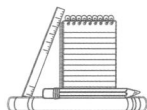

土茯苓（红土苓）与红萆薢性状鉴别要点

	土茯苓（红土苓）	红萆薢
切面	淡红棕色或类白色，可见小亮点（黏液质）	黄色、红棕色或红褐色，可见黄色的筋点散在（锥管束）
质地	略韧，具粉性，折断时粉尘飞扬	坚韧，不具粉质
水试	润湿后有黏滑感	无黏滑感

西洋参与人参性状鉴别要点

	西洋参	人参（园参）
主根	纺锤形、圆柱形或侧锥形	主根较长，纺锤形或圆柱形
支根	分叉角度较大，多已折断	分叉角度小
表面	浅黄褐色或黄白色，可见横向环纹，并有细密的浅纵皱纹	灰黄色，主根上部或全体有疏浅断续的粗横纹及明显的纵皱
质地	质坚实，不易折断	质较硬，较易折断
断面	断面平坦，略显粉性	皮部有放射状裂隙，显粉性
气味	苦味较重	回甜

白前与白薇性状鉴别要点

	白前	白薇
形状	根茎呈细长圆柱形，有分枝，稍弯曲，断面中空，根纤细，弯曲，常盘曲成团，较短，直径不足 1mm	根茎粗短，有结节，多弯曲，多数细长的根簇生于根茎上，略呈马尾状，根长 10～25cm，直径 1～2mm
表面	根茎表面黄白色或黄棕色，节明显，节间长 1.5～4cm，顶端有残茎	根茎表面棕黄色，上面有圆形的茎痕，下面及两侧簇生多数细长的根
味	微甜	微苦

熟地黄与酒黄精性状鉴别要点

	熟地黄	酒黄精
形状	不规则类圆形厚片	不规则的厚片
表面	乌黑发亮	表面棕褐色至黑色，有光泽
质地	质滋润而柔软，易粘连	质较柔软
断面	中间隐现菊花心纹理	中心深褐色，隐现散在的维管束小点
气味	味甜	味甜、微有酒气

桔梗与南沙参性状鉴别要点

	桔梗	南沙参
表面	白色或淡黄白色，具纵扭皱沟，并有横长的皮孔样斑痕，上部有横纹	黄白色或淡棕黄色，凹陷处常有残留粗皮，上部多有深陷横纹，呈断续的环纹
质地	质脆	体轻，质松泡
断面	可见放射状裂隙，皮部黄白色，形成层环棕色，木部淡黄白色	不平坦，黄白色，多裂隙
味	微甜后苦	微甘

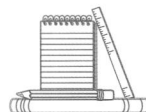

木香与川木香性状鉴别要点

	木香	川木香
形状	呈圆柱形、半圆柱形或枯骨形	呈圆柱形或有纵槽的半圆柱形，稍弯曲
表面	表面有明显的皱纹、纵沟及侧根痕	表面具纵皱纹，外皮脱落处可见丝瓜络状细筋脉；根头偶有黑色发黏的胶状物，习称"油头"
质地	质坚实，体重，不易折断	体较轻，质硬脆，易折断
断面	断面灰褐色至暗褐色，形成层环棕色，有放射状纹理及散在的褐色点状油室	断面黄白色或黄色，有深黄色稀疏油点及裂隙，木部宽广，有放射状纹理；有的中心呈枯朽状
气味	气味特异，味微苦	气微香，味苦，嚼之黏牙

莪术与三棱性状鉴别要点

	莪术	三棱
形状	呈卵圆形、长卵形、圆锥形或长纺锤形，顶端多钝尖，基部钝圆	呈圆锥形，略扁
表面	表面上部环节突起，有圆形微凹的须根痕或有残留的须根	表面黄白色或灰黄色，有刀削痕，须根痕小点状，略呈横向环状排列
质地	体重，质坚实，难折断	体重，质坚实，极难折断
断面	断面灰褐色至蓝褐色，蜡样，常附有灰棕色粉末，皮层与中柱易分离，内皮层环纹棕褐色	切面灰白色或黄白色，粗糙，有多数明显的细筋脉点
气味	气微香，味微苦而辛	气微，味淡，嚼之微有麻辣感

木通与川木通性状鉴别要点

	木通	川木通
表面	灰棕色至灰褐色，外皮粗糙而有许多不规则的裂纹或纵沟纹，具突起的皮孔	黄棕色或黄褐色，有纵向凹沟及棱线；节处多膨大；残余皮部易撕裂
断面	不整齐，皮部较厚，黄褐色，可见淡黄色颗粒状小点，木部黄白色，射线呈放射状排列	木部浅黄棕色或浅黄色，有黄白色放射状纹理及裂隙，其间布满导管孔
质地	体轻，质坚实，不易折断	质坚硬，不易折断
味	微苦而涩	淡

苏木、降香、沉香性状鉴别要点

	苏木	降香	沉香
表面	黄红色至红棕色，具刀削痕，常见纵向裂缝	紫红色或红褐色	凹凸不平，可见黑褐色树脂与黄白色木部相间的斑纹
质地	质松	质硬，有油性	质较坚实
断面	略具光泽，年轮明显，有的有带亮星的髓部	切面有致密的纹理	刺状
气味	无臭，味微涩	气微香，味微苦	气芳香，

香加皮与地骨皮性状鉴别要点

	香加皮	地骨皮
表面	外表面灰棕色或黄棕色，栓皮松软常呈磷片状，易剥落	外表面灰黄色，粗糙，具不规则纵裂纹，易成鳞片状剥落
断面	不整齐，黄白色	不平坦，外层黄棕色，内层灰白色
气味	有特异的香气，味苦，稍有麻舌感	气微，味微甘而后苦

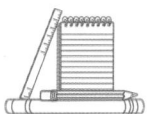

鸡血藤与丰城鸡血藤性状鉴别要点

	鸡血藤	丰城鸡血藤
形态	多为不规则的斜切片	多为椭圆形的斜切片
横切面	有 3~8 个偏心性半圆环，髓部偏向一侧	有一个圆形环，髓极小，不偏心
味	涩	苦涩

蓼大青叶与大青叶性状鉴别要点

	蓼大青叶	大青叶
形状	完整者展平后呈椭圆形，先端钝，全缘，基部渐狭，叶柄扁平，偶带膜质托叶鞘	完整的叶子展平后呈长椭圆形至长椭圆形至长圆状倒披针形，先端钝圆，全缘或微波状，基部渐狭下延至叶柄成翼状
表面	蓝绿色或蓝黑色	上表面暗灰绿色
味	味微涩而稍苦	味微酸、苦、涩

苦杏仁与桃仁性状鉴别要点

	苦杏仁	桃仁
形状	扁心形	扁长卵形
边缘	肥厚	薄
基部	左右不对称	钝圆而偏斜
表面特征	无颗粒状突起	密布颗粒状突起
味	苦	微苦

小茴香与蛇床子性状鉴别要点

	小茴香	蛇床子
形状	圆柱形	椭圆形
表面颜色	黄绿色或淡黄色	灰黄色或灰褐色
表面特征	背面有纵棱 5 条	背面有薄而突起的纵棱 5 条
气味	气香特异，味微甜、辛	气香，味辛凉，有麻舌感

八角茴香与莽草果性状鉴别要点

	八角茴香	莽草果
形态	小果多 8 个，下有弯曲的果柄，小果先端钝尖或钝，皮厚	小果 10~13 个，果柄垂直，常脱落，小果先端尖锐，向上弯曲如钩，皮薄
气味	芳香浓郁，辛、甜	气特异，味苦、久尝麻舌

紫苏子与菟丝子性状鉴别要点

	紫苏子	菟丝子
表面	有暗紫色网纹	不平，微有凹陷
质地	皮薄而脆，压之碎响，富油性	皮坚韧，难压碎，无油性
气味	压碎有香气，微辛	气微，味淡
水试	无"吐丝"现象	煮至皮破，可露出黄白色卷旋状的胚状如"吐丝"

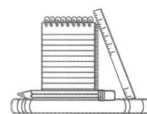

大风子与吕宋果性状鉴别要点

	大风子	吕宋果
表面	较小端有放射状沟纹	一端有圆形种脐
质地	坚硬,用力击之易碎	坚硬而韧,不易砸碎
味	淡	极苦

石莲子与苦石莲性状鉴别要点

	石莲子	苦石莲
形态	卵圆形或椭圆形,两端略尖	椭圆形或长匾形,两端钝圆
表面	灰棕色或灰黑色,被白色粉霜	乌黑或黑褐色、暗棕色,有光泽,有的具环纹或横裂纹
内部	种子一粒,浅红棕色至红棕色	子叶两片,棕色肥厚
味	甘、微涩(胚芽味苦)	极苦

鸦胆子与女贞子性状鉴别要点

	鸦胆子	女贞子
形态	卵圆形,两端稍尖	椭圆形或肾形,两端钝圆
表面	有多角形的网状皱纹及两条纵棱线	不规则皱缩或松泡显光滑
质地	硬脆	皮、肉松软,核木质
种子	黄白色	紫黑色
味	极苦持久	甘、微苦涩

北山楂与南山楂性状鉴别要点

	北山楂	南山楂
形态	为圆形片,直径1~2.5cm	类球形,有的压成饼状,直径0.8~1.4cm
表面	外皮红色,有灰白色小斑点	棕色至棕红色
果肉	深黄至浅棕色,较厚而柔润	薄而坚硬,棕红色
气味	微清香,酸、微甜	无臭,微酸涩

覆盆子与软覆盆性状鉴别要点

	覆盆子	软覆盆
形态	扁圆锥形,半球形或类球形,顶端钝圆,基部中心凹入,有宿存花萼及残存花丝等,小果易剥离	多呈半球形或桃形,顶端尖,基部中心深凹成窝,凹窝类圆形,窝大口小,无宿存花萼等,小果不易剥离
表面	毛被薄,绒毛短,无褐色毛茸	毛被厚,绒毛绵花样,其外具褐色毛茸
质地	硬、坚实	松软,触之如棉球

沙苑子与紫云英子性状鉴别要点

	沙苑子	紫云英子
形态	略呈圆肾形而稍扁,长2~2.5mm	斜长方状肾形,较扁,长约3mm,一端向下弯成钩状
表面	绿褐色至灰褐色,种脐一侧微凹	黄绿色或棕黄色,种脐一侧内陷较深

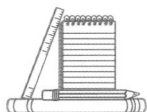

紫花地丁与广地丁、甜地丁、苦地丁性状鉴别要点

	紫花地丁	广地丁	甜地丁	苦地丁
主根	长圆锥形	根短小	长圆锥形	圆锥形
叶	基生，缘具钝齿	茎生，交互对生，全缘	茎丛生，羽状复叶	基生叶丝状，茎生叶二回羽裂
花	紫堇色或淡棕色，花距管状	钟状花冠，淡黄或淡紫色，无距	蝶形花冠，紫色，无距	淡黄棕色或淡紫色，有距
味	微苦	微苦	微甜，显豆腥气	苦而持久

肉苁蓉与锁阳性状鉴别要点

	肉苁蓉	锁阳
表面	密被覆瓦状排列的鳞片	具纵沟及凹陷，偶见三角形鳞片
质地	质硬，稍有柔性	质坚硬
断面	具点状维管束，呈放射状或波状环列	具黄色三角状维管束，散在
味	甜、微苦	苦、涩

荆芥与香薷性状鉴别要点

	荆芥	香薷
茎	方柱形，上部有分枝淡黄绿色或淡紫红色，被短柔毛	茎上部方柱形，黄绿色或淡黄色。基部类圆形，紫红色。全体密被白色茸毛
叶	叶片完整者 3~5 羽状深裂，裂片细长	叶片展平后长卵形或披针形，边缘有 3~5 疏浅锯齿
花	穗状轮伞花序顶生，宿萼钟状，浅棕色或黄绿色，被短柔毛	穗状花序顶生及腋生，花萼钟状，淡紫红或灰绿色，密被茸毛
果实	小坚果 4，矩圆状三棱形，棕黑色	小坚果 4，近圆球形，具网纹

广藿香与川藿香性状鉴别要点

	广藿香	藿香（川藿香）
茎	茎略方形，四周钝圆，灰褐色或灰黄色略带红棕色，被柔毛，有髓	茎方形，四面平坦或凹入，绿色或黄绿色，无毛，髓常中空
叶	两面均被白色茸毛，肥厚，质软	无毛，质薄，易碎
花	无花	穗状轮伞花序顶生
气味	香特异，微苦	香淡，微凉

金钱草与风寒草性状鉴别要点

	金钱草（过路黄）	风寒草（聚花过路黄）
被毛	无毛或微被毛	茎叶均被白毛
叶	主脉明显突起，用水浸后，对光透视可见黑色或褐色条纹	主、侧脉均明显突起
花	单生叶腋	生于枝端叶腋，多花聚集

泽兰与佩兰性状鉴别要点

	泽兰	佩兰
茎	方柱形，节部紫色，髓中空	圆柱形，表面有细纵纹，髓白色或中空
叶	不分裂，稍革质，密具腺点	不分裂或 3 裂，纸质
气味	无臭，淡	芳香，微苦

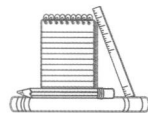

白花蛇舌草与伞房花耳草、纤花耳草性状鉴别要点

	白花蛇舌草	伞房花耳草	纤花耳草
颜色	灰绿至灰棕色	灰绿至灰棕色	绿黑色
叶	长1~1.5cm，稍革质	长1~1.5cm，纸质	革质，1.5~2.5cm，长2~3朵生于叶腋
花	1~2朵生于叶腋，无梗或梗短	2~5朵集成腋生的伞房花序，花序梗细长	几无梗

乳香与没药性状鉴别要点

	乳香	没药
形状	乳头状，泪滴状或不规则的团块状	不规则，略现棱角的颗粒或黏结的团块
表面	淡黄色，陈久者色深，常外附类白色粉尘，显透明度	黄棕至红棕色，有附黄棕色粉尘，略透明
味	微苦，微有香辣感	苦，微辛
水研	白色乳状液	黄棕色乳状液

白矾与硼砂性状鉴别要点

	白矾	硼砂
味	味酸、微甘而极涩	微咸而苦
火试	易熔，火焰紫色，能膨胀酥松如絮状，但再烧不熔化	极易熔，能膨胀酥松如絮状，再烧则熔成透明紫红色玻璃状

琥珀与松香性状鉴别要点

	琥珀	松香
气味	无臭，淡	具树脂香气，味淡
手试	无黏性	有黏性
刀削	成粉	不成粉，成小碎块
水试	加水煮沸不变软	加水煮沸变软

蒲黄与松花粉、海金沙性状鉴别要点

	蒲黄	松花粉	海金沙
形态	黄色粉末，有的显纤维性	极细的鲜黄色或淡黄色粉末	棕黄色或浅棕黄色的颗粒状粉末
手试	有滑腻感	滑腻感强	滑腻感明显
火试	无爆鸣声及闪光	无爆鸣声及闪光	有爆鸣声及闪光

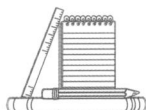

附录6　其他代表性中药显微鉴别要点

一、粉末鉴别要点

1. 何首乌　粉末黄棕色。①淀粉粒单粒类圆形，直径4~50μm，脐点人字形、星状或三叉状，大粒者隐约可见层纹；复粒由2~9分粒组成。②草酸钙簇晶较多，直径10~160μm，偶见簇晶与较大的方形结晶合生。③棕色细胞类圆形或椭圆形，壁稍厚，内含棕色物。④具缘纹孔导管直径17~178μm，有时可见木纤维。⑤棕色块散在。

2. 白芍　粉末类黄白色。①薄壁细胞含糊化淀粉粒，糊化淀粉粒团块甚多。②草酸钙簇晶较多，直径11~35μm，存在于薄壁细胞中，常排列成行，或一个细胞中含数个簇晶。③具缘纹孔及网纹导管直径20~65μm。④木纤维长梭形，直径15~40μm，壁厚，微木化，具大的圆形纹孔。

3. 赤芍　粉末淡棕红色：①草酸钙簇晶众多，散在或存在于薄壁细胞中，常数个或数十个纵向排列成行。簇晶直径7~49μm。含晶细胞数少，壁弯曲，有的一个细胞含2个或数个结晶。另偶见方晶。②主要为具缘纹孔导管，另有网纹和螺纹导管。③木纤维成束或单个散在，长梭形，具缘纹孔口斜裂缝状。另有少量韧型纤维，具单斜纹孔。④木栓细胞多见呈长条形或长多角形，壁稍厚。有的细胞充满棕色或红棕色块状物。⑤淀粉粒较多，单粒卵圆形、长圆形或类圆形，有的一端或两端稍尖，直径2~13μm，脐点及层纹均不明显；稀有复粒，由2~4分粒组成。

4. 川乌　粉末灰黄色。①淀粉粒单粒球形、长圆形或肾形，直径3~22μm；复粒由2~15分粒组成。②石细胞近无色或淡黄绿色，呈类长方形、类方形、多角形或一边斜尖，直径49~117μm，长113~280μm，壁厚4~13μm，壁厚者层纹明显，纹孔较稀疏。③后生皮层细胞棕色，有的壁呈瘤状增厚突入细胞腔。④导管淡黄色，主为具缘纹孔，直径29~70μm，末端平截或短尖，穿孔位于端壁或侧壁，有的导管分子粗短拐曲或纵横连接。

5. 延胡索　粉末绿黄色。①薄壁细胞中充满糊化淀粉粒团块，淡黄色或近无色。②下皮厚壁细胞绿黄色，细胞多角形、类方形或长条形，壁稍弯曲，木化，有的成连珠状增厚，纹孔细密。③导管多为螺纹，螺纹导管直径16~32μm，少数为网纹。④石细胞淡黄色，类圆形、长圆形或长多角形，壁较厚，纹孔细密。

6. 黄芪　粉末黄白色。①纤维成束或散离，直径8~30μm，壁厚，表面有纵裂纹，初生壁常与次生壁分离，两端常断裂成须状，或较平截。②具缘纹孔导管无色或橙黄色，具缘纹孔椭圆形、类方形或类斜方形，排列紧密。③石细胞少见，圆形、长圆形或形状不规则，壁较厚，微木化，具层纹。

7. 葛根　粉末淡棕色。①淀粉粒单粒球形，直径3~37μm，脐点点状、裂缝状或星状；复粒由2~10分粒组成。②纤维多成束，壁厚，木化，周围细胞大多含草酸钙方晶，形成晶纤维，含晶细胞壁木化增厚。③石细胞少见，类圆形或多角形，直径38~70μm。④具缘纹孔导管较大，具缘纹孔六角形或椭圆形，排列极为紧密。

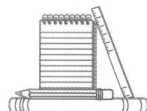

8. 苦参　粉末淡黄色。①木栓细胞淡棕色，横断面观呈扁长方形，壁微弯曲；表面观呈类多角形，平周壁表面有不规则细裂纹，垂周壁有纹孔呈断续状。②纤维和晶纤维多成束；纤维细长，直径11~27μm，壁厚，非木化；纤维束周围的细胞含草酸钙方晶，形成晶纤维，含晶细胞的壁不均匀增厚。③草酸钙方晶，呈类双锥形、菱形或多面形，直径约至237μm。④淀粉粒，单粒类圆形或长圆形，直径2~20μm，脐点裂缝状，大粒层纹隐约可见；复粒较多，由2~12分粒组成。

9. 三七　粉末灰黄色。①淀粉粒甚多，单粒呈类圆形、半圆形或圆多角形，直径4~30μm；脐点点状或裂缝状；复粒由2~10余分粒组成。②树脂道碎片含黄色分泌物。③梯纹导管、网纹导管及螺纹导管直径15~55μm。④草酸钙簇晶少见，直径50~80μm，其棱角较钝。⑤木栓细胞呈长方形或多角形，壁薄，棕色。

10. 柴胡　北柴胡粉末灰棕色；南柴胡粉末黄棕色。

北柴胡　①木纤维成束或散在，无色或淡黄色，呈长梭形，直径8~17μm，末端渐尖，木化，层纹不明显，初生壁碎裂成短须状，纹孔稀疏，有的呈人字形或十字形，孔沟隐约可见。②油管多碎断，管道中含黄棕色或绿黄色条状分泌物，条状物略弯曲。③导管多为网纹、双螺纹导管，直径7~43μm。④木栓细胞黄棕色，常数层重叠，表面观呈类多角形，壁稍厚，有的微弯曲。

南柴胡　①木纤维多成束或散在，淡黄棕色、黄色或无色。呈长梭形，末端渐尖或钝圆，木化，纹孔细密，孔沟隐约可见；有的纤维初生壁碎裂，易与次生壁分离，并有稀疏螺状或双螺状裂缝，纹孔稀少，孔沟较明显。②油管多碎断，管道中含淡黄色或淡棕色条状分泌物，条状物弯曲，有的分泌物脱出。③导管主要为网纹、双螺纹导管，也有螺纹、网状具缘纹孔及具缘纹孔导管。④叶基部纤维直径约至51μm，有紧密螺状交错裂缝。

11. 川芎　粉末淡黄棕色或灰棕色。①淀粉粒较多，单粒椭圆形、长圆形、类圆形、卵圆形或肾形，直径5~16μm，长约21μm，脐点点状、长缝状或人字状；偶见复粒，由2~4分粒组成。②草酸钙晶体存在于薄壁细胞中，呈类圆形团块或类簇晶状，直径10~25μm。③木栓细胞深黄棕色，表面观呈多角形，微波状弯曲。④油室多已破碎，偶见油室碎片，分泌细胞壁薄，含有较多的油滴。⑤导管多为螺纹导管，亦有网纹导管及梯纹导管，直径14~50μm。

12. 防风　粉末淡棕色。①油管直径17~60μm，充满金黄色分泌物。②叶基维管束常伴有纤维束，壁极厚。③网纹导管直径14~85μm。④石细胞少见，黄绿色，长圆形或类长方形，壁较厚。⑤木栓细胞表面观呈多角形或类方形；断面观呈长方形，壁薄，微波状弯曲，有的呈短条状增厚。

13. 巴戟天　粉末淡紫色或紫褐色。①石细胞淡黄色，类圆形、类方形、类长方形、长条形或不规则形，有的一端尖，直径21~96μm，壁厚至39μm，有的层纹明显，纹孔和孔沟明显，有的石细胞较大，壁稍厚。②草酸钙针晶多成束存在于薄壁细胞中，针晶长至184μm。③具缘纹孔导管淡黄色，直径至105μm，具缘纹孔细密。④纤维管胞长梭形，具缘纹孔较大，纹孔口斜缝状或相交成人字形、十字形。⑤木栓细胞淡棕色，壁较薄。

14. 丹参　粉末红棕色。①石细胞类圆形、类三角形、类长方形或不规则形，也有延长呈纤维状，边缘不平整，直径14~70μm，长可达257μm，孔沟明显，有的胞腔内含黄棕色物。②木纤维多为纤维管胞，长梭形，末端斜尖或钝圆，直径12~27μm，具缘纹孔点状，纹孔斜裂缝状或十字形，孔沟稀疏。③网纹导管和具缘纹孔导管直径11~60μm。④木栓细胞类多角形，黄棕色，壁稍厚。

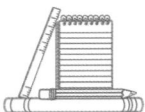

15. 党参　粉末淡黄色。①石细胞呈方形、长方形或多角形，壁不甚厚。②节状乳管碎片甚多，含淡黄色颗粒状物。③可见菊糖（水合氯醛冷装片），团块呈扇形，有放射状纹理。④淀粉粒单粒类球形。⑤网纹导管易见。

16. 玄参　粉末灰棕色。①石细胞较多，大多散在或2~3成群，形状不一，壁厚5~26μm，胞腔较大层纹明显。②薄壁组织碎片甚多，细胞内含深色核状物。③木纤维细长，壁微木化。④网纹与具缘纹孔导管均可见。

17. 生地黄　粉末深棕色。①木栓细胞淡棕色。②薄壁细胞类圆形，内含类圆形核状物。③分泌细胞形状与一般薄壁细胞相似，内含橙黄色或橙红色油滴状物。④具缘纹孔导管和网纹导管直径约至92μm。

18. 天花粉　粉末类白色。①淀粉粒甚多，单粒类球形、半圆形成盔帽形，直径6~48μm，脐点点状、短缝状或人字状，层纹隐约可见；复粒由2~14分粒组成，常由一个大的分粒与几个小分粒复合。②具缘纹孔导管大，多破碎，有的具缘纹孔呈六角形或方形，排列紧密。③石细胞黄绿色，长方形、椭圆形、类方形、多角形或纺锤形，直径27~72μm，壁较厚，纹孔细密。

19. 桔梗　粉末黄白色。①菊糖众多（稀甘油装片），呈扇形或类圆形的结晶。②乳管常互相连接，直径14~25μm，管中含黄色油滴样颗粒状物。③具梯纹、网纹导管，少有具缘纹孔导管。

20. 木香　粉末黄绿色。①菊糖多见，表面现放射状纹理。②木纤维多成束，长梭形，直径16~24μm，纹孔口横裂缝状、十字状或人字状。③网纹导管多见，也有具缘纹孔导管，直径30~90μm。④油室碎片有时可见，内含黄色或棕色分泌物。⑤木栓细胞淡黄棕色，表面观呈类多角形，排列不整齐，垂周壁有的波状弯曲。⑥薄壁细胞含小的草酸钙方晶。

21. 续断　粉末黄棕色。①草酸钙簇晶甚多，直径15~50μm，散在或存在于皱缩的薄壁细胞中，有时数个排列成紧密的条状。②纺锤形薄壁细胞壁稍厚，有斜向交错的细纹理。③具缘纹孔导管和网纹导管直径约至72（90）μm。④木栓细胞淡棕色，表面观类长方形、类方形、多角形或长多角形，壁薄。

22. 山药　粉末类白色。①淀粉粒单粒扁卵形、三角状卵形、类圆形或矩圆形，直径8~35μm，脐点点状、人字状、十字状或短缝状，可见层纹；复粒稀少，由2~3分粒组成。②草酸钙针晶束存在于黏液细胞中，长约80~240μm，针晶粗2~5μm。③具缘纹孔导管、网纹导管、螺纹导管及环纹导管直径12~48μm。④纤维少数，细长，直径约14μm，壁甚厚，木化。

23. 麦冬　粉末白色或黄白色。①皮层薄壁细胞类圆形，黏液细胞中含草酸钙针晶束，针晶长25~50μm；柱状针晶长至88μm，直径约8~13μm。②石细胞呈长方形，常成群存在，细胞壁木化，壁孔细密，有的三壁增厚，孔沟明显。③根被细胞多角形，壁木化，有壁孔。④木纤维细长，壁木化。⑤导管及管胞多单纹孔及网纹，少数为具缘纹孔，常与木纤维相连。⑥内皮层细胞呈长方形或长条形，壁厚至7μm，木化，纹孔点状，较稀疏，孔沟明显。

24. 香附　粉末浅棕色。①分泌细胞类圆形，直径35~72μm，内含淡黄棕色至红棕色分泌物，其周围5~8个细胞作放射状环列。②表皮细胞多角形，常带有下皮纤维和厚壁细胞。③下皮纤维成束，深棕色或红棕色，直径7~22μm，壁厚。④厚壁细胞类方形、类圆形或形状不规则，壁稍厚，纹孔明显。⑤石细胞少数，类方形、类圆形或类多角形，壁较厚。

25. 天麻　粉末黄白色至黄棕色。①厚壁细胞椭圆形或类多角形，直径70~180μm，壁厚3~8μm，木化，纹孔明显。②草酸钙针晶成束或散在，长25~75（93）μm。③用醋酸甘油水装片观察含糊化多糖类物的薄壁细胞无色，有的细胞可见长卵形、长椭圆形或类圆形颗粒，遇碘液显

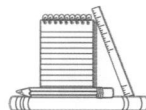

棕色或淡棕紫色。④螺纹导管、网纹导管及环纹导管直径8～30μm。⑤薄壁细胞近无色，细胞壁薄，纹孔较明显。

26. 莪术 粉末黄色或棕黄色。①油细胞多破碎，完整者直径62～110μm，内含黄色油状分泌物。②导管多为螺纹导管、梯纹导管，直径20～65μm。③纤维孔沟明显，直径15～35μm。④淀粉粒大多糊化，不糊化淀粉粒多为单粒，卵圆形，短杆状，有明显层纹，脐点偏心性位于较狭一端。⑤非腺毛为破碎，完整者少。

27. 桑寄生 粉末淡黄棕色。①石细胞类方形、类圆形，偶有分枝，有的壁三面厚，一面薄，含草酸钙方晶。②纤维成束，直径约17μm。③具缘纹孔导管、网纹导管及螺纹导管多见。④星状毛分枝碎片少见。

28. 木通 粉末浅棕色或棕色。①含晶石细胞方形或长方形，胞腔内含1至数个棱晶。②中柱鞘纤维细长梭形，直径10～40μm，胞腔内含密集的小棱晶，周围常可见含晶石细胞。③木纤维长梭形，直径8～28μm，壁增厚，具裂隙状单纹孔或小的具缘纹孔。④具缘纹孔导管直径20～110（220）μm，纹孔椭圆形、卵圆形或六边形。⑤木栓细胞黄色或淡黄色，表面观呈类方形或多角形，有的含红褐色内含物。

29. 鸡血藤 粉末棕黄色。①棕红色块散在，形状、大小及颜色深浅不一。②具缘纹孔导管为主，直径20～40μm，有的含黄棕色物。③石细胞单个散在或2～3个成群，淡黄色，呈长方形、类圆形、类三角形或类方形，直径14～75μm，层纹明显。④纤维束周围的细胞含草酸钙方晶，形成晶纤维。草酸钙方晶呈类双锥形或不规则形。⑤木栓细胞多角形，具斜缝状纹孔。

30. 杜仲 粉末棕色。①橡胶丝成条或扭曲成团，表面显颗粒性。②石细胞甚多，大多成群，类长方形、类圆形、长条形或形状不规则，长约至180μm，直径20～80μm，壁厚，有的胞腔内含橡胶团块。③木栓细胞表面观多角形，直径15～40μm，壁不均匀增厚，木化，有细小纹孔；侧面观长方形，壁三面增厚，一面薄，孔沟明显。④淀粉粒类圆形。

31. 辛夷 粉末灰绿色或淡黄绿色。①非腺毛甚多，散在，多碎断；完整者2～4细胞，亦有单细胞，壁厚4～13μm，基部细胞短粗膨大，细胞壁极度增厚似石细胞。②石细胞多成群，呈椭圆形、不规则形或分枝状，壁厚4～20μm，孔沟不甚明显，胞腔中可见棕黄色分泌物。③油细胞较多，类圆形，有的可见微小油滴。④苞片表皮细胞扁方形，垂周壁连珠状，可见气孔。

32. 芫花 粉末灰褐色。①花粉粒黄色，类球形，直径23～45μm，表面有较明显的网状雕纹，萌发孔多数，散在。②花被下表面有非腺毛，单细胞，多弯曲，长88～780μm，直径15～23μm，壁较厚，微具疣状突起。

33. 洋金花 粉末淡黄色。①花粉粒类球形或长圆形，直径42～65μm，具3个萌发孔。表面有条纹状雕纹。②花萼非腺毛1～3细胞，壁具疣突；腺毛头部1～5细胞，柄1～5细胞。③花冠裂片边缘非腺毛1～10细胞，壁微具疣突。④花丝基部非腺毛粗大，1～5细胞，基部直径约至128μm，顶端钝圆。⑤花萼、花冠薄壁细胞中有草酸钙砂晶、方晶及簇晶。

34. 西红花 粉末橙红色。①表皮细胞表面观长条形，壁薄，微弯曲，有的外壁凸出呈乳头状或绒毛状，表面隐约可见纤细纹理。②柱头顶端表皮细胞绒毛状，直径26～56μm，表面有稀疏纹理。③草酸钙结晶聚集于薄壁细胞中，呈颗粒状、圆簇状、梭形或类方形，直径2～14μm。④花粉粒少见，呈圆球形，红黄色，外壁光滑，内含颗粒状物质。⑤环纹、螺纹导管，细小，直径7.5～15μm。

35. 地肤子 粉末棕褐色。①花被表皮细胞多角形，气孔不定式，薄壁细胞中含草酸钙簇晶。②果皮细胞呈类长方形或多边形，壁薄，波状弯曲，含众多草酸钙小方晶。③种皮细胞棕褐

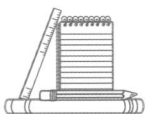

色，呈多角形或类方形，多皱缩。④草酸钙簇晶多存在于薄壁细胞中，淡黄色，棱角较钝。

36. 葶苈子 粉末黄棕色。

南葶苈子 ①种皮外表皮细胞为黏液细胞，断面观类方形，内壁增厚向外延伸成纤维素柱，长8~18μm，顶端钝圆、偏斜或平截，周围可见黏液质纹理。②种皮内表皮细胞为黄色，表面观呈长方多角形，直径15~42μm，壁厚5~8μm。

北葶苈子 ①种皮外表皮细胞断面观略呈类长方形，纤维素柱较长，长24~34μm。②种皮内表皮细胞表面观长方多角形或类方形。

37. 木瓜 粉末黄棕色至棕红色。①石细胞较多，成群或散在，无色、淡黄色或橙黄色，圆形、长圆形或类多角形，直径20~82μm，层纹明显，孔沟细，胞腔含棕色或橙红色物。②外果皮细胞多角形或类多角形，直径10~35μm，胞腔内含棕色或红棕色物。③中果皮薄壁细胞，淡黄色或浅棕色，类圆形，皱缩，偶含细小草酸钙方晶，长13~15μm，宽8~10μm。

38. 覆盆子 粉末棕黄色。①非腺毛单细胞，长60~450μm，直径12~20μm，壁甚厚，木化，大多数具双螺纹。②果皮表皮细胞表面观呈多角形，有时可见非腺毛残基，形似石细胞，表面观圆多角形或长圆形，直径约至23μm，胞腔分枝，孔沟较粗。③草酸钙簇晶较多见，直径18~50μm。④果皮纤维黄色，上下层纵横或斜向交错排列。

39. 决明子 粉末黄棕色。①种皮栅状细胞无色或淡黄色，侧面观细胞1列，呈长方形，排列稍不平整，长42~53μm，壁较厚，光辉带2条；表面观呈类多角形，壁稍皱缩。②种皮支持细胞表面观呈类圆形，直径10~35（55）μm，可见两个同心圆圈；侧面观呈哑铃状或葫芦状。③角质层碎片厚11~19μm。④草酸钙簇晶众多，多存在于薄壁细胞中，直径8~21μm。

40. 枳壳 粉末黄白色或棕黄色。①中果皮细胞类圆形或形状不规则，壁大多呈不均匀增厚。②果皮表皮细胞表面观多角形、类方形或长方形，气孔环式，直径16~34μm，副卫细胞5~9个；侧面观外被角质层。③汁囊组织淡黄色或无色，细胞多皱缩，并与下层细胞交错排列。④草酸钙方晶存在于果皮和汁囊细胞中，呈斜方形、多面体形或双锥形，直径3~30μm。⑤螺纹导管、网纹导管及管胞细小。⑥可见油室碎片，含挥发油滴。

41. 吴茱萸 粉末褐色。①非腺毛2~6细胞，长140~350μm，壁疣明显，有的胞腔内含棕黄色至棕红色物。②腺毛头部7~14细胞，椭圆形，常含黄棕色内含物；柄2~5细胞。③草酸钙簇晶较多，直径10~25μm；偶有方晶。④石细胞类圆形或长方形，直径35~70μm，胞腔大。⑤油室碎片有时可见，淡黄色。

42. 酸枣仁 粉末棕红色。①种皮栅状细胞棕红色，表面观多角形，直径15μm，壁厚，木化，胞腔小；侧面观呈长条形，外壁增厚，侧壁上、中部甚厚，下部渐薄；底面观类多角形或圆多角形。②种皮内表皮细胞棕黄色，表面观长方形或类方形，垂周壁连珠状增厚，木化。③子叶表皮细胞含细小草酸钙簇晶和方晶。④内胚乳细胞呈类多角形，含糊粉粒及脂肪油。

43. 马钱子 粉末灰黄色。①非腺毛单细胞，基部膨大似石细胞，壁极厚，多碎断，木化。②胚乳细胞多角形，壁厚，内含脂肪油及糊粉粒。

44. 栀子 粉末红棕色。①内果皮石细胞类长方形、类圆形或类三角形，常上下层交错排列或与纤维连结，直径14~34μm，长约至75μm，壁厚4~13μm；胞腔内常含草酸钙方晶。②内果皮纤维细长，梭形，直径约10μm，长约至110μm，常交错、斜向镶嵌状排列。胞腔线形，常含细小草酸钙方晶。③种皮石细胞黄色或淡棕色，长多角形、长方形或形状不规则，直径60~112μm，长至230μm，壁厚，纹孔甚大，胞腔棕红色。④草酸钙簇晶，存在中果皮薄壁细胞中或散在，直径19~34μm。

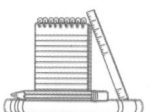

45. 枸杞子 粉末黄橙色或红棕色。①外果皮表皮细胞表面观呈类多角形或长多角形，垂周壁平直或细波状弯曲，外平周壁表面有平行的角质条纹。②中果皮薄壁细胞呈类多角形，壁薄，胞腔内含橙红色或红棕色球形颗粒。③种皮石细胞表面观不规则多角形，壁厚，波状弯曲，层纹清晰，壁沟不明显。

46. 牛蒡子 粉末灰褐色。①内果皮石细胞略扁平，表面观呈尖梭形、长椭圆形或尖卵圆形，长 70~224μm，宽 13~70μm，壁厚约至 20μm，木化，纹孔横长；侧面观类长方形或长条形，侧弯。②中果皮网纹细胞横断面观类多角形，垂周壁具细点状增厚；纵断面观细胞延长，壁具细密交叉的网状纹理。③草酸钙方晶直径 3~9μm，成片存在于黄色的中果皮薄壁细胞中，含晶细胞界限不分明。④子叶细胞充满糊粉粒，有的糊粉粒中有细小簇晶，并含脂肪油滴。

47. 广藿香 叶片粉末淡棕色。①叶表皮细胞呈不规则形，气孔直轴式。②非腺毛1~6细胞，平直或先端弯曲，长约至 590μm，壁具疣状突起，有的胞腔含黄棕色物。③腺鳞头部8细胞，直径 37~70μm；柄单细胞，极短。④间隙腺毛存在于叶肉组织的细胞间隙中，头部单细胞，呈不规则囊状，直径 13~50μm，长约至 113μm；柄短，单细胞。⑤腺毛为单细胞头，单细胞柄。⑥草酸钙针晶细小，散在于叶肉细胞中，长约至 27μm。

48. 茵陈（绵茵陈） 粉末灰绿色。①非腺毛 "T" 字形，长 600~1700μm，中部略折成 "V" 字形，两臂不等长，细胞壁极厚，胞腔多呈细缝状，柄 1~2 细胞。②上下表皮均有气孔，为不定式。③腺毛少见，头部长 13~17μm，宽 6~9μm，顶面观呈鞋底形，由6~8 个细胞上下叠合而成。

49. 石斛 粉末灰绿色或灰黄色。①角质层碎片黄色；表皮细胞表面观呈长多角形或类多角形，垂周壁连珠状增厚。②维管束鞘纤维成束或离散，长梭形或细长，壁较厚，纹孔稀少，周围具排成纵行的含硅质块的小细胞。③木纤维细长，末端尖或钝圆，壁稍厚。④网纹导管、梯纹导管或具缘纹孔导管，直径 12~50μm。⑤草酸钙针晶成束或散在。

50. 珍珠 粉末类白色。①为不规则碎块，半透明，具彩虹样光泽。②表面显颗粒性，边缘色较暗。由数至十数薄层重叠，片层结构排列紧密，可见致密的成层线条或极细密的微波状纹理，有的表面有裂纹。

51. 土鳖虫 粉末灰棕色。①体壁碎片深棕色或黄色，表面有不规则纹理，其上着生短粗或细长刚毛，常可见刚毛脱落后的圆形毛窝，直径 5~32μm。②刚毛棕黄色或黄色，先端锐尖或钝圆，长 12~270μm，直径 10~32μm，有的具纵直纹理。③横纹肌纤维无色或淡黄色，常碎断，有细密横纹，平直或呈微波状，明带较暗带为宽。

52. 蟾酥 粉末淡棕色。①甘油水装片观察，呈半透明或淡黄色不规则形碎块，并附有砂粒状固体。②浓硫酸装片观察，显橙黄色或橙红色，碎块四周逐渐缩小而呈透明的类圆形小块，表面显龟裂状纹理，放置稍久渐溶解消失。③水装片加碘试液观察，不应含有淀粉粒。④用水合氯醛加热装片，则碎片透明并逐渐溶化。

53. 桑螵蛸 粉末浅黄棕色。①斯氏液装片，卵黄颗粒较多，淡黄色，类圆形，直径 40~150μm，表面具不规则颗粒状物或凹孔。②水合氯醛装片，卵鞘外壁碎片不规则，淡黄棕色至淡红棕色，表面具大小不等的圆形空腔，并有少量枸橼酸钙柱晶；卵鞘内层碎片淡黄色或淡黄棕色，密布大量枸橼酸钙柱晶，柱晶直径 2~10μm，长至 20μm。

54. 僵蚕 粉末灰棕色或灰褐色。①菌丝体近无色，细长卷曲缠结在体壁中。②气管壁碎片略弯曲或弧状，具棕色或深棕色的螺旋丝。③表皮组织表面具网格样皱缩纹理以及纹理突起形成的小尖突，有圆形毛窝，边缘黄色；刚毛黄色或黄棕色，表面光滑，壁稍厚。④未消化的桑叶

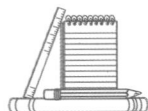

组织中大多含草酸钙簇晶、方晶或钟乳体。

55. 金钱白花蛇（背鳞外表面）　取背鳞 1 片，用水装置，观察外表面，鳞片无色或呈黄白色，具细密的纵直条纹，间距 1.1～1.7μm，沿鳞片基部至先端方向径向排列。此特征为本品显微鉴定的重要依据。

56. 蕲蛇（背鳞外表面观）　取背鳞 1 片，用水装置，观察外表面，鳞片呈深棕色或黄棕色，密布乳头状突起，乳突呈类三角形、类卵形或不规则形，内含颗粒状色素。此特征为本品显微鉴定的重要依据。

57. 乌梢蛇（背鳞外表面观）　取背鳞 1 片，用水装置。观察外表面：鳞片呈黄棕色，具纵直条纹，条纹间距 13.7～27.4μm，沿鳞片基部至先端方向径向排列，内含色素斑。此特征为本品显微鉴定的重要依据。

58. 麝香　麝香仁粉末棕褐色或黄棕色。①为无数无定形颗粒状物集成的半透明或透明团块，淡黄色或淡棕色。②团块中包埋或散在有方形、柱形、八面体或不规则形的晶体；方形结晶直径 10～61μm，柱形结晶长约至 92μm。并可见圆形油滴。③偶见毛及脱落的内层皮膜组织，无色或淡黄色，半透明，可见多条纵皱纹。

59. 牛黄　粉末呈黄棕色小颗粒或不规则团块。取粉末少量，用水合氯醛试液装片，不加热，置显微镜下观察：不规则团块由多数黄棕色或棕红色小颗粒集成，稍放置，色素迅速溶解，并显鲜明金黄色，久置后变绿色。

二、磨片显微鉴别要点

1. 石决明（皱纹盘鲍）　将贝壳按与生长线相垂直的方向锯开磨制成纵断面，与生长线相平行的方向锯开磨制成横断面。分为 3 层：①外层为角质层，极薄，呈黑褐色，粗糙并呈角质状。此层在锯、磨过程中极易损失掉。②中层为棱柱层，厚，白色，长条的棱柱垂直排列于内、外层间。③内层为珍珠层，较厚，银白色，并具紫、粉红、绿等五彩光泽。

2. 珍珠（磨片）　①可见粗细相间排列的同心性环状层纹，称为"珍珠结构环"。粗层纹大多清晰可见，连续成环或断续成环，其间有不明显的细层纹。中心部有的为实心，无特异结构；有的有类圆形腔，内有黄色物或细小砂粒。②多数磨片在暗视野中可见珍珠特有的同心环状的如虹彩般的光环——"珍珠虹光环"。

三、其他显微鉴别要点

蜂蜜：取蜂蜜 1 小滴置玻片上，显微镜下观察，可见少数花粉粒。

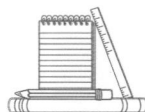

中药名称索引

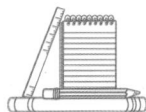

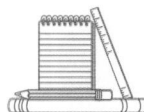

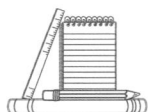

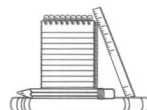

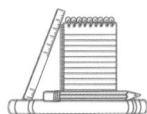

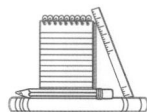

主要参考书目

1. 国家药典委员会. 中华人民共和国药典（2020 年版一部）[M]. 北京：中国医药科技出版社，2020.

2. 中国食品药品检定研究院. 中国药品检验标准操作规范（2019 年版）[M]. 北京：中国医药科技出版社，2019.

3. 国家药品监督管理局执业药师资格认证中心. 中药学专业知识一 [M]. 8 版. 北京：中国医药科技出版社，2021

4. 国家医药管理局，中华人民共和国卫生部. 七十六种药材商品规格标准 [S]. 1984.

5. 沈力，李明. 中药鉴定技术 [M]. 北京：中国医药科技出版社，2018.

6. 蒋桂华，都晓伟. 中药商品学 [M]. 北京：中国医药科技出版社，2020.

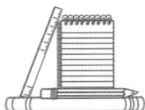

全国中医药行业职业教育"十四五"规划教材

教材目录

注：凡标☆者为"十四五"职业教育国家规划教材。

序号	书名	主编		主编所在单位	
1	医古文	刘庆林	江 琼	湖南中医药高等专科学校	江西中医药高等专科学校
2	中医药历史文化基础	金 虹		四川中医药高等专科学校	
3	医学心理学	范国正		娄底职业技术学院	
4	中医适宜技术	肖跃红		南阳医学高等专科学校	
5	中医基础理论	陈建章	王敏勇	江西中医药高等专科学校	邢台医学院
6	中医诊断学	王农银	徐宜兵	遵义医药高等专科学校	江西中医药高等专科学校
7	中药学	李春巧	林海燕	山东中医药高等专科学校	滨州医学院
8	方剂学	姬水英	张 尹	渭南职业技术学院	保山中医药高等专科学校
9	中医经典选读	许 海	姜 侠	毕节医学高等专科学校	滨州医学院
10	卫生法规	张琳琳	吕 慕	山东中医药高等专科学校	山东医学高等专科学校
11	人体解剖学	杨 岚	赵 永	成都中医药大学	毕节医学高等专科学校
12	生理学	李开明	李新爱	保山中医药高等专科学校	济南护理职业学院
13	病理学	鲜于丽	李小山	湖北中医药高等专科学校	重庆三峡医药高等专科学校
14	药理学	李全斌	卫 昊	湖北中医药高等专科学校	陕西中医药大学
15	诊断学基础	杨 峥	姜旭光	保山中医药高等专科学校	山东中医药高等专科学校
16	中医内科学	王 飞	刘 菁	成都中医药大学	山东中医药高等专科学校
17	西医内科学	张新鹃	施德泉	山东中医药高等专科学校	江西中医药高等专科学校
18	中医外科学☆	谭 工	徐迎涛	重庆三峡医药高等专科学校	山东中医药高等专科学校
19	中医妇科学	周惠芳		南京中医药大学	
20	中医儿科学	孟陆亮	李 昌	渭南职业技术学院	南阳医学高等专科学校
21	西医外科学	王龙梅	熊 炜	山东中医药高等专科学校	湖南中医药高等专科学校
22	针灸学☆	甄德江	张海峡	邢台医学院	渭南职业技术学院
23	推拿学☆	涂国卿	张建忠	江西中医药高等专科学校	重庆三峡医药高等专科学校
24	预防医学☆	杨柳清	唐亚丽	重庆三峡医药高等专科学校	广东江门中医药职业学院
25	经络与腧穴	苏绪林		重庆三峡医药高等专科学校	
26	刺法与灸法	王允娜	景 政	甘肃卫生职业学院	山东中医药高等专科学校
27	针灸治疗☆	王德敬	胡 蓉	山东中医药高等专科学校	湖南中医药高等专科学校
28	推拿手法	张光宇	吴 涛	重庆三峡医药高等专科学校	河南推拿职业学院
29	推拿治疗	唐宏亮	汤群珍	广西中医药大学	江西中医药高等专科学校

序号	书 名	主 编		主编所在单位	
30	小儿推拿	吕美珍	张晓哲	山东中医药高等专科学校	邢台医学院
31	中医学基础	李勇华	杨 频	重庆三峡医药高等专科学校	甘肃卫生职业学院
32	方剂与中成药☆	王晓戎	张 彪	安徽中医药高等专科学校	遵义医药高等专科学校
33	无机化学	叶国华		山东中医药高等专科学校	
34	中药化学技术	方应权	赵 斌	重庆三峡医药高等专科学校	广东江门中医药职业学院
35	药用植物学☆	汪荣斌		安徽中医药高等专科学校	
36	中药炮制技术☆	张昌文	丁海军	湖北中医药高等专科学校	甘肃卫生职业学院
37	中药鉴定技术☆	沈 力	李 明	重庆三峡医药高等专科学校	济南护理职业学院
38	中药制剂技术	吴 杰	刘玉玲	南阳医学高等专科学校	娄底职业技术学院
39	中药调剂技术	赵宝林	杨守娟	安徽中医药高等专科学校	山东中医药高等专科学校
40	药事管理与法规	查道成	黄 娇	南阳医学高等专科学校	重庆三峡医药高等专科学校
41	临床医学概要	谭 芳	向 军	娄底职业技术学院	毕节医学高等专科学校
42	康复治疗基础	王 磊		南京中医药大学	
43	康复评定技术	林成杰	岳 亮	山东中医药高等专科学校	娄底职业技术学院
44	康复心理	彭咏梅		湖南中医药高等专科学校	
45	社区康复	陈丽娟		黑龙江中医药大学佳木斯学院	
46	中医养生康复技术	廖海清	艾 瑛	成都中医药大学附属医院针灸学校	江西中医药高等专科学校
47	药物应用护理	马瑜红		南阳医学高等专科学校	
48	中医护理	米健国		广东江门中医药职业学院	
49	康复护理	李为华	王 建	重庆三峡医药高等专科学校	山东中医药高等专科学校
50	传染病护理☆	汪芝碧	杨蓓蓓	重庆三峡医药高等专科学校	山东中医药高等专科学校
51	急危重症护理☆	邓 辉		重庆三峡医药高等专科学校	
52	护理伦理学☆	孙 萍	张宝石	重庆三峡医药高等专科学校	黔南民族医学高等专科学校
53	运动保健技术	潘华山		广东潮州卫生健康职业学院	
54	中医骨病	王卫国		山东中医药大学	
55	中医骨伤康复技术	王 轩		山西卫生健康职业学院	
56	中医学基础	秦生发		广西中医学校	
57	中药学☆	杨 静		成都中医药大学附属医院针灸学校	
58	推拿学☆	张美林		成都中医药大学附属医院针灸学校	